改訂第7版

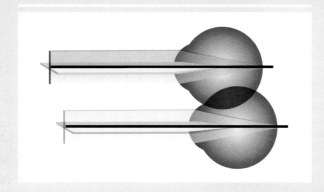

屈折異常と その矯正

東京医科歯科大学名誉教授
所　敬

金原出版

第7版 序　文

　　最近の眼科学の進歩は著しく，特に，光干渉断層計（OCT）の出現や手術法の進歩により眼科診療は大きく変貌を遂げてきた。しかし，一方では視機能に対する配慮はややなおざりになってきた感がある。特に，屈折・調節は眼科学の基本中の基本であり，正確な手技と知識を熟知することは大切である。

　　屈折異常の矯正には従来の眼鏡，コンタクトレンズのほか，眼内レンズ（IOL）やLASICなどの手術による矯正法が出現してきて，屈折異常矯正のオプションが増えて生活の質（QOL）の向上に役立っている。しかし，理論を知った上で実行することが重要である。近年，眼科領域にも波面光学が導入され，高次収差の視機能への影響が検討されてきているのも特記すべきことである。

　　本書は1988年（昭和63年）に初版が刊行され，評判が良く，ほぼ5年毎に改訂が行われている。今回も2014年（平成26年）に第6版が出版されてから5年を経過し，改訂の時期になった。

　　改訂第7版の主なる改訂点は，眼光学では屈折光学ばかりではなく反射光学を整備したことである。また，屈折異常の章では最近問題になっている近視進行抑制法やオルソケラトロジーなどを追記した。屈折矯正の手術的療法も整理して読みやすくした。このほかの章でも新しい知見をなるべく取り入れて，これらに関する文献も加え，さらに知りたい内容は文献を参照するように配慮した。また，理解を深めるために文中に"注"を入れ，文章の流れに入らない重要な項目を"カコミ記事"として追加挿入した。付録Ⅰの「主要な数式」では新たに必要な数式を追記し，付録Ⅲの眼に関する「身体障害者福祉法」（視覚障害認定基準）を平成30年7月に施行された新しいものに変更した。また，従来掲載していた屈折・調節に関する「日本眼科学会専門医試験問題と解答」「日本視能訓練士国家試験問題と解答」は，紙面の都合上，掲載しないことにした。

頁数が多いため，索引を整備し数カ所にわたる項目では主要頁をゴシックで表記し利用しやすく配慮したので，活用してほしい。

　改訂第7版によって，研修医，視能訓練士の諸兄姉が屈折・調節の正確な知識を身につけて診療に生かされれば，筆者の望外の喜びである。

　最後に，第7版の出版にご尽力いただいた金原出版㈱編集部の中立稔生氏にお礼申し上げる。

　　平成31年1月

所　　敬

第1版 序

　屈折異常は眼科外来患者の大多数をしめているため，すべての眼科医は屈折異常について正しい知識をもつとともに，その屈折矯正法についても精通していなければならない。

　従来，屈折異常に関する本は平易すぎるか，また学問的で難解であるものが多かった。そして，視力検査，屈折検査や屈折矯正法についてそれらの方法は書かれていても，なぜそうするのか，なぜそうなるのかの記載が少ないように思われる。また，この種の邦文の本では参考文献がついていないか，あっても最後に一括して掲載されていて文献番号が本文中にないものが多い。

　本書では必要最小限の知識については記載したが，できるだけ理解を助けるためにその理由についても記載した。これには"注"を活用したが，本書の"注"は通常の本と違って頁の下にまとめて記載されているのではなく，文中に＊印をつけて文章の区切りに挿入して読みやすくした。このほか，文章の流れに入りにくい重要な事項はカコミ記事として各所に挿入した。文献は本文中に引用番号をつけるとともに各章ごと，あるいは項ごとにあげ，さらに詳しく知りたい方に利用しやすくした。そして，文献もなるべく新しいものまで入れるように心がけた。

　屈折異常を理解するためには眼の光学はさけて通れない。そこで，本書でも第1章に眼光学を取り上げたが，実際の臨床に関連のある第2章の視力検査から読んでもよい。第3章には屈折検査の実際，第4章には屈折異常として遠視，近視，乱視について比較的詳しく述べた。調節は屈折異常とは切り離せないものでありこれは第5章で，そして最後に第6章で屈折矯正の実際について述べた。

　1つの流れがあるように書いた積りであるが，理解を容易にするために内容が一部重複しているところもある。

　著者は昭和52年11月，故 大塚任名誉教授の後任として選出されて

以来，十年の歳月が経過した。長年，屈折異常の研究に携わってきたひとりとして，この機会にこれに関する本を発刊することは，恩師の大塚先生にも，喜んでいただけると思う。また，この本の出版に際して屈折の手ほどきをして下さった前 筑波大学臨床医学系，大島祐之教授に感謝申し上げたい。さらに，本書の出版にご尽力いただいた金原出版㈱の高須祐道，岩城涼子両氏にお礼申し上げる。

　　　昭和63年1月

　　　　　　　　　　　　　　　　　　　　　　　　所　　　敬

目　　次

第1章　眼光学 ……… 1

1. 幾何光学 ……… 1
2. 波面光学 ……… 12
3. 眼鏡レンズの種類 ……… 15
4. 眼の光学系（屈折要素）……… 18

第2章　視力検査 ……… 39

A. 視　力 ……… 39
1. 視力表示法の種類 ……… 40
2. 眼の分解能 ……… 47
3. 視力に影響を与える因子 ……… 47
4. 年齢と視力 ……… 50
B. 視力検査 ……… 55
1. 自覚的視力検査 ……… 55
2. 他覚的視力検査 ……… 66

第3章　屈折検査 ……… 69

1. 屈折異常の種類 ……… 69
2. 自覚的屈折検査 ……… 70
3. 他覚的屈折検査 ……… 83
4. 屈折検査の問題点 ……… 97
　付．レンズメータ ……… 99
5. 屈折検査実施手順 ……… 105

第4章　屈折異常 ……… 109

屈折度数分布 ……… 109
　付．屈折異常の統計のとり方 ……… 112
A. 遠　視 ……… 114
1. 遠視の定義 ……… 114
2. 遠視の頻度 ……… 114
3. 遠視の分類 ……… 115

4．遠視の症状 ……… *116*

5．遠視の病理 ……… *116*

6．遠視の治療 ……… *116*

B．近　視 ……… *118*

1．近視の定義 ……… *118*

2．近視の頻度 ……… *118*

3．近視の分類，症状 ……… *122*

4．近視の病理 ……… *159*

5．近視の発生論 ……… *161*

6．実験近視 ……… *164*

7．成人での近視の発生，進行 ……… *173*

8．その他の近視 ……… *175*

C．乱　視 ……… *191*

1．乱視の定義 ……… *191*

2．乱視の頻度 ……… *191*

3．乱視の分類 ……… *193*

D．不同視 ……… *199*

1．不同視の定義 ……… *199*

2．不同視の頻度 ……… *199*

3．不同視の分類 ……… *199*

4．不同視の調節 ……… *199*

5．不同視の症状 ……… *199*

6．不同視の診断 ……… *200*

7．不同視の治療 ……… *201*

E．無水晶体眼 ……… *203*

1．無水晶体眼の定義 ……… *203*

2．無水晶体眼の光学系 ……… *203*

3．無水晶体眼の症状 ……… *204*

4．無水晶体眼の治療（視力矯正法） ……… *205*

F．屈折異常と弱視 ……… *209*

1．視機能の発達 ……… *209*

2．弱視の定義 ……… *210*

3．弱視の分類 ……… *210*

4．屈折異常による弱視 ……… *210*

5．屈折異常による弱視の診断 ……… *213*

6．屈折異常による弱視の治療と対策 ……… *213*

G．屈折異常と両眼視 ……… *216*

1．両眼視 ……… *216*

2．両眼視の発達 ……… *218*

3．眼位異常と両眼視 ……… *220*

4．不同視と両眼視 ……… *223*

5．不等像視 ……… *224*

第5章　調　節 ……… *233*

1．調節とは ……… *233*

2．調節の機構 ……… *234*

3．調節の光学的変化 ……… *237*

4．調節力と調節域 ……… *241*

5．調節と輻湊との関係 ……… *243*

6．屈折と調節の境界 ……… *244*

7．屈折異常眼と調節 ……… *246*

8．調節の神経支配 ……… *249*

9．調節異常 ……… *250*

第6章　屈折矯正 ……… *259*

A．眼　鏡 ……… *259*

1．眼鏡レンズと眼の光学系 ……… *259*

2．眼鏡レンズの材質と種類 ……… *260*

3．眼鏡フレーム ……… *266*

4．眼鏡処方の実際 ……… *267*

5．眼鏡作成上の問題点 ……… *285*

B．コンタクトレンズ ……… *288*

1．コンタクトレンズの光学 ……… *288*

2．コンタクトレンズ素材の酸素透過性を示す指数 ……… *290*

3．コンタクトレンズの分類 ……… *291*

4．コンタクトレンズの形態とデザイン ……… *295*

5．適応と禁忌 ……… *299*

6．コンタクトレンズの処方の実際 ……… *301*

7．コンタクトレンズと点眼薬 ……… *307*

8．装用者の頻度 ……… *308*

9．管理と指導 ……… *308*

付．オルソケラトロジー Orthokeratology ……… *309*

C．眼内レンズ ……… *315*

1．眼内レンズの光学 ……… *315*

2．眼内レンズの材質と種類 ……… *315*

3．眼内レンズの形態とデザイン ……… *317*

4．適応と禁忌 ……… *321*

5．眼内レンズの度数の決め方 ……… *321*

6．眼内レンズ挿入後の問題点 ……… *325*

7．小児の眼内レンズ ……… *325*

8．有水晶体眼内レンズ ……… *326*

D．手術的療法 ……… *331*

1．角膜に対して ……… *331*

2．水晶体に対して ……… *340*

3．強膜に対して ……… *341*

付．老視の手術的療法 ……… *341*

付録Ⅰ．主要な数式 ……… *347*

付録Ⅱ．眼球の主要な数値 ……… *350*

付録Ⅲ-1．身体障害者福祉法「視覚障害認定基準」……… *351*

付録Ⅲ-2．身体障害者福祉法「視野障害の等級判定表」……… *352*

カコミ記事

屈折面での反射率の計算 ……… *1*

全身を映す鏡の大きさは？ ……… *2*

屈折率とは？ ……… *4*

物体と像の作図 ……… *8*

Hartmann-Shack 波面センサの原理 ……… *14*

トロイダル面 Troid surface ……… *16*

Prentice 位置 ……… *17*

Gullstrand の模型眼の正式眼と略式眼との相違 ……… *18*

強膜の曲率 ……… *22*

超音波振動子の分解能 ……… *24*

外眼軸長と内眼軸長 ……… *26*

第 2 種のスタイルズ・クロフォード効果 ……… *31*

Mach 効果 ……… *32*

両眼視力と単眼視力 ……… *41*

活字と視力 ……… *42*

コントラスト ……… *44*

対数単位 ……… *45*

グレア ……… *46*

コントラストポラリティ contrast polarity 効果 ……… *52*

視力の改善・悪化の評価 ……… *52*

視力の動揺 ……… *58*

小数視力と logMAR との関係 ……… *60*

$A = \dfrac{L}{1-(k+h)L}$ の算出法 ……… *73*

屈折検査距離 5 m で無調節状態の屈折度が測定できるか？ ……… *76*

乱視の軸の表示法 ……… *82*

両眼のバランスをとる方法 ········ 83
検影値の記載と眼鏡レンズ度の例 ········ 87
乳幼児の検影法のコツ ········ 87
オートレフラクトメータの正しい使い方 ········ 94
電気検眼鏡（直像鏡）による眼底の高低差の測定 ········ 123
視力低下時の学童の態度と行動 ········ 133
ミオピン点眼による近視の治療 ········ 137
近視進行抑制法の意義 ········ 137
眼軸長の日内変動 ········ 143
強度近視に伴う黄斑円孔の特徴 ········ 154
近視と誕生日 ········ 163
眼瞼圧と角膜乱視 ········ 192
円柱レンズの軸ズレとその度数 ········ 194
両凸両凹レンズとメニスカスレンズ ········ 206
3歳児の眼鏡装用基準 ········ 213
ロービジョン者に対する拡大鏡の選定方法 ········ 214
3次元映像（3D映像） ········ 219
アトロピン点眼の副反応 ········ 222
補償光学を用いた眼底の撮影 ········ 229
Purkinje-Sanson 像 ········ 235
網膜照度の単位（troland） ········ 238
調節ラグがあるときの網膜像の質 ········ 242
見かけの調節力 spectacle accommodation ········ 248
眼鏡作製時の頂点間距離の測定 ········ 259
度数調節可能眼鏡 ········ 260
熱硬化性樹脂と熱可塑性樹脂 ········ 261
青色光による障害 ········ 263
累進屈折力レンズの用語 ········ 267
眼鏡処方箋モデル ········ 268
ミラー Mirror 法 ········ 278
40歳以上の装用眼鏡調査 ········ 279
プリズム処方に必要な検査 ········ 280
プリズムシニング prism thinning ········ 282
コンタクトレンズの角膜内皮細胞への影響 ········ 291
カラーコンタクトレンズ（カラーCL） ········ 295
Monovision technique ········ 297
Piggy back lens ········ 298
ハードコンタクトレンズによる眼瞼下垂 ········ 301
ソフトコンタクトレンズ装用眼の眼圧測定 ········ 302
コンタクトレンズのベースカーブと角膜カーブとの関係 ········ 303
日本人と米国人の角膜曲率半径の違い ········ 305
コンタクトレンズの水濡れ性 ········ 306
コールド消毒 ········ 306
プッシュアップテスト ········ 307
涙液層について ········ 307
コンタクトレンズと涙液層 ········ 308
近未来のコンタクトレンズ ········ 308
Piggy back IOL ········ 317
眼内レンズ挿入眼の超音波眼軸長測定 ········ 322
A常数 ········ 323

度数調節レンズ ……… 324
白内障術後乱視 ……… 324
多焦点眼内レンズ挿入眼でのオートレフラクトメータ ……… 325
眼科用エキシマレーザー装置の歴史 ……… 331
Intra LASIK ……… 334
Pre Vue® レンズ ……… 334
医原性角膜拡張症 iatrogenic keratectasia ……… 334
眼科用エキシマレーザー装置の照射方式 ……… 335

本書では，付録として「視能訓練士国家試験問題の解答と解説」を金原出版ホームページで公開しています。下記 URL（または「屈折異常とその矯正 金原出版」で検索）よりアクセスしてください。内容のより深い理解の一助になれば幸いです。

https://www.kanehara-shuppan.co.jp/books/detail.html?isbn=9784307351706

●注意
・本付録の無断複製・頒布，個人が本来の目的で閲覧する以外の使用は固く禁じます。
・本付録に関するサポートは行いません。閲覧・ダウンロードによって生じたいかなる損害についても，当社は責任を負いません。また本サービスは当社および著者の都合により，いつでも変更・停止ができるものとします。

第1章 眼光学

1 幾何光学

幾何光学においては，光を波面でなく，直線として取り扱う。すなわち，①均質な媒質を通過する光は直進する，②異なる媒質の境界を通過する光は**反射** reflection および**屈折** refraction する（**Snellの法則**），③個々の光は互いに干渉しない，などの特徴がある。

反射光学

図1-1で入射光 AO が反射面 MM′ に入射すると進行方向を変えて元の媒質中を進む（反射光 OC）。反射する面では入射角（i）＝反射角（r）の関係が成立する。このときの反射率 reflectance は（反射光のエネルギー）／（入射光のエネルギー）である。

反射面を平面，凹面，凸面としたミラーを各々，平面鏡 plane mirror，凹面鏡 concave mirror，凸面鏡 convex mirror という。光はミラーで反射するので，反射後は屈折光と違って光の進行方向は逆になる。

a．平面鏡

平面鏡に入射した光は反射の法則（入射角＝反射角）に従って反射する。結像作用はなく，像は実物大の虚像 virtual image で面対称の位

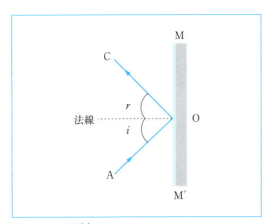

図 1-1 ▶ 反射

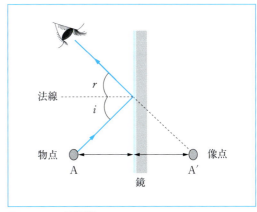

図 1-2 ▶ 平面鏡

□屈折面での反射率の計算

第1および第2の媒質の屈折率をそれぞれ n_1, n_2 とすれば，反射率 R は　$R=(n_1-n_2)^2/(n_1+n_2)^2$ で表せる。たとえば，$n_1=1.00$ の媒質から $n_2=1.50$ の媒質に光が垂直に入射したときの反射率は4％になる。

置にあり，左右の関係は逆になっているが，上下は逆になっていない。図 1-2 で物点 A から出た光線は像点 A′ から出たように感じる。

b. 凹面鏡

凹面鏡の焦点距離外に物体がある場合には物体の像は上下が反対に映る倒立像（実像）だが，焦点距離内に物体がある場合には正立像で大きくみえる（虚像）（図 1-3）。したがって，凹面鏡は凸レンズのような作用をする。図 1-3 で物体 A から凹面鏡 O までの距離を a，像 B から O までの距離を b，凹面鏡の中心 C から O までの距離を r（凹面鏡の曲率半径）とすれば，

$$\frac{1}{a} + \frac{1}{b} = \frac{1}{f} \quad \cdots\cdots (1)$$

の関係がある。ここで，f＝r/2 である。A，b，f が鏡の左側にあるときは＋，右側にあるときは－である。

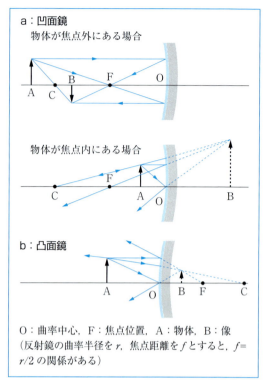

図 1-3 ▶ 凹面鏡と凸面鏡による結像

□全身を映す鏡の大きさは？

図 1-4 に示すごとく，全身（実像）は鏡に映り虚像としてみえる。足先から出た光は鏡で反射して眼に届く。このとき眼では虚像の足先から出ているように感じる。同様に頭頂から出た光は鏡で反射して眼に届くが，同じように虚像の頭頂から出ているように感じる。反射の法則に従って光の入射角と反射角は等しいので，図で AB＝BC，CD＝DE である。実像と虚像の関係は常に FG＝GH であるので，鏡との距離に関係なく，全身を映すのに必要な鏡の大きさは BD で，全身像の 1/2 になる。

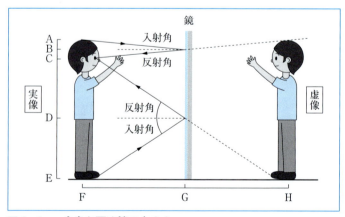

図 1-4 ▶ 全身を写す鏡の大きさ

【例1】凹面鏡で物体が焦点外にある場合（図1-3a）

物体までの距離 a＝60 cm，焦点距離 f＝20 cm とすれば，

$$\frac{1}{60}+\frac{1}{b}=\frac{1}{20}$$

であるから b＝30（cm）である。すなわち，凹面鏡の前面 30 cm に実像ができ，拡大率は

$$\frac{b}{a}=\frac{1}{2}$$

である。

【例2】凹面鏡で物体が焦点内にある場合

物体までの距離 a＝10 cm，焦点距離 f＝20 cm とすれば，

$$\frac{1}{10}+\frac{1}{b}=\frac{1}{20}$$

であるから b＝−20（cm）であり，凹面鏡の後面 20 cm に虚像ができ，拡大率 b/a は 2 倍になる。

焦点内で使えば化粧用に利用できる。

c. 凸面鏡

凸面鏡の場合には像は正立像で小さくみえる（図1-3b）。これは凹レンズの働きと類似する。

【例】凸面鏡での像の位置と拡大率

物体までの距離 a＝40 cm，焦点距離 f＝−20 cm（凸面鏡では焦点距離はマイナス）とすれば，

$$\frac{1}{40}+\frac{1}{b}=-\frac{1}{20}$$

であるから b＝−13.3（cm）であり，凸面鏡の後面 13.3 cm に虚像ができ，像の拡大率 b/a は 0.33 倍で 1/3 の縮小になる。

車のサイドミラーに使われ広範囲がみえるが，像が小さく距離感がないので，バックミラーなどで確認する必要がある。また，みえにくい交差点などに設置されているミラーは凸面鏡で，像は小さいが広い範囲がみえて有用である。

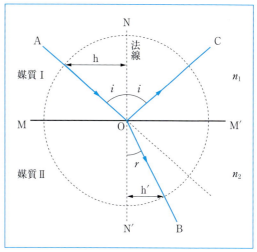

図1-5 ▶ 平面による光の屈折

屈折光学

a. 平面による光の屈折

図1-5において，MM′を境界面，NN′を法線とし，媒質Ⅱは媒質Ⅰに比べ光学的に密な媒質とすれば，入射光線 AO は境界面で次の媒質に入るときに法線方向に曲がり，一部は反射する（OC）。入射光線 AO と法線とのなす角を入射角（i），屈折光線 OB と法線とのなす角を屈折角（r）という。入射角の sin と屈折角の sin の比は一定であり，この値を媒質Ⅱの媒質Ⅰに対する**屈折率** refractive index（n_{21}）と名づける。この関係を式に表すと，

$$\frac{\sin i}{\sin r}=\frac{h}{h'}=n_{21} \quad \cdots\cdots (2)$$

となる（**屈折の法則**）（Snell の法則）。

媒質ⅠおよびⅡの屈折率をそれぞれ n_1，n_2 とすれば式(2)は，

$$n_1 \sin i = n_2 \sin r \quad \cdots\cdots (3)$$

とも書き表せる。

b. 球面による光の屈折

1 点から出た光は球面波として拡散する。この点光源から球面波までの距離，すなわち，球面波の曲率半径（m）の逆数をジオプトリー：D

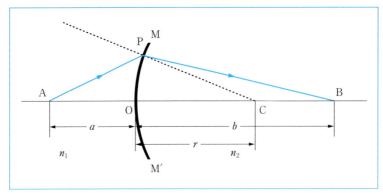

図 1-6 ▶ 球面による光の屈折

で表したのが **vergence** である。vergence の符号は発散光ではマイナス，収束光ではプラスとする。

点光源から発散した球面波が球面レンズに達したときの vergence を L，球面レンズの屈折力を F，球面レンズで収束して結像するまでの vergence を L' とすると，

$$L + F = L' \cdots\cdots (4)$$

の関係が成り立つ。

【例】球面レンズが空気中にある場合（媒質の屈折率 $n_1=1$），点光源から球波面がレンズに達したときの距離を 33.3 cm（0.33 m）（vergence は L = −3.00 D）：レンズ度 F = +5.00 D とすると，(4)式から，L' = −3.00 + 5.00 = 2.00（D）で，球面レンズから結像までの距離は

$$\frac{1}{2.00} = 0.5\,(\text{m}) = 50\,(\text{cm})$$

である。

図 1-6 において，屈折率 n_1 の媒質と n_2 の媒質が球面 MM' を境にして接しているとき，光軸 OC 上の点 A から出た光線 AP は屈折の法則によって点 P で屈折されて PB になる。ここで，OA = a，OB = b，OC = r（C は MM' の曲率中心），とおけば，

$$L = \frac{n_1}{a},\quad F = \frac{n_2 - n_1}{r},\quad L' = \frac{n_2}{b}$$

であるので，L + F = L' を変形して，L' − L = F に代入すると，

$$\frac{n_2}{b} - \frac{n_1}{a} = \frac{n_2 - n_1}{r} \cdots\cdots (5)$$

の関係が成り立つ〔この式の符号は，球面の頂点 O より左にあるものを（−），右にあるものを（+）とする〕。この式は，点 P の位置に関係はないので，A 点から発散する光線は屈折後にすべて B 点に集まる。すなわち B 点は光点 A の像である。また**光線逆進の原理**から，A は B の像となるため，A 点と B 点は互いに**共役** conjugate points であるという。

❏ **屈折率とは？**

屈折率は真空中の光速度と媒質中の光速度の比である。すなわち，

$$\text{屈折率} = \frac{\text{真空中の光の速度 km/秒}}{\text{媒質中の光の速度 km/秒}}$$

真空中の光速度は 300,000 km/秒であるから，屈折率 1.50 の媒質中であるならば，光速度は 200,000 km/秒である。

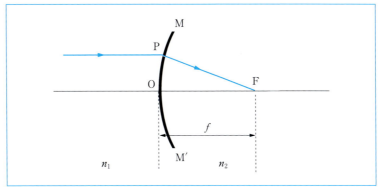

図 1-7 ▶ 球面に平行光線が入射した場合

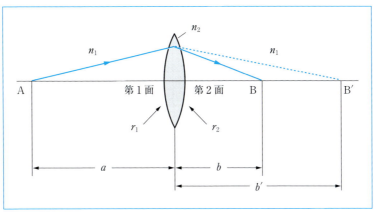

図 1-8 ▶ 薄いレンズによる光の屈折

この球面に平行光線が入射した場合には，この球面の焦点位置 F に焦点を結ぶ（**図 1-7**）。式 (5) で $a=\infty$ であるから

$$\frac{n_2}{b} = \frac{n_2 - n_1}{r_1} \quad \cdots\cdots (6)$$

b：焦点距離 f (m)

となり，球面の屈折力 $D(D)$ は焦点距離の逆数であるから

$$D = \frac{n_2}{f} = \frac{n_2 - n_1}{r} \quad \cdots\cdots (7)$$

r (m)：球面の曲率半径

になる。入射光線が空気中から入射する場合は $n_1=1$ として計算する。

c. 薄いレンズによる光の屈折

レンズにおける光の屈折は，**図 1-8** において屈折率 n_1 の媒質の中にある薄いレンズを考えて，その屈折率を n_2，第 1 面および第 2 面の曲率半径を r_1 および r_2，**物点** A の第 1 面の像点を B′，B′ の第 2 面における**像点**を B，レンズから物点ならびに各像点までの距離をそれぞれ a，b'，b とすれば，式 (5) から第 1 面および第 2 面に対してそれぞれ，

$$\frac{n_2}{b'} - \frac{n_1}{a} = \frac{n_2 - n_1}{r_1} \quad \cdots\cdots (8)$$

$$\frac{n_1}{b} - \frac{n_2}{b'} = \frac{n_1 - n_2}{r_2} \quad \cdots\cdots (9)$$

になる。この式 (8) (9) から，

$$\frac{1}{b} - \frac{1}{a} = \frac{n_2 - n_1}{n_1}\left(\frac{1}{r_1} - \frac{1}{r_2}\right) \quad \cdots\cdots (10)$$

の関係が得られる。これは薄いレンズの物点と像点を示す関係式である。物点がレンズの光軸

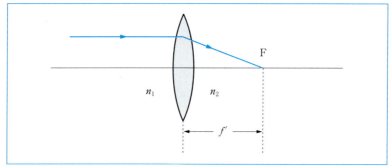

図 1-9 ▶ 薄いレンズに平行光線が入射した場合

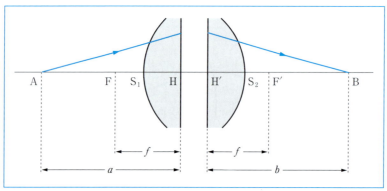

図 1-10 ▶ 厚いレンズによる光の屈折

上の無限遠にあるときは $a=\infty$ すなわち,平行光線であり,このときの像点 b は**像側焦点距離**(f')になる(**図 1-9**)。光線逆進の原理から焦点から出た光線はレンズを通った後に平行光線になる。f' は式(10)から,

$$\frac{1}{f'} = \frac{n_2 - n_1}{n_1}\left(\frac{1}{r_1} - \frac{1}{r_2}\right) \quad \cdots\cdots (11)$$

になる。また,レンズの光軸上無限遠に像をつくる物点距離は**物側焦点距離**(f)であり $b=\infty$ であるから,

$$-\frac{1}{f} = \frac{n_2 - n_1}{n_1}\left(\frac{1}{r_1} - \frac{1}{r_2}\right) \quad \cdots\cdots (12)$$

になる。式(11)(12)から $f' = -f$ になり符号を考えて〔レンズから左へ測った焦点距離は(−),右の焦点距離は(+)とする〕f' および f のかわりに f のみを使用すれば式(10)は,

$$\frac{1}{b} - \frac{1}{a} = \frac{1}{f} \quad \cdots\cdots (13)$$

になり,これは物点,像点および**焦点距離**を表す式である。

式(3)〜(13)で入射光が空気中から入射する場合は $n_1 = 1$ とおけばよい。

式(11)(12)のごとく焦点距離はしばしば逆数で表される。したがって焦点距離をメートルで表してその逆数をとり,

$$D = \frac{1}{f} \quad \cdots\cdots (14)$$

を**ジオプトリ** diopter(D)と呼びレンズ度の単位(屈折力)にしている*。

> *屈折率 n の媒質中では
> $D = \frac{n}{f}$ になる。

d. 厚いレンズによる光の屈折

眼のレンズ系には角膜と水晶体が考えられるが,いずれも薄いレンズとして取り扱うことは

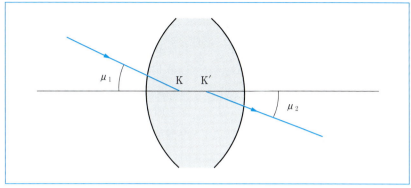

図 1-11 ▶ 厚いレンズの節（結）点

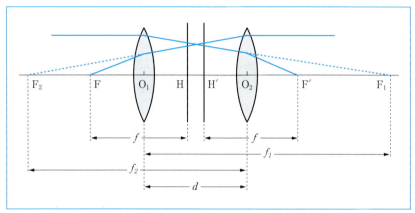

図 1-12 ▶ レンズ系による光の屈折

できず厚みのあるレンズになる。しかし，厚みのあるレンズの場合は特別な点として**主点** principal point を考えに入れると薄いレンズと同様に取り扱うことができる。主点の位置は，レンズの屈折率および両球面の曲率半径とその中心の位置によって定まる。**図 1-10** において H を物側主点，H′ を像側主点，A を物点，B を像点とし，HA = a，H′B = b，HF = H′F′ = f とおけば，

$$\frac{1}{b} - \frac{1}{a} = \frac{1}{f} \quad \cdots\cdots (15)$$

となり薄いレンズの式 (13) と同じ関係が成立する。

物側主点位置 S_1H，**像側主点位置** $S_2H′$ は，

$$S_1H = \frac{dD_2}{nD}, \quad S_2H′ = -\frac{dD_1}{nD} \quad \cdots\cdots (16)$$

で表せる（**図 1-10**）。

d (m)：レンズの厚さ，n：レンズの屈折率，D (D)：レンズの屈折力，D_1 (D)：レンズ前面の屈折力，D_2 (D)：レンズ後面の屈折力

主点のほかに**節（結）点** nodal point を考えたほうが都合のよい場合がある。節（結）点は主点と同様に一対の共役点で，物側節（結）点位置 K に μ_1 の傾斜角で入射する近軸光線が，像側節（結）点位置 K′ から μ_2 の傾斜角で射出するとき，$\mu_1 = \mu_2$ の性質をもつ点である（**図 1-11**）。空気中に両凸レンズ，あるいは両凹レンズが置かれているときには，主点と節（結）点とは一致する。

e．レンズ系による光の屈折

2 枚以上の薄いレンズがあった場合，これを

合成すると1枚の厚いレンズと同様に扱うことができる。**図1-12**で2枚の薄いレンズO_1, O_2があり，これらのレンズによる合成系の主点をH，H′とし，O_1の焦点距離$O_1F_1=f_1$，O_2の焦点距離$O_2F_2=f_2$，レンズ間の距離$O_1O_2=d$とおけば合成系の焦点距離fは，

$$\frac{1}{f}=\frac{1}{f_1}+\frac{1}{f_2}-\frac{d}{f_1 f_2} \quad \cdots\cdots (17)$$

になる。2枚の厚いレンズの場合には，dの値は第1レンズの像側主点から第2レンズの物側主点までの距離を用いればよい。また2枚のレンズ間が空気でなく他の媒質（屈折率n）である場合はdの代わりにd/nを用いる。焦点距

❒ 物体と像の作図

薄い両凸あるいは両凹レンズが空気中に置かれたときの物体と像の作図を示す（**図1-13**，**図1-14**）。

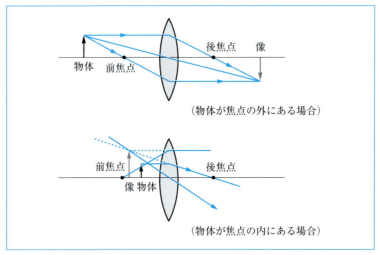

図1-13 ▶ 両凸レンズ

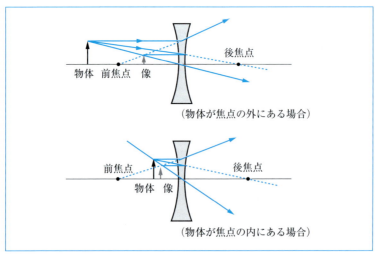

図1-14 ▶ 両凹レンズ

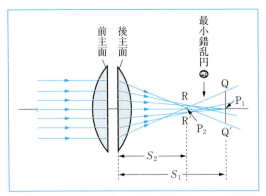

図 1-15 ▶ 球面収差

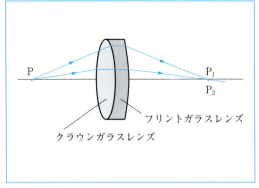

図 1-16 ▶ 球面収差の除去

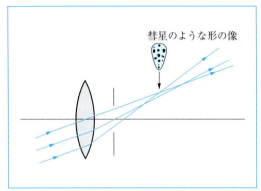

図 1-17 ▶ コマ収差

離を m で表し，その逆数をとれば式 (14) 〜 (17) は，

$$D = D_1 + D_2 - \frac{d}{n} D_1 D_2 \quad \cdots\cdots (18)$$

とも書きなおせる。ここで d は m で表す。

光線収差

　光の波長の違いや，光線がレンズを通過する位置や方向によって，光束の集まる位置が多少異なる現象を**収差** aberration という。現実のレンズでは種々の収差が組み合わさり複雑な像を結ぶが，ここでは個々の収差に分けて述べる。

　単色光で生じる収差には，①球面収差，②コマ収差，③非点収差，④像面彎曲収差，⑤歪曲収差があり，これらを**ザイデル Seidel の五収差**という。白色光の場合には種々の波長の光が含まれているため，波長の違いで光の屈折が異なり**色収差**を生じる。

a. 球面収差（30 頁参照）

　レンズの光軸近くを通る光線（近軸光線）と，光軸からはなれたところを通る光線（周辺光線）では，光軸上に集光する位置が異なる（**図 1-15**）。すなわち周辺光線でレンズに対する入射角が大きい場合には屈折の程度も強くなるからである（正の球面収差）（負の球面収差は 30 頁参照）。

　近軸光線の像距離（S_1）と周辺光線の像距離（S_2）との差（$S_1 - S_2$）を球面収差 spherical aberration という。近軸光線による像を P_1，周辺光線による像を P_2 とすれば P_1 と P_2 に立てた平面に QQ' および RR' を直径とした円をつくる。

　次いで種々の角度で出てくる光線を考えると，断面の最も小さい位置をみつけることができる。これを最小錯乱円といい実用上の像点になる。この状態はレンズの曲面の形で変化するが，クラウンガラスの凸レンズとフリントガラスの凹レンズを組み合わせることによって球面収差をある程度除くことができる（**図 1-16**）。また，眼の光学系では角膜は正の球面収差，水晶体は負の球面収差をもつので球面収差はほぼ補正されているといわれている（30 頁，**図 1-46**）。もちろん，レンズを絞り込むと球面収差は小さくなる。

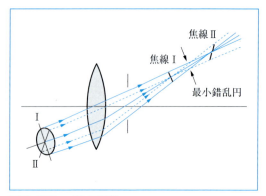

図 1-18 ▶ 非点収差

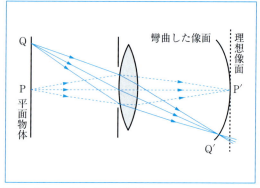

図 1-19 ▶ 子午像面の彎曲

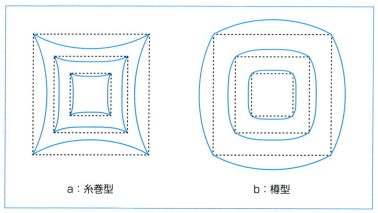

図 1-20 ▶ 歪曲収差

b. コマ収差

　光軸に比較的近い斜方向の光束がレンズを通過したとき，中心光束と周辺光束とは同じ1点に結像せず，収差のため光斑は通常のように円とはならず，上下に非対称な彗星のような尾を引いた形になる（図 1-17）。このような現象は斜光束の球面収差でありこれをコマ収差 coma aberration という。この収差もレンズを絞って使うと小さくなる。

c. 非点収差

　光軸から比較的離れた斜めの光束がレンズを通過すると，レンズの経線方向により屈折が異なり（光線が入射したレンズ部の曲率半径が直交する2経線で異なる），1点に結像せず2本の直交する焦線を生じる。2つの焦線のほぼ中間に最もボケの少ない最小錯乱円がある（図 1-18）。この収差を非点収差 oblique astigmatism という。レンズを絞ると焦線の長さは短くなるがその位置は変わらない。これは眼における乱視と同じ現象である。

d. 像面彎曲

　非点収差の除かれた光学系においても物体が平面であるとき像面が平面になるとは限らない。一般に図 1-19 に示すごとく曲がった像面となる。この現象を像面彎曲 curvature of field という。

e. 歪　曲

　物体の形が正確な像とならず歪むことを歪曲 distortion という。すなわち図形として歪んだ

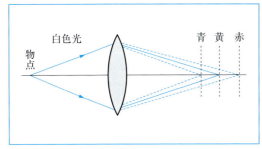

図 1-21 ▶ 位置の色収差

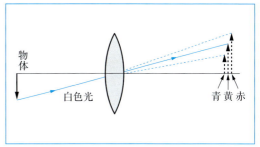

図 1-22 ▶ 像の大きさの色収差

像ができるので，形から**糸巻型歪曲，樽型歪曲**という（**図 1-20**）。

理論的解析から，**ザイデル収差と瞳孔径（半径 R）との関係**は，球面収差は R の 3 乗に，コマ収差は R の 2 乗に，非点収差と像面湾曲は R の 1 乗に比例して影響するので，球面収差が最も影響が大きい[1]。

f. 色収差（31 頁参照）

白色光には種々の波長の光が含まれている。レンズの屈折率は波長によって異なるため，それぞれの波長での焦点位置が違ってくる。この現象をレンズの色収差 chromatic aberration という。色収差には 2 種類ある。すなわち位置の色収差（軸上色収差）と大きさの色収差（倍率色収差）がある。

1) 位置の色収差（軸上色収差）

同じ物体の像が波長によって異なる位置に生じる。短波長光（青など）はレンズの近くに，長波長光（赤など）はレンズからはなれた位置に焦点を結ぶ（**図 1-21**）。これは主としてレンズの使用材料の分散によって決まり，絞りを使ってレンズを絞っても小さくはならない。この収差を利用した検査法に 2 色テスト（赤緑テスト）がある（79 頁参照）。

2) 大きさの色収差（倍率色収差）

位置の色収差が完全に除去されても，像の大きさが色により違いがあれば，像は重ならずに像の縁に着色する（**図 1-22**）。この収差も材料の分散によるものでレンズを絞って使っても

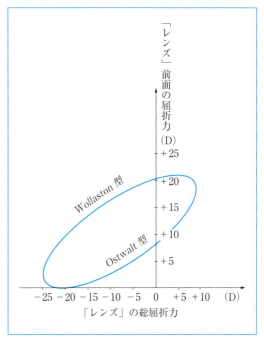

図 1-23 ▶ Tscherning の楕円

なくならない。

以上の種々の収差を除くために複雑な複合レンズが考案されているが，眼鏡レンズは単レンズのため完全に収差を取り除くことはできない。

非点収差を除去するための**シャーニング Tscherning の楕円**は有名である（**図 1-23**）。楕円の下半をオストワルト Ostwalt 型，上半をウオラストン Wollaston 型という。横軸はレンズの総屈折力，縦軸はレンズ前面の屈折力を示している。たとえば −10 D のレンズをつくるには，ウオラストン型であれば前面に +16.8 D

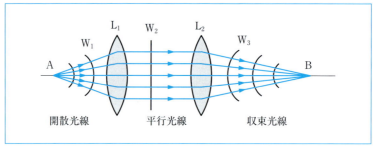

図 1-24 ▶ 波面光学

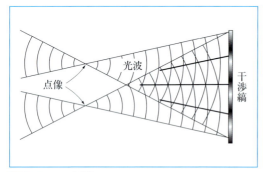

図 1-25 ▶ 干渉

の屈折力を，後面には $-10-(+16.8)=-26.8$ D の屈折力を与える。またオストワルト型であれば前面に $+3$ D の屈折力を与え，後面には $-10-(+3)=-13$ D の屈折力を与えるようにすればよい。

　白内障術後の無水晶体眼を眼鏡で矯正する場合には強い凸レンズが必要になる。$+8$ D 以上になると前述のシャーニング曲線の外になり非点収差を除いたレンズをつくることはできない。そこで非球面レンズを用いて非点収差や歪曲を小さくしたレンズが使用されている。

2 波面光学

　光を直線でなく，波面として扱うことを波面光学という。この波面に垂直な光の進行方向が光線である。

　点光源から出た光の波は空間のあらゆる方向に広がり，ある時間たつと点光源から同じ距離にある球面上に達し球面波を形成する。これを波面 wavefront という。図 1-24 で点光源 A から出たあらゆる方向の光線は A を中心とした球面 W_1 に達する。この球面上では波の位相は同じである。レンズ L_1 を通過した光線が平行になれば波面は平面波 W_2 になり，さらにレンズ L_2 によって収束されたときの波面は球面波 W_3 になり B に結像する。光線の進行方向は波面に垂直になっている。

　実際の光学系では収差などのために，L_1 を通った光は平面波にはならず，また，L_2 を通った光は完全な球面波ではなく像 B も完全な点ではなくなる。現実の波面と理想の球面波のずれを波面収差といい，光線が一点に集まらない光線収差は幾何光学で扱う収差である。

　干渉 interference，**回折** diffraction，**偏光** polarized light などは波面光学で説明できる。

　干渉：2つ以上の光波が同一点で重なり合って互いに強め合い，または弱め合う現象（図 1-25）。

　回折：光波が障害物体の影の部分に回り込む現象（図 1-26）。

　偏光：光波の振動方向が規則的な光で直線偏光，円偏光，楕円偏光などがある（図 1-27）。

波面収差（34 頁参照）

　波面収差は球面波（参照球面 reference sphere）からの位相のズレで起こる。波面収差は低次の収差（球面レンズ値，円柱レンズ値など）と高次の収差（コマ収差，球面収差など）に分けられる。波面収差の表示法としては1934年に Zernike が導入した**ゼルニケ多項式** Zernike

2. 波面光学　13

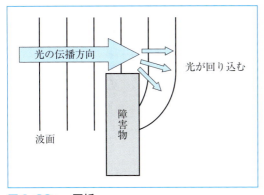

図 1-26 ▶ 回折

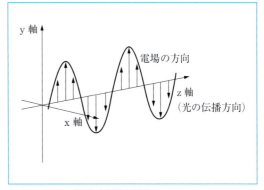

図 1-27 ▶ 偏光（直線偏光）

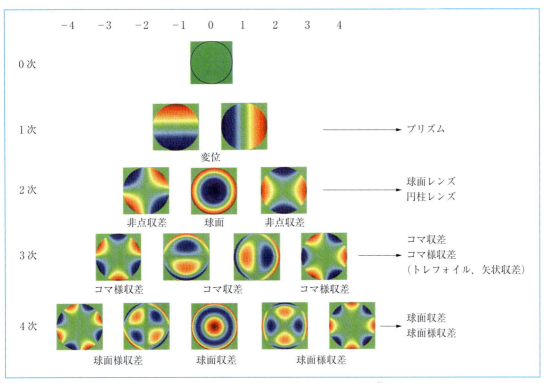

図 1-28 ▶ 波面収差（ゼルニケ多項式のカラーコードマップ）（前田，他編[2]）

polynomial が用いられている[2]。

　ゼルニケ多項式の1次から4次までの波面のカラーコードマップを図 1-28 に示す。赤で示す部分では波面が進んでいて，青で示す部分では遅れていることを示している。1次はプリズムによる変位の波面である。2次の中央はデフォーカスで，両端は非点収差の波面である（低次収差）。3次の中央2つはコマ収差，両端はトレフォイル trefoil（コマ様収差；トレフォイルは加齢とともに現れ，3重視の原因になる），4次の中央は球面収差，両端を球面様収差の波面（高次収差）という。

　以上のゼルニケによるコマ収差や球面収差は，ザイデルによるコマ収差や球面収差とは異なる。ゼルニケによるコマ収差の波面はザイデルによるコマ収差とプリズムから成り立ってい

る。また，ゼルニケの球面収差はザイデルの球面収差とデフォーカスからできている。

波面収差を検出するには多数の小レンズ群からなる**波面センサ** wavefront sensor（Hartmann-Shack 波面センサ）が必要である。

生体眼で安定した波面収差を測定するには，瞬目に伴う涙膜の影響が指摘されている[3]ので，瞬目後5〜10秒以内の測定が推奨される[4]。

❏ Hartmann-Shack 波面センサの原理

光源 SLD（super luminescent diode）*から出た細い光束はハーフミラーで反射して眼内に入射させて網膜上に点像を作る（**図 1-29**）。この入射光束は十分に細いため眼の光学系の収差の影響は受けない。眼底で拡散された光は瞳孔領全体を通って眼外に出るが，この出射した光は眼の光学系の収差の影響を受けており，不正乱視が存在するときには，波面は球形でなく歪んだ形状になる。この波面がハーフミラーを通過し，多数の小レンズ群であるレンズレットアレイを通り，その像を CCD カメラに集光させる（波面センサ）。そして，この像（Hartmann像）の各スポットの「ズレ」から波面関数を求めゼルニケ多項式で展開し，その係数から収差を求める。単位は理想的波面からの「ズレ」の距離 μm で示し，高次収差の量は RMS（root mean square：2乗平均平方根）で表示する。眼球高次収差の総和の平均値は，瞳孔径 4 mm で平均 0.09 ± 0.10 μm，6 mm で 0.37 ± 0.10 μm 程度である[2]。コマ様収差や球面様収差は別に求める。

*SLD：LED（Light emitting diode）のようにブロードなスペクトルをもち，低コヒーレンスで，かつ LD（Laser diode）のように高輝度の光を発光する半導体素子である。

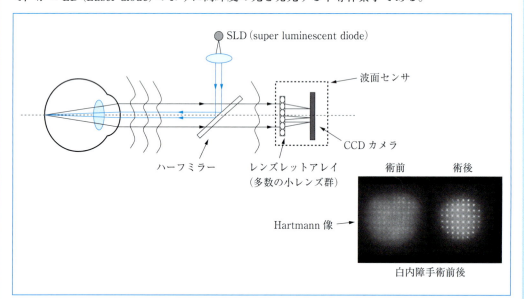

図 1-29 ▶ Hartmann-Shack 波面センサ

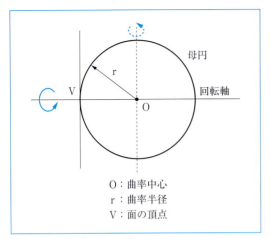

図 1-30 ▶ 球面レンズ

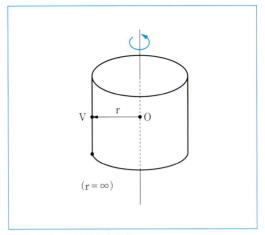

図 1-31 ▶ 円柱レンズ

3 眼鏡レンズの種類

眼鏡レンズには球面レンズと円柱レンズのほか，プリズムレンズがある。

a. 球面レンズ spherical lens

球面とは半径 r の円の中心 O を通る任意の直線を回転軸としてつくられる曲面である（図1-30）。rが∞の場合には平面となるので，平面は球面の特殊な場合と考えられる。これらの面で構成されるレンズを球面レンズという。

レンズの中心が辺縁より厚いものを凸（プラス）レンズ，薄いものを凹（マイナス）レンズという。レンズの形態から両凸両凹レンズや平凸平凹レンズのほか，**凸凹メニスカスレンズ**がある（262頁・図6A-2）。

b. 円柱レンズ cylindrical lens

直線をこれと平行な軸のまわりに回転させて得られる曲面が円柱面である。この円柱面の軸と平行な面で切り取ったのが円柱レンズである（図1-31）。この円柱面の回転軸方向では曲率半径は無限大であるので，光の屈折は起こらない。一方，回転軸と直角方向は曲面であるので光は屈折する。したがって，円柱レンズに平行光線が入射した場合には1点に集光せず，1本の線に収束する。これを焦線という（71頁・図3-2，194頁・図4C-1）。

c. トーリックレンズ toric lens

少なくとも，1つのトロイダル面（16頁カコミ記事参照）をもつレンズをいう。半径 r の円の中心を通らない半径 R の直線を軸として，この円を回転させて得られる曲面がトーリック面である。R＞r のときにはタイヤ型，R＜r のときには樽型の曲面が得られる（図1-32a, b）。トーリック面で r＝∞ になった場合は上述の円柱面になる。

このトーリック面をレンズの前面または後面にもったものをトーリックレンズという。このレンズでは2つの主経線は必ず直交し，一方の曲率半径が最大となり他方が最小となる。**トーリックレンズは球面レンズと円柱レンズとが組み合わさったものと考えられる**。

d. 非球面レンズ aspherical lens

球面，平面以外の曲面を一括して非球面という。したがって，円柱レンズも非球面レンズの一種である。このほか，白内障レンズ（204，271頁参照）や累進屈折力レンズ（264，275頁参照）もこれに属する。

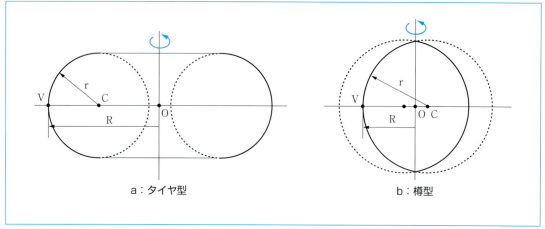

図 1-32 ▶ トーリックレンズ

e. プリズムレンズ

平行でない2つの平面で囲まれた透光体を平面プリズムまたは単にプリズムという。2つの平面が交差する位置を**頂点** apex，頂点のなす角を**頂角** apex angle，頂角と向かい合う底辺を**基底** base という。プリズムに入射する光線と出ていく光線とのなす角を**偏角** angle of deviation またはフレの角という（**図 1-33**）。光線がプリズムを通過したときは常に光は基底方向に屈曲する。この現象を**プリズム作用**という。

1）プリズムの度の表し方（3 種類[5]）

第1は光線のフレを角度で表す方法で

$$\theta = \alpha(n-1) \qquad \cdots\cdots(19)$$

α：プリズムの頂角（度），θ：フレの角度（度），n：レンズの屈折率

の式で示される。レンズの屈折率を1.52とすれば，$\theta ≒ 1/2\alpha$ となり，光はプリズム度の約半分だけ曲げられる。頂角αに対して対称の光路をとる偏角θは最小になる。

第2の方法は眼科領域で使用されている単

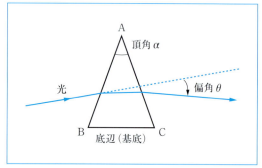

図 1-33 ▶ プリズム

位である。すなわち，1mの距離に対して1cmだけ光を偏向させるプリズムを単位量とするもので，これを **1 プリズムジオプトリ** prism diopter（Δ）という。たとえば1mの距離で3cmだけ光を偏向させるプリズムの強さは3Δである。プリズムによる偏向の大きさは，レンズの材質と頂角が同じ場合でも，入射光線がプリズム面にあたる角度によって異なり，頂角に対して対称的な光路をとる場合，偏角は最小になる。眼鏡光学では光線とプリズムとの関係を以

❑ トロイダル面 Toroidal surface

円弧を，その円弧と同一平面内にあり，円弧の曲率中心を通らない軸の周りに回転させて得られた面の一部をいう。いい換えると，直交する2つの異なる曲率半径をもつ円環面で，乱視の屈折面を作り出す面である。トーリック面と同義語である。

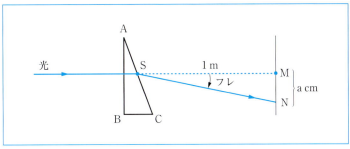

図 1-34 ▶ プリズムジオプトリ

下のごとく定めている．すなわち，プリズムの入射光線はプリズムの1つの面 AB に対して垂直に入射するものと考えている（**Prentice 位置**）（**図 1-34**）．プリズムのS点から1mの位置におかれた平面スクリーン上のM点からN点まで光が偏向した場合，$\overline{MN}$ が1cmのときには1△になる．a cm のときにはa △となる．なお，**1△≒0.55°** に相当する．また，プリズム偏向の加減は厳密には，△をいったん角度に戻して演算すべきである[6]．

　基底が水平と垂直の2枚の**プリズムの合成系**はベクトルの合成から求められる．すなわち，基底外方 H△ と基底上方 V△ の合成系 P△ は $P = \sqrt{H^2+V^2}$ である．その角度 θ は $\sin\theta = \dfrac{V}{P}$ である．

【例】基底外方 4△ と基底上方 3△ とすれば，$\sqrt{4^2+3^2}=5(\triangle)$ でその角は $\sin\theta = \dfrac{3}{5}$ になる．

すなわち，$\theta ≒ 37°$ になる．結果として，5△の基底 37° 外上方のプリズムである（**図 1-35**）．また，2枚のプリズムの頂点同士を重ね合わせたときのプリズムの度数は記載された度数より大きくなる．

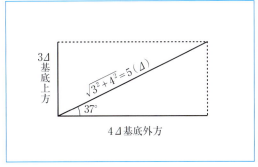

図 1-35 ▶ 2枚のプリズムの合成

　第3は，セントラジアンという単位での表示法であるが，現在では使われていない．

　レンズは多数のプリズムから構成されていると考えられる．レンズの周辺部にいくにしたがって，プリズムの頂角は大きくなっている．すなわち，レンズの周辺部へいくほど，プリズム効果が強まることを示している．レンズの光心からの偏心量とプリズム効果との関係は**プレンティスの公式** Prentice's rule で示される（284 頁参照）．

　プリズムによる光の偏向量は光の波長によって異なる．偏向の程度が大きくなるにしたがっ

❏**Prentice 位置**

　光線の偏位がプリズムの2面のうち1面でのみ起こるように置かれた位置をいう．すなわち，光線がプリズムの第1面に直角に射入したときには偏位は起こらずに，第2面から射出するときに偏位が起こる．この位置ではプリズムの第1面は視線に直角または虹彩面に平行になる．眼科診療ではプリズムは上記の位置で使用する（**図 1-34**）．

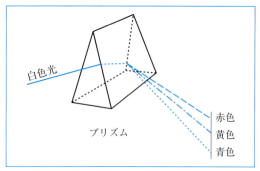

図 1-36 ▶ 光の分散

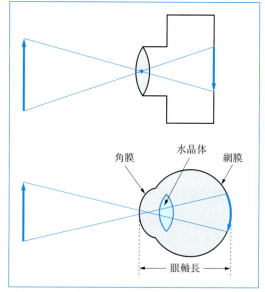

図 1-37 ▶ カメラと眼の対比

て光の分散が起こり色収差がみられる(11, 31頁参照)(**図 1-36**)。

4 眼の光学系（屈折要素）

眼の屈折状態を決めるものとしては，**角膜屈折力** refractive power of the cornea，**水晶体屈折力** refractive power of the lens と**眼軸長** axial length が重要な因子である。眼はよくカメラにたとえられるが，カメラのレンズは眼の角膜と水晶体に相当し，厚いレンズの合成系と考えられる。またレンズ前面からフィルムまでの距離は眼軸長に相当する(**図 1-37**)。

眼の結像系は角膜屈折力と水晶体屈折力の合成系で，これらはそれぞれの屈折面，すなわち角膜前後面，水晶体前後面の位置と曲率半径のほかに，角膜，前房水，水晶体および硝子体の屈折率から計算される。屈折面の位置と曲率半径，眼内の媒質の屈折率および眼軸長を**1次的屈折要素**といい，これから算出される角膜屈折力，水晶体屈折力ならびに眼の全屈折力，さらには合成系の屈折主要点の位置などは**2次的屈折要素**という[7]。通常，1次的屈折要素が直接測定の対象になる。現在，生体眼で測定可能なのは，

① 角膜前面および後面曲率半径
② 水晶体前面および後面曲率半径
③ 角膜の厚さ
④ 前房深度
⑤ 水晶体の厚さ
⑥ 眼軸長

などである。眼内媒質の屈折率に関しては，通常 Gullstrand あるいは Helmholtz による模型眼の値が用いられている[8] (**表 1-1，1-2**)。

屈折要素の測定は，眼屈折の構成を解明するうえで必要であり，従来は屈折異常，特に近視の研究に使われていた。しかし最近では，この屈折要素の測定は臨床的にも使用されている。たとえば角膜前面曲率半径はハードコンタクトレンズの処方には欠かせないものである。角膜の厚さ，前房深度なども臨床応用され，特に角膜曲率半径（角膜屈折力）や眼軸長は眼内レン

❏ **Gullstrand の模型眼の正式眼と略式眼との相違**

正式眼では水晶体を皮質と核の2層に分けて計算されているが，略式眼は水晶体を皮質と核に分けないで単一レンズとして計算されたものである。

4. 眼の光学系（屈折要素） 19

表 1-1 ▶ Gullstrand の模型眼

系数項目	模型眼の種類	正　式		略　式	
		非調節時	最大調節時	非調節時	最大調節時
屈折率	角　膜	1.376	1.376	－	－
	房水および硝子体	1.336	1.336	1.336	1.336
	水晶体	1.386	1.386	1.413	1.424
	等質核水晶体	1.406	1.406	－	－
	同格水晶体	1.409	1.426	1.413	1.424
位　置 （屈折面頂点）	角膜前面	0	0	0	0
	角膜後面	0.5	0.5	－	－
	水晶体前面	3.6	3.2	－	－
	核水晶体前面	4.146	3.8725	－	－
	核水晶体後面	6.565	6.5275	－	－
	水晶体後面	7.2	7.2	－	－
	水晶体光心	－	－	5.85	5.2
曲率半径	角膜前面	7.7	7.7	－	－
	角膜後面	6.8	6.8	－	－
	等質角膜面	－	－	7.8	7.8
	水晶体前面	10	5.33	10	5.33
	等質核水晶体前面	7.911	2.655	－	－
	等質核水晶体後面	－ 5.76	－ 2.655	－	－
	水晶体後面	－ 6	－ 5.33	－ 6	－ 5.33
屈折力	角膜前面	48.83	48.83	－	－
	角膜後面	－ 5.88	－ 5.88	－	－
	等質角膜面	－	－	43.08	43.08
	水晶体前面	5	9.375	7.7	16.5
	核水晶体	5.985	14.96	－	－
	水晶体後面	8.33	9.375	12.833	16.5
角膜屈折系	屈折力	43.05	43.05	43.08	43.08
	第 1 主点位置	－ 0.0496	－ 0.0496	0	0
	第 2 主点位置	－ 0.0506	－ 0.0506	0	0
	前焦点距離	－ 23.227	－ 23.227	－ 23.214	－ 23.214
	後焦点距離	31.031	31.031	31.014	31.014
水晶体系	屈折力	19.11	33.06	20.53	33.0
	第 1 主点位置	5.678	5.145	5.85	5.2
	第 2 主点位置	5.808	5.255	5.85	5.2
	焦点距離	69.908	40.416	65.065	40.485
全屈折系	屈折力	58.64	70.57	59.74	70.54
	第 1 主点位置	1.348	1.772	1.505	1.821
	第 2 主点位置	1.602	2.086	1.630	2.025
	第 1（前）焦点位置	－ 15.707	－ 12.397	－ 15.235	－ 12.355
	第 2（後）焦点位置	24.387	21.016	23.996	20.963
	前焦点距離	－ 17.055	－ 14.169	－ 16.740	－ 14.176
	後焦点距離	22.785	18.930	22.365	18.938
	中心窩位置	24	24	24	24
	主軸屈折	＋ 1.0	－ 9.6	0	－ 9.7
	近点位置	－	－ 102.3	－	－ 100.8
瞳　孔	入射瞳位置	3.047	2.688		
	出射瞳位置	3.667	3.312		
	瞳孔拡大率	0.909	0.909		

表 1-2 ▶ Helmholtz の模型眼

		非調節時	調節時
角　膜	曲率半径	8.0	8.0
	前焦点距離	23.962	23.962
	後焦点距離	31.692	31.962
房水および硝子体	屈折率	103/77	103/77
水晶体	前面曲率半径	10.0	6.0
	後面曲率半径	−6.1	−5.5
	前面位置	3.6	3.2
	後面位置	7.2	7.2
	屈折率	16/11	16/11
	焦点距離	43.707	33.785
	前面頂点と第1主点間距離	2.1073	1.9845
	後面頂点と第2主点間距離	1.2644	1.8100
	第1と第2主点間距離	0.2283	0.2155
全　眼	前焦点距離	14.858	13.274
	後焦点距離	19.875	17.756
	前焦点位置	−12.918	−11.241
	後焦点位置	22.231	20.248
	前主点位置	1.9403	2.0330
	後主点位置	2.3563	2.4919
	前節点位置	6.957	6.515
	後節点位置	7.373	6.974
	屈折力	67.3	

ズの度数の決定に必須である。

　次に，これら屈折要素の種類とその測定法，およびその屈折要素の占める役割などについて述べる。

a. 1 次的眼屈折要素

1）角膜前面曲率半径

　測定装置には，従来からオフサルモメータ ophthalmometer（ケラトメータ keratometer，96 頁参照）が使われているが，角膜中央部直径約 3 mm の測定のみが可能である。一方，角膜表面の広範囲な形状の測定ができるプラチド placido リング像（マイヤー像）を写真に撮るフォトケラトスコープ photokeratoscope，マイヤー像をビデオ画像としてカラーマップを作成して定量化解析のできるビデオケラトスコープ videokeratoscope がある。このほかに，スリット光で角膜を連続スキャンすると同時にプラチド装置を組み込んだ Orbscan® IIz（Bausch & Lomb），青色 LED を光源としてシャインプルーフ Scheimpflug* カメラを搭載した角膜形状解析装置 Pentacam®（Oculus，**図 1-38**）がある。近年，前眼部 Visante™ 光干渉断層計 OCT（Optical Coherence Tomography）（Carl Zeiss）を用いた角膜形状解析装置もある（96 頁参照）。これらを使って，コンタクトレンズの処方もなされている[9,10]。

> ＊フィルム面に対してレンズ面を傾けることで，焦点深度の深い写真をとることができる。これをシャインプルーフの原理 Scheimpflug principle という（テオドル・シャインプルーフ Theodor Scheimpflug，1904）。

　屈折異常のうち，乱視は角膜乱視によることが多いため，屈折検査で角膜前面曲率半径の値も参考になる。しかし乱視の構成には角膜乱視以外に水晶体乱視も関係があるため，全乱視の度は角膜前面曲率半径の測定のみでは不十分である。無水晶体眼の乱視度およびその軸方向は

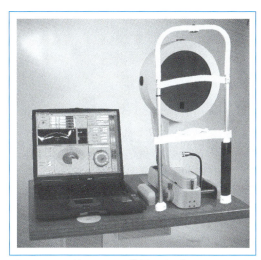

図 1-38 ▶ Pentacam®（Oculus）

水晶体がないため網膜乱視を除けば角膜前面曲率半径による値にほぼ一致するはずである（厳密には角膜後面曲率半径も関与する）。しかし，角膜頂点から眼鏡レンズまでの距離があるため，角膜前面曲率半径による乱視度をそのまま眼鏡レンズに入れることはできない[11]（203 頁参照）。

2）角膜後面曲率半径

従来，角膜後面曲率半径を求める方法として，角膜のスリット像や Purkinje-Sanson 像の第 1 像（角膜前面反射像）と第 2 像（角膜後面反射像）を利用して測定する方法が実験室的に用いられていた[12]。最近は，スリットスキャンタイプの Orbscan® IIz（97 頁参照）やシャインプルーフタイプの Pentacam®，TNS-5®（トーメー），DSA®（Ziemer），前眼部 OCT の CASIA®（トーメー）が用いられている。

角膜屈折力の測定には角膜の厚さや角膜後面曲率半径測定が必要であるが，通常の眼の光学計算には角膜後面曲率半径の影響は少ないことから，角膜後面を無視して角膜屈折力を求めていることが多い（27 頁参照）。すなわち，Gullstrand の模型眼によると角膜屈折率は 1.376，前房水の屈折率は 1.336 で，両者の屈折率の差は小さい。したがって角膜後面での屈折は小さいために無視している。しかし，角膜後面を無視しているため，角膜屈折力の計算には，これを補正する意味で同格角膜屈折率 1.3375 を用いている（27 頁参照）。

角膜後面乱視の平均は $-0.30\,\mathrm{D}$ 程度である。この乱視はほとんど倒乱視であり，若年者では角膜前面乱視を補正しているが，高齢者では角膜全乱視を増加させている[13,14]。

3）角膜の厚さ

前述のごとく，光学計算では角膜後面を無視していることが多い。角膜の厚さは臨床上，屈折矯正手術，特に LASIK の適応症例の決定，手術後の角膜の厚さの変化，角膜内皮細胞障害との関連から計測されている。角膜の厚さは中央部で約 0.5 mm，周辺部で 1 mm 未満であるが，角膜内皮障害のあるときは膨潤して，その厚さを増す。

測定装置には従来から，光学的方法と超音波による方法とがある。光学的方法としては，Haag-Streit 社製 Pachymeter I がある。この場合，視軸の固定が必要である。視軸が固定できない動物眼を測定する場合は，Mishima-Hedbys の方法を用いるとよい[15]。超音波を用いる方法では，高周波数（20 MHz 程度のもの）の振動子により角膜の厚さを測定できる。

最近では，Orbscan® IIz での角膜中心厚の測定が最も再現性が高いといわれている[16]（97 頁参照）。Pentacam® は角膜厚の測定のほか，前房容積と前房深度の測定，水晶体混濁の定量化が可能である。角膜厚の測定に関して，Pentacam®，超音波 pachymeter，Orbscan® IIz で比較したところ 3 者で同様な結果が得られている[17]。

このほか，前眼部の測定には，AC Master™（Carl Zeiss）や SL™-OCT（Heiderberg），Visante™ OCT，前眼部 OCT CASIA（SS-1000 TOMEY），前眼部 OCT CASIA（SS-2000 TOMEY）がある。Visante™ OCT では赤外線（光源の波長は前眼部では **840 nm**，後眼部では

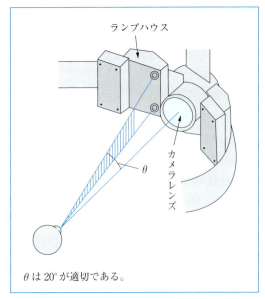

θ は 20°が適切である。

図 1-39 ▶ Phacometry

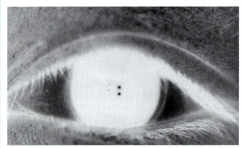

a：角膜前面反射像（右側）と水晶体後面反射像（左側）

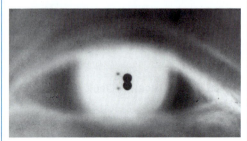

b：角膜前面反射像（右側；ピンボケの状態）と水晶体前面反射像（左側）

図 1-40 ▶ Purkinje-Sanson 像

1,310 nm）を使い，全周の角膜の厚さも短時間に構築でき，また，調節負荷による前眼部観察もできる。前眼部 OCT と超音波による角膜中心部の角膜厚の測定では，両者に相関はみられるが，系統差があるので，比較には注意を要するとの報告もある[18]。3次元前眼部 OCT を用いて測定した角膜厚は水平方向より垂直方向のほうが大きく倒乱視になりやすい。そして，この傾向は高齢者で顕著になる[14]。50 MHz の振動子を用いて前房隅角を客観的かつ定量的に評価できる装置もある[19,20]（高解像度超音波生体顕微鏡的検査法 ultrasound biomicroscopy：UBM）。

4）水晶体前面および後面曲率半径

水晶体の曲率半径を測定する方法に Purkinje-Sanson 像を用いる phacometry[22,23]と水晶体の Scheimpflug 像を写真にとる方法とがある[23]。いずれも水晶体の見かけの曲率半径が測定され，真の水晶体前面曲率半径は，角膜曲率半径と前房深度から，さらに，水晶体後面曲率半径は水晶体の厚さと水晶体屈折率から計算で求められる。

Phacometry の原理は次のごとくである。2光源から光を眼内に入射させた場合（図 1-39），角膜前面，水晶体前面および後面から2つずつの反射像が得られる（図 1-40）（この場合，Purkinje-Sanson 像の第 II 像は無視している（235頁参照）。そして，これらの2光源の反射像間距離はそれぞれの屈折面の曲率半径に比例する。そこで，角膜曲率半径をオフサルモメータなどで求めれば，角膜の2つの反射像間距離と水晶体のそれとの比から，見かけの水晶体前面

□ 強膜の曲率

前眼部 OCT によると，角膜と隣接する強膜の曲率半径は平均 13.12±0.80 mm（鼻側 13.33±1.12 mm；耳側 12.32±0.77 mm）である[21]。この値は強膜レンズや LASIK の suction cup のデザインに有用である。

曲率半径を求めることができる．これに前房深度が得られれば，真の水晶体前面曲率半径を計算することができる．さらに，水晶体後面の2つの反射像間距離と水晶体の厚さと水晶体屈折率があれば，真の水晶体後面曲率半径も求められる[24]．

水晶体のScheimpflug像をCCDカメラなどで撮影して見かけの水晶体曲率半径から真の値を求める[23]方法がある．両者の比較ではphacometryでは水晶体後面曲率半径が過剰評価され，Scheimpflugを用いる方法では瞳孔径の関係で水晶体後面の撮影が困難な場合があるともいわれている[23]．Pentacam®もScheimpflugカメラで見かけの水晶体前後面曲率半径の測定が可能である．

水晶体前面および後面曲率半径は，それぞれ約10 mmおよび6 mmであるが，調節によって水晶体前面曲率半径は減少して6 mm程度になる．この水晶体前面および後面曲率半径は年齢とともに減少傾向にある[25]．

5）前房深度

前房とは角膜後面，虹彩，毛様体および瞳孔に囲まれた部位であり，解剖学的には角膜後面から水晶体前面までが前房深度になる．しかし光学的に前房深度とは角膜前面頂点から水晶体前面頂点までの距離をいう．これは前述の光学的には角膜後面を無視するのと同様である．

前房深度は，眼のレンズ系としての角膜と水晶体の間の距離で，角膜と水晶体をレンズの合成系として考えたときには，この前房深度も眼の屈折力を決める1つの因子になる．

前房深度の測定は，光学的にはJaegerの装置[24]，Haag-Streit社製細隙灯顕微鏡900付属のPachymeter IIで測定され，真の前房深度は角膜曲率半径の値から換算される．また，超音波による前房深度の報告があるが，**方位分解能** lateral resolutionの悪い振動子を使用した場合には，水晶体前面のエコー像の代わりに虹彩面でのエコーのため前房深度は浅く測定される傾

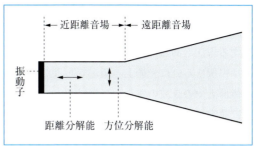

図1-41▶　円形平面振動子の音場

向にある．この傾向は，散瞳眼に比べ自然瞳孔では強い[26]．しかも前房深度は，Gullstrandの模型眼では3.6 mmであり，振動子の**距離分解能** axial resolutionも良好でなければならない（図1-41）．したがって距離分解能を向上させるためには，振動子の周波数をあげるとともに，方位分解能をあげるために凹面振動子などを用いるとよい．このほか，最近では前房深度の測定とともに，角膜の厚さも測定可能な装置として，回転式Scheimpflugカメラで三次元的に前眼部形状解析ができるPentacam®，ACMaster™，眼底用OCTよりも光源波長を1,310 nmとした赤外光を用いたタイムドメイン方式のVisante™ OCT，フリードメイン方式の中のスェプトソース方式のCASIA™ OCT（トーメー社），さらに測定範囲が拡大したCASIA2などがある[27]．

6）水晶体の厚さ

水晶体の厚さは調節によって変化し，Gullstrandの模型眼によれば，最大調節時には無調節状態の3.6 mmに比べ，0.4 mm厚さを増し4.0 mmになるといわれている．しかし屈折異常は無調節のときの屈折状態であり，通常では，水晶体の厚さといえば，無調節状態のものをいう．

水晶体の厚さの測定には，前房深度測定法のほとんどすべてが利用できる．しかし光学的方法としてのPachymeter IIなどを使用した場合に，真の水晶体の厚さを計算するには，角膜面はもちろん，水晶体前面の屈折も考慮されなけ

ればならない。水晶体前面曲率半径の測定は臨床的には容易ではなく，これを一定値として計算する方法もある[28]。一方，超音波を用いる方法は視線あるいは光軸上の測定であるため，水晶体面上での音波の屈折も無視でき，比較的簡単に測定できる。しかし前房深度の項で述べたごとく，虹彩の影響が入ることがあり，水晶体の厚さは厚く測定される傾向にある[26]。

AC Master™ は，角膜厚，前房深度，水晶体厚を測定する非接触性の前眼部測定装置である。この装置は 850 nm の半導体レーザーをビームスプリッタで光を2つに分け，可動反射ミラーで光路差を作り出し光干渉することで光学的測定ができる（**表 1-3**）。AC Master™ のほかに，Visante™ OCT，Lenstar LS 900 (Haag-Streit) なども用いられる。

7）眼軸長

眼の全屈折力（28頁参照）によって集光された光線は網膜面に結像するわけであるが，網膜面に結像するか否かは眼軸の長さにも影響をうける。したがって眼の屈折異常は結像系と眼軸長との相互関係によって決まる。

眼軸長の測定法には，古くは生体眼では X線光覚を用いる方法[30, 31]，テノン囊内に空気を注入後 X 線撮影する方法[32]，phacometry から計算で求める方法[33, 34]などがあるが，現在最も正確で簡便かつ安全性の面から，眼内レンズの度数の決定のための眼軸長測定には，超音波による眼軸長測定法，あるいはレーザーを用いた眼軸長測定法が用いられている。

表 1-3 ▶ AC Master™ と IOL Master™ との比較[29]

	AC Master™	IOL Master™
測定原理	半導体レーザー光干渉	半導体レーザー光干渉
波長 (nm)	850	780
表示分解能 (mm)	0.001	0.01
測定軸	光軸	視軸
測定部分	涙液-水晶体後面	涙液-網膜色素上皮

a）超音波による眼軸長測定法

前述の前房深度，水晶体の厚さも眼軸長測定時に同時に測定可能である。最近のものでは，測定値が音速換算されて，デジタル表示で出てくるので臨床的に利用しやすい。振動子の周波数が 10 MHz 程度であれば，測定精度は約 1/10 mm である[26]。

眼内レンズ度数決定のための眼軸長測定では水晶体が混濁した眼を測定しなければならない。そこで，測定時に視線の固定ができないこと，混濁水晶体では音速値が異なること（特に核硬化の場合など）[35]，術後の眼軸長の変化[36]などを考慮して約 0.3 mm 程度の精度と考えられる[35]。眼球組織内の音速は角膜 1,641 m/秒，房水 1,532 m/秒，水晶体 1,641 m/秒，硝子体 1,532 m/秒である。これらの組織が眼軸に占める平均的割合を考えて現在使用されている眼軸長測定装置には有水晶体では 1,550 m/秒，無水晶体眼では 1,532 m/秒の音速が設定されている。そこで，これらの組織が眼軸に占める割合が違えば当然，測定された眼軸長にも誤差が生じることになる。

❏ 超音波振動子の分解能

振動子の分解能には距離分解能，すなわち軸方向の分解能と，方位分解能，すなわち横方向の分解能とがある（**図 1-41**）。距離分解能は振動子の周波数により決まり，周波数が高いほど超音波の波長幅は狭くなり分解能は上昇する。方位分解能は音束幅により決まる。音束を絞り込むために凹面振動子などが使われている。

4. 眼の光学系（屈折要素）　25

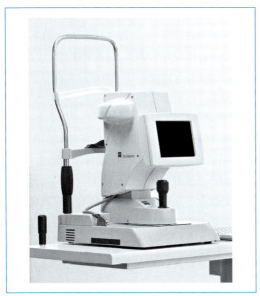

図 1-42 ▶ IOL Master™ 500 (Carl Zeiss)

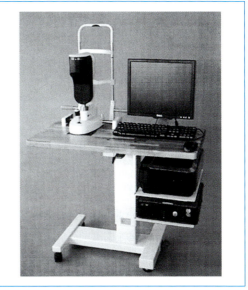

図 1-43 ▶ Lenstar 900® (Haag Streit)

　超音波による眼軸測定法には水浸法と接触法とがある。一般には接触法が使われているが，接触法は水浸法に比べて短く測定される[37, 38]。

b）レーザーによる眼軸長測定法

　波長 780 nm の半導体ダイオードレーザーを用いた光学式非接触眼軸測定装置として **IOL Master™**（Carl Zeiss）がある（**図 1-42**）。半導体レーザーで角膜面からの反射と網膜面（網膜色素上皮層）からの反射光が 1 つの経路で干渉しあって生じた光学距離の差を計算して求める方法である。この測定には一定の眼内屈折率 1.3549 を用いているが，この値により測定値が異なる[39〜41]。

　上記の IOL Master のモデルは 500 型であるが，近年，光源に SWEPT Source を採用した IOL Master™ 700 型が発売された。500 型では 1 本のレーザー光の反射から眼軸長を算出していたが，700 型では 1 秒間に 2,000 本のスキャンを放射状の 6 方向で行って，前眼球の断層画像を表示する。そして，この断層画像を基にして組織境界面の厚みを測り眼軸長を算出している[42]。500 型と 700 型では眼軸長に有意な差はないが，中心窩の OCT スキャン画像を表示す

ることで固視不良も検出可能である[42]。

　同様にレーザー光干渉を利用した第 2 世代といわれている 820 nm のレーザーを用いた Lenstar LS 900®（**図 1-43**）では，角膜厚，前房深度，水晶体厚，硝子体長（網膜色素上皮）を同時に測定できる。また，それぞれの組織の屈折率での計測が可能である[44]。眼軸長以外に種々の要素を測定可能な ALADDIN（Topon）もある[45]。

　超音波では内境界膜，レーザー光では網膜色素上皮までの測定である。眼内レンズの計算式である SRK/T 式などでは眼軸長として網膜内境界膜を用いているが，最近の計算式では視細胞に近い網膜色素上皮層を用いる傾向にある。Lenstar LS 900® では網膜の厚さとして網膜の内境界膜から網膜色素上皮までが測定可能であることから，どちらの式にでも対応できる可能性がある。

　光学的測定法の利点としては，非接触で点眼麻酔が不要で感染の危険性はなく，測定時間も 0.3〜0.4 秒と短い。また，超音波による測定は光軸上の測定であるのに対し，光学的測定は視軸上の測定であるので，後部ぶどう腫のある強度近視の測定に優れている[39, 40]。

しかし，この光学的測定値の内境界膜換算値は超音波Aモードの値とよく一致している（相関係数0.994）[43,46]。

このほか，最近ではOCTを用いた眼軸測定法もある。

調節麻痺薬を点眼した状態では前房は深く，水晶体は薄くなる。そこで，超音波測定では音速が，レーザーによる光学的測定では屈折率が変化するので，配慮が必要である[47]。

屈折異常眼を屈折性と軸性の2つに分ける分類法があるが，以上のような屈折要素を正確に測定しても，この両者を明瞭に区別することはできない。それは正視眼の眼軸長の測定を行っても22〜26mm程度の幅があるためで[22]，これらはいずれも角膜あるいは水晶体などの屈折性の要素により補われているのである。したがってGullstrandの模型眼の+1.00Dの眼軸長24mm*から外れていても一概には軸性ということはできない。しかし一般に発育異常による強度遠視，あるいは強度近視は軸性の屈折異常である。一方，白内障術後の遠視は水晶体摘出のためで屈折性の屈折異常眼である。

> *眼の屈折力は約60Dであり硝子体の屈折率は1.336であるから，眼の後焦点距離は$1.336 \times \dfrac{10^3}{60} = 22.3$ mmになる。眼の後焦点距離は眼の後主点から網膜面までの距離であり，角膜頂点から眼の後主点までの距離（約1.6 mm）を加算した値が眼軸長で，約24 mmになる。

8）網　膜
a）網膜の厚さ（内境界膜から網膜色素上皮まで）
網膜の厚さの測定には，Lenstar LS 900®やスペクトラル-ドメインOCT spectral-domain Optical Coherence Tomographyで測定される。23 ± 4歳で屈折度が-1.22 ± 1.62 Dの20名で測定した中心窩の網膜厚は，前者では195 ± 17 μm，後者では196 ± 16 μmで，両者による方法での結果はよく一致している[48]。

b）網膜曲率半径
外界の物体は，角膜と水晶体のレンズ系によって屈折され網膜の視細胞層に焦点を結ぶ。したがって視細胞にいたるまでの網膜は透明でなければならない。特に中心窩では網膜血管はなく，透明性はよく維持されている。またSidman[49]によれば，網膜の錐体内節の屈折率は硝子体の4/3に対して1.36といわれている。

網膜の曲率半径は光学的に細隙灯像を写真にとる方法もあるが，超音波により振動子を角膜頂点を中心にアークスキャンさせ，角膜から網膜面までの距離を測定し，これから網膜の曲率半径を換算する方法がある[26]。これによると，網膜の形状は2次曲線に一致していて，その中心の曲率半径は約10mm前後である。網膜の中心窩が凹んでいるのは，一般に光線通路の邪魔にならないように視細胞以外の網膜血管を含む層を側方に押しのけられているためと考えられている。またこの中心窩の凹曲面で光が屈折されると網膜の像は広がって，より多くの視細胞がその中に入り，そのために中心窩では分解能を増すことになるという説もある[50]。

人眼では，かなり広い視野領域でほとんど収差を感じない。これは屈折面の非球面性にもよるが，網膜の視細胞の配列にも関係がある。

9）脈絡膜の厚さ
健康な日本人86眼を高深達OCTで測定した

❏ 外眼軸長と内眼軸長
　角膜頂点から眼球後極部の強膜外層間距離を外眼軸長といい，角膜頂点から中心窩の網膜面までの距離を内眼軸長という。テノン嚢内に空気を注入した後のX線撮影法は外眼軸長の測定であり，X線光覚を用いる方法，phacometryから計算で眼軸長を求める方法，超音波による眼軸長測定法，IOL Master™は内眼軸長の測定である。

中心窩の脈絡膜の厚さは $354\pm111\,\mu m$ である[51]。また，健康な日本人145眼の傍中心窩の脈絡膜の厚さは $265.5\pm82.4\,\mu m$ で，年齢とともに減少傾向にある[52]。また，近視が強いほど薄くなる傾向にある[53]。一方，31眼の後部ぶどう腫を伴った病的近視では $100.5\pm56.9\,\mu m$ で[54]，明らかに脈絡膜の菲薄化が生じている。後部ぶどう腫の部分では完全に脈絡膜が消失することもある。

b. 2次的眼屈折要素
1）角膜屈折力
角膜は眼のレンズ系のうちで最も強い約40 D の屈折力をもっている。角膜屈折力は角膜前面および後面曲率半径と角膜の厚さから，次式により決定される。

$$Dc = Dc_1 + Dc_2 - \frac{d_c}{n_c} Dc_1 Dc_2 \quad \cdots\cdots (20)$$

Dc (D)：角膜屈折力，Dc_1 (D)：角膜前面屈折力$\left[=\frac{n_c-1}{r_1}\right.$，$r_1$(m)：角膜前面曲率半径，$n_c$：角膜屈折率$\left.\right]$，$Dc_2$(D)：角膜後面屈折力$\left[\frac{n_a-n_c}{r_2}\right.$，$r_2$(m)：角膜後面曲率半径，$n_a$：前房水の屈折率，$n_c$：角膜の屈折率$\left.\right]$，$d_c$(m)：角膜の厚さ

通常，光学的には角膜後面を無視しているため，角膜と前房水の屈折率が等しい（$n_c=n_a$）として，角膜屈折力を $Dc=\frac{(n_a-1)}{r_1}$ で換算しているオフサルモメータもあり（$n_a=1.336$），また角膜と前房水とを等質とみなすために生じる誤差を補正する意味で**同格角膜屈折率** equivalent refractive index（1.3375）を用いたオフサルモメータもある[7]。角膜後面の曲率半径を前面の約84%と仮定して，これに伴い，角膜屈折率を1.3375と想定して度数を算出している（21頁参照）。しかし，屈折矯正手術を受けた人は，この想定が当てはまらない。なぜならば，多くの角膜計は直接角膜中心部を測定するのではなく，①3.2 mm径の角膜中心領域を測定している。また，②球形という仮定，③角膜前面と後面の比率の変化，④組織の屈折率の変化，などが問題になる。このほか，⑤白内障術後のIOL

の位置が浅く見積もられる傾向があり，IOLの度数は低く計算されて，その結果として術後屈折が遠視方向にずれてしまう[55]などがある。

同格角膜屈折率とは，角膜後面を無視した場合にも，9頁の式（18）で計算された角膜屈折力になるべく近づけるために，この角膜屈折力から逆算して求めた屈折率である。オフサルモメータによる角膜屈折力は，屈折率を仮定して計算で求めているため，用いた屈折率によって異なる値が得られる。したがって機種の異なるオフサルモメータで得られた角膜屈折力の絶対値の比較は，換算に用いている屈折率が同一であるか否かを確かめ，慎重になされなければならない。角膜屈折力を正確に求めるためには Orbscan® Ⅱz（97頁参照）などを用いて角膜後面曲率半径と角膜中心厚を求め，角膜屈折率1.376で計算するのが正確である[56]。

角膜乱視では角膜後面の乱視も無視できない[57]。

2）水晶体屈折力
眼の結像系においては，角膜屈折力に次ぐ屈折力約20 Dをもっている*。水晶体屈折力は水晶体前面と後面曲率半径，水晶体の厚さおよび水晶体屈折率から計算される。すなわち，

$$D_L = D_{L1} + D_{L2} - \frac{d_L}{n_L} D_{L1} \cdot D_{L2} \quad \cdots\cdots (21)$$

D_L (D)：水晶体屈折力，D_{L1} (D)：水晶体前面屈折力$\left[=\frac{n_L-n_a}{r_3}\right.$，$r_3$(m)：水晶体前面曲率半径$\left.\right]$，$D_{L2}$(D)：水晶体後面屈折力$\left[=\frac{n_V-n_L}{r_4}\right.$，$r_4$(m)：水晶体後面曲率半径，$n_V$（$=n_a$）：硝子体屈折率$\left.\right]$，$d_L$(m)：水晶体の厚さ，$n_L$：水晶体屈折率

水晶体は均質でなく，種々の層から構成されているが，それぞれの屈折率の測定は困難なうえ，各層の曲率半径の測定は不可能である。したがって均質と考えて，水晶体全体の屈折率として Gullstrand の正式模型眼の1.409，あるいは略式模型眼の1.413を用いていることが多い。生体眼で phacometry と超音波による測定値の比較から水晶体屈折率を計算で求めた値も1.413で

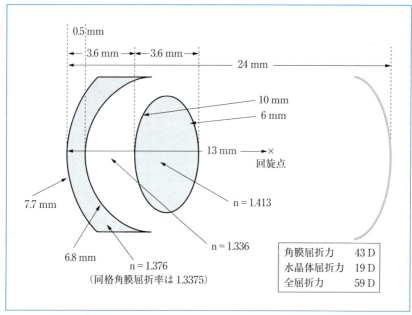

図 1-44 ▶ 眼球内の概略の数値

ある[58]。この値は年齢と共に減少傾向にある[25]。

> ＊水晶体屈折力が角膜屈折力に比べて小さいのは，角膜の屈折面が空気に接しているのに反し，水晶体は前房水と硝子体の間にあるためである。水晶体を摘出して空気中におくと約 100 D の屈折力をもっている。

3）全屈折力

以上述べてきたように，眼の結像系としては角膜および水晶体が重要であり，この２つのレンズの合成系が全屈折力 total refractive power になる。眼の全屈折力はレンズの合成系の次式で求まる。

$$D_A = D_C + D_L - \frac{d}{n_a} D_C D_L \quad \cdots\cdots (22)$$

D_A (D)：眼の全屈折力，D_C (D)：角膜屈折力，D_L (D)：水晶体屈折力，n_a：前房水の屈折率，d (m)：角膜頂点から水晶体前主点までの距離

無水晶体眼では，水晶体がなくなるため角膜屈折力のみとなる。したがって眼の屈折力は弱くなり強い遠視状態となる。水晶体屈折力は約 20 D であるが，無水晶体眼を眼鏡で矯正する場合には，眼鏡レンズは角膜頂点から約 12 mm 前方に装用されるため，20 D より弱い約 11 D 程度の凸レンズで矯正可能である（203 頁参照）。眼球内の概略の数値を **図 1-44** に示す。

c．眼の軸と角度

眼球を動かして物をみるとき，眼の回転の中心を **回旋点** center of rotation といい，角膜頂点の後方 13〜14 mm の位置にある。この点と固視点を結ぶ線を **注視線** fixation line という。

このほか，固視点と網膜中心窩を結ぶ線を **視線（視軸）** visual line (visual axis) という（**図 1-45**）。これらの軸によって外界の物体をみているが，光学的に最も好条件である角膜前面および後面，水晶体前面および後面の屈折面の曲率中心を結ぶ **光軸** optic axis とは異なる。このことは，眼の各屈折面が非球面であるため合目的とも考えられている。

光軸と注視線とのなす角を **γ角**，光軸と視線とのなす角を **α角** という（**図 1-45**）。γ角は注視線が鼻側にある場合（＋），耳側にある場合（−）とする。正視眼では＋5°前後の値を示すが，遠視眼では正視眼よりやや大きい値を，近

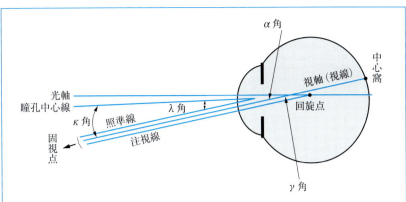

図 1-45 ▶ 眼の軸と角度（魚里[59]）

視眼では反対に小さい値となり強度近視では負となることがある。

通常，γ角およびα角の測定は困難なため，瞳孔の中心から角膜に立てた垂線（**瞳孔中心線** pupillary line）と視線とのなす角である**κ角**を臨床的に用いる。一般にκ角はγ角に比べその値は小さい。また，瞳孔の中心と固視点を結ぶ線を**照準線** line of sight という。瞳孔中心線と照準線とのなす角を**λ角**という。

d. 屈折要素の乱視と全乱視

上述の各屈折面の曲率半径の測定は種々の経線上で行うことができる。

眼の**全乱視**（眼鏡レンズによる乱視）が認められなくとも，角膜乱視のみられる症例は多数ある[60]。眼の全乱視から角膜乱視を除いて，なお存在する乱視を**残余乱視** residual astigmatism というが（193，289頁参照），全乱視のない眼では，角膜乱視は眼内の種々の因子によって打ち消されなければならない。これらの因子には，水晶体彎曲面の乱視，水晶体の傾斜，角膜後面の乱視，視軸と瞳孔が一致しないこと，網膜の乱視などがあげられるが，このうち主要部分を占めると考えられているのは水晶体乱視である。通常，角膜乱視は直乱視が多く，これに対して水晶体乱視は倒乱視であり，角膜乱視を補正している[60]（195頁参照）。

このように種々の屈折要素の総合系として屈折異常眼を生じる。屈折要素の主要なものは，角膜，水晶体と眼軸長であるが，これら3者がどのように結びつき，いかにバランスを保つかによって，種々の屈折異常眼を生じるか正視になるかに分かれる。一般の屈折度数分布曲線は，正視に大きなピークのある特殊な曲線である（110頁参照）。このように正視眼が圧倒的に多いのは，やはり屈折要素の組み合わせに**正視化現象**が働くためと思われる。ともかく，各屈折要素の組み合わせが眼として理想的な正視に

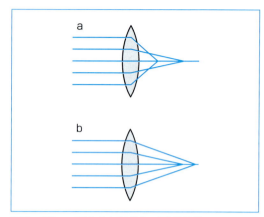

図 1-46 ▶ 正（a）と負（b）の球面収差

いかにとどまるか，あるいは，いかにこれに到達するかは興味ある問題である。これを知るには，眼の発育期に屈折要素の正確な測定を行う必要があろう。

e. 眼の収差

単色光が眼に入った場合，屈折異常がなくても黄斑部に点結像しない。この理由として，
①瞳孔の大きさによる球面収差
②瞳孔縁で光が回折すること
③各屈折面が光軸上にないこと
④各屈折面が正しい彎曲をなしていないこと
⑤媒質が等質でないこと

などがあげられる[61]。しかし受容器は網膜の視細胞が単位となるので，網膜上の朦朧が視細胞の直径を超えない限り点として感じる。

光軸をはなれた物点が影響をうける光軸外の収差は，光学器械と違って人眼ではさほど問題にならない。これは，網膜が曲面をなしていること，周辺網膜では解像力が悪いこと，さらに物体を詳細にみるために眼球を動かして中心窩でみるためである。したがって人眼の結像上，最も重要なものは球面収差と，白色光によって生じる色収差である。

1）球面収差（9頁参照）

人眼では球面収差 spherical aberration を除外する構造になっている。すなわち角膜曲率は

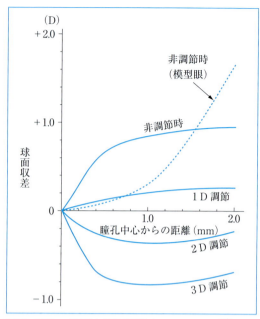

図 1-47 ▶ 調節と球面収差（Bennett et al[62]）

周辺にいくにしたがって小さく，水晶体屈折率も周辺にいたるほど小さいなどである。また縮瞳することによって周辺光線をさえぎることで球面収差は著しく減じられる。しかし強い縮瞳が起こると，瞳孔縁による回折のため点として結像しない。回折による中心光円斑の直径をDとすれば，

$$D = 2.440\, \lambda f/p \quad \cdots\cdots (23)$$

λ：用いた単色光の波長，p：瞳孔の直径，f：網膜から瞳孔までの距離

となり，この式からわかるように中心光円斑の直径は瞳孔径に反比例することがわかる。

眼の球面収差の研究は古くから多数の報告がある[61]。

測定結果は個々の眼により，またその経線によって異なる値をとるが，一般に非調節眼では**正収差**（under corrected type，周辺光線が近軸光線の前方に焦点を結ぶもの）を呈し，通常は0.5 D 程度であるが，ときに瞳孔縁で3 Dにも達する。一方，調節眼では**負収差**（over corrected type）を示している（図 1-46）。Ivanoff[62]

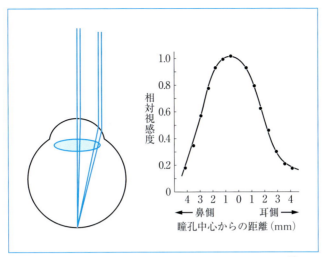

図 1-48 ▶ スタイルズ・クロフォード効果（Stiles et al[63]）

によれば被検者10人の種々の調節状態での球面収差の平均値は**図 1-47**のごとくである。瞳孔の中心から0.5 mm離れる間に収差は著しく増加し，その後の増加は少ない。そして非調節時の模型眼を用い光線追跡で求めた理論上の球面収差（図中点線）とはかなり異なる。これは前述したごとく，角膜の周辺で曲率が小さくなったり，水晶体屈折率が減少することと関係があると考えられている。

また，眼に入射した光束を眼底の中心窩が検出する感度は，光束の入射方向が瞳孔中央から離れるにしたがって指数関数的に低下することが知られている（**図 1-48**）。この現象は1933年にStilesとCrawford[63]が報告したもので，この効果を**スタイルズ・クロフォード効果**（Stiles-Crawford effect）という。たとえば，瞳孔中央を通る光束と瞳孔中心から3 mm離れた部位を通る光束とを比較すると，後者の明るさは前者の約1/3に感じられる。これは，瞳孔中央からの光束は錐体の軸に垂直に入るのに対して，瞳孔中央から離れた光束は錐体の軸に斜めに入るためと考えられている。

球面収差の効果については次のような見方もある。すなわち本来網膜の感光層は，ある厚さをもっているから，光点の網膜像は厳密には点にならず，ある広がりをもった光像が感光層に映る。そこで像は平面上のみでなく深さの方向にも拡散することになる。このように厳密な点状結像より，むしろある広がりをもつ光像のほうが刺激として有効でもあり，球面収差はこの効果を高めているとも考えられる。また収差による像の周辺の光の弱い部分は**Mach効果**[*64]（32，47頁参照）（**図 1-49**）によって境界が比較的明瞭になるので収差による視力障害は少ないといわれている[61]。

2）色収差（11頁参照）

白色光は異なる種々の単色光からなり，波長によって屈折率が違うので，各単色光は異なる

❏ **第2種のスタイルズ・クロフォード効果**

　光束が瞳孔周辺を通る光は瞳孔中央を通る光よりも明るさが暗くなるだけでなく，色相も変化してみえる。瞳孔周辺を通る光は同一の波長でも長波長側に移動する。瞳孔中央に黄色光が入射したときに瞳孔周辺を通る光が赤みを帯びる現象をいう。

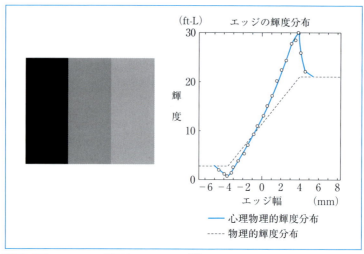

図 1-49 ▶ Mach 効果 (Lowry et al[64])

位置に像を生じる。これを色収差 chromatic aberration という。眼は白色光を凝視しているときには，網膜上に光のスペクトルの中央である黄領域の光が結像するように調節されている。したがって長波長の赤光は網膜の後方に，短波長の青色は網膜の前方に結像する。以上は軸上色収差であるが倍率色収差は眼ではあまり問題にならない（11 頁参照）。

スペクトル中 F 線（波長：486 nm*青領域）と C 線（波長：656 nm 赤領域），d 線**（波長：587 nm 黄領域）の屈折率をそれぞれ n_F, n_C, n_d とすれば，光の平均分散あるいは分散率は，

$$\frac{n_F - n_C}{n_d - 1} \qquad \cdots\cdots (24)$$

になる。

> *nm（ナノメートル）と mμ（ミリミクロン）とは同じ単位であるが，国際単位系 Système International d'unités；略称 SI 単位系）の導入によって nm が用いられるようになってきた。SI 単位系では，長さの単位については m を基本とし，その前に接頭語を 1 つに限って付加することになっている。mμ はミリ（$=10^{-3}$）とミクロン（$=10^{-6}$）が重なった接頭語になっているので，一語で 10^{-9} を表すナノをつけてナノメートル（nm）としている。

❏ Mach 効果

Mach 効果とは，微妙に濃淡のある領域が接触している場合に，明るい領域の境界は明るさが強調され，暗い領域は暗さが強調されてみえる眼の錯視の一種である。この効果は Ernst Mach（1838-1916）により発見された。直線状の明あるいは暗の縞を観察したときにみられる現象はマッハバンドとも呼んでいる。図 1-49 で濃淡差のある矩形図形の境界部において，白い部分では白さが，黒い部分では黒さが強調されてみえる。すなわち，輪郭強調特性がある。この効果は視細胞の側方抑制によって説明される。

輪郭が強調されるので，物体のコントラストを上げる作用があり，外界の景色を鮮明に知覚し，文字などを明瞭にみることができる有用な効果である。

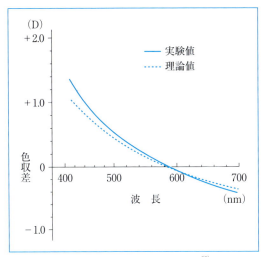

図 1-50 ▶ 眼の色収差（Bennett et al[62]）

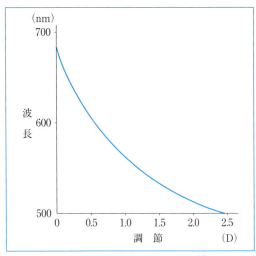

図 1-51 ▶ 調節と波長（Bennett et al[67]）

** わが国では，1999 年，基準波長を規定した Japan Industrial Standards（JIS）規格が発行されて，基準波長は原則，e 線（波長：546 nm）に統一された。しかし，国際標準機構 International Organization for Standardization（ISO）との整合性をとるために眼光学関連の分野に限って，e 線と従来の d 線を併用する内容になっている。わが国では 1992 年以降すべての製品で e 線基準に対応する作業が進められているが，d 線から e 線に変わったことによる変動量は最大に見積もっても 1％以下であり，眼の測定精度で問題になる量ではない。アッベ数も e 線に変わったことによる変動はわずかである[65,66]。

この逆数を**アッベ数 Abbe 数**または ν 値といい，

$$\nu_d = \frac{n_d - 1}{n_F - n_c} \quad \cdots\cdots (25)$$

で表せる。

ここで，d 線の屈折力を Pd とすれば $\frac{P_d}{\nu_d}$ が，C−F 線間の軸上色収差を D で表したものになる。

Bennet ら[62]による眼の色収差の測定では，C 線で −0.26 D，F 線で +0.67 D であり，この間隔は**約 0.9 D** であった（図 1-50）。さらに眼が調節したときにどの波長の光に焦点を結びやすいかを検討したところ，非調節眼では黄より赤に近い波長に，一方，約 2.5 D の調節眼では逆に青緑に近い波長（500 nm）に焦点を結びやす

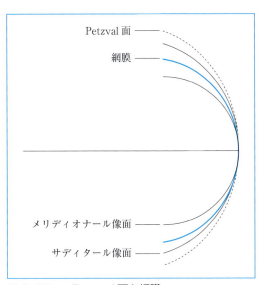

図 1-52 ▶ Petzval 面と網膜

いことを見出した[67]（図 1-51）。

眼の色収差を屈折検査に応用して屈折度を正確に知る方法に 2 色テスト（赤緑テスト）がある。これは近視では赤光の結像点が，緑光の結像点より網膜に近いため，赤地の黒視標のほうが緑地の黒視標より明瞭にみえる。一方，遠視ではこの逆になるため屈折検査の最終チェックに用いられる（79 頁参照）。

3）その他の収差

非点収差は眼科では乱視といっている。また

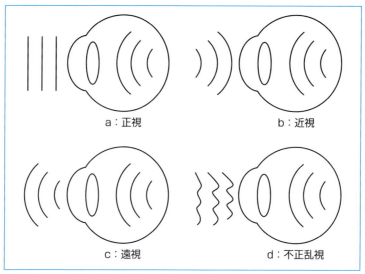

図 1-53 ▶ 屈折異常と波面の関係

光軸に，ある傾斜をもった光束によって生じるため斜光束乱視ともいう。Helmholtzの模型眼では焦域は0.03 mmで0.1 D程度の乱視に相当するが，水晶体の形，特に後面が強く彎曲していることによって，斜光束乱視は著しく緩和されているといわれている。

物体が平面であっても像は平面とならず彎曲する（像面の彎曲）（10頁参照）。この彎曲面を**Petzval面**という。このPetzval面と眼の非点収差との関係をみると，眼は非点収差に対して合理的にできている。

Gullstrandの模型眼のPetzval面を計算すると，曲率半径は－17 mmになる。網膜面の曲率半径は約－12 mmであるのでPetzval面のほうが大きい。もし眼の非点収差が完全に除去されると，遠方の物体はPetzval面に結像し具合が悪い。しかし非点収差を考えに入れて計算すると，像面はPetzval面より前方に結像し，しかも非点収差により生じるメリディオナール像面とサディタール像面は網膜をはさむように生じる（図1-52）。そこで最小錯乱円を含む面は，網膜に非常に接近していることが推測できる。このような光学的観点からみても網膜の曲面は合理的にできていることがわかる[61]。

収差にはこのほか，コマ収差や歪曲などがあるが（10頁参照），最近，コマ収差は波面光学での高次収差として問題になっている。

4）波面収差 wavefront aberration（12頁参照）

光が波面として眼に入射したとき，眼に収差があれば理想的球面から外れた波面が形成される。この波面のズレを波面収差という。これは個人差が強く，Ivanoffが述べているごとく，調節眼で必ずしも負の収差を示すことはない。この波面収差は調節安静位で最も小さく，調節によって増大する[68]。

正常眼でも瞬目抑制によって高次収差は増加するが，涙液膜破壊時間 tear film breakup time（BUT）短縮型のドライアイの瞬目抑制に伴う高次収差，特にコマ様収差の増加が顕著である[69]。

屈折異常を波面で示すと**図1-53**のようになる。正視の場合には黄斑を発した光は外界に出ると平面になる。一方，近視では周辺が速く，中央が遅い波面になり，遠視ではこの逆になる。また，不正乱視では像が乱れる。

文 献

1) 魚里 博：両眼視力と単眼視力．視覚の科学 35：61-66, 2006
2) 前田直之，大鹿哲郎，不二門尚（編）：角膜トポグラファーと波面センサー．98-110，メジカルビュー社，東京，2002
3) Koh S, Maeda N, Hirohara Y, Mihashi T, Ninomiya S, Bessho K et al：Serial measurements of higher-order aberrations after blinking in normal subjects. Invest Ophthalmol Vis Sc 47：3318-3324, 2006
4) 川守田拓志，魚里 博：涙液が角膜収差の時間的変化に与える影響．日眼紀 56：3-6, 2005
5) 所 敬：プリズム処方の実際．日本の眼科 56：931-932, 1985
6) 西信元嗣：プリズム療法の最近の進歩．あすへの眼科展望 75：139-143, 1973
7) 大島祐之：視機能検査，343-441．日本眼科全書第5巻，眼診断，第1分冊，金原出版，東京，1961
8) 畑 文平，赤木五郎：日本眼科全書第8巻，眼屈折，第1分冊，31-32．金原出版，東京，1954
9) 糸井素一，丸山節郎：角膜の形状の測定．日コレ誌 20：119-124, 1978
10) 中山千里，丸山節郎：角膜形状の自動計算システムについて．臨眼 34：715-720, 1980
11) 大島祐之：無水晶体における角膜乱視と矯正眼鏡レンズ，第1報，Ophthalmometer で測定される角膜乱視と矯正円柱レンズ度の換算．臨眼 28：1247-1251, 1974
12) 所 敬，林 一彦，武藤政春，浅原典郎：角膜後面曲率半径の測定．臨眼 30：1209-1213, 1976
13) Koch DD, Ali SF, Weikert MP, Shirayama M, Jenkins R & Wang L：Contribution of posterior corneal astigmatism to total corneal astigmatism. J Cataract Refract Surg 38：2080-2087, 2012
14) Ueno Y, Hiraoka T, Miyazaki M, Ito M & Oshika T：Corneal thickness profile and posterior corneal astigmatism in normal corneas. Ophthalmology 122：1072-1078, 2015
15) Mishima S & Hedbys BO：Measurement of corneal thickness with Haag-Streit pachometer. Arch Ophthalmol 80：710-713, 1968
16) Marsich MW & Bullimore MA：The repeatability of corneal thickness measures. Cornea 19：792-795, 2000
17) Amano S, Honda N, Amano Y, Yamagami S, Miyai T, Samejima T et al：Comparison of central thickness measurements by rotating Scheimpflug camera, ultrasonic pachymetry, and scanning-sit corneal topography. Ophthalmology 113：937-941, 2006
18) Kim HY, Budenz DL, Lee PS, Feuer WJ & Barton K：Comparison of Central Corneal Thickness using Anterior Segment Optical Coherence Tomography vs Ultrasound Pachymetry. Am J Ophthalmol 145：228-232, 2008
19) Pavlin CJ, Shear MD & Foster FS：Subsurface ultrasound microscopic imaging of the intact eye. Ophthalmology 97：244-250, 1990
20) Pavlin CJ, Harasiewicz K, Shear MD & Foster FS：Clinical use of ultrasound biomicroscopy. Ophthalmology 98：287-295, 1991
21) Choi HJ, Lee SM, Lee JY, Lee SY, Kim MK & Wee WR：Measurement of anterior scleral curvature using anterior segment OCT. Optom Vis Sci 91：793-802, 2014
22) 所 敬：写真による水晶体屈折力測定に関する研究．a) 第1報，模型眼による測定条件の検討．日眼会誌 65：868-876, 1961；b) 第2報，人眼における測定精度について．日眼会誌 65：877-885, 1961；c) 第3報，水晶体屈折率について．日眼会誌 66：26-33, 1962；d) 第4報，眼屈折要素間の分析的検討．日眼会誌 66：110-127, 1962
23) Rosales P, Dubbelman M, Marcos S & van der Heijde R：Crystalline lens radii of curvature from Purkinje and Scheimpflug imaging. J Vis 6：1057-1067, 2006
24) Jaeger W：Tiefenmessung der menschlichen Vorderkammer mit planparallelen Platten (Zusatzgerat zur Spaltlampe). Gr Arch Ophthalmol 153：120-131, 1952
25) Dubbelman M & van der Heijde GL：The shape of the aging human lens：Curvature, equivalent refractive index and the lens paradox. Vis Res 41：1867-1877, 2001
26) 所 敬：眼科領域における超音波による生体計測．臨眼 35：1391-1403, 1981
27) 上野勇太：検査機器「CASIA2」．IOL&RS 30：435-438, 2016
28) 大島祐之，藤崎 茂，谷 宏：前房の深さ並びに水晶体の厚さの測定（前房の深さと観察角との関係および水晶体の厚さの測定）．日眼会誌 63：1101-1105, 1959
29) 前田征宏，市川一夫，中村英樹，宇陀恵子，酒井幸弘，内藤尚久：AC Master™ による調節に伴う角膜厚・前房深度および水晶体厚の変化．IOL&RS 20：57-61, 2006
30) Stenström S：Untersuchunger über die Variations und Kovariation der optischen Elemente des menschlichen Auges. Acta Ophthalmol 26 (Suppl)：28, 1946

31) 大塚　任, 金藤峰子：近視の眼軸の長さと水晶体屈折力. 日眼会誌 55：100-111, 1951

32) 柴田博彦, 天野清範：球後空気注射 X 線写真による眼軸測定法. 臨眼 12：339-346, 1958

33) Sorsby A, Benjamin B, Davey JB, Sheridan M & Tanner JM：Emmetropia and its aberration；A study in the correlation of the optical components of the eye. Medical Research Council Special Report Series No 293 (London), 1957

34) 吉本光久：Phacometry による眼屈折の研究；眼屈折要素の小中学生における値の分布. 日眼会誌 64：1530-1555, 1960

35) 所　敬：眼科領域の超音波による生体計測. 臨眼 35：1391-1403, 1981

36) 小口芳久, van Balen A & Th M：人工水晶体の屈折力の決定法について. 臨眼 30：1107-1111, 1976

37) Watson A & Armstrong R：Contact or immersion technique for axial length measurement? Aust N Z J Ophthalmol 27：49-51, 1999

38) Olsen T & Nielsen PJ：Immersion versus contact technique in the measurement of axial length by ultrasound. Acta Ophthalmol (Copenh) 67：101-102, 1989

39) Lege BA & Haigis W：Laser interference biometry versus ultrasound biometry in certain clinical conditions. Gr Arch Clin Exp Ophthalmol 242：8-12, 2004

40) Haigis W：Optical coherence biometry, 119-130. Kohnen T (Ed), Modern cataract surgery. Dev Ophthalmol Base Karger 34, 2002

41) Haigis W, Lege B, Miller N & Schneider B：Comparison of immersion ultrasound biometry and partial coherence interferometry for intraocular lens calculation according to Haigis. Graefe's Arch Clin Exp Ophthalmol 238：765-773, 2000

42) 市川一夫：バイオメトリー IOL マスター700. IOL & RS 29：403-405, 2015

43) 嶽井利沙子, 清水公也, 魚里　博：IOL Master™. 眼科手術 15：49-51, 2002

44) 禰津直久：レンズスター R　LS900. IOL&RS 24：313-316, 2010

45) 須藤史子：光学式眼軸長測定装置　ALADDIN. IOL&RS 30：426-429, 2016

46) 嶽井利沙子, 清水公也, 魚里　博, 矢野　隆, 鈴木博子：レーザー干渉による非接触型眼軸長測定の検討. あたらしい眼科 19：121-124, 2002

47) Cheng HC & Hsieh YT：Short-term refractive change and ocular parameter changes after cycloplegia. Optom Vis Sci 91：1113-1117, 2014

48) Read SA, Collins MJ & Alonso-Caneiro D：Validation of optical low coherence reflectometry retinal choroidal biometry. Optom Vis Sci 88：855-863, 2011

49) Sidman RL：The structure and concentration of solids in photoreceptor cells studied by refractometry and interference microscopy. J Biophys Biochem Cytol 3：15-31, 1957

50) 宇山安夫, 神谷貞義, 倉知与志：解剖, 生理, 219. 日本眼科全書第 22 巻, 網膜疾患, 第 1 冊, 総論, 第 1 分冊, 金原出版, 東京, 1955

51) Ikuno Y, Kawaguchi K, Nouchi T & Yasuno Y：Choroidal thickness in healthy Japanese Subjects. Invest Ophthalmol Vis Sci 51：2173-2176, 2010

52) Fujiwara A, Shiragami C, Shirakawa Y, Manabe S, Izumibata S & Shiraga F：Enhanced depth imaging spectral-domain optical coherence tomography of subfoveal choroidal thickness in normal Japanese eyes. Jpn J Ophthalmol 56：230-235, 2012

53) Nishida Y, Fujiwara T, Imamura Y, Lima LH, Kurosaka D & Spaide RF：Choroidal thickness and visual acuity in highly myopic eyes. Retina 32：1229-1236, 2012

54) Ikuno Y & Tano Y：Retinal and choroidal biometry in highly myopic eyes with spectral-domain optical coherence tomography. Invest Ophthalmol Vis Sci 50：3876-3880, 2009

55) 白山真理子, Wang L, Koch DD, 大鹿哲郎：角膜屈折手術後の白内障眼における眼内レンズ度数計算法. 眼科手術 23：221-227, 2010

56) 根埼健吾, 魚里　博, 清水公也：角膜屈折検査における正確な角膜の屈折力. 日眼紀 53：695-698, 2002

57) Ho JR, Tsai CY & Liou SW：Accuracy of corneal astigmatism estimation by neglecting the posterior corneal surface measurement. Am J Ophthalmol 147：788-795, 2009

58) 大塚　任, 所　敬, 荒木　実：眼屈折要素の Phacometry と超音波による測定法との比較検討. 日眼会誌 65：1777-1792, 1961

59) 魚里　博：眼球光学, 127. 西信元嗣（編）, 眼光学の基礎, 金原出版, 東京, 1999

60) 所　敬, 他：角膜乱視と全乱視. a) 第 1 報, 全乱視のない症例について. 眼紀 27：65-69, 1976；b) 第 2 報, 全乱視のある症例について. 日眼会誌 81：532-535, 1977

61) 大塚　任, 所　敬：通光系の屈折, 1-76. 勝木保次（編）, 生理学大系 VI, 感覚の生理学, 医学書院, 東京, 1967

62) Bennett AG & Francis JL：Aberration of the eye, 126-130. Davson H (Ed), The Eye 4, Academic Press, New York, London, 1962 (Ivanoff A："Les Aberrations de l'Oeil". Revue d'Optique, Paris, 1952 より)

63) Stiles WS & Crawford BH：The luminous efficiency of rays entering the eye pupil at different points. Proc R Soc Lond 112：428-450, 1933

64) Lowry EM & DePalma JJ：Sine-wave response of

visual system. I. The Mach phenomenon. J Opt Soc Am 51：740-746, 1961

65) 日本眼光学学会編：基準波長統一特集号. 視覚の科学 15（別冊）：1-81, 1994

66) 高橋文男：基準波長統一の経過と現状. 視覚の科学 22：104-107, 2001

67) Bennett AG & Francis JL：Aberration of the eye, 126-130. Davson H（Ed）, The Eye 4, Academic Press, New York, London, 1962（Ivanoff A：Influence de l'accommodation sur l'aberration spherique de l'aeil. Compt rend Acad sc, Paris, 223, 170, 1946 より）

68) Born M & Wolf E：Principle of optics, Oxford：Pergamon 1983 cit. He JC, Burns SA & Marcos S：Monochromatic aberrations in the accommodated human eye. Vis Res 40：41-48, 2000

69) 前田直之, 西田幸二, 湖崎　亮, 二宮欣彦, 林仁, 井上智之, 他：画像診断の進歩　治療法選択のための新しい前眼部像診断法. 日眼会誌 115：297-323, 2011

第2章 視力検査

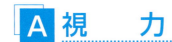
A 視　　力

　視力 visual acuity とは，2点を識別する眼の能力をいう。眼がかろうじて判別できる2点が眼に対してなす角を**最小可視角** minimum visual angle といい*，最小可視角（角度は「分」で表す）の逆数で視力を表す（**図2A-1**）。この表示方式を小数視力といい，1909年の国際眼科学会で決められたものである。

> ＊視角は厳密には眼の節（結）点に対してなす角である。

　物体の形態を知るには以下のような4つの尺度がある。
① **最小視認閾** minimum visible（1点または1線を認める閾値）
② **最小分離閾** minimum separable（2点または2線を識別して感じる閾値）
③ **最小可読閾**＊ minimum legible（文字を判読できる閾値）
④ **副尺視力**＊＊ vernier acuity（2直線または，3点の位置の違いを感じる閾値）

> ＊心理的・知的因子の影響をうけることが多いので，小児の視力検査には適さない。

> ＊＊最小分離閾の1/5〜1/6の閾値まで識別でき精度が高い。この視力を hyperacuity ともいう。光学的分解能でなく視的空間覚といわれている。

　基本的には最小分離閾をもって視力を表すが，実際には最小可読閾で視力の判定が行われることが多い。すなわちランドルト環（55頁参照）との比較実験によって作製された文字，あるいは数字視標が用いられている。

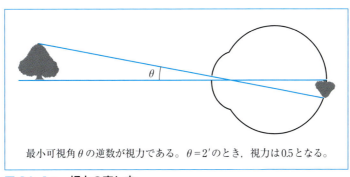

最小可視角 θ の逆数が視力である。$\theta = 2'$ のとき，視力は0.5となる。

図2A-1 ▶　視力の表し方

1 視力表示法の種類

a. 中心視力と中心外視力(周辺視力)

中心視力 central vision または central visual acuity は網膜の中心窩でみたときの視力であり，これ以外の網膜部位でみたときの視力は中心外視力 eccentric vision (peripheral vision) という。中心視力に比べ中心外視力は極端に低下する(図2A-2)。通常，中心窩での視力は1.2であるが，乳頭付近では0.1となる*。さらに最周辺部では0.025(中心視力の1/40)となってしまう[1]。

> *中心外視力が悪い原因として，周辺部では①錐体の直径が大きいこと，②杆体が混在するので錐体密度が低いこと，③数個の錐体が1個の神経節細胞に接続(中心窩では1対1に接続)していること[1]，④スタイルズ・クロフォード効果(31頁参照)などによる。

b. 遠見視力と近見視力

遠距離における視力を遠見視力 far vision，近距離における視力を近見視力 near vision という。通常，遠見視力は5m*，近見視力は30cm**で測定する。近視では遠見視力が悪く近見視力はよいが，老視では遠見視力の低下はないが近見視力が悪い。

> *遠見視力の検査距離は，外国では20フィートや6mが用いられている。

> **近見視力の検査距離は外国では14インチ，35cm，33cmなどが用いられている。近見視力の表し方に，欧米では分数視力のほかにJaeger(J)あるいは活字の大きさを表すポイント記号(N)***が用いられている。小数視力，Jaeger，およびポイント数値の関係は表2A-1のごとくである[2]。

> ***N式視力表(イギリス眼科医師会が採用)はTimes Roman体を用いた近距離視力表。通常の読字範囲は30〜50cm(12〜20インチ)。

表2A-1 ▶ 近見視力の表示法(概算)

小数視力 (30 cm)	Jaeger	Point	号数
1.2	1	3	
0.9	2	4	8
0.7		5	7
0.6	3	6	
0.45	6	8	6
0.35		10	5
0.30	8	12	
0.25	11	14	
0.23		16	3
0.20		18	
0.18		20	

c. 裸眼視力と矯正視力

屈折異常眼を眼鏡レンズやコンタクトレンズで完全に矯正した視力を矯正視力* corrected visual acuity という。矯正しないものを裸眼視力 uncorrected visual acuity という。眼科診療上，視力といえば矯正視力をさす。

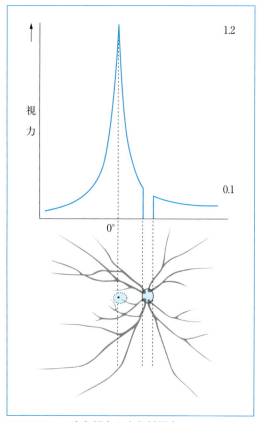

図2A-2 ▶ 中心視力と中心外視力

> *矯正視力を比較する場合，矯正眼鏡レンズによる網膜像の拡大縮小のため厳密な意味では比較にならない。この場合，軸性屈折異常眼では眼の前焦点（角膜頂点より約15 mm）に矯正レンズをおけば，網膜像の拡大縮小は起こらないので矯正視力同士の比較が可能になる（**Knappの法則**，227頁参照）。しかし屈折異常は必ずしも軸性とは限らず，屈折性屈折異常眼ではこの法則は適用しない。いずれにしても，屈折異常は軸性と屈折性の要素が混在しているため，この方法も実用的なものとはいえない。

d. 単眼視力と両眼視力

通常の視力は，片眼を遮閉して測定した単眼視力 monocular vision をいうが，遮閉せず両眼を開いたまま測定した視力を両眼視力 binocular vision，あるいは両眼開放視力という。一般に両眼視力は単眼視力に比べて1.5倍程度[3]あるいは$\sqrt{2}=1.414$[4]良好である。

潜伏眼振 latent nystagmus の場合は片眼を遮閉すると眼振が起こるため両眼視力のほうが著しくよい。まれに両眼視力が単眼視力より悪い場合がある。これは外斜位を打ち消すために**斜位近視**（223頁参照）が起こるときである。

e. 小数視力と分数視力

最小可視角の逆数を小数で表した数値を小数視力 decimal visual acuity といい，国際的な標準視力表示方式である。また，分子は検査距離，分母は検査に用いた視標を視力1.0の眼の人がかろうじて見分けることができる距離で示したものを分数視力 fractional visual acuity（**Snellen方式**）という。分数視力はこの分数を小数になおすと小数視力と同じになる。分数視力に使われる検査距離は20フィート（約6 m）あるいは6 mで，20/20，6/6などのように表現される*。いずれも小数視力の1.0に相当する。

> *欧米で，主として分数視力が用いられているのは従来からの慣習による。20フィートで20/20＝1.0の人が40フィートの位置で判別できる視標は20/40＝0.5である。

f. 対数視力

小数視力も分数視力も視角に反比例する数値であるため，視力表の視標の各段は視力の実質的な差を表していない。すなわち，小数視力0.9：1.0と0.1：0.2は，視力表ではともに1段階であるが，視角では1.1′：1′と10′：5′であ

□ 両眼視力と単眼視力

臨床的に視力・屈折検査は片眼ずつ，黒い遮閉板で遮眼して測定している。黒い遮閉板を用いるとその眼の網膜照度が減少して他眼の瞳孔は大きくなる。片眼遮閉に半透明遮閉板を用いた場合にはその差が少なくなる。両眼開放視力測定に両眼に偏光板を用いる測定もあるが，この場合も通常の両眼視力に比べて照度は半分になり影響がある。**瞳孔径（R）とザイデルの収差との関係**は，球面収差はRの3乗，コマ収差はRの2乗，非点収差と像面湾曲はRの1乗に比例して影響する[5]。このほか，単眼視ではコントラスト感度が低下し，また近視化する。両眼視が単眼視より良好な主な理由として，視覚中枢での加重効果，照度や輻湊による縮瞳が関与すると思われる。したがって，両眼視力は単眼視力に比べて良好で，通常，$\sqrt{2}=1.414$倍の視力は増加する[4]。

遠近両用コンタクトレンズの処方に際して，両眼での検査が推奨されている。近業時には単眼視に比べて瞳孔径は小さく，コントラスト感度は良好になり，さらに，近見反射による縮瞳と輻湊に伴う調節も誘発されることから，両眼で使う日常視での処方には理にかなった方法である。

り実質視力は前者では約 1.1 倍，後者では 2 倍の差がある。そこで，視力の向上や低下の程度を表すのに**視力比**を用いるのもよい。すなわち，0.9→1.0 は 1.1 に向上，0.2→0.1 は 0.5 に低下とする。視力表の段階を実質的に等間隔にするには，小数視力の対数をとればよい。これを対数視力 logarithmic visual acuity という[*]。

> [*] 視力の平均値は厳密には小数視力の算術平均では正しくなく，幾何平均をとらなければならない。視力が a, b, c, ……, n の場合，算術平均
> $$m = \frac{a + b + c + …… + n}{n}$$
> であるが，幾何平均では
> $$m' = \sqrt[n]{a \times b \times c \times …… \times n}$$
> である。視力の対数の算術平均は幾何平均に相当する。すなわち
> $$\log m' = \frac{\log a + \log b + \log c + …… + \log n}{n}$$
> $$= \log (a \times b \times c \times …… \times n)^{\frac{1}{n}}$$
> であるからである。

g. logMAR

米国では最小可視角（分）の対数で視力を表示する方式，すなわち **logMAR** (logarithmic Minimum Angle of Resolution) が使われている。たとえば視力 1.0（視角 1′）は logMAR では 0，視力 0.1（視角 10′）は 1 になる。小数視力，分数視力，logMAR の関係を**表 2A-2** に示す。特に最近では学術論文に logMAR が使われている。

Early Treatment Diabetic Retinopathy

表 2A-2 ▶　分数視力，小数視力，logMAR の関係

分数視力		小数視力	logMAR
(6 m)	(20 feet)		
6/60	20/200	0.10	+ 1.0
6/48	20/160	0.125	+ 0.9
6/38	20/125	0.16	+ 0.8
6/30	20/100	0.20	+ 0.7
6/24	20/80	0.25	+ 0.6
6/20	20/63	0.32	+ 0.5
6/15	20/50	0.40	+ 0.4
6/12	20/40	0.50	+ 0.3
6/10	20/32	0.63	+ 0.2
6/7.5	20/25	0.80	+ 0.1
6/6	20/20	1.00	0.0
6/5	20/16	1.25	− 0.1
6/3.75	20/12.5	1.60	− 0.2
6/3	20/10	2.00	− 0.3

❏ 活字と視力[6]

和文活字の表示法には**号数制**と**ポイント制**の 2 系列がある。号数制はわが国独自のもので明治のはじめに体系化された。一方，ポイント制は欧米で開発されたもので 1 インチ角の活字が 72 ポイント（ポ）と決められている。そこで 1 ポイントは 1/72 インチ角すなわち約 0.3514 mm 角の活字である。号数制が 9 種類しかないのに比べ，ポイント制は種類が多く倍率の関係がはっきりしている。このように号数制とポイント制が印刷界で混用されていたが，1962 年に JIS 規格が制定されてポイントに統一された。

近見視力の表し方は，わが国では小数視力に統一されているが，欧米では Jaeger (J.1～ J.14 まである) やポイント (N) をそのまま用いている (40 頁参照)。

新聞の活字は号数制やポイント制とは別の系統で正角でなく，横長の扁平活字である。基本となるのは 1 倍活字で縦 0.088 インチ (2.235 mm) ×横 0.110 インチ (2.794 mm) である。扁平活字は 1 倍，1.5 倍，2 倍とあり，2.5 倍以上はすべて正角活字になる。1 倍活字は縦 6～7 ポ，横 8 ポに相当するため，0.5 くらいの近見視力がないとみえない。しかし，最近の新聞の字は，縦 8.6 ポイント（約 3.0 mm），横 10.8 ポイント（約 3.8 mm）になったので，小数視力 0.4 位ならば新聞が読めるようになった。

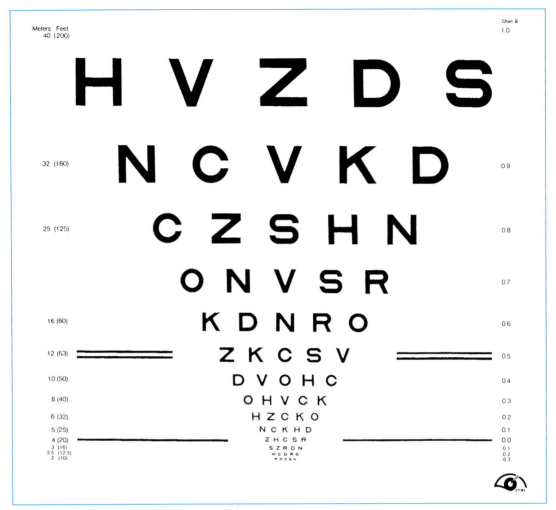

図 2A-3 ▶ ETDRS で使用されている視力表

Study (**ETDRS**) Research Group では，Bailey-Lovie 表[7]を改良した Ferris ら[8]の表を使用している[9]。3 表あるがその 1 つを **図 2A-3** に示す。視標が小さくなるにつれて視標間隔も狭くなっている。4 m で使用するが，1 m で使用すれば 20/800 すなわち 0.025 までの視力が測定できる (59 頁，**表 2B-1** 参照)。このチャートの各段は logMAR ($\sqrt[10]{10}$) 間隔に配列されている*。視標間隔は視標の幅，各段の間隔は真下の視標の高さで作成されているため，視標が小さくなるにつれて，視標間隔もそれぞれ狭くなっている (**図 2A-3**)。このような視標間隔は国際規格 (ISO)，日本の規格 (JIS) に合致していない[10]が，統計処理および低視力者の評価に有用である。しかし，小児で，この logMAR 表を用いた場合と単一の logMAR 表とを比較すると，前者は低値を示す。これは読み分け困難の影響と考えられる[11,12]。

最近字づまりにならない logMAR 表も販売されている (ナイツ LVC-10 など)。

> *ETDRS チャートでは＋1.0 (log10, 小数視力 0.1) から 0 (log 1, 小数視力 1.0) までが 10 等分されている。そこで，1 段の間隔は 1/10 log10＝$\sqrt[10]{10}$＝1.259 になる。したがって，約 80% ずつ小さくなっている。

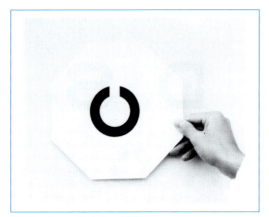

図 2A-4 ▶ 字ひとつ視力表

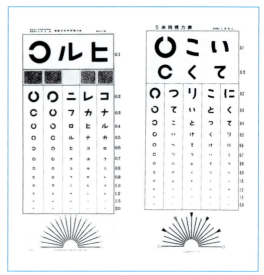

図 2A-5 ▶ 5 m 用視力表

h. 字ひとつ視力と字づまり視力

ランドルト環視標を1つ1つみせて測定する視力を字ひとつ視力 angular vision（図 2A-4）といい，多数の視標が配列された通常の視力表を用いて測定する視力を字づまり視力 cortical vision（図 2A-5）という。小児あるいは弱視では，字ひとつ視力のほうが字づまり視力より良好である*。この現象を**読み分け困難** crowding phenomenon という（61 頁参照）。

> *視力の発達が完成する 5〜6 歳，ときに 8 歳ぐらいまでは字ひとつ視力は字づまり視力より良好である。

i. コントラスト感度 contrast sensitivity function（CSF）

コントラスト感度（コントラスト閾値の逆数）を評価する方法は2つある。すなわち，文字またはパターンのコントラストを低下させて測定する方法（コントラスト視力─対比視力）と，正弦波の縞のコントラストを低下させて測定する方法（変調伝達関数の測定）である。

1）コントラスト（対比）視力 contrast visual acuity

種々のコントラストの視標を並べた視力表をコントラスト視力表という。WK マルチコントラスト視力表のコントラストは Chart 1 では 90％，Chart 2 では 15％，Chart 3 では 5％，Chart 4 では 95％であるが，Chart 4 は Chart 1 の逆位相になっている（図 2A-6）。Pelli-Robson チャート[14]ではコントラスト比は 25％，10％，5％，2.5％，1.25％になっている。通常の視力表での視力が良好でも，見え方が悪いと訴える患者にコントラスト視力を測定するとよい。文字を読み取る限界のコントラストは 1.5〜3％であるが，この状態で長時間の作業は

❏ **コントラスト**

コントラストとは，一般に白黒の明暗対比を表し，基本的には正弦波状の縞の明暗対比を
$$C = \frac{L_{max} - L_{min}}{L_{max} + L_{min}}$$
で表示する（Michelson contrast）[13]。ここで，L_{max}：明暗の最大輝度，L_{min}：明暗の最小輝度である。

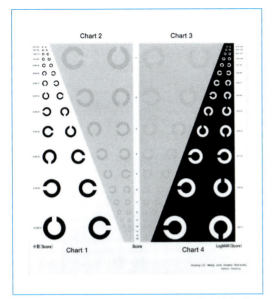

図2A-6 ▶ WKマルチコントラスト(対比)視力表

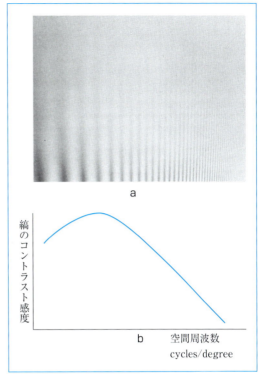

図2A-7 ▶ 変調伝達関数

困難である。そこで，無理なく視認でき，読みやすい表示条件はコントラスト50%以上といわれている[15]。

2) 変調伝達関数 modulation transfer function (MTF)[16] (63頁参照)

縞の明暗が正弦波的に移行し，縞の間隔が漸次狭くなっている縞模様で，最高のコントラストのときにかろうじて判別できた縞の幅から求めた視力を**縞視力** fringe acuity という(図2A-7a で縦線が0の位置)。MTFは横軸に縞の間隔を(cycles/degree)，縦軸に縞のコントラスト感度をとり，縞としてみえた点を結んだものである(図2A-7b)。すなわち，正弦波パターンの像のコントラストの変化を空間周波数の関数として表したものである。低周波領域で感度低下がみられるのは，大脳での**側抑制** lateral inhibition のためである。**レーザー干渉縞** laser interference fringe を用いた縞視力は，眼の屈折系に影響されずに網膜から中枢までの機能を反映している。

❏ **対数単位**

コントラスト感度を変化させるのに対数単位が使用されている。

通常，コントラスト視力表は0.2～0.3対数単位でコントラストが変化している。log2＝0.301(約0.3対数単位では2倍)，log1.6＝0.204(約0.2対数単位では1.6倍)，log3＝0.477(約0.5対数単位では3倍)，log4＝0.602(約0.6対数単位では4倍)になる。そこで，0.2～0.3対数単位でコントラストが変化しているのは1.6～2.0倍で変化している。そこで，0.2対数単位で変化していれば，コントラスト感度は100%，60(62.5)%，40(39.0)%，25(24.4)%，15(15.2)%，10(9.5)%になる。0.3対数単位のときには100%，50%，25%，12%，6%の配列になる。人間の感覚は刺激の対数にほぼ比例するといわれているので，対数の使用には合理性がある。

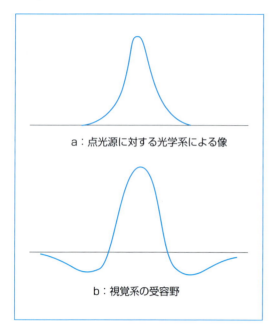

図 2A-8 ▶ 光学系と視覚系の点像強度分布曲線

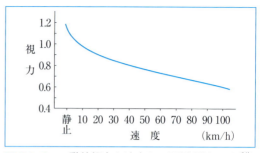

図 2A-9 ▶ 動体視力と速度との関係（鈴村, 他[24]）

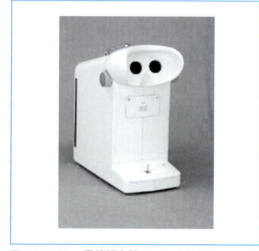

図 2A-10 ▶ 動体視力計コーワ AS-4F（コーワ）

点光源の像は像伝達系の不完全さから一定の広がりを生じる。この広がりを**点像強度分布** point spread function（PSF）という（**図 2A-8a**）。これをフーリエ変換すると MTF になる。視覚系の MTF を逆フーリエ変換して PSF を求めると，**図 2A-8b** のようになり視覚系の受容野特性と類似している。この曲線で負の領域があるが，光が当たっていないときよりも抑制的な反応が惹起されており，側方抑制と考えられている[17]。

また，高次波面収差のうち，コマ様収差がコントラスト感度に影響する[18]。**両眼加重は変調伝達関数では $\sqrt{2}$[19]，コントラスト感度では 1.21～1.77**[20～22] と報告されている。

j. 動体視力と静止視力

直線的に前方から接近する物体を明視できる眼の能力を動体視力 kinetic visual acuity[23]（**KVA**）といい，通常の視力と同じように識別できる最小可視角の逆数で表す。この動体視力は通常の視力である静止視力 static visual acuity に比べ一般に低下する。動体視力は個人差がみられ，物体の速度（**図 2A-9**）や疲労度にも影響される[24～26]。コーワ AS-4F（**図 2A-10**）では視標の移動範囲は見かけ上 3～50 m で，使用移動速度範囲は 20～60 km/時で 10 km/時ごとに変化できる。外国では視標が左右に振子のよ

□ **グレア**

光の散乱によって物体の網膜像のコントラストを低下させて，像を不明瞭にする。中間透光体である水晶体の混濁や角膜屈折矯正手術後に認められる。視標にグレア光源をおいて，コントラスト感度や視力を測定してグレアを検出する。

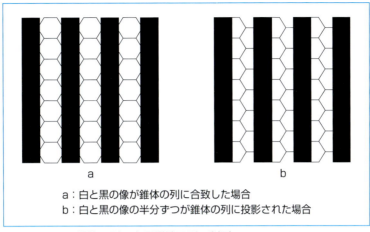

a：白と黒の像が錐体の列に合致した場合
b：白と黒の像の半分ずつが錐体の列に投影された場合

図 2A-11 ▶ 錐体の列と白黒縦縞図形の判別

うに動く視標で測定した視力を動体視力 dynamic visual acuity (**DVA**) といっている[27,28]（51 頁参照）。

2 眼の分解能[1]

2つの点または線が非常に接近している場合には分離してみえないが，ある距離以上離れていれば2つにみえる。この距離が小さいほど，眼の分解能，すなわち視力はよいことになる。このように2点または2線を見分けるためには，刺激された2個または2列の錐体の間に刺激されない1個，または1列の錐体が介在していなければならない。

Le Grand[29] にならい，視角 1′ は網膜表面では 4.85 μ に相当すると考えた場合，Polyak[30] が指摘した中心窩の錐体の直径 1～1.5 μ を視角に換算すると 0.21～0.31′ になる。中心窩では，それぞれの錐体が双極細胞-神経線維-脳細胞と1対1の関係で連結しているので，視角 0.2～0.3′ 程度のものは識別できることになる。しかし，これは幅の等しい白と黒の縦縞図形などの場合に，白と黒の像がうまく2列の錐体の列に合致したときである（図 2A-11）。もし隣りあう白と黒の半分ずつが2列の錐体に投影された場合には，すべての錐体上の光の量は等し

くなり，白黒の縞は識別できなくなってしまう。そこで視角が上記の 1.5 倍，すなわち 0.32～0.47′（視力換算で 3.1～2.1）程度の分解能があると考えられる。しかしこれは網膜像の形成を単に幾何学的に考えた理想的な場合であり，実際的には不利な条件として，瞳孔縁における回折現象，レンズ系の球面収差や色収差，眼内での光の散乱や眼球の固視微動などが関与する。したがって白と黒の差は弱められるが，視覚系の識別閾値や **Mach 効果**（31 頁参照）により，上記の分解能程度は得られると考えられている。

3 視力に影響を与える因子

物体から出た光は角膜，水晶体ならびに硝子体などの透光体を通過し網膜に像を結び視細胞を刺激する。この刺激は視神経，視交叉，視索を経て外側膝状体に達する。ここでシナプスを変え，視放線を得て後頭葉に及ぶ。この経路のいずれかに障害が生じると視力障害が起こる。しかし，ここでは光学的な問題のみを取り扱う。

a. 屈折異常

近視，遠視，乱視などの屈折異常眼では遠方の物体は網膜面に結像せず，ある広がりがある

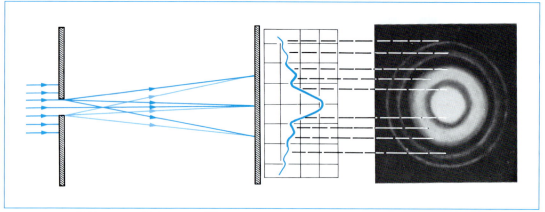

図 2A-12 ▶ 瞳孔による回折 (Newman[31])

表 2A-3 ▶ 照度，年齢，屈折度による瞳孔径の変化 (Guillon[34])

輝度 (cd/m^2)	年齢（歳）	瞳孔径 (mm)	屈折状態	瞳孔径 (mm)
低輝度 (2.5)	18〜39	6.15 ± 1.13	近視	5.93 ± 1.11
	40〜54	5.49 ± 0.94	正視	5.46 ± 1.12
	55〜	4.99 ± 0.96	遠視	5.15 ± 1.12
中等度輝度 (50)	18〜39	3.68 ± 0.61	近視	3.55 ± 0.59
	40〜54	3.37 ± 0.49	正視	3.53 ± 0.70
	55〜	3.21 ± 0.62	遠視	3.26 ± 0.59
高輝度 (500)	18〜39	2.82 ± 0.37	近視	2.77 ± 0.37
	40〜54	2.67 ± 0.34	正視	2.69 ± 0.34
	55〜	2.60 ± 0.32	遠視	2.55 ± 0.34

ため分解能は悪く，視力は低下する。老視では近方視に同様のことが起こる。いずれも適当な眼鏡で矯正することで良好な視力が得られる。

b. 瞳孔径

瞳孔が大きいと網膜に達する光量が多く，暗いところでみる場合には有利であるが，透光体の周辺部からも光が入り，**球面収差** spherical aberration のため視力は低下する。逆に瞳孔が小さくなると焦点深度が深くなるとともに球面収差は減少するが，瞳孔縁で**回折** diffraction が起こり視力が低下する。これは回折によって光の干渉が起こり，点光源から出た光は点として結像せずにある大きさとなり，しかもその周囲を明るい輪と暗い輪とが交互にとりかこみ，外側にいくほど暗くなる何重もの光輪を生じるためである（**図 2A-12**）。この中央の明るい円の大きさは瞳孔の大きさに反比例する。

このように瞳孔径が大きいと球面収差により，小さいと回折により像がぼけるので，大きすぎても小さすぎてもいけない。明るいところでの適当な大きさは **2.4 mm** である[31]。しかし，眼前に直径1 mm の円孔板を置いたピンホール視力は著しく向上する。この要因は球面収差は小さくなるが，回折が大きくなるので，光学的な解析のみでは解決できない問題を含んでいる[32]。加齢とともにあらゆる照明レベルでも縮瞳が起こる。これは，瞳孔括約筋にくらべて瞳孔散大筋の萎縮が強い，交感神経の緊張の低下，瞳孔の硬直，慢性的疲労などが考えられている[33]。照度，年齢，屈折度による瞳孔径の変化は**表 2A-3** のごとくである[34]。

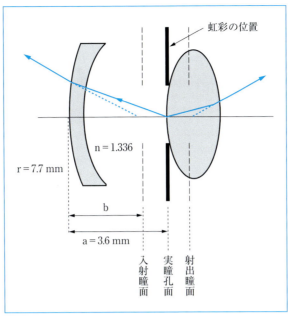

図 2A-13 ▶ 入射瞳と射出瞳

われわれがみている瞳孔径は角膜を通してみている。そこで，角膜で屈折された像である入射瞳をみていることになる（図 2A-13）。瞳孔の見かけの位置を b(m) とすると

$$\frac{1}{b} - \frac{n}{a} = \frac{1-n}{r} \quad \cdots\cdots(1)$$

a(m)：前房深度，r(m)：角膜前面曲率半径，n：前房水の屈折率

になる。角膜を通して瞳孔をみたときの倍率(M) は

$$M = n\frac{b}{a} \quad \cdots\cdots(2)$$

で表せる。

【例】r：7.7 mm，a：3.6 mm，n：1.336 とすると

$$\frac{1}{b} - \frac{1.336 \times 10^3}{3.6} = \frac{(1-1.336) \times 10^3}{7.7}$$

b = 0.00305 (m) = 3.05 (mm)

$$M = n\frac{b}{a} = 1.336 \times \frac{3.05}{3.6} = 1.13$$

したがって，角膜からみた瞳孔径は 13% 大きくみえる。

c．物体の明るさ

物体（視標など）の輝度と視力との関係は図 2A-14 に示すごとく，輝度の対数値が増加するほど視力は S 字状に増大する。視力の増大は輝度が約 0.01～0.1 rlx* までは緩徐であるが，これを超えると著明な上昇をみる。1,000 rlx 付近からは視力上昇は緩やかになり漸次平坦となって，5,000～10,000 rlx を超えると輝きのため視力はやや減退する。ここで 0.01 rlx 以下を**杆体視** scotopic vision，0.01～0.1 rlx は杆体視と錐体視の両者が関与し，0.1 rlx を超えたものは**錐体視** photopic vision と一般にいわれている。0.01 rlx 以下の輝度に順応した状態を**暗順応** dark adaptation，0.01～0.1 rlx の場合を**黄昏順応** mesopic adaptation という。

> *rlx はラドルックス radlux の略で輝度の単位であり，1 rlx は 1 asb (apostilb) である。照度 lx (lux) に物体の反射率 (%) をかけたものが，その物体の輝度 (rlx) である。一般に使われている輝度の単位は cd/m² であり，
> $$\text{rlx} = \frac{1}{\pi}\text{cd/m}^2$$
> の関係がある。

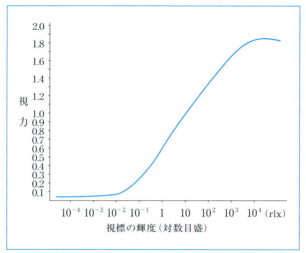

図 2A-14 ▶ 視力と輝きとの関係（大島[2]）

夜間視力 night vision とは暗順応と黄昏順応時の視力を総括したものである[2]。

交通関係で使用されている夜間視力（夜間視力計コーワ AS-14B，コーワ）とは，一定時間明るい状態においた後に，暗くしたときに何秒で一定の視力値が確認できるかを測定する装置で，交通関係では動体視力と一緒に測定される[35]。

一定の輝度の視標を被検者が暗順応状態でみるときには杆体視となり，中心窩から離れた部位でみるために視力が悪い*。一方明順応では錐体視となり視力は増す。

> *杆体視は中心窩から 10°程度外れた部位で最高となる（視力 0.2 程度）。

d. 眼球の固視微動と視力

眼球は絶えず固視微動（93 頁参照）をしているが，この運動が眼の分解能形成にどのような役割を演じているかは興味あることである[1]。人工的にこの運動を止めると，視力は 2〜3 秒で非常に悪くなり，ついにはみえなくなるという報告がある[36,37]。物をじっくりみるときには眼球の固視微動は視力保持に重要な役割をしていると考えられる[1]。また，網膜面は光学線維（視細胞外節部）で構成された像面と考えられ，その像面を微振動させて，光学線維（視細胞）サイズで決定される分解能よりも向上させることができる可能性がある[38]。

e. 涙液層

涙液層は角膜を平滑に保ち，良好な視機能を維持するために必要である。そこで，ドライアイなどでは視機能に悪影響が生じることがある。涙液層の安定性を検査する方法には，10 秒間瞬目させずに角膜トポグラフィで角膜形状変化をみる Tear Stability Analysis System（**TSAS**）[39]，瞬目せずに視力を測定する実用視力（66 頁参照），コマ様収差や球面様収差の増大をみる高次収差の測定などがある[40,41]。

4 年齢と視力

視力の発達には常に適切な視覚刺激が与えられなければならない。そこで，

①斜視のように使われない眼（斜視弱視）
②屈折異常によって明瞭な像が網膜に結ばない眼：特に遠視と乱視（屈折異常弱視）
③不同視眼（不同視弱視）
④先天白内障や高度の眼瞼下垂：手術後に長時間眼帯で覆われていた眼（形態覚遮断弱

視）などに弱視が起こる。以上は**医学的弱視**であるが，社会的教育的立場からなんらかの疾患があって，両眼とも視力不良で社会生活上問題となる 0.04 以上 0.3 未満のものを**社会的あるいは教育的弱視**という。また社会的に**盲**とは視力 0.02 未満であり，0.02 以上 0.04 未満を**準盲**という。WHO では 0.05 未満を**盲**としている。

2018 年 4 月 27 日に「視覚障害認定基準」の改定が厚生労働省から公布され，7 月 1 日から実施された。視力に対する主な改定は以前から問題になっていた「両眼の視力の和」でなく，「視力の良い方の眼の視力」で認定されることになった（付録Ⅲ-1，2 参照）。

乳幼児の視力の発達は検査法により多少の差はみられるが，OKN，VEP および PL 法（62, 66, 67 頁参照）などによる報告を総括すると，おおよその傾向として，生後 1 か月で 0.03，3 か月で 0.1，6 か月で 0.2，12 か月で 0.3〜0.4 になる[42]。また Teller ら[43]は乳幼児の視力値を知る簡便法として，月齢数を縞視標の幅（cycles/degree*）で表した値がほぼ等しいことを利用する方法を提唱している。すなわち生後 1 か月では 1 cycle/degree（約 0.03），3 か月では 3 cycles/degree（0.1），6 か月では 6 cycles/degree（0.2）である（63 頁参照）。

> *cycles/degree を 30 で割った数値が小数視力に匹敵する。

3 歳になるとランドルト環字ひとつ視力の測定（61 頁参照）が可能になる。裸眼視力 1.0 以上は 3 歳児では 67.0％，4 歳児では 75.9％，5 歳児では 86.1％になり，6 歳児でほぼ 100％になるといわれている[44]。しかし幼児では字ひとつ視力が字づまり視力より良好であること，また視覚の可塑性，感受性から考えて成人レベルの視力に達するのは 8 歳以後と考えられている[42]。

成人になると正常な矯正視力 1.0 以上を維持しているが，45 歳くらいを境にしてなんら眼疾患

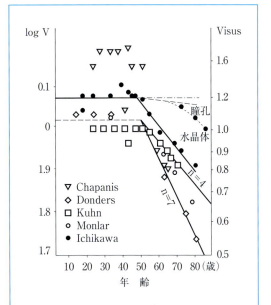

n = 4 ないし n = 7 は Weale[46] の random cell-loss hypothesis によって求めた直線（n は視路の中に推定した視覚情報のリレーの場の数で，解剖的部位との対応はまったく考えられていない）。

図 2A-15 ▶ 老化による視力の減退（市川[45]）

がないのにもかかわらず，加齢とともに生理的に低下する傾向がある（**図 2A-15**）。矯正視力 1.0 以上は 50 歳台で 80％，60 歳台で 66％，70 歳台で 42％，80 歳台では 12％程度である[45]（**図 2A-16**）。

加齢に伴う視力低下の原因には，透光体すなわち光学的要因と網膜から中枢にいたる経路の機能的低下が考えられるが，網膜から中枢までの機能低下が大きな要因である[45]。光学的要因としては，水晶体の厚さの増加や密度の増加と関連がある[47]。また，加齢に伴う視細胞の減少も関連があると思われる[48]。副尺視力については年齢とともに変化しないという報告と低下するとの報告がある[49]。動体視力（46 頁参照）は加齢に伴い，また速度とともに低下する。Dynamic visual acuity（DVA）の角速度，年齢と最小可視角（視力）との関係を**図 2A-17**に示す[50]。

加齢に伴うコントラスト感度の低下は水晶体の

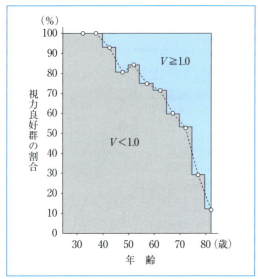

図2A-16 ▶ 年齢別にみた視力良好群（1.0以上）の割合（市川[45]）

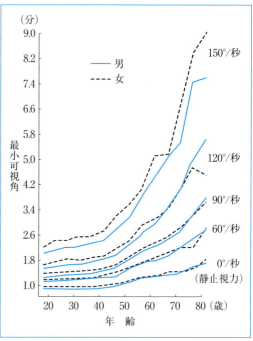

図2A-17 ▶ DVA（°/秒）と年齢との関係（Burg[50]）

混濁，球面収差の増加，瞳孔の収縮，網膜神経節細胞の減少などが考えられている（図2A-18）。
　加齢と眼球の高次収差について大鹿[51]は，コマ様収差，球面様収差のどちらも年齢とともに増加すると報告している。コマ様収差の増加は角膜の年齢変化，球面様収差の増加は水晶体をはじめとする眼内屈折要素の年齢変化，と考えている。

❏コントラストポラリティ contrast polarity 効果
　コントラストポラリティとは白背景に黒文字を提示する条件と黒背景に白文字を提示する条件の違いであり，黒背景に白文字を提示するほうがみやすいことをコントラストポラリティ効果という。ロービジョン者や白内障患者にこの効果があるといわれている[52]。

❏視力の改善・悪化の評価
　視力表で2段階改善とか悪化という評価が行われている。しかし，小数視力表では，その配列が視角の等差級数的ではなく，この評価は採用できない。そこで，logMARか視力比を使うのがよい。Macular photocoagulation study group[53]では視角の倍以上になる変化を悪化，4倍以上になる変化を大幅悪化，半分以下になる変化を改善としている。

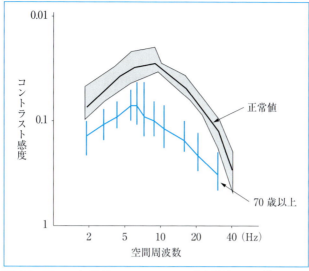

図 2A-18 ▶ 加齢者のコントラスト感度曲線（市川[45]）

文　献

1) 門田直幹：形の感覚，201-213．勝木保次（編），生理学大系Ⅵ，医学書院，東京，1967
2) 大島祐之：視力検査法，48-85．日本眼科全書第5巻，眼診断，第1冊 眼検査法，第1分冊 視機能検査法，金原出版，東京，1961
3) 山地良一：視力，1-65．大塚　任，鹿野信一（編），臨床眼科全書第1巻，視機能Ⅰ，金原出版，東京，1969
4) Campbell FW & Green DG：Monocular versus binocular visual acuity. Nature 208：191-192, 1965
5) 魚里　博：両眼視力と単眼視力．日本視能訓練士協会誌 35：61-65, 2006
6) 所　敬：活字と視力．眼科 27：1245, 1985
7) Bailey IL & Lovie JE：New design principles for visual acuity letter charts. Am J Optom Physiol Opt 53：740-745, 1976
8) Ferris III FL, Kassoff A, Bresnick GH & Bailey L：New visual acuity charts for clinical research. Am J Ophthalmol 94：91-96, 1982
9) Early Treatment Diabetic Retinopathy Study Research Group：Photocoagulation for diabetic macular edema, Early treatment diabetic retinopathy study report number 1. Arch Ophthalmol 103：1796-1806, 1985
10) 大頭　仁：眼科用光学機器の国際標準化．（第2回）視力検査用視標について．視覚の科学 13：57-60, 1992
11) 桑原留美子，森　由美子，調　広子，石橋一樹，関谷善文，山本　節：小児における log MAR 視力評価．眼臨医報 96：392-394, 2002
12) 昌原英隆，後藤浩也，前田直之，不二門尚：logMAR 視力における字ひとつ視力と字づまり視力の比較．視覚の科学 24：21-24, 2003
13) 魚里　博，中山奈々美：視力検査とコントラスト感度．あたらしい眼科 26：1483-1487, 2009
14) Pelli D, Robson JG & Wilkins AJ：The design of a new letter contrast chart for measuring contrast sensitivity. Clin Vis Sci 2：187-199, 1988
15) 畑田豊彦，三橋俊文：QOV の評価―視覚光学と波面解析による評価．眼科 50：635-653, 2008（畑田豊彦：VDT と視覚特性．人間工学 22：45-52, 1986 より）
16) 山出新一：眼科臨床における MTF（コントラスト感度）研究の動向．日眼紀 42：1542-1553, 1991
17) 一色真幸：めがねのための光学，57，81．小瀬輝次，他（編），めがね工学，共立出版，東京，1983
18) Oshika T, Okamoto C, Samejima T, Tokugawa T & Miyata K：Contrast sensitivity function and ocular higher-order wavefront aberrations in normal human eyes. Ophthalmology 113：1807-1812, 2006
19) Campbell FW & Green DG：Monocular versus binocular visual acuity. Nature 208：191-192, 1965
20) Pardhan S：A comparison of binocular summation in young and older patients. Curr Eye Res 15：315-

319, 1996

21) Ross JE, Clarke DD & Born AJ：Effect of age on contrast sensitivity function. Uniocular and binocular findings. Br J Ophthalmol 69：51-56, 1985

22) Pardhan S：A comparison of binocular summation in the peripheral visual field in young and older patients. Curr Eye Res 16：252-255, 1997

23) 鈴村昭弘：動体視力の研究．日眼会誌 65：1736-1750, 1961

24) 鈴村昭弘, 他：動体視力の研究 3, 疲労と動体視力．名古屋大学環境医学研究所年報 13：59-64, 1962

25) 鈴村昭弘：高速道路と目，72-90．道・運転・目について，日本眼衛生協会，東京，1982

26) 武藤依子：学童の動体視力について．日眼紀 33：1076-1083, 1982

27) Orban GA, de Wolf J & Maes H：Factors influencing velocity coding in the human visual system. Vision Res 24：33-39, 1984

28) Orban GA, Van Calenbergh F, De Bruyn B & Maes H：Velocity discrimination in central and peripheral visual field. J Opt Soc Am A 2：1836-1847, 1985

29) Le Grand Y：Light, Colour and Vision. Champman and Hall, London, 1957.（勝木保次編：生理学体系Ⅵ．感覚の生理学，204，金原出版，東京，1967 から引用）

30) Polyak S：The Retina, University of Chicago Press Chicago, 1941.（勝木保次編：生理学体系Ⅵ．感覚の生理学，204，金原出版，東京，1967 から引用）

31) Newman M：Visual acuity, 500-528. Moses RA (Ed), Adler's Physiology of the Eye, 6 ed, The CV Mosby Co, St Louis, 1975

32) 本田孔士：ピンホール視力について．日眼紀 27：393-397, 1976

33) Winn B, Whitaker D, Elliott DB & Phillips NJ：Factors affecting light-adapted pupil size in normal human subjects. Invest Ophthalmol Vis Sci 35：1132-1137, 1994

34) Guillon M, Dumbleton K, Theodoratos P, Gobbe M, Wooley CB & Moody K：The Effects of Age, Refractive Status, and Luminance on Pupil Size. Optom Vis Sci 93：1093-1100, 2016

35) 三井達郎, 水平　真, 西田　泰：安全運転の観点から見た視機能の検討．科学警察研究所報告，交通編 40：28-39, 1999

36) Riggs LA, Ratliff F, Cornsweet JC & Cornsweet TN：The disappearence of steadily fixated visual test object. J Opt Soc Am 43：495-501, 1953

37) Ditchburn RW, Fender DH & Mayne S：Vision with controlled movements of the retinal image. J Physiol 145：98-107, 1959

38) 畑田豊彦, 三橋俊文：QOV の評価―視覚光学と波面解析による評価．眼科 50：635-653, 2008

39) Kojima T, Ishida R, Dogru M, Goto E, Takano Y, Matsumoto Y et al：A new noninvasive tear stability analysis system for the assessment of dry eyes. Invest Ophthalmol Vis Sci 45：1369-1374, 2004

40) Koh S, Maeda N, Kuroda T, Hori Y, Watanabe H, Fujikado T et al：Effect of tear film break-up on higher-order aberrations measured with wavefront sensor. Am J Ophthalmol 134：115-117, 2002

41) 高　静花：涙液と視機能．IOL & RS 25：514-519, 2011

42) 粟屋　忍：乳幼児の視力の発達と弱視．眼臨医報 79：1821-1829, 1985

43) Teller DY：The development of visual acuity in human and monkey infants. Trends Neurosci 4：21-24, 1981

44) 湖崎　克, 小山賢二, 柴田裕子, 三上千鶴：幼稚園児の視力について．臨眼 20：661-666, 1966

45) 市川　宏：老化と眼の機能．臨眼 35：9-26, 1981

46) Weale RA：Senile changes in visual acuity. Trans Ophthalmol Scoc UD 95：36-38, 1975

47) Alió JL, Schimchak P, Negri HP & Montés-Micó R：Crystalline lens optical dysfunction through aging. Ophthalmology 112：2022-2029, 2005

48) Panda-Jonas S, Jonas JB & Jokobezyk-Zmija M：Retinal photoreceptor density decreases with age. Ophthalmology 102：1853-1859, 1995

49) Li RW, Edwards MH & Brown B：Variation in vernier acuity with age. Vision Res 40：3775-3781, 2000

50) Burg A：Visual acuity as measured by dynamic and static test. J Applied Psychol 50：460-466, 1966

51) 大鹿哲郎：眼科検査診断法，視覚の質 quality of vision を測る．日眼会誌 108：770-808, 2004.

52) 塩治　愛, 井上久美, 周　正喜, 高橋　広：白内障におけるコントラストポラリティ効果．日眼紀 50：651-654, 1999

53) Macular photocoagulation study group：Occult choroidal neovascularization. Influence on visual outcome in patients with age-related macular degeneration. Arch Ophthalmol 114：400-412, 1996

B 視力検査

普通，視力検査は試視力表＊（以下視力表とする）を用いて自覚的に測定されるが，視力表の代わりに空間周波数（一種の縞模様）を用いる場合とか他覚的に眼振あるいはVEP（visual evoked potential）を利用して測定する方法などがある。

＊試視力表は独語Sehprobentafelの訳で，内容を的確に表現しているが一般には視力表と呼んでいる。

1 自覚的視力検査

a. 成人の視力検査（小数視力表での検査）

視力表を用いて測定する。視力表は紙製のもの，ガラス板やプラスチック板に焼きつけたもの，投影式のものなどがあるが，ガラス板やプラスチック板に焼きつけたものが標準視力表として使われている（**図 2B-1**）。

1) 視力検査の条件

視力は，視力表の中の視標の大きさで表すが，その形や視力表の明るさ，検査室の照度などにより影響をうける。

a) 視力表の視標の形

1909年の国際眼科学会で，**ランドルト環** Landolt ringが標準視標に決められ，1980年と1981年のISO（International Organization for Standardization）で再確認された[1]。標準となったランドルト環は，切れ目の視角が1分で，環の太さと切れ目の幅はともに外径の1/5と定められている。検査距離5 mで，切れ目の視角が1分となるランドルト環は，外径7.5 mm，太さと切れ目の幅はそれぞれ1.5 mmになり，この視標を判読できれば視力1.0に相当する＊（**図 2B-2**）。

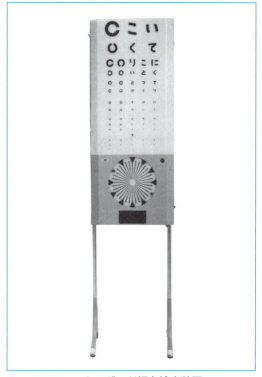

図 2B-1 ▶ スタンダード視力検査装置

＊厳密にいえば5 m離れて視角1分になる切れ目の幅は1.454 mmである。

ランドルト環視標の寸法の精度は文部省（当時，以下同）科学研究費総合研究視力研究班の基準[2]では**標準検査装置**で±3％，**准標準検査装置**で±10％の許容差が認められている。このような許容差を満足するには，前者ではガラス板またはプラスチック板に視標を焼きつけたものとしなければならないが，後者では一般に使用している紙製視力表でもよい。視力表には検査の迅速，簡便さから文字視標が使われている。これはランドルト環との比較実験から決められたものであり，読みやすい字と読みにくい

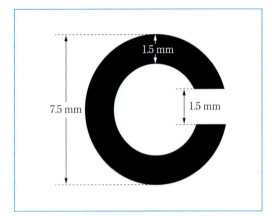

図 2B-2 ▶ 標準ランドルト環

字とがある。この文字視標は准標準検査装置には使用してもよいが，標準検査装置にはランドルト環のみを使用すべきであるといわれている[2]。

次に視標のコントラストに関しては，対比視力表での測定結果からもわかるように，視標のコントラスト比が小さくなると視力値は低下する。視力研究班の基準によると，標準検査装置でのコントラスト比の下限は 90％，准標準検査装置では 85％とされている。紙製視標を普通の室内で使用している場合は，1 年後にも 85％以上といわれているが，汚れた視力表は早目に交換すべきである[3]。

b) 視力表の照度

1939 年，日本眼科医会による**視力表の標準照度**として，わが国では 200 ルックスが採用されている。しかし中泉式視力表照明装置（図 2B-3）では 20 W 蛍光灯が 2 灯ついていて照度は 700〜1,350 ルックスであり，標準照度は実状に合わない。

最近は室内照明が明るくなり，視力表の照明を厳密に 200 ルックスとすると室内照明のほうが明るく，視力が著しく悪く測定されることがある。文部省視力研究班[2]の視力表の輝きの基準値は 500±125 ラドルックス rlx（49 頁参照）とされている。ISO 案では 80〜320 cd/m^2（推奨 200 cd/m^2）である[1]。そこで文部省視力研究班の報告[2]や，ISO 案[1]を勘案して現在の段

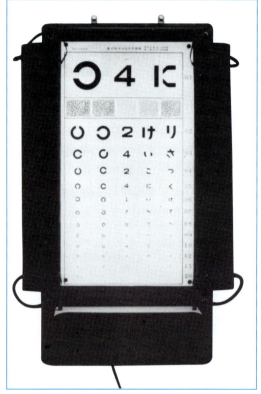

図 2B-3 ▶ 中泉式視力表

階では 500〜1,000 ルックス程度に調整してあれば，眼鏡検査やスクリーニング検査などの准標準検査にはよいと思われる[3,4]。

c) 室内照度

視力検査は自然の状態で行うのがよく，原則として明室で行うべきである。視力表の周囲が視力表と同様の照度に保たれるのが理想的状態であるという意見もあるが，文部省の視力研究班[2]によると検査室の照度は 50 ルックス以上で視標輝度を上回らない照度にするとされている。また日本眼科医会[5]の「定期健康診断（学校保健—視機能に関する特別委員会答申案）」（1977 年）によると，視力表照度基準の 1/10 以上の明るさが望ましいとなっている。

d) 検査距離

わが国では，通常，遠見視力検査距離は 5 m である。狭い検査室では，3 m 視力表も使われ

るが，後述のごとく調節介入の可能性があるとともに，視標作製上の誤差も大きくなるので好ましくない。5 m の距離がとれないときには，鏡による反射式の視力表を用いるのも一法である。60 歳以上の高齢者では 3 m 視力のほうが 5 m 視力より良好なことがある。これは近接感による見やすさや幼児期の知覚への回帰が考えられる[6]。

近見視力検査は 30 cm の位置に近距離視力表を保持して測定を行うが，測定上の誤差は大きい。これは視標作製上の誤差が大きいことと，測定距離の影響が大きいからである。

外国では遠見視力検査距離はわが国よりやや長い 6 m，あるいは 20 フィートを用いている。近見視力検査距離も 40 cm が使われているところもある。

2）小数視力測定

実際の測定法

視力表の 1.0 の視標を眼の高さにおく。

①片眼を遮閉して単眼ずつ 5 m の位置から，視力表のランドルト環の切れ目の方向を読ませる。スクリーニングのときには文字視標でもよい。眼を大きく開いた状態で測定する。眼を細めると焦点深度が深くなり，実際の視力よりよく測定される危険があるからである。実際の測定では，視力表の上段の大きな視標から順次下方の視標を判読させ，正しく判読できた最も小さい視標の段の視標を横に読ませる。

視力の判定基準としては，同じ視力の視標が何列か並んでいる並列視力表の場合には，半数以上その段の視標がわかれば正読とし，その段の視力を被検眼の裸眼視力にする。たとえば視標が縦に 5 列並んでいる場合，3 個以上わかれば，その段の視力である。しかし 1 個か 2 個読めたとき，部分的にみえたという意味で，その段の視力値に P（partial）をつけて表現することもある。0.5 の視標が 2 個しか読めないときには，0.5 P のごとく記載する。しかし，実際の視力値は 0.4 である。

スクリーニングの際には異常のある者の見逃しをさける意味からもっと厳密に，たとえば正解が 4/5 以上としたほうがよいとの意見もある。ISO 案[1]では 2 つ以上判別できなかった場合に，その前の段階の視力値をその眼の視力にしている。

視力は，通常，自然瞳孔（瞳孔径 2〜3 mm）で測定するのが原則であり，散瞳薬などの点眼後の視力測定は，直径 3 mm 程度の**円孔板**を用いるのが望ましい。散瞳時には眼に入る光は増加し，瞳孔縁による光の回折は減少して視力に有利と思われる因子もあるが，一方球面収差は増加し，また焦点深度が浅くなるため視力に不利となる。しかし屈折検査には焦点深度が浅いほうがよいという意見もある（98 頁参照）。

②5 m で 0.1 の視標が判別できないときはその視標がみえる位置まで近づかせて＊，そこから視標までの距離を測定する。その距離が x（m）であれば，その眼の視力は $0.1 \times x/5$ となる（**図 2B-4**）。たとえば，3 m まで近づいたときに，視力表の最上段の 0.1 の視標がかろうじてみえたときには，その眼の視力は $0.1 \times 3/5$ ＝ 0.06 である。

> ＊検者が 0.1 の字ひとつ視標をもって被検者に近づいてもよい。ただし，視標の明るさが室内照度と同じになるので，視標輝度の条件が違うことへの配慮が必要なこともある。

③1 m の距離で 0.1 の視標が読めないときは，眼前で検者の指をみせ，指の数をあてさせる。たとえば 20 cm で指の数がわかれば **20 cm 指数**（20 cm/n.d.）＊である。1 m 指数はほぼ 0.02 に匹敵する。

> ＊ n.d.＝numerus digitorum，c.f.＝counting finger，F.Z.＝Finger Zahl

④指数がわからないときは，眼前で手を動かし，その動きがわかれば**眼前手動弁**または m.m.＝motus manus，h.m.＝hand motion，H.B.＝Hand-Bewegung とする。

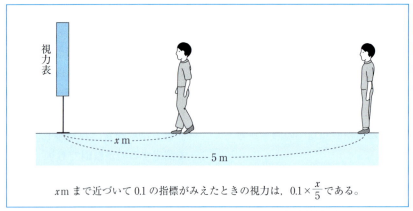

x m まで近づいて 0.1 の指標がみえたときの視力は，$0.1 \times \dfrac{x}{5}$ である．

図 2B-4 ▶ 5 m の位置で 0.1 の視標がみえないときの視力検査法

⑤手の動きもわからないときには暗室内で瞳孔に光を入れ，明暗を判別できれば，**光覚**または s.l.＝sensus luminis, l.s.＝light sense, L.S.＝Lichtsinn と記載する．さらに左右上下方向から光を眼に入れ，その投影方向をたずねる．正確に答えれば**投影確実** light projection test, good（あるいは不確実 bad）とする．

⑥光も感じないときには視力 0 と記載する．これを**全盲** total blindness という．

右眼視力は vd（visus dextra）または RV（right vision），左眼視力は vs（visus sinistra）または LV（left vision）で表す．

3) ETDRS (logMAR) チャートでの測定（43 頁参照）

片眼を遮閉して単眼ずつ 4 m の距離から測定する．ランドルト環の切れ目の方向または文字視標（ローマ字）を最上段の右端あるいは左端から順次読ませる．この段が読めれば下の段に移り，同様に順次読ませる（**図 2B-5**）．そして，読めた視標の数で判断する[8]．このチャートでは各段の差は 0.1 logMAR であり，各段には 5 視標あるので，1 視標は 0.02 logMAR に相当する．たとえば，＋0.4（小数視力 0.4）の視標は 5 個中 5 個読めて，＋0.3（小数視力 0.5）が 5 個中 2 個読めたときには，logMAR

❏ 視力の動揺

視力は，視標の形や照明，視標のコントラスト，視力測定の環境，被検者の瞳孔の大きさや疲労などに影響される．また被検者の集中力，検査の不慣れで結果が不安定のこともある．

江原ら[7]の実験結果によれば，裸眼視力値の増加量を x，視力値の最高となったときの値を A，練習日数を t で表せば，視力の変動は，

$$\frac{x}{A-x} = e^{a+bt}$$

で表せる．ここで，a，b は特有な定数である．

裸眼視力の増加は一般に近視眼に著しく，もとの視力値の 2 倍にもなることがあるが，これは真の視力増加ではないといわれている．この原因としては，瞼裂の縮小，顔面・頭部の傾斜などによる朦輪の縮小，回折像の調整などが考えられている．

B-1. 自覚的視力検査　59

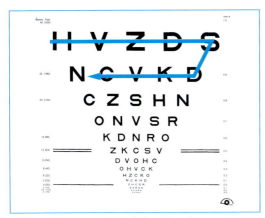

図 2B-5 ▶ ETDRS 視力表の使い方

表 2B-1 ▶ 小数視力 0.1 以下の分数視力と logMAR との関係

分数視力		小数視力	logMAR
(6 m)	(20 feet)		
6/600	20/2000	0.01	+2.0
6/480	20/1600	0.0125	+1.9
6/380	20/1250	0.016	+1.8
6/300	20/1000	0.02	+1.7
6/240	20/800	0.025	+1.6
6/200	20/630	0.032	+1.5
6/150	20/500	0.04	+1.4
6/120	20/400	0.05	+1.3
6/100	20/320	0.063	+1.2
6/75	20/250	0.08	+1.1
6/60	20/200	0.1	+1.0

は +0.4 − 0.02×2 = +0.36 になる。この視標を 1 m で使った場合は 4 m の logMAR に 0.6 を加えればよい。1 m で logMAR が +1.0 のときは +1.0 + 0.6 = +1.6 になる*。このときの小数視力は 0.1×1/4 = 0.025 である。小数視力 0.1 以下の分数視力，小数視力と logMAR との関係を表 2B-1 に示す。

> ＊ETDRS チャートの最上段の視標の視角は，検査距離 4 m では 10 分，1 m では 40 分である。したがって，logMAR 値の求め方は log10 = 1，log40 = 1.6 である。視角 10 分がみえない logMAR は 1.1，視角 40 分がみえない logMAR は 1.7 になる。そこで，この値から正答数×1 文字の 0.02 を引いたものが，求める logMAR 値になる。

実際の測定法

①片眼に遮閉板を入れた検眼鏡枠を装用させ，4 m の検査距離から ETDRS チャートをみせる。

②最上段の視標（ランドルト環，数字，ローマ字など）を右端または左端から順次 1 視標を約 1 秒程度で判別させる。この段が判別できれば下の段に移る（検者は視標を指してはいけない）。いい直しはできるが，前の視標の訂正はできないことになっている。

③正答した視標はワークシートに記入する。

④4 m で正答した視標数が 20 未満（logMAR が 0.7 以上；小数視力 0.2 以下）の場合は検査距離 1 m で測定する（この場合，検査距離が 1/4 になったので，被検眼に +0.75 D の球面レンズを加える）。

⑤同じ視標を上段から②の要領で判別させ，正答をワークシートに記入する。

⑥1 m の検査距離で最大視標が 1 つも判別できないときには，暗室で 1 m の距離から光を投射して，光覚あり，なしを記載する。

⑦logMAR 値の求め方
- 検査距離 4 m の場合：logMAR = 1.1 − 正答数×0.02
- 検査距離 1 m の場合：logMAR = 1.7 − 正答数×0.02

統計処理の関係から，小数視力表で測定した視力を logMAR スケールに換算した論文が散見されるが，小数視力を表記したうえで，logMAR 表記を参考までに示すのが望ましい。大庭[9]による国際誌の「説明的記述」の提示が日眼会誌に掲載されているので参考にするとよい。専用の測定装置として，Light House 社製，Vector Vision 社製，TOPCON 社製などがある。

4) 視力測定機器

省スペース視力表

通常，視力表は 5 m で使用されるが，省スペースの視力検査機器として，スペースセイビ

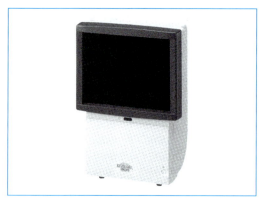

図 2B-6 ▶ スペースセイビングチャート SSC-350/DL（NIDEK）

ングチャート SSC-350/DL（NIDEK，図 2B-6），ミラクルチャート MC-3（TOPCON）とがあり，設置距離 110 cm，90 cm，70 cm などで光学的に 5 m 測定を実現している。これらはハーフミラーと凹面鏡を組み合わせて光学的に設置距離を短くしている。津村の報告によると，5 m 視力表と同等の結果が得られているが[10]，調節介入の恐れがある。

投影式視力検査装置

プロジェクタで視標をスクリーン上に投影する装置である〔オートチャートプロジェクタ ACP-8（TOPCON），オートチャートプロジェクタ CP-690（NIDEK，図 2B-7）〕。視標の精度，室内照度との関係などの問題がある。

自動視力計

検者なしに被検者が自ら測定する自動視力計もある〔自動視力計ニデックビジョン NV-300（NIDEK，図 2B-8）〕。「内蔵スピーカー」から流れる音声ガイドの指示に従い，「応答レバー」を倒したり，「確認ボタン」を押すことで検査できる。この装置は集団検診用である。また，

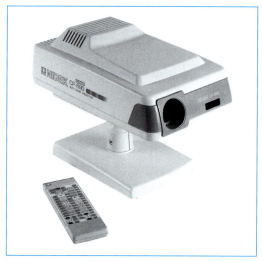

図 2B-7 ▶ オートチャートプロジェクタ CP-690（NIDEK）

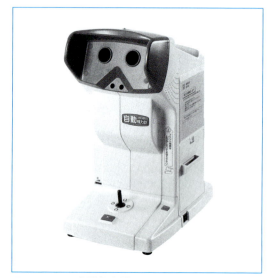

図 2B-8 ▶ 自動視力計 NV-300（NIDEK）

自動ではないが，集団検診や VDT 検診用に視力のほかに乱視の有無，斜位の程度，立体視などが小スペースで測定できる装置〔スクリノス

小数視力と logMAR との関係

　小数視力はある段の視標が半数以上判別できれば，その段の視力である。しかし，logMAR 値は判別できた視標数から求めるので，この logMAR 値を小数視力に換算した場合は，小数視力表から求めた小数視力値とは異なることがある。

コープ SS-3 (TOPCON)〕もある。

b. 小児の視力検査(字ひとつ視力検査)
1)検査の原理
　小児の中枢は未発達なため，通常の視力表のように多数の視標が配列する中から特定の視標を読み分けることができない。これを**読み分け困難** crowding phenomenon という (44頁参照)。この場合，視力表のような字づまり視力でなく，単独のランドルト環による**字ひとつ視力**を測定しなければならない (図 2A-4, 2B-9)。字ひとつ視力は3歳以上で測定可能であり，5〜6歳以下，ときに小学校3年生 (8歳) 以下では字ひとつ視力のほうが字づまり視力よりよい。加齢に伴う読み分け困難は認められる[11]，認められない[12]の両者の報告がある。

2)検査の実際
　小児の片眼を遮閉して，5 m の検査距離で，ランドルト環単独視標を大きなものから小さなものの順で示して，ランドルト環の切れ目の方向を答えさせる。切れ目の方向を指で示させるか (図 2B-10)，ランドルト環の模型をハンドルのようにもたせて (図 2B-11)，視標の切れ目の方向と模型のハンドルの切れ目の方向とを

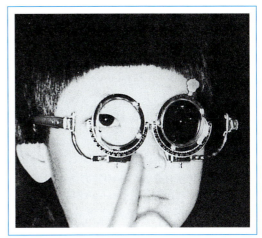

図 2B-10 ▶ ランドルト環の切れ目の方向を指で示している

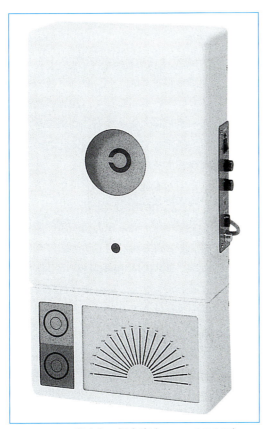

図 2B-9 ▶ 字ひとつ視力表 (コーワ AVC-35)

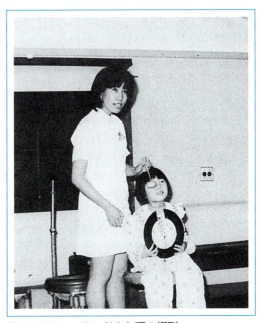

図 2B-11 ▶ ランドルト環の模型

一致させるように指示する。

最後の判定は，ランドルト環の切れ目が左右上下の4方向のうち3方向以上正解できたときに，その視標の視力値とする。視標を回転して切れ目の方向を変えるときに被検児に気づかれないように操作すること，小児はあきやすいので検査は手早く短時間で行うこと，などが大切である。

c. 乳幼児の視力検査

1) Preferential looking 法（PL法）[13,14]

a) 検査の原理

被検児の前方に2つの窓があり，どちらか一方に縞模様の視標を出した場合，これがみえれば被検児の視線がこれを追うという心理的研究に基づいた方法である。

正解できた縞の幅を視角に換算して視力を求める。この方法によって1か月の新生児の視力は約0.03，3か月では0.1，6か月では0.2程度の視力が得られている。生後6か月をすぎると，このような方法に応じなくなったり，あきたりして測定精度が落ちる。そこで児に検査の内容を理解させて行う operant preferential looking（OPL）法[13,15]が行われている。正解のときには音楽がなったり，動物のおもちゃなどをilluminationで光らせたりして，児の注意をひくようにして，6か月以後でも測定できるような工夫もなされている。また簡便な縞視標による検査法として grating acuity cards も考案発売されている（次項2）参照）[16]。

b) 検査の実際

はじめからアイパッチをするといやがるので，両眼開放のまま親の膝の上に抱かせてスクリーン正面前方50 cmの距離に座らせる。スクリーンには2つの窓があり，一方には縞図形，他方には無地図形を同時に出す（**図2B-12**）。検者は中央ののぞき穴から被検児の眼の動き，頭の動きなどを観察し，被検児が縞図形のほうをみたか否かを判定する。

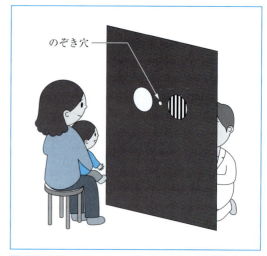

図2B-12 ▶ Preferential looking 法（PL法）

2つの視標を同時に呈示する直前に被検児はスクリーンの中央をみていることが必要であり，そのためスクリーンの中央の赤ランプを点滅させたり，音やおもちゃなどを出して中央に被検児の関心をひくように努める。

c) 判定基準

従来の方法では提示回数の70％以上を正解したのち，さらに縞の幅の狭い図形（視力のよいもの）を示していく。そして，70％の正答率を割る直前の値を視力値とする。判別できた縞の幅を視角に換算して視力を求める。この方法では全過程を終えるのに長時間を要し，乳幼児の検査には必ずしも適切でない。

そこで，quick method[17]を採用していることが多い。すなわち，ある視力値の縞図形を呈示し，正答であったら再び同じ値の縞図形かあるいは一段細い縞図形を出す。誤った場合は，一段太い縞図形にもどす。いいかえれば正答すればすすみ，誤ればあともどりする方法で，縞図形より無地の視標をより多くみるようになった時点で検査を終える。検者は，あらかじめ作られた判定表によって，総提示回数の70％以上の正答率をもって，その乳幼児の視力とする。この方法によれば5～10分間で検査を終えることができる[14]。

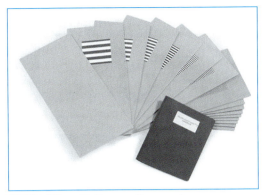

図 2B-13 ▶ Teller acuity cards

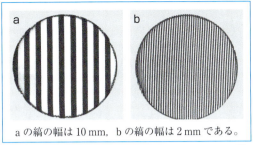

a の縞の幅は 10 mm，b の縞の幅は 2 mm である。

図 2B-14 ▶ Visual hand display（勝海，他[21]）

2）Teller acuity cards

乳幼児が無地より縞模様を好んでみるという特性を利用した PL 法を Teller らが改良して考案したカードである（**図 2B-13**）。通常，測定は低年齢者では縞模様をみた，あるいはみないの二者択一法で，高年齢者では縞のあるほうを指さしてもらう指さし法で行う[18,19]。この方法では PL 法よりも良好な視力が得られる[20]。

3）Visual hand display

勝海ら[22]が PL 法の施行が困難な児の視機能評価のために考案したものであり，生後 6 か月までの乳児の視力検査に使用する。縞模様の幅が 20 mm と 10 mm のものと 4 mm と 2 mm の 2 セットがある（**図 2B-14**）。この visual hand display（VHD）の下方には隙間があり，検者はここに手を入れて使用する。VHD を左右に動かし児がこれを追従できた距離を確認する。左右に動かす距離は 10 mm の縞では 30 cm，2 mm の縞では 10cm くらいを目安にする。確認できた縞の幅と距離から視力を換算する。

この方法で測定した視力は生後 4 週で 0.01，8 週で 0.016，12 週で 0.036，16〜20 週で 0.05〜0.06 である[22]。

d．特殊な視力検査

1）縞視力と MTF（modulation transfer function 変調伝達関数）（45 頁参照）

縞の明暗が正弦波的に移行し，かつ間隔が狭くなっていく縞模様でかろうじて判別できたときの縞の間隔，すなわち縞の分離閾値から求めた視力を**縞視力** fringe acuity という（45 頁参照）。具体的には縞のコントラストが最高のとき，縞としてみえる限界値，すなわち **cut off 周波数**（cycles/degree）を見出し，**これを 30 で割った値が縞視力になる**（空間周波数 30 cycles/degree での縞間隔は視角 1 分で視力 1.0 の分解能に相当する）（45 頁，**図 2A-7**）。縞視力は正弦波の分離閾値を示すので，通常の視力値とは必ずしも一致しない。

眼は，種々のコントラストの物体をみている。したがってコントラストのよい通常の視標による視力が良好であっても，なんとなくみにくいとの訴えに遭遇することがある。すなわちコントラストによって見え方の質の違いがある。横軸に縞の間隔，縦軸にコントラスト感度，すなわち modulation 感度をとり，縞模様がはっきりしないところをたどった線が MTF になる。

視覚系の MTF は低周波側と高周波側の両方が減衰している（**図 2A-7**）。臨床的には，円錐角膜では高周波側のコントラスト感度のさらなる低下，中心性漿液性脈絡網膜症では低周波側のコントラスト感度の低下がよりみられる（**図 2B-15**）[23]。

コヒーレントなレーザーを干渉させると，眼の結像系すなわち屈折系にあまり影響されずに網膜上にきれいな正弦波を投影することができる。そこでレーザー光を用いた場合には，網膜・大脳系の MTF を測定することができる。一方，

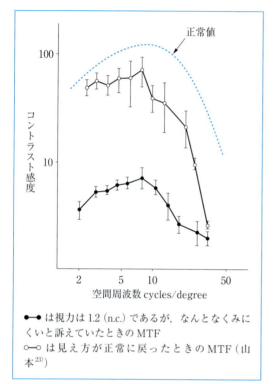

図 2B-15 ▶ 中心性漿液性脈絡網膜症の MTF

●—● は視力は 1.2（n.c.）であるが，なんとなくみにくいと訴えていたときの MTF
○—○ は見え方が正常に戻ったときの MTF（山本[23]）

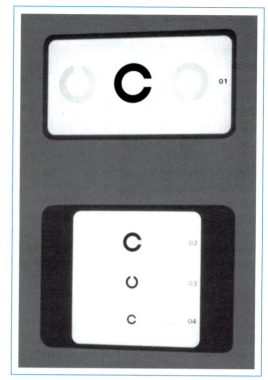

図 2B-16 ▶ 両眼開放視力表（Nikon）

Campbell のチャート，Arden grating test[24,25]などの印刷物やオシロスコープやテレビに縞模様をつくったり，光の干渉を利用したモアレ縞を用いて MTF を測定する方法は，屈折系を含めた視覚系全体の MTF を測定していることになる。

臨床的にはビステック社の Vision Contrast Test System（VCTS）がよく用いられる。縞の幅である空間周波数は，3 m の視距離で 1.5，3，6，12，18 cycles/degree の 5 種類を 0.2〜0.3 対数単位（45 頁参照）ごとに，8 段階（ブランクをいれると 9 段階）のコントラストの縞視標を 1 枚のパネル上に並べたものである。それぞれの空間周波数で最小のコントラストを求め記録用紙にプロットする。これによって，視力では表せない「見え方」の変化をとらえる 1 つの手段となり得る。このほか，投影式の Vector Vision 社の CSV-1000 ならびに double-pass 法を用いて PSF や MTF の測定や散乱の評価が可能な眼球光学特性解析装置 Optical Quality Analysis System Ⅱ（OQAS Ⅱ）などがある[26]。

2）コントラスト（対比）視力（44 頁参照）

白地に種々のコントラストの視標を並べた視力表を対比視力表といい，これを用いて測定した視力をコントラスト（対比）視力という。

3）両眼視力（41 頁参照）

通常の視力検査は片眼を遮閉して行うが，これに対して両眼を開いたまま測定した視力を両眼視力あるいは両眼開放視力という。

特殊な装置として，偏光フィルタを用いた両眼開放視力装置がある（82 頁参照）。

被検者の左右眼に，それぞれ直交する偏光フィルタを装用させて偏光板を貼った視力表をみせると，装用した偏光フィルタと直交する偏光板を貼った視標はみえず，平行しているものはみることができる（図 2B-16）。したがって両眼開放状態で，右眼あるいは左眼の視力を測定することが可能である。また視力表に偏光板が

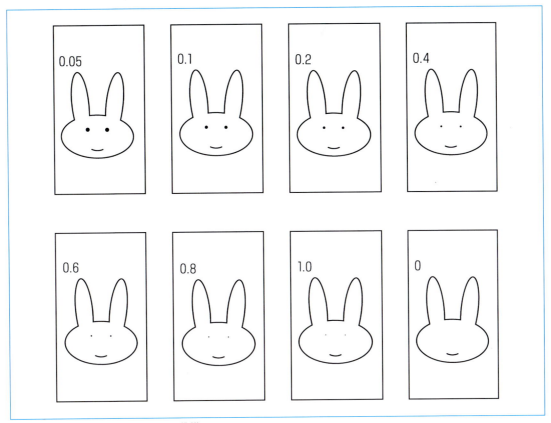

図 2B-17 ▶ Dot 視力（森実，他[27,28]）

貼られていなければ両眼での視力も測定できる。

4）近見視力（40頁参照）

一般には近距離視力表を眼前 30 cm の位置において測定する。近視では遠見視力が悪く近見視力がよい。老視では遠見視力の低下はないが，近見視力が悪くなる。小児では視力発達の過程で，遠見視力に比べ近見視力の良好なことが多い。

5）Dot 視力

通常の視力とは違い，最小視認閾を測定するものである。森実ら[27,28]はウサギの目を識別するための 8 枚 1 組の dot visual acuity card を試作して（図 2B-17）幼児の視力評価に用いている。これによると，3 歳児では 100％，2 歳児では 91.6％の応答が得られている。

6）Photostress recovery test

光刺激後の中心視力の回復時間を測定する方法で，黄斑機能の指標の 1 つになる[29]。被検眼の直前にストロボ（東芝製ガイドナンバー 24，露出時間 1/1,000 秒）をおき，これをみつめさせた状態で発光させ，矯正視力が回復するまでの時間を測定する。正常では 2.8～4.8 秒であり，6 秒以上を延長とする[30]。

7）視力 0.01 未満の視機能評価

Berkeley Rudimentary Vision Test（BRVT）では，3 種類のカードを用いて 0.01 の超低視力の定量化を行っている[31]。また，Schulze-Bonsel ら[32]はパソコンを用いた方法で，指数弁の小数視力は 0.014 ± 0.003，手動弁は 0.005 ± 0.002 と報告している。また玉井一派[33]は，視力 0.01 未満の視力の評価に白色および赤・緑・青の 3 色の LED（Light-Emitted Diode）を刺激光とした光覚測定装置 LoV（Low Vision Evaluator）を開発し，それぞれの刺激光強度の測定によっ

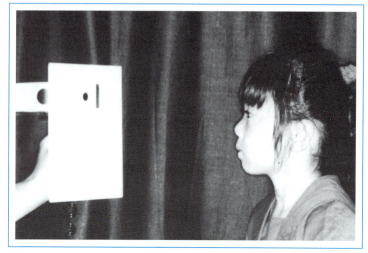
図 2B-18 ▶ Catford visual acuity apparatus

て，低視力者の視機能の程度評価を可能にした。

8）問診による視機能検査

日常的な視機能を患者の問診でスコア化する新しいタイプの視機能テストである。米国ではVF-14[34]を，稗田ら[35]はこれを改良してVF-13を，岡本ら[36]はVFQ-25を用いている。

9）MNREAD reading acuity chart

MNREAD チャートは，視覚による読書の役割を調べる目的でLeggeら[37]により開発された。日本語版は小田[38]とミネソタ大学ロービジョン研究室との共同研究で開発され，読書評価がなされている。また，小児用としてMNREAD-Jk[39]も作成されている。

10）実用視力 functional visual acuity

Gotoら[40]は開瞼した状態で10秒後の視力を測定して，ドライアイ患者では正常者に比べて有意に低下していることを示した。Ishidaら[41]は経時的に開瞼後の視力変化を測定できる装置を紹介した（最新型実用視力計）。瞬きが抑制されることで，眼表面が乾燥して涙液層が不安定になり，涙液層の乱れが生じるために視力が低下すると考えられるので，ドライアイの視機能評価に用いられる[42]。また，加齢変化の視標にもなる[43]。

11）字多数視力表

黄斑部の5×5°の部分にたくさんのランドルト環が配列されている。黄斑部疾患など中心視が困難な患者に安定した測定が可能である。検査距離は5 m，視標パネルはアクリル製，大きさは52.5×52.5 cmである[44]。

12）レンズ中和法

心因性視力障害が疑われるときに行う。他覚的屈折検査値に3D程度の+レンズを入れ，これを-レンズで中和する方法である。

2 他覚的視力検査

乳幼児または詐盲の検査に用いられる。

a. 視運動性眼振 optokinetic nystagmus（OKN）を利用する方法

眼前に縦縞模様をおき，これを水平方向に動かすと縞がみえている間は視運動性眼振が起こる。このときの縞模様の幅から視力を推定する方法である。

筒井式他覚的視力検査装置[45,46]（日本点眼薬研究所）は視運動眼振抑制法の原理を用いた装置である。眼振誘発板と眼振抑制板からなる。眼振抑制板は6個の黒点からなり，眼振が抑制さ

れたときの黒点視標の視角から視力を換算する。

b. 眼球運動から知る方法

　被検者の眼の動きをみて判定する装置に，Catford Visual Acuity Apparatus（CVAA）がある（**図2B-18**）。種々の大きさのdotのあるドラムをto and froに動かして，被検者の眼の動きから判定する方法である。1〜3歳の小児の視力検査に利用される[13]。

c. 視覚誘発電位 visual evoked potential（VEP）を用いる方法

　後頭部に電極をおき，眼に刺激を与えたときの電位の大きさから視力を測定する方法である[47]。フラッシュ光刺激では0.1程度の視力の有無がわかる程度であるが，市松模様の大きさを変化させる**pattern reversal VEP**では，パターンの大きさとVEPの電位の大きさから視力をある程度定量的に表現することができる[48]。しかし視標としてのパターンを固視していることが条件であり，実際に利用したい幼児の視力検査法としては問題がないわけではない。また必ずしもランドルト環視力と同じに扱うことはできない。

文　献

1) 日本工業規格 JIS T7309, 2002
2) 萩原　朗，他：視力の検査基準について．日医新報 2085：29-34, 1969
3) 所　敬：視力測定の基準条件．日本の眼科 54：585-586, 1983
4) 大頭　仁：眼科用光学機器の国際標準化（第2回）—視力検査用視標について，視覚の科学 13：57-60, 1992
5) 日本眼科医会：定期健康診断（学校保健）—視機能に関する特別委員会答申案．日本の眼科 48：1015, 1977
6) 大辻順子，有松純子，内海　隆，中村桂子：高齢者にみられた3m視力と5m視力の差異．眼臨医報 88：530-532, 1994
7) 江原勇吉，他：視標に対する慣れの現象に関する小実験．実眼 158：527-536, 1934
8) Ferris III FL, Kassoff A, Bresnick GH & Bailey I：New visual acuity charts for clinical research. Am J Ophthalmol 94：91-96, 1982
9) 大庭紀雄：視力の尺度と表記，小数か分数かMARかlogMARか．日眼会誌 109：303-306, 2005
10) 津村晶子，佐々木宗穂，福井智恵子，岩下憲四郎，弓削堅志，岡見豊一，他：新しい視力表スペースセービングチャートの使用経験．日眼紀 53：40-44, 2002
11) 太田啓雄，粟屋　忍：加齢と読み分け困難．第101回日眼総会，京都，1997
12) 信組明子，内海　隆，大辻順子，有松純子：加齢による読み分け困難．眼臨医報 93：1061-1063, 1999
13) 勝海　修：乳幼児における視力検査．眼科 24：1059-1068, 1982
14) 粟屋　忍，菅原美雪，児玉安居：乳幼児の視力測定におけるPreferential Looking法の検討—とくに正常曲線，左右差，検査成功率等について．眼紀 34：1160-1165, 1983
15) 小幡有美，新井紀子，深井小久子，岡真由美，張田陽子，木村　久，粟屋　忍：日点ミニスペースP.L. Operant法の有用性—乳幼児の弱視検出について．眼臨医報 95：987-991, 2001
16) 山本　節，Brown AM：Grating Acuity Cardsによる未熟児の視力検査．眼科 36：796-799, 1985
17) Gwiazda J, Wolfe JM, Brill S, Mohindra I & Held R：Quick assessment of preferential looking acuity in infants. Am J Optom Physiol Optics 57：420-427, 1980
18) 岸本伸子，溝部恵子，中村恵美子，佐藤千佳，木下茂：Teller acuity cardsによる乳幼児視力測定の精度の評価．眼臨医報 88：937-940, 1994
19) 矢ケ崎悌司：縞視力測定—PL検査，Teller acuity cardsを中心に．あたらしい眼科 11：1807-1814, 1994
20) Suzuki Y & Awaya S：Studies on development of visual acuity in infants measured by the Teller acuity cards. Jpn J Ophthalmol 39：166-171, 1995
21) Kronheim JK, Katsumi O, Matsui Y, Tetsuka H & Hirose T：Visual hand display（VHD）as an introductory procedure for measuring vision in infants and young children with visual impairment. Pediatr Ophthalmol Starabismus 29：305-311, 1992
22) 勝海　修，高橋奈津美，荻嶋　優，伊藤純子，石井裕子，太刀川貴子，他：Visual hand displayによる生後6か月までの視力発達の測定．臨眼 62：1451-

1456, 2008

23) 山本敏雄, 糸井素一：Modulation Transfer Function. 眼科 19：1095-1102, 1977

24) 石川　弘, 関本幸子, 中野直樹：Arden grating test を用いた MTF の臨床的応用―正常者と弱視患者について. 日眼会誌 83：1549-1555, 1979

25) 小林祥泰, 田崎義昭, 福島雅司：Arden grating test による spatial contrast sensitivity に対する加齢の影響. 眼臨医報 75：984-986, 1981

26) 神谷和孝：新しい眼球光学特性解析装置 OQAS Ⅱ. 眼科手術 25：77-83, 2012

27) 森実秀子, 森実健二, 上野昌子, 中山二三恵, 山田晴子：幼児視力評価のための Dot visual acuity card の試作と使用経験. 眼科 31：451-455, 1989

28) 小原久乃, 山本敏雄, 片山泰子, 中村恵美子：京都府立医科大学眼科における Dot 視力表の使用経験. あたらしい眼科 7：709-712, 1990

29) Glaser JS, Savino PJ, Sumers KD, McDonald SA & Knighton RW：The photostress recovery test in the clinical assessment of visual function. Am J Ophthalmol 83：255-260, 1977

30) 遠谷　茂, 荻野誠周, 沖波　聡：Photostress recovery test―ぶどう膜診療における有用性. 眼臨医報 73：485-487, 1978

31) 中村美紗子, 不二門尚, 阿曽沼早苗, 遠藤高生, 神田寛行, 森本　壮, 他：Berkely Rudimentary Vision Test（BRVT）を用いた超低視力の定量化の試み. 眼臨紀 6：49-54, 2013

32) Schulze-Bonsel K, Feltgen N, Burau H, Hansen L & Bach M：Visual acuities "hand motion" and "counting fingers" can be quantified with the freiburg visual acuity test. Invest Ophthalmol Vis Sci 47：1236-1240, 2006

33) 中川陽一, 山田　翼, 國方彦志, 吉田まどか, 玉井　信：三色光を用いた黄斑疾患における視機能評価の新しい試み. 厚生省特定疾患, 網膜脈絡膜・視神経萎縮症調査研究班報告書（班長；玉井　信）, 255-257, 平成 11 年 3 月

34) Alonso J, Espallargues M, Andersen TF, Cassard SD, Dunn E, Bernth-Petersen P et al：International applicability of the VF-14. An index of visual function in patients with cataracts. Ophthalmology

104：799-807, 1997

35) 稗田　牧, 鈴木　智, 大喜多隆秀, 木下　茂：角膜変性症に対する PTK 術前, 術後の視機能変化と満足度. 日眼紀 50：820-824, 1999

36) 岡本史樹, 大鹿哲郎：視力検査と Quality of Life. あたらしい眼科 26：1489-1493, 2009

37) Legge GE, Ross JA & Luebker A：Psychophysics of reading. VIII. The Minnesota low-vision reading test. Optom Vis Sci 66：843-853, 1989

38) 小田浩一：ロービジョンエイドを処方するための新しい読書検査表 MNREAD-J. 第 7 回視覚障害リハビリテーション研究発表大会論文集, 157-160, 1998

39) 中村仁美, 小田浩一：平仮名単語を用いた読書チャート MNREAD-Jk. 第 8 回視覚障害リハビリテーション研究発表大会論文集, 105-108, 1999

40) Goto E, Yagi Y, Matsumoto Y & Tsubota K：Impaired functional visual acuity of dry eye patients. Am J Ophthalmol 133：181-186, 2002

41) Ishida R, Kojima T, Dogru M, Kaido M, Matsumoto Y, Tanaka M et al：The application of a new continuous functional visual acuity measurement system in dry eye syndromes. Am J Ophthalmol 139：253-258, 2005

42) 海道美奈子：新しい視力計：実用視力の原理と測定法. あたらしい眼科 24：401-408, 2007

43) Kaido M, Toda I, Ishida R, Konagai M, Dogru M & Tsubota K：Age-related changes in functional visual acuity in healthy individuals. Jpn J Ophthalmol 55：183-189, 2011

44) 堀口正之, 佐藤美保：字多数視力表. あたらしい眼科 29：491-493, 2003

45) 筒井　純：他覚的視力の測定と詐盲診断. 眼紀 36：2147-2152, 1985

46) 田村　修, 阿部真知子, 高岡明彦：筒井式他覚的視力検査装置の使用経験. 眼臨医報 82：1307-1309, 1988

47) 安達恵美子：視力と視覚誘発電位. 日本眼光学学会誌 3：1-10, 1982

48) 波柴礼恵, 田淵昭雄, 松田盈子, 山口若水：パターン視覚誘発電位（PVEP）を用いた視力測定. 日眼紀 49：321-326, 1998

第3章　屈折検査

眼の屈折検査の目的は，臨床的に2つに大別できる。すなわち1つは屈折検査の値を基にして眼鏡を処方すること，もう1つは屈折矯正後の矯正視力から視力障害の原因が屈折異常によるものか，あるいは眼の疾患によるものかを診断する根拠に用いることである。

この屈折検査には，他覚的屈折検査と自覚的屈折検査とがある。他覚的屈折検査は眼の全屈折力と眼軸長によって決定されるが，自覚的屈折検査は眼球のみにとどまらず，さらに中枢の機構が複雑に関与している。上述の屈折検査の目的からは，最終的な屈折度の決定は自覚的方法によるのが原則である。しかしながら自覚的方法は被検者の判断によるため，検査に対する協力が必要であり，客観性に欠けることが大きな欠点である。特に小児では「あきる」「つかれる」などで判断が不正確になることも多いので，迅速に行えるよう検査に習熟するとともに，その検査のポイントを把握しておかなければならない。また検査を迅速に行うには自覚的検査に先立って他覚的検査を行う必要がある。

1　屈折異常の種類

眼が調節（調節とは，水晶体が厚くなって眼全体の屈折力が強くなることで，通常，近方視のときに起こる。遠方視のときに正視眼が調節していると近視状態になる）していないときに平行光線が眼に入り，眼の屈折系すなわち角膜と水晶体により光の屈折が起こって網膜面に像を結ぶものを，正視という。平行光線が網膜面に像を結ばないものを屈折異常といい，これには遠視，近視あるいは乱視の場合がある（109頁，**図4-1** 参照）。

a. 遠　視

無調節状態の眼に平行光線が入ったとき，網膜より後方に結像する屈折状態を遠視 hypermetropia, hyperopia という。したがって遠点は眼の後方有限の距離にある。この遠点距離に等しい焦点距離の凸レンズで矯正される（109頁，**図4-1** 参照）。

b. 近　視

無調節状態の眼に平行光線が入ったとき，網膜の前に像を結ぶか，または眼前有限距離にある点より発散する光線が網膜上に結像する眼の屈折状態を近視 myopia という。この眼前有限位置を眼の遠点といい，この遠点に焦点をもつ凹レンズで近視は矯正される（109頁，**図4-1** 参照）。

c. 乱　視

眼の経線により屈折力が異なり，外界の一点から出た光線が眼内および眼外で一点に結像しない眼の屈折状態を乱視 astigmatism という（109頁，**図4-1** 参照）。乱視は，角膜あるいは水晶体の屈折面の対称的歪みにより起こり，円柱レンズで矯正できる**正乱視** regular astigmatism と屈折面が平滑でなく，不規則で円柱レンズで矯正できない**不正乱視** irregular astigmatism とがある。通常，乱視とは正乱視のことをいう。

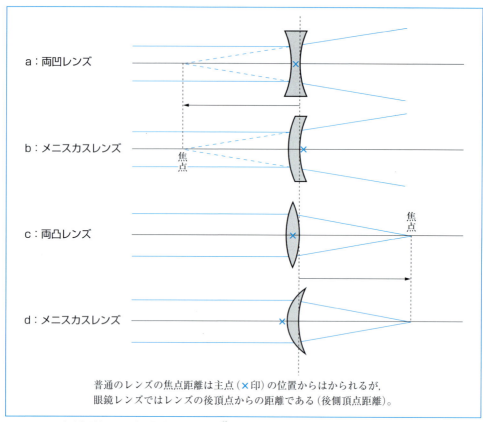

図 3-1 ▶ 各種眼鏡レンズの焦点距離（大島[2]）

正乱視では強い屈折力をもった経線（強主経線）と，弱い屈折力をもった経線（弱主経線）が直交している。そして無限遠の一点から出た光線はそれぞれの経線で結像する。これらを**前焦線** first or anterior focal line ならびに**後焦線** second or posterior focal line という。この焦線間距離を**焦域** focal interval, Sturm's conoid といい，この距離の大小が乱視度の強さを示す。乱視眼で一点をみるとき朦朧として感じるが，これは通常焦域のほぼ中央（やや前焦線の近くにある[1]）にある**最小錯乱円** circle of least confusion* でみているからである（194 頁参照）。

> *屈折面から前焦線，後焦線および最小錯乱円までの距離を，それぞれ f_1, f_2, c とすれば，
> $$\frac{1}{f_1}+\frac{1}{f_2}=\frac{1}{c}$$
> の関係がある。

2 自覚的屈折検査

a. レンズ交換法

通常，最も一般的に行われる自覚的屈折検査法である。

1）検眼レンズと眼鏡試験枠

検眼レンズセットには**球面レンズ** spherical lens と**円柱レンズ** cylindrical lens があり，それぞれに凹（マイナス）レンズと凸（プラス）レンズとがある。実際の眼鏡はメニスカスレンズ（**図 3-1，6A-2** 参照）であり，検眼レンズもこのほうが望ましい。しかし，無限遠に対する矯正では，両凸両凹レンズとメニスカスレンズの間の差は，近軸領域では理論上はまったくない*。5 m に対する矯正差もわずかであり，レンズの種類による差は無視できる。一方，近方視の場合にはレンズの形も影響し，強度のレン

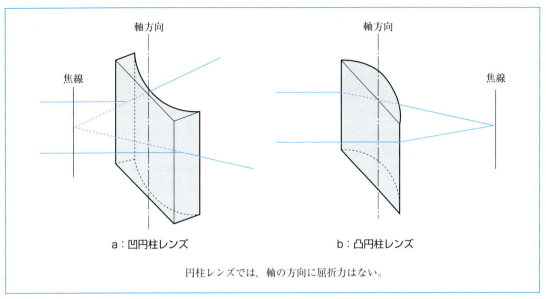

図 3-2 ▶ 円柱レンズ

ズを使用する近用眼鏡ではその差は無視できない（206 頁参照）。

> *眼鏡レンズの度数は，レンズ後面頂点位置から後焦点までの距離 back focus の逆数（後頂点屈折力）で表すことになっているため，レンズ後面から角膜頂点間距離が同一である限り，どのような形のレンズでも眼から後焦点までの距離は同じである。したがって遠方の物体は，レンズの形と関係なく一定の位置に焦点を結ぶ。しかし近方物体の場合にはレンズの主点位置で屈折が起こるので，レンズの形が異なると像の位置は同一ではない（レンズの主点位置はレンズの形が違うと異なる）（図 3-1）。

円柱レンズは軸の方向では光の屈折は起こらず，これと直角方向で本来のレンズの働きをする（図 3-2）。

円柱レンズも遠用眼鏡では平凸平凹レンズとメニスカスレンズは同じである。

眼鏡レンズの強さを示す単位は**ジオプトリ** diopter（通常 D と書く）が用いられている。この単位はレンズの焦点距離（m で表す）の逆数である。たとえば焦点距離 50 cm のレンズ度は 1/0.5＝2.00 D である。

眼鏡レンズは角膜から 12 mm はなして装用したときにレンズの収差が最小になるように設計されている。そこで眼鏡試験枠をかけるときには，この点に配慮して正確に装用させなければならない。弱度レンズではこの距離による眼の屈折力への影響は少ないが，±4.0 D 以上の強いレンズを装用した場合には，この距離による影響は無視できない。この関係は，

$$A = \frac{L}{1-(k+h)L} \quad \cdots\cdots (1)$$

A (D)：**眼の主点屈折力**，L (D)：レンズの屈折度，k (m)：レンズ後面と角膜頂点間距離（12 mm＝0.012 m），h (m)：眼の物側主点距離（1.3 mm＝0.0013 m）（図 3-3）

で表される（図 3-4）。

この式から，k が 12 mm より遠い場合には，凹レンズでは眼に対する矯正効果（眼の主点屈折力）は弱く，凸レンズでは強くなる。したがって 12 mm より遠い距離で検眼したレンズを処方し，できあがった眼鏡を 12 mm の位置で装用させると，凹レンズでは過矯正，凸レンズでは低矯正になる。そしてこの効果は強い屈折異常眼ほど，強く起こるので注意を要する。

自覚的検査に際して，レンズを組み合わせて

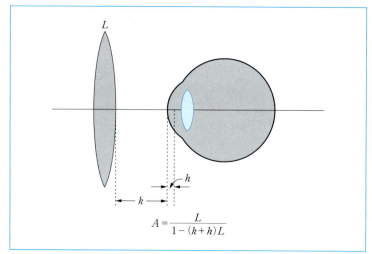

図 3-3 ▶ 眼の主点屈折力

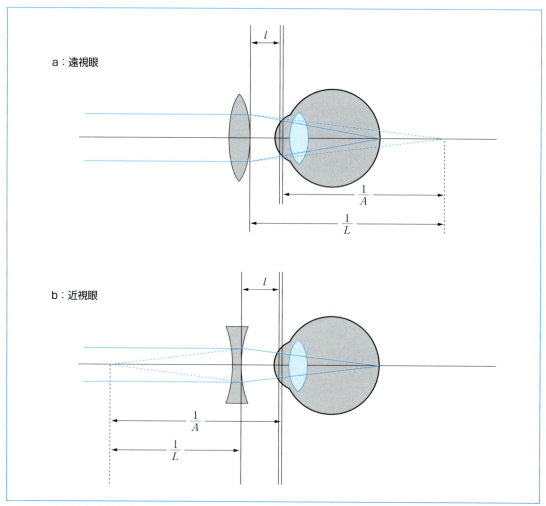

図 3-4 ▶ 眼の主点屈折力の計算

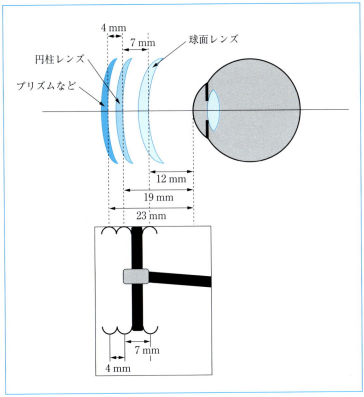

図 3-5 ▶ 検眼鏡枠による検眼レンズの位置

使う場合には次のようにする。通常，眼鏡試験枠には左右3か所ずつレンズホルダがある。最も内面（眼球側）に入れたレンズ後面頂点と角膜頂点間距離を12 mmにした場合，その外側のホルダまでは19 mm，次のホルダまでは23 mmである（図3-5）。19 mmの位置や23 mmの位置のホルダに±3.00 D以下のレンズを入れた場合は12 mmに入れた場合と比較すると0.1 D以下であるので，ほとんど問題はない（図3-6）。したがって，強い球面レンズを最も内面のホルダに入れた場合，3.00 D以内の球面レンズ，円柱レンズ，または，プリズムレンズを外側のホルダに挿入しても問題ない。なお，眼鏡試験枠は被検者の瞳孔間距離に合ったものを使用し

$A = \dfrac{L}{1-(k+h)L}$ の算出法

眼の主点屈折力 A (D)，眼鏡レンズ度 L (D)，眼鏡レンズ後頂点から眼の前主点までの距離 $k+h = l$ (m) とすれば，遠視眼では図3-4a，近視眼では図3-4bのごとくなる。

そこで，$\dfrac{1}{L} = l + \dfrac{1}{A} = \dfrac{1+lA}{A}$

したがって，$A = \dfrac{L}{1-lL} = \dfrac{L}{1-(k+h)L}$

になる。

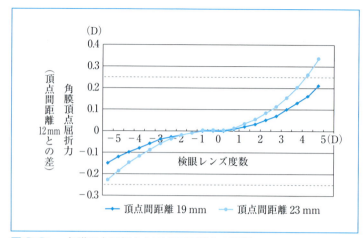

図3-6 ▶ 角膜頂点屈折力と頂点間距離との関係

て，試験レンズの光心が被検者の瞳孔中心に一致するようにする。

2）検査の手順

自覚的屈折検査に先立って，他覚的屈折検査を行うのが原則である。眼鏡を装用しているときはレンズメータで測定し，参考にするとよい（98頁参照）。

a) 視力表とレンズを用いる方法（レンズ交換法）

球面レンズの決め方

最良の視力が得られる最強の凸レンズ，あるいは最弱の凹レンズを遠視度あるいは近視度に設定する。

視力表から5m離れた位置に被検者を座らせ，眼鏡試験枠をかけ，遮眼板（子）で一方の眼をおおい，片眼遮閉の状態で単眼ずつ行う。他覚的屈折検査が行われているときにはその値，あるいは眼鏡をすでにかけている人では，これをレンズメータで測定した値を参考に自覚的屈折検査を行う。このような値が不明なときには，弱度の凸レンズを入れ矯正視力が低下すれば近視の可能性を考えて，弱い凹レンズから順次強めて，**最良の視力が得られる最弱の凹レンズ**を見出し，これを近視度とする。【例1】は，−0.75 Dの近視である。

【例1】

視力	レンズ度（D）
0.6（裸眼視力）	0
0.5	＋0.25
0.8	−0.25
1.0	−0.50
1.2	−0.75
1.2	−1.00
0.9	−1.25
0.6 (1.2×−0.75 D) と記載する。	

弱度の凸レンズを入れても視力が低下しないか良好となる場合には，さらに凸レンズを強くしていき，**最良の視力が得られる最強の凸レンズ**を見出し，遠視度とする。【例2】は＋1.00 Dの遠視である。

【例2】

視力	レンズ度（D）
0.8（裸眼視力）	0
0.9	＋0.25
1.2	＋0.50
1.2	＋0.75
1.2	＋1.00
0.9	＋1.25
0.8 (1.2×＋1.00 D) と記載する。	

【解説】このように最良の視力が得られる遠視側のレンズ度を採用するのは，調節の影響を除くためである。

遠視眼は調節することによって，平行光線の焦点を網膜上にもってくることができる（図3-7）。

【例2】で＋0.50 D，＋0.75 D の矯正レンズでも視力が1.2になるのは調節のためである。近視眼で，的確な矯正レンズより強いレンズを装用させると，眼は遠視と同じ状態になる。そこで調節により良好な視力が得られる。【例1】で－1.00 D でも1.2の視力が出るのは0.25D 調節しているからである。したがって，裸眼視力が1.2であっても必ずしも正視ではなく**潜伏遠視**の可能性もあるので，凸レンズを加入して，正視か潜伏遠視かを確かめる必要がある。軽度の凸レンズを装用した場合，視力が低下すれば正視であり，この場合には1.2(n.c.)＊と記載する。視力が低下しなければ潜伏遠視であり，1.2 (1.2×＋0.25 D) または 1.2 (id.×＋0.25 D)＊＊などと記載する。眼の屈折は，無調節状態の眼の屈折度で表されるので，遠視では最良の視力が得られる最強の凸レンズ，近視では最弱の凹レンズということになる。

＊n.c. は vitra visum non corrigunt の略で矯正不能を意味する。

＊＊id. は idem の略で 'the same' を意味する。

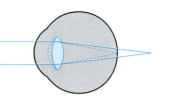

遠視眼は調節（水晶体が点線のようになる）することにより，平行光線を網膜上に結像させること（点線）ができる。

図 3-7 ▶ 遠視眼の調節作用

円柱レンズの決め方

①**乱視表を用いる方法**：球面レンズで最高の視力が出た時点で（最強の凸レンズまたは最弱の凹レンズ），他覚的屈折検査の乱視度の約1/2を雲霧（遠視側へずらす）し，乱視表（放射線乱視表など）をみせる。

放射線乱視表で濃く細い線の方向と直交するボケてみえる線の方向とがあり，後者の方向に凹円柱レンズの軸を入れる＊（**図 3-8**）。

凹円柱レンズ度を順次強め乱視表の線がすべて等しくみえるようにする（必ず凹円柱レンズを用いる）。このときの円柱レンズの度と軸が乱視度とその軸になる。その後，球面レンズ度を微調整する。

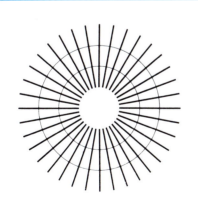

a：放射線乱視表

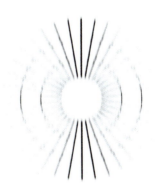

b：乱視の人がみた放射線乱視表　ボケている方向（実際のボケは上下方向），すなわち180°方向に円柱レンズの軸を入れることにより矯正できる。

図 3-8 ▶ 放射線乱視表の見え方

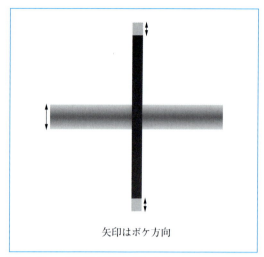

図 3-9 ▶ 放射線図形のボケ方向

＊図 3-8 で横の放射線図形がボケてみえるのは，縦方向がボケていることに基づく。すなわち放射線図形の縦の線が縦方向にボケてもボケとしては感じず，横の線は左右に長いので上下のボケが目立つからである（図 3-9）。

他覚的屈折検査が行われていないときには＋1.00 D 程度を加えて**雲霧**する。雲霧量は少ないより多いほうがよい。

【例 3】	視力	レンズ度（D）
	0.1（裸眼視力）	0
	0.4	－2.00
	0.6	－2.50
	0.6	－3.00
	0.5	－3.50

【例 3】で最良の視力 0.6 が得られる最弱の凹レンズの度は－2.50 D である。ここで他覚的屈折検査で乱視度がわかっているときには，乱視度の 1/2 を雲霧量とする。たとえば 1.50 D の乱視があれば雲霧は 0.75 D になる。1.75 D の乱視のときには，雲霧量は少ないより多いほうがよいため，1.00 D の雲霧を行う。

他覚的屈折検査が行われていないときには 1.00 D 程度の雲霧を行い，－2.50＋1.00（雲霧量）＝－1.50 D に球面レンズを落として乱視表をみせる。

放射線図形の乱視表のボケている方向が水平のときには，凹円柱レンズの軸方向を 180°として，－0.25 D から漸次強くして乱視表が一様にみえるまで交換する。たとえば円柱レンズ－1.50 D，軸 180°で放射線図形が一様になったら，再び視力表をみせて球面レンズを微調整する。最終的に球面レンズが－1.75 D で視力 1.2 となれば，0.1（1.2×－1.75 D◯cyl－1.50 D 180°）と記載する。

【解説】 乱視眼を球面レンズのみで矯正した場合には，最も良好な視力が得られるのは，前焦線と後焦線のほぼ中央にある最小錯乱円でみているときである（図 3-10a）。

乱視度の約 1/2 を雲霧することは**後焦線（弱主経線）を網膜上にもってくる**ことである（図 3-10b）。この状態で乱視表をみれば，図の例では水平方向（180°）がボケてみえる。

屈折検査距離 5 m で無調節状態の屈折度が測定できるか？

5 m と無限遠とでは 0.20 D の差があり，理論的には，－0.20 D を加えるべきである。しかし実際問題として，0.20 D 程度では視力の違いはごくわずかである。また，自覚的および他覚的屈折検査でも調節の影響が入りやすく，近視では過矯正に，遠視では低く矯正される傾向があり，通常は特殊な場合を除いて－0.20 D は無視している。特殊な場合とは遠方視を職業としている人で，－0.20 D も無視できないときで，眼鏡処方に－0.25 D を加える場合がある。

3 m 視力表を用いると無限遠との差は 0.33 D となり，また視標作成上の誤差も大きく，したがって測定誤差は大きくなる危険があり好ましくない。海外では 6 m，20 フィートなど，わが国より長目の検査距離を使っている。

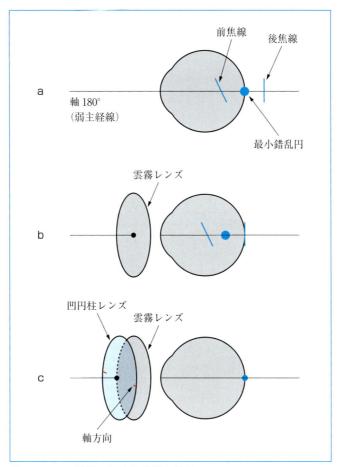

図 3-10 ▶ 乱視表による乱視の検査

180°方向に軸をもった凹円柱レンズを入れると，このレンズは90°方向に凹レンズ効果があり，前焦線（強主経線）は後焦線に近づき的確な度数の場合には，これらは一致して点になる（図3-10c）。すなわち雲霧するのは，後焦線を網膜上にもってきて，次いで凹円柱レンズで前焦線を網膜上にもってくるためである。

雲霧しない状態で円柱レンズを入れると，乱視度は弱めに出る可能性がある。また後焦線が網膜上にないときは，乱視表の濃い細い線の方向が明瞭でない。雲霧量を多くするのは，後焦線を網膜の前方に位置させることであり，この状態から雲霧量を減らしていくと，後焦線が網膜上にきて乱視表の濃い細い線が明らかになる。雲霧量が少ないときには調節することによって，後焦線を網膜上にもってくる可能性があるのでよくない。

雲霧して，後焦線を網膜上にもってきて，凹円柱レンズで矯正する場合と，前焦線を網膜上にもってきて（過矯正），凸円柱レンズで矯正する場合と比較すると，後者は眼の調節のため前焦線を網膜上に定着させておくことが困難であるため，乱視度を弱く測定したり，軸を間違えたりするのでよくない。また後者の場合には乱視表で濃く細くみえる線の方向は前者の場合と90°違ってみえる。乱視表の濃淡の方向がときに違うのは，網膜面と焦線の位置関係による。

放射線図形の乱視表のほかに **Raubitschek 乱視表**（図3-11）が用いられ，これは乱視表が回転するので乱視軸を決める精度が高く，軸

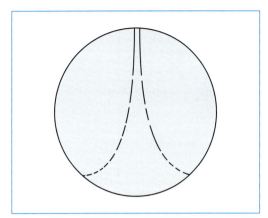

図 3-11 ▶ Raubitschek 式回転式乱視表

の調整に用いられる。

　②**クロスシリンダ**＊**と視力表を用いる方法**：他覚的屈折検査の球面レンズ度に乱視の 1/2 を加えた球面レンズ度を装用させるか，最良の視力を得る最弱の凹レンズあるいは最強の凸レンズを装用させる。この状態で出た視力よりやや低い視標をみせる。次いで，次のステップに移る（**図 3-12**）。

> ＊クロスシリンダ cross cylinder とは，同じ屈折度の凹凸円柱レンズをその軸を互いに直角にして組み合わせたもので，雑性乱視矯正用レンズである。±0.25 D から ±1.00 D まであるが，±0.25 D＊＊，±0.50 D のものがよく利用され便利である。

> ＊＊ ±0.25 D のクロスシリンダとは +0.25 D の円柱レンズと −0.25 D の円柱レンズの軸を直角に組み合わせたもので，+0.25 D ○ cyl − 0.50 D のレンズである。

〈ステップ1〉乱視の検出

　クロスシリンダの柄を回転させクロスシリンダの表裏を入れ換えて，その前後で見え方を比較する。これを水平垂直方向（180〜90°）と斜方向（45〜135°）で行う。視力表の視標の見え方が回転前後で違うときには乱視がある。この段階で使用するクロスシリンダの度は他覚的検査によって得られた乱視度に相当するものを用いるとよい。たとえば 2.00 D の乱視が他覚的検査で得られていれば，±1.00 D のクロスシリンダを用いる。

〈ステップ2〉乱視軸の決定

　ステップ1で最もよくみえる方向に仮矯正のクロスシリンダの軸を合わせて，眼鏡試験枠の球面レンズ度に重ねて装用させる。ここで，仮矯正のクロスシリンダの軸をはさむようにクロスシリンダの軸をおき，表裏の見え方を比較する。見え方が違うときは，よくみえる検査用クロスシリンダの軸に仮矯正クロスシリンダの同符合軸が近づく方向に回転させる。同じ操作を繰り返して検査用クロスシリンダの表裏で見え方が同じになるまで軸方向の微調整を行う。

　クロスシリンダに余裕がなく仮矯正用に使用できないときは，たとえば ±0.50 D のクロスシリンダのときは球面レンズ +0.50 D と円柱レンズ −1.00 D とを組み合わせて使えばよい。

〈ステップ3〉乱視度の決定

　仮矯正クロスシリンダの軸と検査用クロスシリンダの軸を一致させ，表裏の見え方を比較する。見え方に差があれば，その方向の度を仮矯正クロスシリンダの度に加減して乱視度を決める。乱視度およびその軸が決定されたら球面レンズを微調整する。

　【解説】クロスシリンダを用いるときには，雲霧をせずに**最小錯乱円が網膜上に位置する状態で検査する**（図 3-13）。すなわちクロスシリンダの回転による見え方の比較とは，**網膜上の最小錯乱円の大きさの比較**である。前焦線と後焦線が近づけば最小錯乱円は小さく，遠ざかれば大きくなる。したがって操作中には最小錯乱円が網膜上にくるようにしておかなければならない。

　クロスシリンダの回転前後で被検者の応答が明瞭でない場合は＊最小錯乱円が網膜上にない場合が多い。最小錯乱円が網膜の後方にある場合は眼が調節して最小錯乱円を網膜上にもってくることができるが，網膜の前方にあるときには，このようなことができず応答がはっきりしないことになる。この場合には装用している球面レンズに弱い凹レンズ（多くは −0.25 D）を加

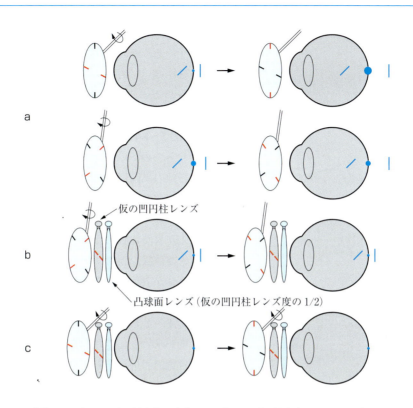

クロスシリンダの赤線は凹円柱レンズの軸方向，青線は凸円柱レンズの軸方向である。
a：**乱視の検出**　クロスシリンダの赤線が 180°方向にあるときに最小錯乱円が小さくなり視標はよくみえた（左上段）。そこで，この方向に仮のクロスシリンダを入れる。
b：**乱視軸の決定**　仮のクロスシリンダがない場合を図示している。たとえば，±0.50 D のクロスシリンダを使っているならば +0.50 D ○ cyl −1.00 D なので，−1.00 D の円柱レンズの軸を 180°方向に入れるとともに，+0.50 D の球面レンズを加える。
　凹円柱レンズの軸をはさむようにクロスシリンダの軸を反転させて，視標がよくみえるクロスシリンダの赤線方向に凹円柱レンズの軸を回転させる。回転前後の視標が同じようにみえるまで反復して軸方向を決定する。
c：**乱視度の決定**　クロスシリンダの軸と凹円柱レンズの軸方向を一致させてクロスシリンダを反転させ，赤線が一致したときに視標がよくみえれば凹円柱レンズ度を増し，逆のときには減じて，同様にみえる段階で凹円柱レンズ度を決定する。

図 3-12 ▶　クロスシリンダによる乱視の検査

えて最小錯乱円を網膜上にもってくると応答が明瞭になることがある。

> ＊クロスシリンダの回転前後の状態を同時に観察できるオートクロス（Topcon ビジョンテスター SD に装備），ジムルタンテスト（Zeiss），サイマルクロス（AO-SR IV に装備）を使うと答えは明瞭になることがある。

①と②の方法には一長一短があり，これらの原理をわきまえて，適宜，両方法を組み合わせて使用するとよい。

b）視標を用いる方法

　2 色テスト（赤緑テスト red-green test）（図 3-14）：紙製のもの，背面照明のもの，投影式のものなどがある。球面レンズ度の微調整に用いる。赤地と緑地に黒の図形があり，赤地の黒図形と緑地の黒図形のどちらがはっきりみえるかとたずねる。赤地に黒図形が明瞭と答えた場合には，近視の矯正が不十分であり凹レンズ

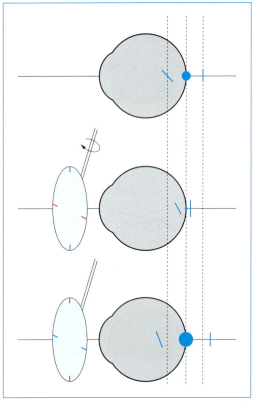

図 3-13 ▶ クロスシリンダの回転による最小錯乱円の大きさ（直乱視の例）

を追加する。緑地の黒図形が明瞭にみえた場合には，遠視状態にあり凸レンズを追加する。図形が同じように明瞭にみえると答えればその矯正レンズは正しいことになる。ただしこの場合，調節すれば赤地に黒図形が明瞭にみえるので，調節についての配慮を払わなければならない。

【解説】この検査は，眼の色収差を利用した検査法である。赤光は長波長光であり，短波長光である緑光より後方に焦点を結ぶ（図 3-14）（11，33 頁参照）。赤地に黒図形が明瞭にみえることは赤光の焦点が網膜上にあることで，このとき黄色光の焦点は網膜の前方にある（図 3-14）。そこで黄色光を網膜上にもってくるためには凹レンズが必要になる。この逆で緑地の黒図形が明瞭にみえるときは凸レンズの追加が必要である。このようにこの検査は眼の色収差を利用した検査法なので，正常眼と色収差が異なる眼には使用できない。たとえば，無水晶体眼，眼内レンズ挿入眼，色覚異常者，水晶体が黄色味を帯びた高齢者などである。

c）他覚的屈折検査の結果を用いる方法

オートレフラクトメータなどで他覚的に屈折度が求められている場合にはこの値に基づいて自覚的屈折検査をする。

① 他覚的屈折検査で得られた球面度と円柱度数から 0.75〜1.00 D を増加したレンズを検眼鏡枠に入れる（図 3-15a）。
② 視力表を見せて球面レンズ度を増加して最良の視力が得られた球面レンズ度を求める（この状態では網膜上に最小錯乱円がある）（図 3-15b）。
③ この状態でクロスシリンダを用いて乱視度と軸方向を求める（図 3-15c）。
④ 球面度数の再調整

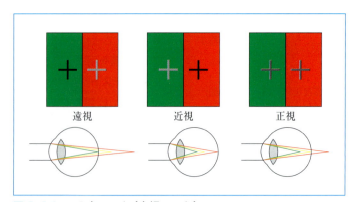

図 3-14 ▶ 2 色テスト（赤緑テスト）

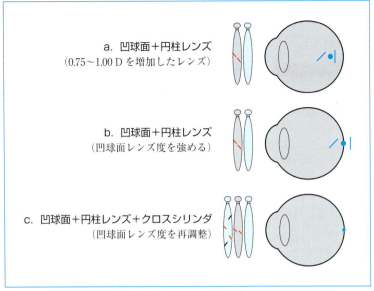

図 3-15 ▶ 他覚的屈折検査の結果を用いる方法

【例1】他覚的屈折検査で球面レンズ度 −4.00 D, 円柱レンズ度 −2.00 D で軸方向 180°と出た場合

　球面レンズ度, 円柱レンズ度からそれぞれ 0.75 D を増加して, 検眼鏡枠に −3.25 D と −1.25 D を入れる。この状態から凹球面レンズを最良の視力が得られるまで追加する。次いで, クロスシリンダで円柱レンズ度と軸を決定したのち, 球面レンズ度を再調整する。

【例2】他覚的屈折検査で球面レンズ度 +4.00 D, 円柱レンズ度 −2.00 D で軸方向 180°と出た場合

　球面レンズ度, 円柱レンズ度からそれぞれ 0.75 D を増加して, 検眼鏡枠に +4.75 D と −1.25 D を入れる。この状態から凹球面レンズを最良の視力が得られるまで追加したのち, クロスシリンダによって乱視度と軸を求める。

d) 両眼開放状態での屈折検査

片眼遮閉時の屈折検査では両眼開放時に比べ調節の影響がはいるといわれ[3], 近年, 両眼開放状態での屈折検査が重要視されてきている*。これは片眼遮閉時の屈折検査の値をチェックするのにも用いられる。

> ＊通常, われわれは両眼開放状態でみている。したがってこの状態での屈折検査を行い, 眼鏡処方されるのが望ましい。また片眼遮閉時は両眼開放時に比べ調節状態にあるので[3], 最終的には両眼開放で検査すべきである。

簡便法：単眼ずつ測定した屈折度のレンズを眼鏡試験枠に入れて両眼で視力表をみせる。両眼同時に +0.25 D のレンズを入れ, 視力低下がなければさらに強い凸レンズを両眼に入れる。視力低下が起これば その前の装用レンズを矯正レンズにする。両眼視力は通常単眼視力より 15% 程度良好である (41 頁参照)。

この場合, ±flippers を用いると便利である (図 3-16)。

両眼雲霧法：単眼ずつ測定した屈折度に約 2.00〜3.00 D 程度の凸レンズを加えて両眼を雲霧する。20 分〜1 時間後単眼ずつ雲霧量を少なくし, 最良の視力が得られる遠視寄りの屈折度を求める。

雲霧レンズを交換する場合, 次の雲霧レンズを挿入後, 現在使用中の雲霧レンズを外すよう

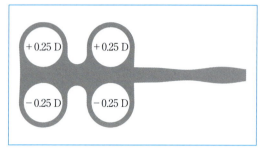

図 3-16 ▶　±flippers

にする．一方の眼の検査が終わったら，再び＋2.00〜＋3.00 D のレンズを付加し他眼の検査に移る．

偏光板を利用する方法：偏光板の軸の方向が左右眼で直角になるような偏光眼鏡をかけて，偏光板を貼った視力表をみせると，眼鏡の偏光板の軸と視標の偏光板の軸が一致したときのみ視標がみえる．両眼を開放しているが，眼鏡の偏光板の軸と視標の偏光板の軸とが直交しているときには，その眼では視標はみえない．

b. 自覚的屈折検査機器（ターレット式自覚検査器）

ビジョンテスター D 型（Topcon）（図 3-19），ホロプター（AO），オプテスター（Nikon）などの名称で発売されている．レンズが装置に内蔵され，迅速に検眼窓にテストレンズを出すことができる．

最近ではコンピュータが内蔵され，ボタン操作により所定のレンズを出すことができる．この装置ではレンズの入っているところが筒状で，これを通してのぞくため器械近視が起こり，測定値は近視寄りに出やすい（176 頁参照）．したがってこの測定値は検眼レンズと眼鏡試験枠を用いたレンズ交換法で再チェックする必要がある．この装置では屈折検査のほか，眼位の検査もできる．

乱視の軸の表示法

　1909 年ナポリでの国際眼科学会の協定によると，乱視軸は両眼とも鼻側水平位を 0°とし，これから上方に向かって角度を増し，耳側水平位を 180°とし，これを万国式と名づけた．これに対して 1925 年ドイツの眼鏡光学技術会（Technische Ausschluss für Brillenoptik；TABO）の協定によると，眼鏡装用者の水平線の右側端を 0°とし，時計の針のすすむ方向と逆の方向に向かい水平線の左端を 180°とする（図 3-17）．この表示法は両眼とも同じである．これを**タボ型**といい，眼鏡方面では**オカ型**（Ophthalmologischer Kongress von Amsterdam 1933-OKA）新万国式と呼ばれている．現在は各国で新万国式が用いられ，これは 1 つの取り決めとして使われている．新方式になったのは，眼鏡作製の際に左右での軸の間違いを防ぐためである．

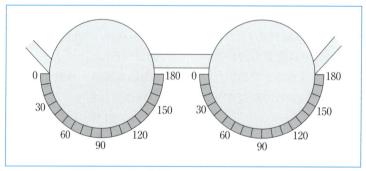

図 3-17 ▶　**乱視軸の記載法**（被検眼を正面からみた眼鏡試験枠）

3 他覚的屈折検査

通常，眼の屈折検査は他覚的屈折検査を行った後に自覚的屈折検査をするのが原則である。

a. 検影法

検影法 skiascopy, retinoscopy は古くから用いられている方法である．近年は照準の明るさ，使いやすさ，正確さの点から光源が内蔵された**検影器（レチノスコープ）**retinoscope が主として用いられている．これには大きく分けて，**線状検影器**と**点状検影器**とがある（**図3-20**）．検影法は熟練を要するが精度は比較的高く，またどのような体位でも行えるため，乳幼児の検査に最適である．特に点状検影器はすばやく2つの主経線の検影ができるため，小児の検査には適している．このほか器具が安価であることも長所であり，熟練すると便利な検

❑ **両眼のバランスをとる方法**

片眼ずつの自覚的屈折検査終了後に行う．

1. 交代遮閉法

両眼に＋0.75〜＋1.00Dのレンズを装用させ，最高矯正視力より4〜5段階低い視力標をみてもらう．交代遮閉で明瞭にみえる眼に＋0.25Dのレンズを追加して，左右同じようにみえるまでこれを繰り返す．

2. Humphriss 法

左眼に＋0.75〜＋1.00Dのレンズで雲霧し，右眼に＋0.25Dを装用させて視力が低下しなければ，さらにプラスレンズを強めて最高視力が得られる遠視側のレンズを決める．左眼でも同様に行う．

3. プリズム法

3〜4△のプリズムレンズを右眼に基底下方，左眼に基底上方に入れて，上下の複視を起こさせてランドルト環あるいは2色テストをみせて上下の視標が同じようにみえるまで球面レンズを調整する（**図3-18**）．

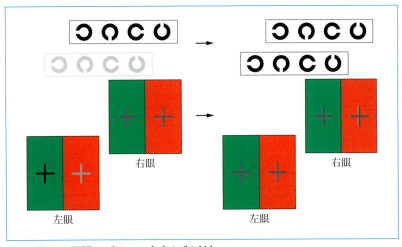

図3-18 ▶ 両眼のバランス（プリズム法）

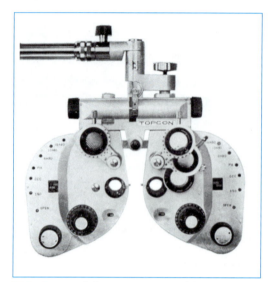

図 3-19 ▶ ビジョンテスター D 型（Topcon）

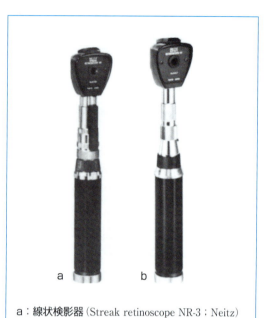

a：線状検影器（Streak retinoscope NR-3；Neitz）
b：点状検影器（Spot retinoscope 3R1-SP；Neitz）

図 3-20 ▶ 検影器

査法である。

検影法は検影器のほか，板付レンズあるいは検眼レンズが必要である。被検者と検者とは通常 50 cm 離れて座る。検影器から被検者の瞳孔に光を投影し，検影器を左右あるいは上下方向に回転したときに，瞳孔内にみえる光面と影の動きを観察する。そして検影器の回転方向と瞳孔内の影の動きの関係から屈折度を求める（図 3-21）。

同　行：検影器の回転方向と瞳孔内の影の動きが同方向になる場合は，遠視，正視または －2.00 D 未満の近視である。

逆　行：検影器の回転方向と瞳孔内の影の動きが逆方向になる場合で，－2.00 D を超える近視である。

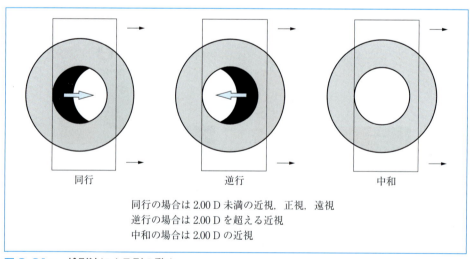

同行の場合は 2.00 D 未満の近視，正視，遠視
逆行の場合は 2.00 D を超える近視
中和の場合は 2.00 D の近視

図 3-21 ▶ 検影法による影の動き

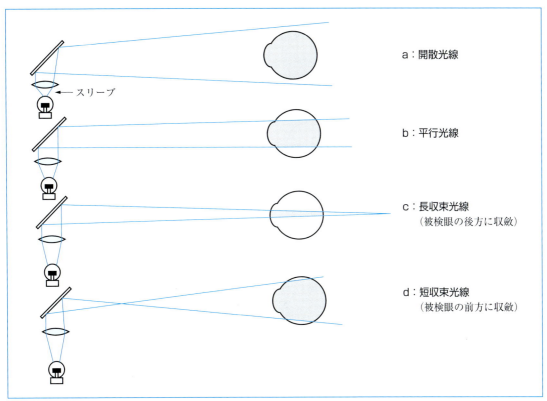

図 3-22 ▶ 検影法で使われる光束の種類

中 和：検影器の動きに対して瞳孔内の光の動きが認められない場合で，−2.00 D の近視である。

次いで板付きレンズあるいは検眼レンズを被検者の眼前におき，中和したときの屈折度を求める。

【解説】 50 cm で検影しているため，遠点が50 cm にある −2.00 D の近視では中和するが，遠点がこれより遠い −2.00 D 未満の近視，正視，遠視では同行し，遠点が 50 cm 以下の −2.00 D 以上の近視では逆行する。したがって，正視眼に +2.00 D のレンズを眼前におくと，ちょうど −2.00 D の近視と同じ状態になり遠点が 50 cm になるため中和する。屈折異常の場合も同様に考えればよく，中和したレンズ度に −2.00 D を加えればその眼の屈折度になる。したがって 50 cm という検査距離が求める屈折度の精度に関係する。

検影は通常，水平および垂直経線で行われるが，検影時に影が斜め方向に動く斜乱視の場合がある。このときは，この斜めの経線とこれと直交する経線について検影を行う。

1）線状検影器

現在最も広く使われている検影器である。いろいろな機種があるが，光源，レンズ，反射鏡からなっている（**図3-20**）。光源ランプのフィラメントは線であり，したがって焦点は点でなく線になり，線状検影器 streak retinoscope と呼ばれている。套管（スリーブ）の移動によって光源をスリーブ内のレンズに近づけたり遠ざけたりすることができる。そして光源とレンズとの位置関係から，開散，平行あるいは収束光線に換えられる（**図3-22**）。また線状検影器は乱視，ことに斜乱視の検出に有利である。

2）検影法の実際

線状検影器を用いた検影法の実際を述べる。

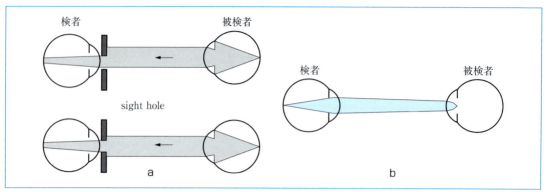

図 3-23 ▶ 検者と被検者の瞳孔の関係

①一般に測定は半暗室で施行する*。

> *レチノスコープ内蔵の光源は明るく，明室でも検影は可能であるが，半暗室のほうがやや散瞳してみやすい。また，小児では半暗室のため暗室ほどこわがらないで検査できる。

②患者と一定距離 working distance をおいて向かい合う。通常，50 cm である。いつも 50 cm でできるように慣れることが大切で，慣れるまでは検影器に糸をつけて練習するとよい*。

> *検影距離を 50 cm としたとき，±0.25 D の測定誤差を生じる距離差は ± 62.5 mm である[3]。

③検者の後方を眼底検査の要領で被検者に漠然とみさせる。すなわち，右の被検眼を測定するときは検者の右の耳をかすめてその後方を，左眼の測定では検者の左耳をかすめた後方に視線を向け遠方をみさせる。これによって調節を弛緩させる効果があるが，乳頭面上での検影となり，やや近視よりの値が得られる[4]。熟練してくれば，この方法で屈折度の目安をつけた後，光源方向を注視させて中心窩上で検影を行えばより正確である*。

> *中心窩の検影が困難な理由は，縮瞳することのほか，乳頭反射に比べて中心窩からの反射は著しく暗いことによる。散瞳すればよいが球面収差などの誤差が入る[3]ので，できるだけ瞳孔の中央で検影を行う。

④套管（スリーブ）を上下させて，まず開散光線にしてスキャニングを開始する。

⑤検影中，検者は被検者の瞳孔を注視する*。

> *瞳孔を注視できないときは，不必要な光像が検影を障害するからである。検影法の観察系としては sight hole が開口絞りであることが必要である。しかし，検者眼への光の入り具合によっては，被検眼の瞳孔が開口絞りになりうる（図 3-23a）。このとき，検者はこのことを感知できない。そこで被検眼瞳孔が開口絞りにならない状態にすればよい。そのためには検者が被検者の瞳孔を注視すること，すなわち，検者眼網膜と被検者瞳孔を共役の位置におくことにより解決される[5]（図 3-23b）。

⑥スキャニングに際しては投影光線が瞳孔領をいつも覆っているように注意する*（図 3-21）。線状検影器では乱視のある場合には，投射光線を細くして反射光線の動きから主経線の方向を見出し（図 3-24），この方向と一致するようにスリーブをまわして主経線方向を求める。**屈折度を測定するためのスキャニングは瞳孔領を覆う太い線状光線で行う**。さらに，直交しているもう１つの経線方向のスキャニングを行い，乱視度とその軸を知る。

> *投影光が被検者の瞳孔を覆っていないときには，被検者の網膜上の光像は被検眼網膜と検影器の共役点との位置関係によって動く方向を変え，これは検影法にとっては不必要な光像の動きになる。したがって，光束の縁が瞳孔にかかる状態で投影すると，本来の光像の動きのほかに不必要な動きが混在してみにくくなる[6]。

❏ 検影値の記載と眼鏡レンズ度の例

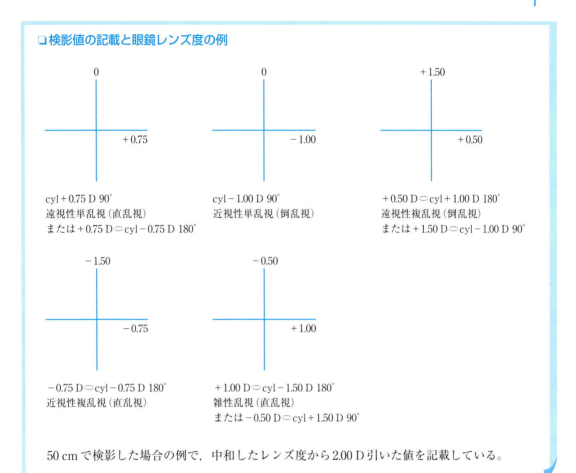

50 cm で検影した場合の例で，中和したレンズ度から 2.00 D 引いた値を記載している。

❏ 乳幼児の検影法のコツ

　検影法に熟練し，素早くすませることである。新生児では一般に仰臥位で開瞼器を用いて，光源の内蔵された**点状検影器**を使用する（1回のスキャニングで経線方向を素早く検出できるため）。この場合，開瞼器で眼球を圧迫しないように気をつける。1歳未満の乳児でも一般に仰臥位で行うが，光に興味をもち，開瞼器を使用せずにできる場合もあるので，一応は試みるべきである。1歳以上では，通常，興味を引く物体を固視させて行うこともできるが，暗室に入っただけで泣き出す小児がいるため，なるべく半暗室の状態で行うのがよい。点状検影器は半暗室でも十分検影可能である。なお3歳以前では板付レンズを使えないことがあり，この場合には検眼レンズを用いるとよい。乳幼児の検影では検者が夢中になり，つい検影距離が短くなることがあるので注意を要する。また，できるだけ被検眼の視線方向に光を入れる努力をしなければならない。あばれたり，どうしても検影法ができないときは，催眠剤 monosodium trichloroethyl phosphate（Tricloryl）シロップ 1〜1.5 mL/kg を内服させるとよい。

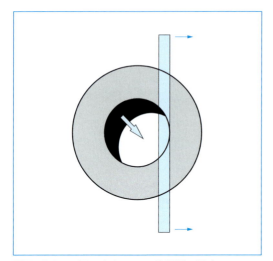

図 3-24 ▶ 細い光束による乱視軸の検出

⑦主経線が求められると，レンズを加入し，中和に要するレンズを各主経線ごとに求める。また，レンズを加入しない状態でスキャニングして中和していれば，被検眼の遠点は 50 cm で屈折度は −2.00 D である．同行していれば，−2.00 D 未満の近視，正視あるいは遠視なので，凸レンズを加入し，中和するまで凸レンズ度数をあげる．逆行している場合は凹レンズを加入し，やはり中和点を求める．同行→逆行のほうが逆行→同行より判断しやすいので*，逆行のときは強めに凹レンズを付加して同行させ，次いで凹レンズを弱くしていって同行→逆行でみるのもよい．いずれも最初は 1〜2 回のスキャニングですばやくレンズ度数を変えていき，中和の付近を念入りにスキャニングする．強度近視では，**短収束光線**（図 3-22）を用いると投影光線の輝度が高くなるとともに，同行→逆行となりわかりやすい．また，強度遠視では**長収束光線**を用いると，輝度が高くなり中和点がみつけやすい．いずれの場合も投影光線は瞳孔を完全に覆っていないので，**開散光線**でチェックする必要がある．

> ＊一般に同行は逆行より判定しやすい．西信ら[6]によれば，被検者の同行を検者が注視していないとき，すなわち検者側に accommodation lag がある場合には，検影の際の不必要な光像が同行の光像と同方向に動くのに対して，逆行の場合は必要な光像に対して不必要な光像が逆方向に動くため（scissors movements），同行のほうが逆行より判別しやすい．そこで検影中に被検者の瞳孔を注視していれば，このようなことはないと述べている．

⑧中和に要する加入レンズ度が決定されると計算式で屈折度が求められる．すなわち，屈折度(D) = レンズ度(D) − 1/検査距離(m) である．たとえば検査距離 50 cm の場合，中和したレンズ度から 2.00 D を引けばよい．中和点のレンズ度数が −1.50 D であれば屈折度は −3.50 D になり，レンズ度数が ＋3.00 D であれば屈折度は ＋1.00 D になる．レンズ加入 0（裸眼）であれば，−2.00 D になる．

⑨度数の記載は，カコミ「検影値の記載と眼鏡レンズ度の例」（87 頁参照）の例のように主経線とその屈折度を記載する．斜乱視のときはその角度も記載する．

⑩以上は検者眼と被検者眼の距離を一定に保った場合（通常は 50 cm）であるが，これに移動法を併用すると便利なことがある．すなわち，50 cm の距離で中和が得られた場合，検者が被検眼に少し近づいてスキャニングすれば同行になるので（距離差 ±62.6 mm は ±0.25 D に相当する），中和点をチェックするのに使うとよい[7]．

⑪検影法では調節検査も行うことができる．すなわち，近距離に固視目標をおき，被検眼が調節している状態での屈折度を求める方法である．これは上述の**静的検影法** static retinoscopy に対して，**動的検影法** dynamic retinoscopy という．他覚的調節検査法であるが，わが国ではあまり用いられていない．

⑫**オーバーレチノスコピ over retinoscopy (skiascopy)** は眼鏡レンズの度数などの

3. 他覚的屈折検査　89

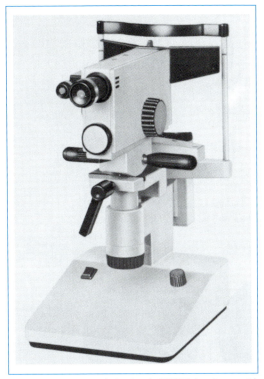

図 3-25 ▶　レフラクトメータ PR50（Rodenstock）

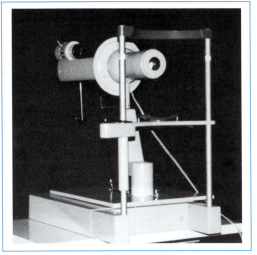

図 3-26 ▶　Hartinger による合致式レフラクトメータ（Zeiss）

チェックに用いる。眼鏡装用状態で検影法を行う。50 cm で検影したときに＋2.00 D のレンズで中和したときには，眼鏡レンズは適切である。同行した場合には，近視ならば過矯正，遠視ならば低矯正である。逆行した場合にはその逆になる。これは，屈折矯正したレンズの上からのレンズのチェックでオーバーレフラクション over refraction である。したがって，コンタクトレンズの度数のチェックにも用いられる。コンタクトレンズでは検影法だけでなく，オートレフラクトメータを用いることも可能である。

⑬その他の注意点として，小児の遠視では，非検眼を雲霧しないと近視側に測定されることがあること[8]，中和点での網膜照射面積は乳頭面積の 1/640 程度であるので，後部ぶどう腫などではわずかな軸ズレが大きな検査値の誤差になりうること[9]などがある。

b. レフラクトメータ

1）観測式レフラクトメータ

器械内の光源が正しく結像していると検者が判断したときのジオプトリ目盛を読んで測定する方式である。測定原理から眼底視像のボケを利用する方法（結像式）と，眼底に投影された線状視標像のズレを合致させる方法（合致式）とがある。

a）種　類

結像式：Thorner 式（Topcon），Kühl 式（Rodenstock）（**図 3-25**）

合致式：Hartinger 型（Zeiss）（**図 3-26**），トプコンⅢ型（Topcon）

b）測定原理

結像式：移動可能な光標 M をレンズ系 L によって被検眼の眼底に像 M′ を結ばせる（**図 3-27a**）。この像を別のレンズ系によって検眼とレンズ系 L′ の間に結像させ，この結像面の位置 T から眼の遠点位置，ひいては眼の屈折度を知る方法である（**図 3-27b**）。

代表的なものは Rodenstock 社のレフラクトメータ（**図 3-25**）である。この光標は**図 3-28**のごとくである。Kühl 式とはプリズムを移動させて光路距離を変える方式である。

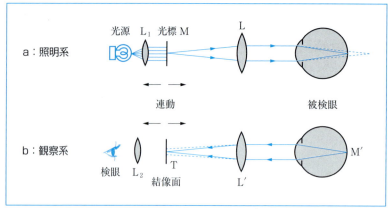

図 3-27 ▶ 結像式レフラクトメータの原理（大島[4]）

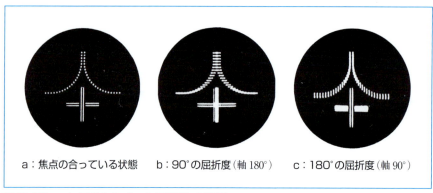

図 3-28 ▶ レフラクトメータ PR50 の光標

　使用上の注意点としては，目盛は必ず遠視側から近視側へ移動させ，できるだけ調節が入らないようにする。また，なるべく瞳孔の中央で測定する。

　合致式：シャイネル Scheiner の原理を利用している（**図 3-29**）。光標 M から出た光束の一部は軸外の小さな孔 B から眼内に送り込まれる。光標 M からの光束がレンズ系 L によって光軸に平行な光となって眼内に入るときは，正視眼ならば光軸上の網膜に光標の像 M_e' ができる。しかし遠視眼では，光束が光軸に達する前に網膜に像 M_h' を生じる（光束が細いので比較的明瞭な像を形成する）。一方，近視では光軸を通過後網膜に像 M_m' ができる。これらは再びレンズ系 L を通り検眼とレンズとの間に結像するが，屈折異常眼では光軸から外れた位置に結像する（M_h''，M_m''）。光軸からのズレの程度は屈折異常の程度と関連があり，このズレの程度から屈折度を求める方法である。

　代表的な Hartinger 型の光標は**図 3-30** のごとくであり，上下左右の光標と一致させる操作をし，これから球面レンズ度，円柱レンズ度および軸方向を読みとる。

　操作上注意すべき点は，結像式と同様に遠視側から目盛をまわして測定し，調節の影響が入らないように気をつけることである。

　測定光に赤外線を用いたトプコン RM 型はまぶしくなく，半暗室でも測定可能である。RM500 型は，2 つの主経線を同時に測定でき，測定結果をプリントできるので便利である。

2）オートレフラクトメータ

　オートレフラクトメータ auto refractometer は，

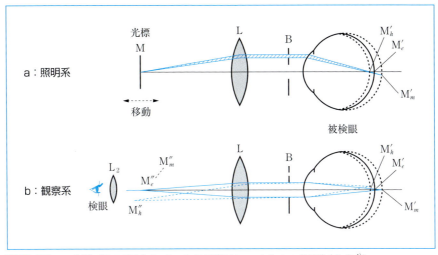

図 3-29 ▶ 合致式レフラクトメータの原理（シャイネルの原理）（大島[4]）

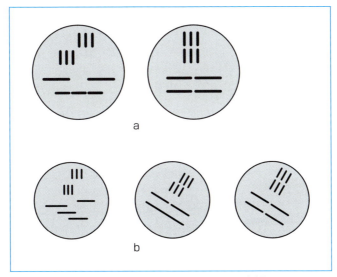

図 3-30 ▶ Hartinger 型レフラクトメータの光標

1972年，半自動の Ophthalmetron が Bausch & Lomb 社から発売され，1973年，完全自動の Auto-Refractor 6600 が Acuity-Systems 社から発売された。そして1980年以後，国産品が次々と出された（図3-31）。これらは熟練者でなくても短時間で簡単に操作でき，比較的正確な値が得られる他覚的屈折検査機器である。測定光には赤外線が使われていて被検者はまぶしくなく，また半暗室あるいは明室での測定が可能である。測定結果は表示されるとともにプリントされるため，データの読みとりミスもなく便利である。AR-1は視力，調節力の測定も可能である。

a) 測定原理

観測式レフラクトメータと同様に原理的には結像式，合致式のほかに検影式などがある。

結像式のものは，光軸上におかれた一定面積の光電素子が最大コントラスト像を得る位置（ピントが合っているとき）を求めてレンズが移動し，この移動位置から眼の遠点位置を検出

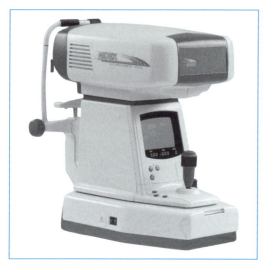

図 3-31 ▶ オートレフラクトメータ AR 630A
（Nidek）

する方式である。

合致式は観測式の項で述べたごとく，屈折異常眼では軸外に結像するので，軸をはさんで上下あるいは左右に光電池をおき，どの光電池が光を感受したかによってピントが前か後かを判断し，これに対してレンズを移動させ，レンズの移動量から屈折度を算出する方式である[11]（図 3-32）。

検影式とは検影法の理論に類似した原理のものである。眼底上に投射したスリット光をスキャンして，それに伴って生じる受光素子での光の動きを解析して屈折度を求める。

画像解析式では眼底像を撮像素子で捉えて画像解析することで，屈折度を求める方式である。この方式の特徴は各経線の屈折度を同時に測定できるので，調節微動などによる円柱レンズ度や乱視度への影響が少ないといわれている[10]。

b) 測定精度

①オートレフラクトメータは熟練者でなくとも，ボタン操作1つで容易に，かつ短時間で測定値が得られるのが特長であり，従来の報告からは各機種ともほぼ類似した精度をもっている[12]。同一眼を同じ日時に各種の機器によって測定した結果でも，測定された球面レンズ度に大きな差はみられない。円柱レンズ度は従来のレンズ交換法に比べ，やや強く測定されたり弱く測定されたりする。乱視軸方向も乱視が弱い

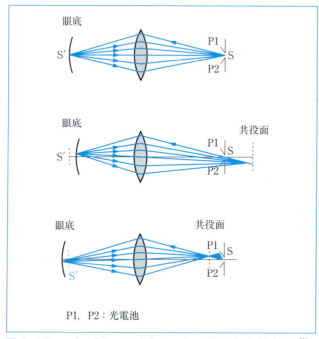

P1, P2：光電池

図 3-32 ▶ オートレフラクトメータの原理（合致式）（大島[11]）

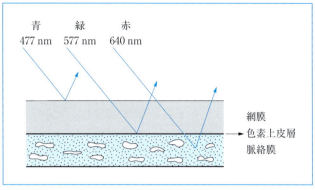

図 3-33 ▶ 波長による眼底での反射位置

ときにはかなり変動するが，乱視が 1.00 D を超えると，軸の変動はほとんどなくなるのが通常である[*12]。

> [*]オートレフラクトメータで打ち出される測定値は，機種に固有の数経線（最小 3 経線で，たとえば 0，60，120°）の D 値を測定して計算で求めている。すなわち，これらの値から計算で球面レンズ度，円柱レンズ度，軸方向を求めている[11]。それぞれの経線は同時に測定されるのではなく，経時的に測定されるため調節微動，固視微動，頭位の微妙な変化などによって，測定値に変動がみられる。特に乱視度や軸方向の変動が大きく出る。

②すべてのオートレフラクトメータの測定光には赤外線が用いられている。被検者にとってまぶしくなく有利であるが，赤外線のような長波長光は，可視光に比べ後方に焦点を結ぶので問題がある。平行な可視光線が眼内に入射すると正視眼では視細胞に結像するが，平行な赤外光は視細胞より後方に結像する[13]（**図 3-33**）。このため，赤外光で測定した結果は可視光線の値に換算されなければならない。この補正値は眼組織中では理論的に求めることはできず，いずれの機種も何人かの被検者をオートレフラクトメータで測定し，これを自覚的屈折検査値と比較して補正値を決めている。したがって，この値は機種によって異なり補正値を遠視側に寄せれば，従来のレフラクトメータで問題になっていた，調節によって近視寄りに測定されるものを補正することも可能である。しかし補正値にこのような操作をした場合，たとえば若い人では比較的よい値が出ても，老人のように調節力のなくなった眼，あるいは調節麻痺薬を使った眼では，やや遠視側に出る弊害もある[14]。

③測定時間は機種によって異なるが，0.2 秒と短い。測定時間の短い場合には測定の確実さは増し，集団検診には便利である。しかし，この場合は眼の屈折状態の一断面をみている可能性がある。すなわち，眼には**固視微動**（1～1.5 サイクル/秒ごとに 5～30′）[15]や**調節微動**（1～2 サイクル/秒ごとに 0.1 D 程度）[16,17]があり，たえず動揺しているからである（50，236 頁参照）。通常，自覚的屈折検査はある一定の時間内に測定されるものであり，オートレフラクトメータのようにごく短時間に測定された値でよいかは問題である。人間の屈折度は一断面でなく平均値として測定する必要がある。

④視標が装置に内蔵されているものと，視標は内蔵されておらず本体と別のものがある。後者のような外部視標の形式をとるものはオートレフ R-1®（キヤノン），ACCUREF-K9001®（新日本コンマース），WR-5100K®（グランド精工），Photorefractor PR-1000®（95 頁参照）などである。機器を設置するスペースの問題もあるが，ここでは測定精度に関することを述べる。内部視標の場合には光学的に遠方にあるように設置され，さらにオート雲霧装置がついている。一方，外部視標では視標の雲霧ができず，5 m に

視標がおかれている場合でも遠視眼では調節の介入が考えられる。しかし内部視標に比べ自然視に近い状態で検査できる利点があり、両眼開放下での測定のため調節の影響は少ないともいわれている[18]。

⑤最近のオートレフラクトメータはオートトラッキングシステム（自動追尾装置）がついていて、上下左右方向の照準が自動的にでき、また、フォーカスが最適状態になると自動的に測定を始める。また、眼内レンズ挿入眼では眼内レンズからの反射をおさえる装置を内蔵している機種もある。

> ＊オートレフはキヤノン製オートレフラクトメータの商品名である。

⑥3種類のオートレフラクトメータ（Nikon Retinomaz K plus2[®], Canon RF10[®], Grand Seiko WR5100K[®]）の値と自覚的屈折度を学童で比較した結果、調節麻痺薬を使用しないときには、オートレフラクトメータでは近視側に測定された。しかし、調節麻痺薬点眼後は自覚的屈折値と同様の結果が得られたとの報告がある[19]。

⑦通常、装置内に人工瞳孔（2.5～3.0 mm 径）があり、周辺光束は除外されて中央部のみの光束で測定でき、最小瞳孔径でなければ瞳孔径や収差の影響は受けない利点がある[20]。

c）機種の選定

多数の機種が発表されており、どの機種を選定するかは難しい問題である。測定精度、操作性、購入価格などが大きな因子と考えられる[21]。

測定精度については、自覚的屈折検査としてのレンズ交換法の予備検査として使用する限り、各機種に大きな差はないと思われる[12]。操作性に関しては検者の好みもあり、実際に機器にふれてみて決めるほうがよい。

測定時間を問題にする検者もいる[22]。測定時間が短ければ測定不能例は少なくなり屈折検査の集団検診に適するが、前項に述べた問題点もある。また設置スペースの関係で機器の大きさが問題となる場合もある。そこで視標が内蔵されているか外部視標であるかも選定の基準になると考えられる。最近では、屈折ばかりではなく、角膜曲率半径の測定ができるレフラクトメータや調節機能が測定可能なアコモドメータ内蔵（NIDEK　オートレフラクトメータ AR-1[®]）のオートレフラクトメータが発売されていて、これも機種選定の基準になる。

c. フォトレフラクション法

フォトレフラクション photorefraction 法は、乳幼児の屈折検査に用いられる。原理的には照明光源の位置から on-axis と off-axis に分類できる。前者は Howland ら[24]によって開発され光源と観察または記録光軸とが同軸上にあるもので、被検眼の網膜から反射して返ってくる像のボケの大きさと形状から屈折度を求める方法である。製品には Cambridge Paediatric Video-refractor VPR-1[®]（Clement Clarke）がある。後者は Kaakinen[25]により考案されたものである。カメラの光軸外に光源をおいて写真をとったとき、眼底からの反射光の瞳孔面内の分布から屈折状態を知る方法で、**フォトスキアスコピ**

□オートレフラクトメータの正しい使い方

梶田[23]によれば、最近のオートレフラクトメータは雲霧機構がついている。クイックモードを外して1回の雲霧機構が作動した際に1回の測定を行うようにし、数回測定する。雲霧機構が作動すると縮瞳するが、その後、緩やかに散瞳する。この時点で測定すると調節の関与が少ない。眼瞼や睫毛が測定系をさえぎらないことはもちろんである。数回測定してデータにばらつきがなければその値を採用する。

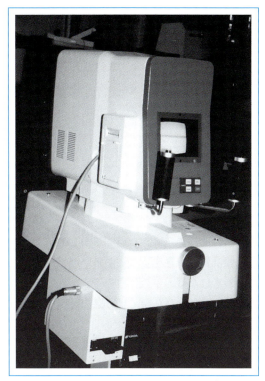

図 3-34 ▶ Photorefractor PR-1000 (Topcon)

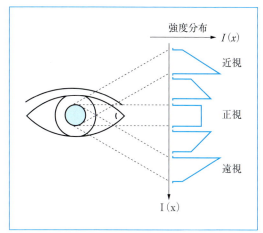

図 3-35 ▶ 屈折状態と強度分布の関係(魚里, 他[29])

などと呼ばれている。通常この方法は写真撮影した結果を解析するが，ビデオカメラで撮影し現場で再生して直ちにデータを処理できる装置も考案されている[26,27]。

1990 年，魚里ら[28,29]は off-axis の原理に基づき Photorefractor PR-1000®（Topcon）を発表した（図 3-34）。この装置は照明光源としてスリット状の面光源を利用し，観察系には光路の半分をさえぎる遮閉板（ナイフエッジ）を用いている。そして網膜からの反射光は被検眼の瞳孔面にピントを合わせた CCP センサで受光される。屈折状態とセンサ上での強度分布の関係は図 3-35 のごとくである。この強度分布をコンピュータ処理して水平と垂直 2 経線方向の屈折度を算出している。最近の Photorefractor PR-1100 は乱視度およびその軸の測定もできるように改良されている[30]。この装置は被検眼から 1.2m 離れた位置で両眼同時に測定できる利点があり，乳幼児の屈折度の測定には優れた装置である。このほか，手持ちのオートレフラクトメータ（ポータブルレフ GR-M3®；グラント精工，ニコンレチノマックス®；Nikon）が開発されている[31]。Power Ref II（Plusoptix）®はフォトレフラクション法を用いた方法で，両眼開放下で屈折値と瞳孔径の同時測定が可能である[32]。

d. アベロメータ aberrometer（波面センサ）による屈折度の測定

1）測定原理

Hartmann-Shack の波面センサの原理（14 頁，図 1-29）は以下のようになる。SLD から出た光線を測定眼に入射して眼底から反射して眼外に出てきた波面を，多数の小レンズ群であるレンズレットアレイに通した像を CCD カメラに集光させ得られた Hartmann 像から波面のズレがみられる。正視では波面は平面であるので，Hartmann 像は均一であるが，近視では周辺部が速く，中央部が遅い波面の像になり，遠視ではこの逆になる（34 頁，図 1-53 参照）。乱視では中心から周辺への変化だけでなく，経線方向にも変化する。この波面の形状解析から屈折異常を測定する方法である。

2）特徴

アベロメータでは，このように屈折度の測定のほかに高次収差も測定できるので，屈折矯正

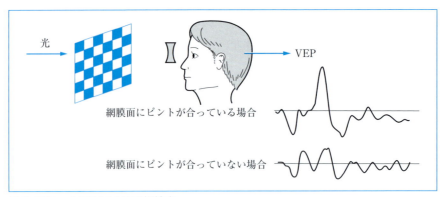

図 3-36 ▶ VEP による屈折検査

視力の不良なもの，白内障などの単眼三重視，IOL 眼での視力不良，円錐角膜での不正乱視の検査などに使用可能である．そして，高次収差を矯正できる LASIK などで対処可能でもある．市販される機器には Nidek の OPD-ScanIII® や Zeiss の iProfiler Plus® などがある．

e. VEP (visual evoked potential) を利用した方法

VEP の波形から屈折度を知る方法で機器として Ocears® (Biocomputronix) がある．後頭葉からの脳波をとり，この波形から見え方を判断する自覚的屈折検査に近い機能をもつ．

原理は，**図 3-36** に示すようなチェッカーボードパターン刺激を与えたとき，この像が網膜上でピントが合っているときに，VEP の波形が最大となることを利用した方法である[33~36]．屈折異常眼の場合には，眼前に最適な矯正レンズがおかれたときに VEP の波形は最大になるので，これから屈折度を測定できる．この方法は自覚的屈折検査に近い点ですぐれているが，種々の欠点があり一般臨床に応用されるにいたっていない．

f. オフサルモメータ（ケラトメータ）（20 頁参照）

オフサルモメータ ophthalmometer, keratometer は角膜曲率半径を測定する機器であり，眼の屈折度は測定できない．しかし通常，乱視は角膜乱視に依存することが多いので乱視検査では参考になる．さらに白内障の手術で水晶体を摘出した無水晶体眼では，眼の乱視度は角膜乱視にほぼ等しいので有用である[37]（203 頁参照）．

近年，オフサルモメータも自動化がすすみ，オートケラトメータ auto keratometer が発表されている．またオートレフラクトメータにオートケラトメータが内蔵されている機種もある．これらの装置は，被検眼との軸調整が行われると自動的に視軸上の水平および垂直方向の角膜曲率半径が同時に測定され，プリントアウトされる．これらは，角膜の中央約 3 mm 直径位の部位の測定であり，角膜の全体像をとらえることはできない．

g. 角膜形状解析装置

全体像をとらえるために同心円の視標を角膜に写し，これを写真撮影して角膜形状を解析する**フォトケラトスコープ** Photokeratoscope®（サンコンタクトレンズ）がある．さらに投影するリングをふやしてコンピュータ解析し角膜上の各点の屈折力を計算するようにしたのが**角膜形状解析装置** corneal topographic analysis system である．そして，角膜形状をカラーコードマップで示すこともできる．Topographic Modeling System (TMS)® が Computed Anatomy 社（トーメ扱い）[38]（**図 3-37**）から発売され

4 屈折検査の問題点

a. 調節の問題

屈折検査において調節の影響が検査結果に介入することは小児に多くみられ，いかにして除くかが問題である．最終度数の決定に用いられる自覚的屈折検査では，この点に十分注意しなければならない．

1）自覚的屈折検査と調節

屈折検査中，被検者は無意識に調節していることがあり，近視寄りに測定されることがよくある．また夜間近視，器械近視にも注意をはらわなければならない．眼鏡試験枠と検眼レンズで行うレンズ交換法では，夜間近視（0.50～1.50 D）が起こることはまずないが（175，242頁参照），前述の視力検査の明るさの基準を守ることが必要である．器械近視（0.50～1.00 D）（176頁参照）は筒をのぞくような検査機器で発生しやすいといわれ[40,41]，ターレット式の自覚検眼器（ビジョンテスタやホロプタ）などで起こりやすい．

被検者の無意識な調節緊張を積極的に除くには，雲霧法や調節麻痺薬の使用などがある．

a）雲霧法

屈折検査によって得られた値より 2.00～3.00 D 遠視側のレンズを装用させ（雲霧），20分～1時間後に検査する．自然の状態に近い方法であるが，検査に時間がかかり現実には用いられることは少ない．通常，前述の両眼開放屈折検査の簡便法として用いられている（81頁参照）．

b）調節麻痺薬

ミドリンP®*，サイプレジン®**，アトロピンの点眼薬がある．アトロピン点眼は最も強力で持続時間も長いため，通常は遠視性弱視あるいは調節性内斜視の屈折検査に用いられる．近視などの調節緊張の場合には，通常1％サイプレジン®の点眼が使われる．ミドリンP®は調節麻痺作用が最も弱い．

点眼方法は，ミドリンP®では5分ごとに2

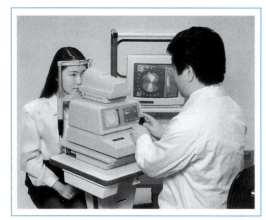

図3-37 ▶ Topographic Modeling System (TMS)

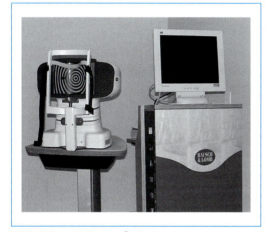

図3-38 ▶ Orbscan® Ⅱz (Bausch & Lomb)

て以来，同種のものに Eye Sys®（Eye Sys Laboratories-Nidek 扱い），Photo-keratoscope SK-2000®（サンコンタクトレンズ）などがある．いずれの機種も焦点合わせを厳密に行わないと精度が低下する[39]．角膜形状の歪みの程度を定量的に表現するために，surface asymmetry index (**SAI**)，surface regularity index (**SRI**)，corneal asphericity index (**CAI**) などの指数が使われている．最近では角膜前面形状のみでなく，後面形状と角膜厚を実測して角膜全屈折力の評価が可能な Orbscan® Ⅱz (Orbscan slit scanning corneal topography/pachymetry system)（図3-38）も発売されている（20頁参照）．

回点眼し，20〜30分後に調節麻痺極期に達するが，すぐ効果が減じるので長時間にわたる検査を行うときは20分ごとに追加点眼をする[42,43]。

1％サイプレジン®は1滴ずつ5分ごとに2回点眼すると，調節麻痺極期は約1時間後に出現し，数時間持続する[44,45]。**残余調節量**（完全に調節麻痺が起こらずに残る調節量）は1.00〜2.00 D程度といわれている。

> ＊ミドリンP®はトロピカミド tropicamide 0.5％と塩酸フェニレフリン 0.5％の合剤である。ミドリンM®はトロピカミド 0.4％の単剤である。

> ＊＊サイプレジン®は塩酸シクロペントレート cyclopentolate HCl の1％溶液である。サイプレジン®点眼により，一過性の幻覚，運動失調，情動錯乱を起こすことがある。

アトロピン点眼は6歳未満では0.5％，6歳以上では1％液を1日3回3〜7日間点眼を行い，その後に検査する[44]。残余調節量は最も少ない（213，222頁参照）。

いずれの点眼薬も調節の異常緊張（異常トーヌス）のみをとるとは限らず，不十分であったり，また正常な緊張（生理的トーヌス）もとれてしまったりして，自然状態での眼の屈折状態を表すとは限らない。

2）他覚的屈折検査と調節

検影法も周囲が真っ暗であると夜間近視の介入の可能性があるが，普通，半暗室で，しかも日常視に近い両眼開放状態で行う優れた方法である。しかし熟練を要するのが欠点である。

観測式レフラクトメータは検影法に比べて調節は介入しやすいが，操作が簡単で熟練をさほど要しない。そこでいくらかでも調節の影響を除くために，屈折度の目盛は＋側から−側へ動かし，最初に合った目盛を読むべきであり，いきすぎてしまった場合は十分に＋側にもどし，測定しなおす必要がある。

オートレフラクトメータでは，内部視標の場合には雲霧固視目標が内蔵されているが，1回

の雲霧でなく，数回行うことを心がける（94頁参照）。外部視標の場合には，通常の視力屈折検査と同様に考えなければならない。特に遠視の場合は通常のレンズ交換法では，凸レンズを入れての応答を調べるが，外部視標のオートレフラクトメータではこれができないので問題がある。

b. 瞳孔径の問題（48頁参照）

調節麻痺薬は散瞳作用を伴う。視力を基準とする自覚的屈折検査では，瞳孔径の大きさが視力に影響を与えるので問題になる。被検者の瞳孔の大きさが視力に及ぼす影響には次の3つの主要因子がある。すなわち，

①網膜照度の変化
②眼の光学的収差の増減
③瞳孔による回折現象

などである[4]。

散瞳している場合は網膜照度は増し，瞳孔による回折は減少し視力に有利になるが，球面収差は増加し視力を低下させる方向に働く。また焦点深度が浅くなり屈折異常眼では視力は悪くなるが，自覚的屈折検査には焦点深度が浅いほうが有利である。そこで屈折検査は散瞳眼のままでも差し支えないが，眼の収差を念頭におく必要がある。この眼の収差を除きたい場合には，3 mm程度の**人工瞳孔（円孔板）**を用いるとよい（239頁参照）。

小さな人工瞳孔を屈折異常眼に用いると，視力は上昇する。検査時に眼を細めている被検者は，このような効果が出るので，検査のときには十分に目を開けるようにする。

散瞳状態で検影法やレフラクトメータなどの他覚的屈折検査を行う場合，極端に瞳孔の周辺を使わない限り目の収差の影響はさほど大きくない。しかしときに無視できない収差が加味されたような測定値が得られることがあるので，瞳孔中心部での測定を心掛けなければならない[14]。

瞬目により短時間（約1秒）の縮瞳（軽い瞬目

では0.5 mm程度，強い瞬目では0.9 mm程度の縮瞳）と短時間の近視化があるとの報告があり，視力検査や他覚的屈折検査値に影響する可能性が指摘されている[46]。

赤外線レフラクトメータやオートレフラクトメータでは，赤外光を使用しているため測定時に散瞳状態にあるので注意が必要である。

オートレフラクトメータを用いる場合，自然瞳孔のうちでも瞳孔の大きいときに測定すべきかが問題であるが，瞳孔の大きさと測定値の関係について特に一定の関連性はみられない報告もある[47]。測定時にみられる瞳孔の動きはhippusによるもの，あるいは精神的なものによることが多く，調節と関連のある近見反応の影響は少ない。しかし少数例ではあるが，近見反応を思わせる症例もあり，瞳孔が大きい状態での測定が望ましい場合もある[23,47]。

c. 小児の屈折検査

小児の屈折検査は短時間にすませなければならない。それにはまず他覚的屈折検査を正しく行い，これに基づいて自覚的屈折検査法としてのレンズ交換法を手早く行う。3歳以下の乳幼児では，オートレフラクトメータを含むレフラクトメータ検査は困難であり，頭や眼をある程度動かしても測定可能な検影法がすぐれている（87頁参照）。また，フォトレフラクタも利用できる（95頁参照）。3歳までの乳幼児では他覚的屈折検査値を自覚的に確かめることは困難であるが，自覚的屈折検査にも種々の工夫が必要となる。たとえば，ボール紙でランドルト環と同じものをつくり，自動車のハンドルのようにもたせて視標のランドルト環の切れ目の方向に一致させる（61頁参照）。この場合，字ひとつ視力の測定を行う。

小児で視力の左右差がある場合には屈折検査は是非必要である。この場合は不同視のことがあり，弱視になる危険性があるからである。

小児では調節力が大きく屈折検査値に調節が介入しやすいので，必要に応じて前述の調節麻痺薬を使用し検査すべきである（97頁参照）。特に遠視性弱視，調節性内斜視ではアトロピン点眼検査が必要である。また片眼遠視性弱視の場合には，必ず調節麻痺薬を両眼に点眼する。両眼に調節麻痺薬を点眼しないと健眼の遠視度が弱く測定されるためである[44]。

小児ではアトロピン点眼による屈折検査がよく行われるが，乳幼児では涙囊部を圧迫し，アトロピンが鼻腔粘膜から吸収されるのを極力防ぐようにしなければならない。もし多量に吸収されると，顔面紅潮，口渇，体温上昇，不穏感などの症状を起こすことがある（222頁参照）。

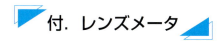

付．レンズメータ

現在は，主としてオートレンズメータが使用されているが，レンズメータの原理を知るには手動式レンズメータを知ることが必要である。

1. レンズメータの原理

レンズメータにはFOA (focus on axis) 形とIOA (infinite on axis) 形の2種類がある（JIS規格）（図3-39）。

FOA形：プリズムがある位置で被検レンズを測定したとき，この装置の光軸上で焦点が合うレンズメータである。すべての手動焦点式レンズメータおよびいくつかの自動レンズメータがこの設計を採用している。

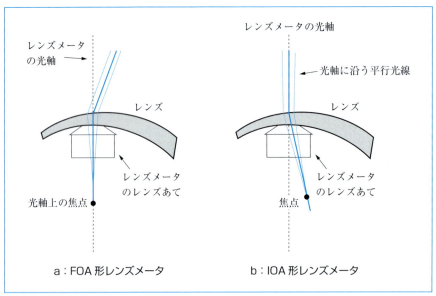

図 3-39 ▶ レンズメータの原理

IOA 形：プリズムがある位置で被検レンズを測定したとき，この装置の光軸から外れたところに焦点が合うレンズメータである。このレンズメータは平行光束がレンズメータの光軸と一致している。いくつかの自動レンズメータがこの設計を採用している。

このようにレンズメータには2種類の設計があるが，両者に互換性はない。

2. レンズメータの使い方

レンズメータには，望遠鏡式（図 3-40a），投影式（図 3-40b）と自動式（図 3-40c）とがある。投影式は視度調整の必要がなく，また投影された像を両眼でみることができ，検者の疲れは少ないなどの利点はあるが，望遠鏡式に比べて器械が大きく，また高価であるなどの欠点もある。望遠鏡式レンズメータが基本であるので，この使い方について述べる。

望遠鏡式レンズメータの使い方

①視度調整する。測定目盛を0にして視度調整環を回転させながらコロナターゲット像にピントを合わせる。

【解説】望遠鏡式の場合はコリメータのターゲット像を望遠鏡の対物レンズの焦点面に結像させ，この像のピント合わせにより測定する。そこで検者の屈折異常による誤差を除くために視度調整が必要になる。一方，投影式の場合にはコリメータのターゲット像が投影スクリーンに結像するので視度調整は必要ない。

②眼鏡レンズの後面をレンズメータのレンズあてに置き，この状態でジオプトリハンドルを＋から－側へ回してピントの合ったときの目盛を読む。これが球面レンズ度である。このとき，コロナターゲットは十字線の中央にくるように眼鏡レンズを動かす。

【解説】眼鏡レンズのジオプトリ値は眼鏡後面頂点からそのレンズの像側焦点までの距離の逆数で表されている。この距離を後側頂点距離あるいはバックフォーカスという。

レンズメータで眼鏡レンズ度を測定する場合，レンズあてに眼鏡レンズの後面をのせて測定する

付．レンズメータ　101

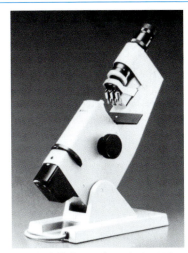
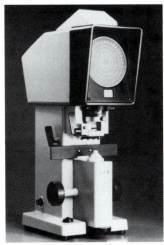
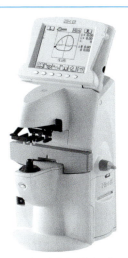

a：望遠鏡式レンズメータ OL-5A
（Nikon）

b：投影式レンズメータ PL-2
（Nikon）

c：オートレンズメータ
LM-1000P（NIDEK）

図 3-40 ▶　各種のレンズメータ

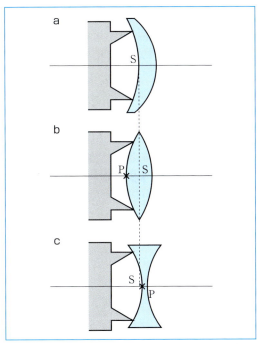

図 3-41 ▶　レンズメータの基準点（S）と被検レンズの頂点位置（P）

が，後面の曲率半径や形状が違うとレンズの後面の頂点の位置が変わるので（図3-41），同じ頂点屈折力のレンズでも異なった値がレンズメータでは得られる。そこでJIS規格では，眼鏡レンズ裏面の曲率半径は84〜90 mm（約 -6 D）の凹面と規定している。いずれにしても単焦点レンズでは，レンズあてに眼鏡レンズ後面をあて測定するのが原則である[1]。

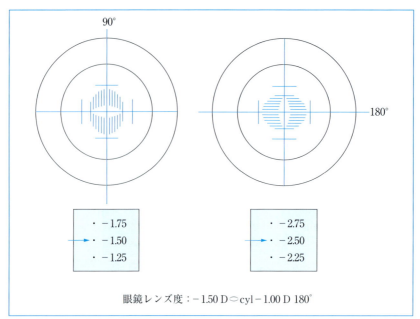

図 3-42 ▶ レンズメータによる円柱レンズの測定

③**コロナターゲット像が流れてみえるとき**は円柱レンズが入っているときであり，焦点（焦線）は2つある。ジオプトリハンドルを＋から－側へ回して最初に流れた形のコロナが鮮明にみえたところの目盛を読む（後焦線）。これが球面レンズ度である。さらにジオプトリハンドルを－側へ回し先の流れた形と直角方向のコロナが鮮明にみえたときの目盛を読む（前焦点）。後者と前者との差が円柱レンズ度で－表示とする。このとき（2度目に合ったとき）のコロナターゲットの流れの方向と十字線の長軸方向を一致させ軸方向を読みとる（図 3-42）。

【解説】図 3-2a（71頁参照）の凹円柱レンズの場合，軸方向は 90°である。したがって水平方向で屈折を生じる。この水平方向の光線で生じる焦線は垂直方向である（図 3-2a，194 頁・図 4C-1 参照）。このレンズをレンズメータで測定するとコロナターゲット像は 0 D では水平方向，この円柱レンズの度では垂直方向に像を生じる。＋から－にジオプトリハンドルを回せば2度目に焦点が合ったときの流れの方向がそのレンズの軸方向になる。

ジオプトリハンドルを逆に－から＋側に回して測定した場合，たとえば凸円柱レンズを 0 から＋側に回して測定した場合には，2度目に合ったコロナターゲット像の流れの方向は凸円柱レンズの軸方向になる（図 3-2b）。したがって円柱レンズをマイナス表示とすれば 90°回転した方向になる。

④**眼鏡レンズにプリズムが処方されているとき**には，コロナターゲット像が十字線の中心からズレる。このときは，眼鏡を装用させた状態で瞳孔の中心に印点を打った後，眼鏡をレンズ受台においてこの印点をレンズメータの光軸に合わせる。コロナターゲットに焦点を合わせ，ターゲットの中心位置を黒線上の目盛で読む（単位は⊿）。そして，角度目盛を切る方向がプリズム基底を示す（図 3-43）。

⑤**眼鏡レンズの光心間距離（心取り点間距離）**はコロナターゲット像を十字線の中央におき，順次両眼のレンズにプリンタで印点して，その距離を物差しで測る。

⑥**二重焦点レンズの測り方**は，眼鏡レンズ前面下方に近用レンズが付加されているレンズでは，眼鏡レンズの前面をレンズあてにあて，遠用部と近用部とのジオプトリ値を測定し（図 3-44b, c），そ

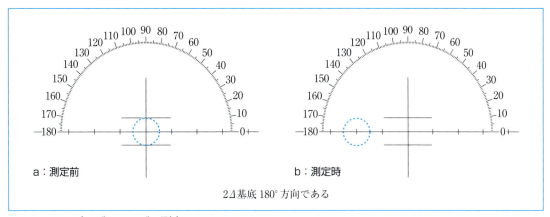

図 3-43 ▶ プリズムレンズの測定

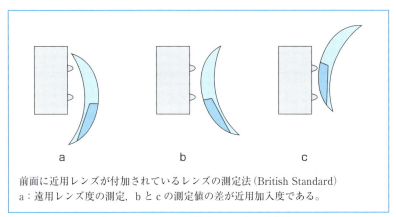

前面に近用レンズが付加されているレンズの測定法（British Standard）
a：遠用レンズ度の測定，bとcの測定値の差が近用加入度である。

図 3-44 ▶ レンズメータによる二重焦点レンズの測定法

の差を加入度にする。このような測定法を **British standard** という。

　遠用度数はこの遠用部のジオプトリ値ではなく，単焦点レンズと同様にレンズあてに眼鏡レンズの後面をあて，遠用部をはかった値とする（**図 3-44a**）。

　眼鏡レンズ後面に近用付加がされているレンズは，レンズ後面をレンズあてにあて遠用部と近用部をはかり，その差が加入度になり，その遠用部の度数はそのまま遠用度数になる。

　近用部のレンズ度を測定する場合，どうしても測定光標が出現せず測定できないことがある。これは近用レンズがプリズム作用をもつためで，これと逆方向のプリズムレンズを測定眼鏡に重ねると測定可能になる。

　⑦**三重焦点レンズ**も二重焦点レンズと同様に測定すればよいが，通常，中間距離用レンズは近用と遠用度数の中間の値が入っていることが多い。

　⑧**累進屈折力レンズ**についても，遠用部の度数は通常の方法で測定する。近用部については，**カクシマーク**（**図 3-45**）の下に近用加入度が小さく記入されている。そこでルーペなどで拡大しこれを読めばよい。

　近用加入度の記載がないものはレンズメータで測定せざるを得ない。遠用部は比較的簡単にはかることができるが，近用部はむずかしい場合もある。近用部を測定する場合には近用部レンズのなるべ

第3章 屈折検査

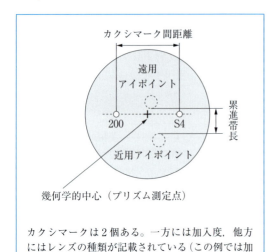

カクシマークは2個ある。一方には加入度，他方にはレンズの種類が記載されている（この例では加入度は+2.00 D）。

図3-45▶ 累進屈折力レンズ

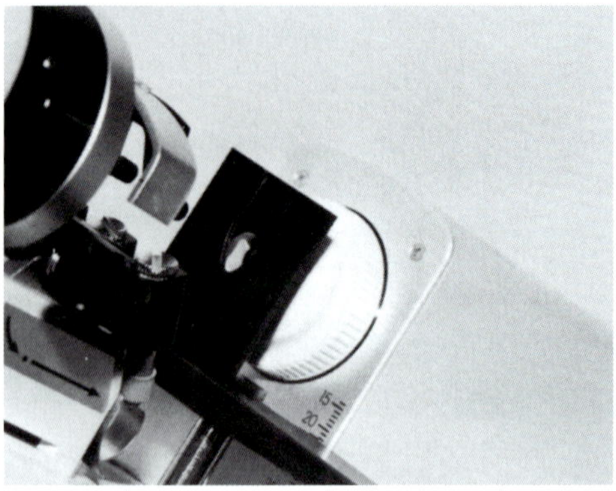

図3-47▶ コンタクトレンズ測定用ホルダ

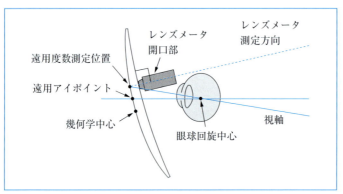

図3-46▶ レンズメータ測定方向と視軸の違い（簗島[48]）

く下方をレンズあてにあて，眼鏡レンズを左右にふって光標がなるべく歪まない位置をみつけて測定する。最近，累進屈折力レンズの測定ができるレンズメータも開発されている。

　累進屈折力レンズには2箇所にカクシマークがある。その中央に幾何中心があり，上方約4 mm に遠用アイポイントが，下方約11 mm に近用アイポイントがある。遠用と近用のアイポイント間が累進帯長である（**図3-45**）。現在はレンズの非球面化がすすみ，視軸が従来のものよりレンズに対して鋭角になっている。そこで，新しい累進屈折力レンズでは，装用者がみている視軸上で処方された度数が得られるようにしてあるため，レンズメータの直角方向で測定した度数と処方箋の度数が異なる結果になる（**図3-46**）[48]。この差異についてはメーカーから眼鏡店に送られる封筒に記載されているので，眼鏡店は，これをカードに書き装用者に渡すべきである。また，プリズムシニング（282頁参照）の行われたレンズでは処方箋にないプリズムが負荷されていることがあるので，注意を要する。

　⑨**コンタクトレンズの屈折力の測定**には，コンタクトレンズをホルダ（**図3-47**）に入れて凸面を手前にもってきて測定するが，誤差が大きい。

5 屈折検査実施手順

実施手順をフローチャートで示す（**図3-48**）。

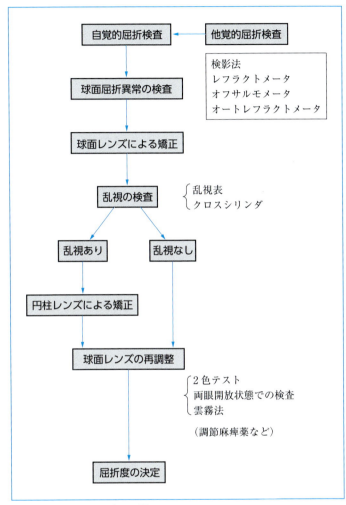

図3-48 ▶ 屈折検査の手順

文　献

1) Askovitz SI：The circle of least confusion on Sturm's conoid of astigmatism. Arch Ophthalmol 56：691-697, 1956
2) 大島祐之：眼鏡処方と正しい眼鏡, 1-64. 日本眼衛生協会, 東京, 1965
3) 林　博文, 西田哲夫：屈折検査法の検討, 第1報, 両眼開放屈折検査を中心として. 眼紀 29：508-521, 1978
4) 大島祐之：屈折度の検査, 226-342. 日本眼科全書第5巻, 眼診断, 第1冊, 眼検査法, 第1分冊, 視機能検査, 金原出版, 東京, 1961
5) Saishin M, Mine K, Matsuuda T, Nakato S & Nagata R：Exact clinical application of retinoscopy. J J O 23：31-37, 1979
6) 西信元嗣, 峯　克彰, 他：レチノスコピーにおけるスキャニングの方法. 眼紀 29：473-476, 1978

7) 八子恵子：検影法のコツと意義. 眼科 28：707-714, 1986

8) Bigsby W, Gruber J & Rosner J：Static retinoscopy results with and without a fogging lens over the non tested eye. Am J Optom Physiol Opt 61：769-770, 1984

9) Roe LD & Guyton DL：The red reflex from retinoscopy's point of view, Refraction on a small area. Surv Ophthalmol 28：345-348, 1984

10) 神田寛行：オートレフラクトメータの原理と限界. あたらしい眼科 32（増刊）：23-25, 2015

11) 大島祐之：電子化レフラクトメーター, その1, 機器の原理, 機構. 眼臨医報 76：291-300, 1982.

12) 所　敬：屈折検査の問題点. 眼科 21：1005-1012, 1979

13) Behrendt T & Duane TD：Investigation of fundus oculi with spectral reflectance photography, I, Depth and integrity of fundal structures. Arch Ophthalmol 75：375-379, 1966

14) 所　敬, 中原敏枝, 山下牧子, 佐藤ゆり子：観測式赤外線レフラクトメーターの使用経験. 眼臨医報 76：1052-1056, 1982

15) 林　慎一：固視眼球微動の研究, 第2報, 固視微動の生理的研究（単眼視と両眼視との比較）. 日眼会誌 63：4387-4402, 1959

16) Campbell FW & Robson JG：High-speed infrared optometer. J Opt Soc Am 49：268-272, 1959

17) 鈴村昭弘：調節微動の研究. 日眼会誌 79：1257-1272, 1975

18) 西信元嗣：キヤノンオートレフR1の使用経験. 日本の眼科 53：349, 1982

19) Choong YF, Chen AH & Goh PP：A comparison of autorefraction and subjective refraction with and without cycloplegia in primary school children. Am J Ophthalmol 142：68-74, 2006

20) 魚里　博：両眼視力と単眼視力. 日本視能訓練士協会誌 35：61-65, 2006

21) 大島祐之：電子化レフラクトメーター, その2, 使用者の立場から. 眼臨医報 76：721-734, 1982

22) 湖崎　克, 田中尚子, 吉永健一：自動屈折検査器による学童屈折集団検診の試み. 日眼会誌 86：955-964, 1982

23) 梶田雅義：眼鏡処方に必要な屈折検査, A. 他覚的屈折検査 a. オートレフラクトメータ, 106-109. 所敬, 梶田雅義（編）：すぐに役立つ臨床で学ぶ　眼鏡処方の実際, 金原出版, 東京, 2010

24) Howland HC & Howland B：Photorefraction：A technique for the study of refractive state at a distance. J Opt Soc Am 64：240-249, 1974

25) Kaakinen K：A simple method for screening of children with strabismus, anisometropia or ametropia by simultaneous photography of the corneal and fundus reflexes. Acta Ophthalmol 57：161-171, 1979

26) 山本敏雄, 宮谷みち子, 鐘ケ江泰子, 政本清乃, 今道正次, 西村　尚, 他：ビデオカメラを用いた photorefraction 法の改良. 臨眼 41：1000-1009, 1987

27) 永田規子, 佐藤友哉, 今道正次：カラービデオレフラクションカメラの使用経験―操作性, 精度の検討と, 乳幼児への導入の可能性. 眼臨医報 85：1642-1651, 1991

28) 魚里　博, 平井宏明, 西信元嗣, 福間康文：新しい赤外ビデオ・レフラクション法による乳幼児の屈折度測定. 臨眼 84：627-631, 1990

29) 魚里　博, 平井宏明：フォトレフラクター PR-1000 とその使用経験. あたらしい眼科 7：835-841, 1990

30) 魚里　博, 西信元嗣, 平井宏明, 福間康文, 荒井昭浩, 春本考樹, 他：赤外ビデオレフラクション法による屈折度測定（PR-1100）について. 日本眼光学学会誌 12：122-128, 1991

31) 平井宏明, 魚里　博, 西信元嗣：手持ちオートレフラクトメーターの開発. 日眼会誌 97：752-756, 1993

32) 前田江麻, 阿曽沼早苗, 平　智穂, 田中仁菜, 小澤亜紀, 高尾泰子, 他：Power Ref II による間歇性外斜視の屈折値および瞳孔径の測定. 日眼紀 57：565-571, 2006

33) Millodot M & Riggs LA：Refraction determined electrophysiologically, Respones to alternation of visual contours. Arch Ophthalmol 84：272-278, 1970

34) 筒井　純, 田淵昭雄, 深井小久子, 阿部哲子：症例に応じた小児の電気生理学的検査法とその選択. 眼科 21：411-422, 1979

35) 安達恵美子：屈折異常と視覚誘発電位. 眼科 24：337-349, 1982

36) 千葉弥幸, 金井塚道節, 安達恵美子：Checker-board を用いた VECP の研究, 第1報, 屈折検査への応用. 臨眼 29：549-558, 1975

37) 大島祐之：無水晶体眼における角膜乱視と矯正眼鏡レンズ, 第1報, Ophthalmometer で測定される角膜乱視と矯正円柱レンズ度の換算. 臨眼 28：1247-1251, 1974

38) 前田直之, 浜野　孝, 細谷比左志, 岩崎直樹, 坂本ランドル, 光永サチ子, 他：Topographic Modeling System（TMS）の使用経験. あたらしい眼科 7：585-590, 1990

39) 征矢耕一, 稲田和也, 小幡博人, 宮田和典, 水流忠彦：角膜形状解析装置の測定精度に関する検討―ワーキングディスタンスと測定精度との関連について. 日眼会誌 99：76-80, 1995

40) 霜島　正：顕微鏡による眼調節（器械近視）1, 種々の条件下に於ける眼調節. 臨眼 21：985-990, 1967

41) 中林正雄, 片野隆生：器械近視に関する一実験. 眼紀 16：884-890, 1965

42) 所　敬, 中村善寿, 高野良雄, 池崎明子：新調節麻痺剤 Mydriaticum "Roche" とアトロピンの比較. 眼

臨医報 55：274-278，1961

43) 所　敬，仲尾博子，大塚昌紀：0.5％ミドリンＰ及び1％ミドリン点眼による調節麻痺極期接続時間について．眼臨医報 60：483-487，1966

44) 丸尾敏夫，久保田伸枝：小児の屈折検査における調節麻痺剤の使い方．眼科 12：264-269，1970

45) 久保田伸枝，平野久仁子：小児の屈折検査における調節麻痺剤について―アトロピンとサイプレジンの比較．眼科 16：419-423，1974

46) 山本真也，川守田拓志，中山奈々美，魚里　博：瞬目が瞳孔径と他覚的屈折値に与える影響．46．第43回日本眼光学学会総会抄録，旭川，2007

47) 土居紀子，佐藤百合子，山下牧子，島村純子，所　敬：瞳孔径と屈折度との関係．眼紀 34：1547-1551，1983

48) 簗島謙次：新しい累進レンズの度数チェックのしかた．眼科 41：1699-1701，1999

第4章 屈折異常

　無調節時に無限遠からくる平行光線が網膜面に結像する眼,すなわち遠点が無限遠にある眼を**正視** emmetropia という。これ以外の屈折状態を**屈折異常** refractive error, ametropia といい,これには**近視** myopia,**遠視** hyperopia,**乱視** astigmatism がある(図4-1)。

屈折度数分布

　屈折度数分布曲線は成長に伴い変化する。

　新生児の屈折度数分布は Wibaut[1],Cook[2]や大塚ら[3]の報告がある。これらを比較すると,図4-2のごとくで Wibaut の成績では+2.00 D に尖りがみられ,Cook と大塚らの成績では+1.00 D が尖っている。また Wibaut のほうが集中分布が著しく,Cook,大塚らの場合は集中が著しく少ない。これはアトロピン点眼の効果ならびに材料に基づく差と考えられる。いずれにせよ,新生児眼が1.00 D あるいはそれ以上の遠視に集中がみられることは確実であるが,その

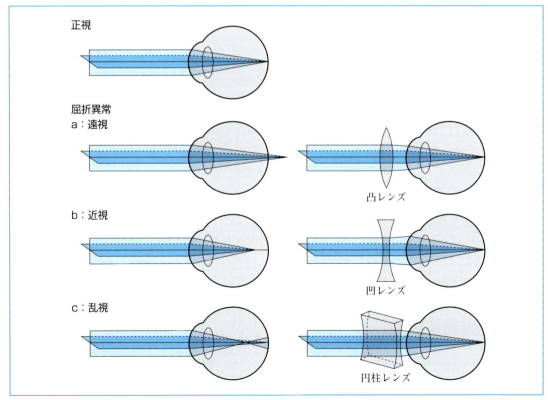

図4-1 ▶ 正視と屈折異常

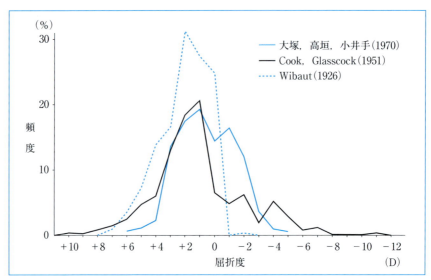

図 4-2 ▶ 新生児眼屈折度数分布曲線の比較

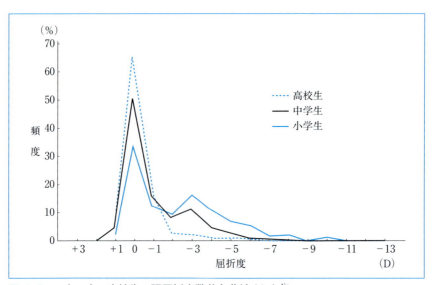

図 4-3 ▶ 小・中・高校生の眼屈折度数分布曲線（中島[4]）

集中性は著しく低く正規分布に近い。これは新生児の眼がまだ環境の影響をあまりうけていないことによると考えられている。

さらに年齢がすすむと集中化は著しくなり，小学生ではその頂点は正視の部分にくる。次いで中学生，高校生になるにつれて弱度近視（−3.00 D 程度）にもう1つの山をつくる傾向がある[4,5]（図4-3）。これをいわゆる学校近視と考えている。

加齢に伴い正視への集中分布は軽減し遠視が増加するようになる[6]（図4-4）。

多治見地区での40歳を超える住民3,021名を対象に，オートレフラクトメータと自覚的屈折検査を行った結果，−0.50 D 未満の近視は41.8％，−5.00 D を下回る近視は8.2％，+0.50 D を超える遠視は27.9％，0.50 D を超える乱視は54.0％，1.00 D を超える不同視は15.1％であった。そして，近視は70歳までは減少し80歳までにやや増加していた。遠視はこの逆で増加傾

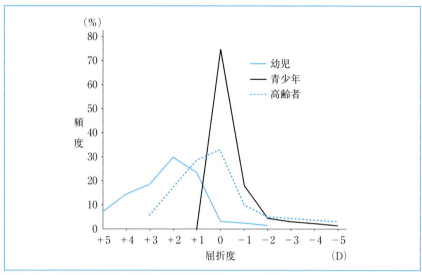

図 4-4 ▶ 屈折度数分布曲線の年齢的推移（桐沢，他[6]）

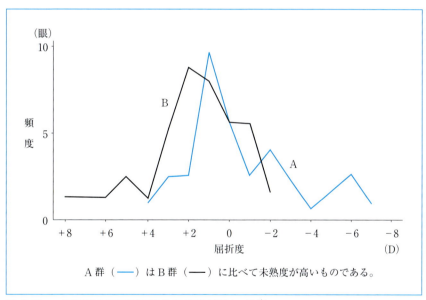

図 4-5 ▶ 未熟児の眼屈折度数分布曲線（保坂，他[9]）

向にあり，乱視は年齢とともに全乱視，角膜乱視ともに倒乱視が増加していた[7]。

　未熟児の眼屈折度については近視が多く[8]，その屈折度数分布は**図 4-5** のごとくで未熟度の高いものほど近視眼が多い[9]。

　以上，屈折度分布の年齢的変化は未熟児では近視に山をもち，成熟児では遠視側に頂点があるがほぼ正規分布に似ている。その後正視部に頂点が移り著しい集中分布を示すとともに，青少年期には－3.00 D 付近にもう 1 つの膨らみを生じ，老年期になると集中性を減じて新生児期に著しく類似し，集中の中心も青年期より遠視側に移行する。

付．屈折異常の統計のとり方

1．級間の幅
目的によって異なるが，一般的には 1.00 D が適当である．

2．正視の範囲
1) 従来の近視の研究では，データを近視側に集める方法がとられていた．したがって +0.75 D～0 D を正視，-0.25 D～-1.00 D を -1.00 D にしている．
2) 中央値をとる方法である．屈折度の級間を 1.00 D とした場合，正視は ±0.50 D となる．これには 3 つの方法がある．
　① +0.50～-0.50 D を正視とするが +0.50 D の半分は遠視へ，-0.50 D の半分は近視にふりわける方法である．
　② +0.50～-0.49 D を正視とする．
　③ +0.49～-0.50 D を正視とする．

屈折度の測定にあたり，調節の影響が入るためマイナス側を多くとる意味から②より③がよい．現在では 2)③が用いられることが多い．

3．球面屈折異常のときの乱視の取り扱い
　①等価球面屈折度（球面レンズ度 + 1/2 円柱レンズ度）を用いる方法
　②弱主経線方向の屈折度（球面レンズ度）を用いる方法

①の等価球面屈折度は最小錯乱円付近の値であるので視力との関係を検討するときによい方法である．しかし，球面屈折異常の発生などを検討する場合には②の方法がよい．すなわち，球面屈折異常の発生と乱視の発生とは異なるからである．球面屈折異常の発生部位は主として水晶体か眼軸長であ

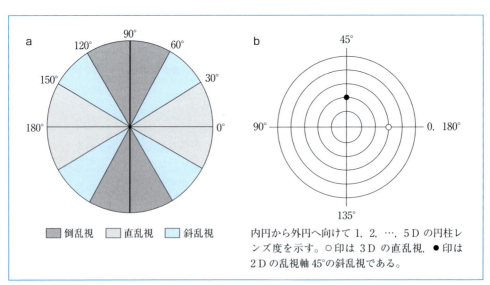

図 4-6 ▶ 乱視の表示法

付. 屈折異常の統計のとり方　113

るのに対して，乱視の発生は主として角膜であるからである。

4. 乱視の統計

　①乱視は直乱視，倒乱視，斜乱視に分けられる。それぞれを円柱レンズの軸方向（193頁参照）で表せば**図4-6a**のごとくになる。しかし，30°，150°を直乱視にするか斜乱視にするか，60°，120°を倒乱視にするか斜乱視にするかが問題になる。その軸にあるものを等分に分けるか，一方を直乱視か倒乱視に，他方を斜乱視にする方法などがある。いずれの場合もその取り扱いを記載しておく必要がある。

　②乱視軸度は0〜180°の範囲であるため，乱視表示をそのままベクトル座標系に投影すれば，第3および第4象眼で不連続になる。そこで，乱視軸度を2倍にして表示するとベクトル座標系を利用できる（**図4-6b**）。この場合，x軸は直乱視または倒乱視成分であり，y軸は斜乱視成分である。名称の印象から受ける混乱を避けるため，梶田はx軸を第1乱視成分，y軸を第2乱視成分と表記することを提唱している[10,11]。

A 遠視

1 遠視の定義

遠視 hypermetropia, hyperopia, far-sightedness とは平行光線が無調節状態の眼に入ったとき網膜より後方に結像する屈折状態である。したがって遠点*は眼球の後方有限の距離にある。そしてこの遠点距離に等しい焦点距離をもつ凸レンズによって矯正される（109頁, **図4-1**）。

> *遠点とは調節をまったく休止したとき網膜の中心窩に結像する外界の点をいう。

2 遠視の頻度

新生児の遠視の頻度はWibaut[1]の98.7％（2,368/2,398眼），Cook[2]の73.0％（遠視439/1,000眼＝43.9％, 遠視性乱視291/1,000眼＝29.1％），大塚ら[3]の64.2％（163/254眼）で, 6割以上が遠視である。

1歳前後の小児296眼を調査したIngram[12]の報告では遠視は61.8％（1％サイプレジン®点眼後）である。遠視は新生児では2.00～3.00 Dであるが漸次減少傾向にある。山本[13]によれば, 生直後から3歳までの屈折変化を多数眼で調べ, 生後3か月にやや遠視は増加傾向があるが, その後は遠視度が減少する経過を報告している（**図4A-1**）。強い遠視の頻度は, 生後9～11か月で＋4.00 D以上は5％[14], 6歳で＋3.00 D以上は2.5％[15], 12歳で＋2.00 D以上は2.4～9.4％であるが, これらは17歳では1.5～2.8％に減少している[16～18]。164例の遠視眼を29年間後ろ向きに検討した結果では[18], 3～4歳で＋1～＋3 D程度の遠視86例では経過とともに遠視度が減少して矯正が必要でなくなる例が多いが, ＋5 D以上の遠視78例では屈折度の減少がみられず, 弱視が多く認められ弱視治療を要していた[18]。

湖崎ら[19]は大阪市立小児保健センター眼科外来受診者にミドリンP®点眼下で屈折検査を行い, 遠視の頻度は0～2歳で388眼中78％, 3～5歳で1,762眼中66％, 6～7歳で1,409眼中47％（いずれも遠視性乱視を含む）と述べている。このように幼児期においてやや遠視は減少傾向にあるが, 約半数は遠視であるといえる。

学童期になると遠視の頻度はやや減少してくる。丸尾ら[20]による小・中学校生徒10,512名を対象とした1％サイプレジン®点眼後の遠視の頻度は, 小学生では15,219眼中49.2％, 中学生5,791眼中18.4％であった。これを同時期（1977年）の文部省（当時）統計, 小学生1.05％, 中学生1.10％と比較すると, 文部省の統計では極端に低い値が得られている。

この理由としては屈折検査の不備, 低視力者をすべて近視として報告することや, 調節麻痺薬が点眼されていないことなどによると思われる。神谷[21]による高校生2,570眼の成績による

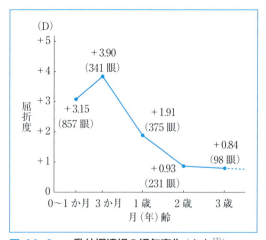

図4A-1 ▶ 乳幼児遠視の経年変化（山本[13]）

と，＋1.00 D 以上の遠視は 13.1％であった。こ
れらの遠視はその後漸次減少傾向にあるが，加
齢に伴い再び遠視化がみられる。

この**加齢性遠視の原因**については，加齢によ
る毛様体筋の生理的緊張の減少，水晶体皮質の
屈折率の増加によって水晶体の全屈折率が減少
することなどが考えられている。

1985 年以降になされた米国，西ヨーロッパ，
オーストラリアにおける大規模住民調査から，
40 歳以上の住民 29,281 名の屈折度のデータを得
た。そこから，2000 年時のそれぞれの国の屈
折異常の頻度を予測した結果，＋3.00 D 以上の
遠視は，米国 9.9％，西ヨーロッパ 11.6％，オー
ストラリア 5.8％とわが国に比べて高頻度で
あった[22]。

3 遠視の分類

遠視の屈折状態は，角膜および水晶体屈折力
が弱いか眼軸長が短いかによって起こり，前者
を**屈折性遠視** refractive hyperopia，後者を**軸
性遠視** axial hyperopia という。

程度別分類では庄司の分類[23]が主として使わ
れている。すなわち，

①**弱度遠視**　　hyperopia tenuis…＋3.00 D
　　　　　　　　以下
②**中等度遠視**　hyperopia media…＋3.00 D
　　　　　　　　を超え＋6.00 D 以下
③**強度遠視**　　hyperopia gravis…＋6.00 D
　　　　　　　　を超え＋10.00 D 以下
④**最強度遠視**　hyperopia gravissima…
　　　　　　　　＋10.00 D を超え＋15.00 D 以下
⑤**極度遠視**　　hyperopia extrema…
　　　　　　　　＋15.00 D を超えるもの

である。しかし遠視は近視ほど強度のものは少
ないので，

①＋2.00 D 以下を弱度
②＋3.00 D～＋5.00 D を中等度
③＋6.00 D～＋10.00 D を強度

④＋11.00 D 以上を最強度

とする分類もある。

このほか，**単純遠視** simple hyperopia と**病
的遠視** pathological hyperopia の分類がある。

単純遠視は屈折を構成している要素として，

①角膜や水晶体の曲率半径が大きい
②前房深度が浅い
③水晶体の全屈折率が小さい
④眼軸長が短い

などはあってもいずれも生物学的分布範囲にあ
り，その組み合わせによって遠視を生じるもの
である[24]。

単純遠視であっても，成長期に屈折矯正が行
われないと弱視になることがある。

病的遠視は，

①先天小眼球
②眼窩内腫瘍
③扁平角膜
④角膜瘢痕
⑤外傷
⑥水晶体脱臼

などによって起こる遠視をいう。

また遠視の遺伝関係は明瞭でなく，優性また
は劣性遺伝形式があるといわれている[24]。

視機能の面からみると調節状態からの遠視の
分類が大切である。これらの分類に使われてい
る用語の意味は記載者により異なり統一されて
いない。ここでは湖崎[25]による分類が理解しや
すいので以下に示す。

1）潜伏遠視 latent hyperopia

調節によって完全に代償されるため通常の屈
折検査では検出されない。調節麻痺下での屈折
検査によってのみ検出される（75 頁参照）。

2）顕性遠視 manifest hyperopia

通常の屈折検査（非調節麻痺下）で検出され
る遠視で，これはさらに 2 つに分類される。

a）随意遠視 facultative hyperopia

調節努力によって良好な視力が得られるもの
で，調節で代償されうる部分の遠視である。

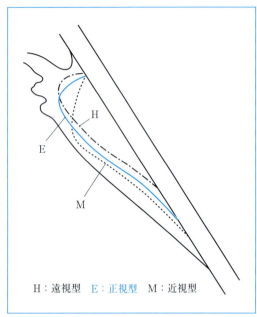

図4A-2 ▶ 毛様体筋の形の模型的表示（Iwanoff）

H：遠視型　E：正視型　M：近視型

b) 絶対遠視 absolute hyperopia

調節しただけでは良好な視力が得られないもので，調節で代償されない遠視である。

3) 全遠視 total hyperopia

1) と 2) を合わせたもので調節麻痺下の屈折検査で検出されたすべての遠視度をいう。

4) 相対（比較）遠視 relative hyperopia

調節によって良好な視力は得られるが，調節に伴う調節性輻湊が強く働き内斜視になってしまう遠視をいう。

4 遠視の症状

小児の強い遠視は，弱視あるいは調節性内斜視の原因になるので，早期に全遠視の度を正確に測定し屈折矯正をしなければならない。成人の 2.00 D 以下の弱度遠視では調節力が十分ある場合には通常なんら障害はないが，ときに眼精疲労を訴える。さらに年齢が進むと，同年齢の正視者よりも近点が遠いため早くに近くがみえにくくなるが，遠視を矯正することによってこの点は解消されるので，遠視眼では老視が早く発症するわけではない（250 頁参照）。

強度の遠視は，
①偽神経炎
②網膜血管の異常
③黄斑部の発育不全
④後極部網膜襞形成
などを合併することがある。

5 遠視の病理

軸性遠視の眼球は小さく眼軸は短い。一般に前房が浅く，後房も狭い。そこで，閉塞隅角緑内障になりやすく，散瞳薬の点眼には注意が必要である。水晶体は厚いことが多い。遠視眼では近視眼に比べて毛様体筋が肥厚している[26]（図4A-2）。また，光軸と視軸のなす角（α角）が大きい（29 頁，図 1-45）。

6 遠視の治療

1) 光学的屈折矯正

小児の両眼遠視の屈折矯正は，視力矯正のほか，視機能の正常な発達を促すためや調節性内斜視の矯正，および眼精疲労（根気がないの訴えなど）の治療などのために行われる。5歳以上の小児の弱度遠視（+4.00 D 以下）で，斜視がなく矯正視力の良好なものの眼鏡矯正基準として，非調節麻痺時屈折度が +1.00 D 以上，調節麻痺時屈折度が +2.00 D 以上の遠視が考えられている[27]。

調節性内斜視および遠視性不同視に関しては「F. 屈折異常と弱視」あるいは「G. 屈折異常と両眼視」の項を参照すること（209, 216 頁参照）。

2) 手術的療法

角膜前面の曲率半径を小さくして角膜屈折力を増加させる方法である。その方法には，

① keratomileusis
② keratophakia

③ epikeratomileusis（living contact lens）
④ photorefractive keratectomy（PRK）
⑤ laser in situ keratomileusis（LASIK）

⑥ laser thermal keratoplasty（LTK）
などがある（331〜340 頁 D-1「角膜に対して」
参照）。

文　献

1) Wibaut F：Uber die Emmetropization und denUr-sprung der sphärischen Refractions-anomalien. Arch Ophthalmol（Berlin）116：596-612, 1926
2) Cook RC & Glasscock RE：Refractive and ocular findings in the newborn. Am J Ophthalmol 34：1407-1413, 1951
3) 大塚　任, 小井手寿美, 高垣益子：新生児の眼屈折度数分布曲線に関する問題, 124. 大塚　任, 鹿野信一（編）, 臨床眼科全書 2.1, 眼機能Ⅱ, 金原出版, 東京, 1970
4) 中島　実：学校近視の成因について. 日眼会誌 45：1378-1386, 1941
5) 大塚　任：眼屈折度数分布, 116-128. 大塚　任, 鹿野信一（編）, 臨床眼科全書 2.1, 眼機能Ⅱ, 金原出版, 東京, 1970
6) 桐沢長徳, 浜志津子：眼屈折度数分布曲線の年齢的差異. 日眼会誌 47：886-889, 1943
7) Sawada A, Tomidokoro A, Araie M, Iwase A & Yamamoto T：Tajimi Study Group：Refractive errors in an elderly Japanese population：the Tajimi study. Ophthalmology 115：363-370, 2008
8) Quinn GE, Dobson V, Davitt BV, Hardy RJ, Tung B, Pedroza C et al：Progression of myopia and high myopia in the early treatment for retinopathy of prematurity study. Findings to 3 years of age. Ophthalmology 115：1058-1064, 2008
9) 保坂明郎, 三宅清平, 片山　譓, 本馬周崇：成熟新生児の眼所見, （1）屈折度, 特に体重との相関について. 眼臨医報 56：774-778, 1962
10) 梶田雅義, 塩谷　浩, 山口　洋, 小針　香, 加藤桂一郎：乱視統計処理の一考察. 視覚の科学 13：50-53, 1992
11) 梶田雅義：乱視の問題点. 視覚の科学 14：2-5, 1993
12) Ingram RM, Traynar MJ, Walker C & Wilson JM：Screening for refractive errors at age 1 year. A pilot study. Brit J Ophthalmol 63：243-250, 1979
13) 山本　節：小児遠視の経年変化と眼鏡矯正. 日眼紀 35：1707-1710, 1984
14) Atkinson J, Braddick O, Nardini M & Anker S：Infant hyperopia：detection, distribution, changes and correlates-outcomes from the Cambridge infant screening programs. Optom Vis Sci 84：84-96, 2007
15) Robaei D, Rose K, Ojaimi E, Kifley A, Huynh S & Mitchell P：Visual acuity and the causes of visual loss in a population-based sample of 6-year-old Australian children. Ophthalmology 112：1275-1282, 2005
16) Ip JM, Huynh SC, Robaei D, Kifley A, Rose KA, Morgan IG et al：Ethnic differences in refraction and ocular biometry in a population-based sample of 11-15-year-old Australian children. Eye（Lond）. 22：649-656, 2008
17) Ojaimi E, Rose KA, Morgan IG, Smith W, Martin FJ, Kifley A et al：Distribution of ocular biometric parameters and refraction in a population-based study of Australian children. Invest Ophthalmol Vis Sci 46：2748-2754, 2005
18) Mezer E, Meyer E, Wygnansi-Jaffe T, Haase W, Shauly Y & Biglan AW：The long-term outcome of the refractive error in children with hypermetropia. Graefes Arch Clin Exp Ophthalmol 253：1013-1019, 2015
19) 湖崎　克, 森　和子：小児屈折異常の矯正. 眼科 12：270-278, 1970
20) 丸尾敏夫, 久保田伸枝, 有本秀樹, 神谷由美子, 小倉洋子：小, 中学校児童, 生徒の塩酸 Cyclopento-late 使用による屈折検査成績. 眼臨医報 71：709-711, 1977
21) 神谷貞義：ニデック, オートレフ AR-3000 による眼屈折集団検診の結果について, その 2, 児童, 生徒の眼屈折度分布曲線の逐年推移. 眼紀 35：1755-1769, 1984
22) The Eye Diseases Prevalence Research Group：The prevalence of refractive errors among adults in the United States, Western Europe, and Australia. Arch Ophthalmol 122：495-505, 2004
23) 庄司義治：第 16 章, 屈折及び調節, 566-639. 眼科診療の実際, 上巻, 金原出版, 東京, 1957
24) Duke-Elder S：Simple hypermetropia, 257-267. Pathological hypermetropia, 297-300. System of Ophthalmol vol V, Ophthalmic optics and refraction, Henry Kimpton, London, 1970
25) 湖崎　克からの私信
26) 大塚　任：遠視, 363-374. 大塚　任, 鹿野信一（編）, 新臨床眼科全書 2.2, 眼機能Ⅲ, 金原出版, 東京, 1970
27) 所　敬：軽度遠視に対する眼鏡矯正について. 眼紀 35：1698-1703, 1984

B 近視

1 近視の定義

近視 myopia, near-sightedness とは，平行光線が無調節状態の眼に入射したとき，網膜の前方に像を結ぶか，または眼前有限距離にある点から発散する光線が網膜上に結像する眼の屈折状態をいう（109頁，図4-1）。この眼前有限位置が遠点であり，遠点に焦点をもつ凹レンズにより近視は矯正される。

2 近視の頻度

わが国では諸外国に比べて近視率が高いといわれているが確実な全国的な統計はない。

文部科学省の統計によると，第2次世界大戦後急激に減少した近視は，その後増加傾向にあり，小学生10％，中学生20～30％，高校生40～50％，大学生50％以上になっている。

しかしこの文部科学省統計における屈折異常の種類の分類にはやや問題があり，1979（昭和54）年度以降は裸眼視力1.0未満の統計になっている（図4B-1）。これらの結果は裸眼視力であって，近視の頻度を示すものでない。そこで，小学校児童3,481名，中学校生徒2,072名，高等学校生徒1,913名，合計7,466名で，同一の児童生徒で裸眼視力とオートレフラクトメータによる屈折検査を行い，+0.49～-0.50 D を正視，+0.50 D 以上を遠視，+0.50 D 以上の遠視に0.50 D の乱視を伴うものを遠視性乱視，-0.51 D 以下を近視，-0.51 D 以下の近視に0.50 D 以上の乱視を伴うものを近視性乱視，0.50 D の乱視があり各主経線の一方は遠視，他方は近視のも

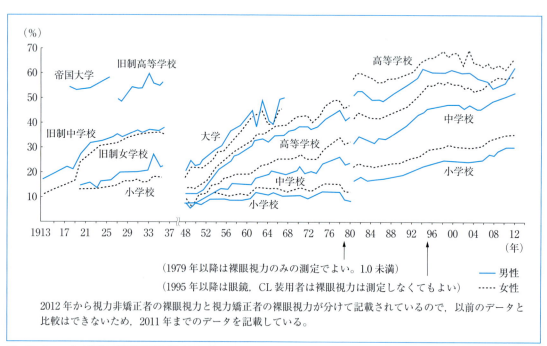

図4B-1 ▶ わが国の学校近視統計（文部科学省学校保健統計調査報告書）

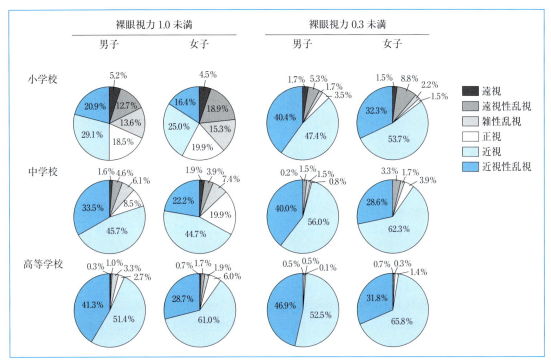

図 4B-2 ▶ 屈折異常と裸眼視力の関係

のを雑性乱視として，屈折異常と裸眼視力との関係を調べた。結果は図 4B-2 に示す[1]。裸眼視力 1.0 未満では近視以外の屈折状態がかなり含まれている。裸眼視力が 0.3 未満では，近視あるいは近視性乱視の頻度は小学校では 85％，中学校では 90％，高等学校では 97％で，裸眼視力 0.3 未満のものは近視と考えてもよい。文部科学省の統計では裸眼視力 0.3 未満のものは過去 10 年間増加し続けており，わが国の近視の頻度は増していると考えられる。

新生児の近視の頻度は Wibaut[2]の 0.4％（9/2,398 眼），Cook[3]の 23.1％（近視 167/1,000 眼＝16.7％，近視性乱視 64/1,000 眼＝6.4％），大塚ら[4]の 31.8％（81/254 眼），保坂[5]の 4.6％（26/560 眼）と測定者によって変動が大きい。これは母集団の違い，正視の範囲の取り方の違い，あるいは測定誤差などに基づくものと考えられる。

Ingram[6]は 1 歳前後の小児 296 眼を調べ，近視は 25.3％，湖崎ら[7]は 0〜2 歳の 388 眼中 18％，3〜5 歳の 1,762 眼中 28％，6〜7 歳の 1,409 眼中 43％（いずれも近視性乱視を含む），所[8]は 3〜6 歳の幼児 723 眼を対象とした近視の頻度が 23.8％で，屈折度別にみると，-4.25 D 以下は 4.02％，-6.25 D 以下は 1.53％と報告している。

学童の近視の頻度の報告は多数あるが，丸尾ら[9]の小・中学生 10,512 名の成績によると，1％サイプレジン®点眼後の近視の頻度は小学生では 12.5％，中学生では 37.6％であった（ちなみに小学生では遠視 49.2％，中学生では 18.4％）。神谷[10]による高校生 2,570 眼の近視の頻度は 54.0％（-1.00 D 以下の近視の％）で，児童，生徒の近視の頻度は年齢とともに増加がみられる。

同一被検者で小学校入学時から 5 年間屈折度の推移を追跡した稲富[11]の報告では，近視群も非近視群も近視方向へ移行する。しかし後者では弱度遠視から徐々に正視方向へ向かうが，近視群では近視化の経年変化がますます強くなる傾向をみている。

山下ら[12]は，都内某小学校の入学時の男子児童の 28 名 56 眼と都内某中学高校一貫校の中学

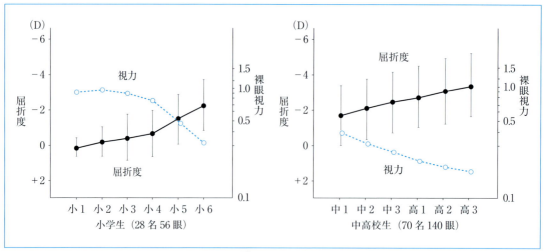

図 4B-3 ▶ 屈折度と裸眼視力の推移（山下，他[12]）

入学時の男子生徒70名140眼について，それぞれの同一人に対し6年間にわたり，キヤノンオートレフR-1を使用して屈折度の測定および裸眼視力の測定を行った。その結果は図 4B-3 のごとくであり，小学生では4～5年次で近視進行が著しく，それに伴い裸眼視力低下がみられている。したがって，小学4～5年次で近視進行に注意を払わなくてはならない。中学生，高校生でも近視の進行とともに裸眼視力が低下している。

さらに，山下ら[13]は，都内某中学高校一貫校で中学入学時の男子生徒140名280眼のうち109名217眼について，6年間，毎年屈折度の経過を追った。その結果，中学校入学時すでに近視になっている群では近視進行の曲線の傾きが大きく，遠視や正視群に比べて近視の進みが速い傾向がみられた（図 4B-4a）。見方を変えて，高校3年時の屈折度を基準にとり，中学1年からの屈折度の推移をみると（図 4B-4b），高校3年時に−8.00 Dを超える病的近視になる群の近視進行の勾配は急で，近視の進行が著しいことがわかる。また，これらの症例の中学1年時の平均屈折度は−5.50 Dであった。したがって，病的近視になる可能性のある近視は，屈折度でいえば，中学1年時−5.5 D以下で近視進行が著しいものと考えられる。

一般住民の近視の頻度は，わが国では大山[14]の神奈川県成瀬村住民2,832名での成績があり，これによると近視15.85％，近視性乱視6.89％であった。また2008年，多治見市在住の40歳以上の一般住民3,021名を対象にした調査によると，近視（等価球面屈折度，＜−0.50 D）41.8％，強度近視（等価球面屈折度，＜−5.50 D）8.2％，遠視（等価球面屈折度，＞＋0.50 D）27.9％，乱視（円柱レンズ度，＞0.50 D）54.0％であった[15]。

これらを諸外国の近視の頻度と比較すると，18～22歳の英国軍人で11％[16]，スウェーデン軍人で14.5％[17]，イスラエルでは8,102眼を調べた結果，40歳以上で18.4％[18]，米国では52～85歳の5,197眼で17.7％[19]，12～54歳の5,282名で26％[20]，フィンランドで21～30歳で22.6％[21]などの報告があるが，いずれもわが国の頻度に比べて少ない。

1985年以降になされた米国，西ヨーロッパ，オーストラリアにおける大規模住民調査から，40歳以上の住民29,281名の屈折度のデータを得た。そこから，2000年時のそれぞれの国の屈折異常の頻度を予測した結果（115頁参照），−1.00 D以下の近視は米国25.4％，西ヨーロッパ26.6％，オーストラリア16.4％，また−5.00 D

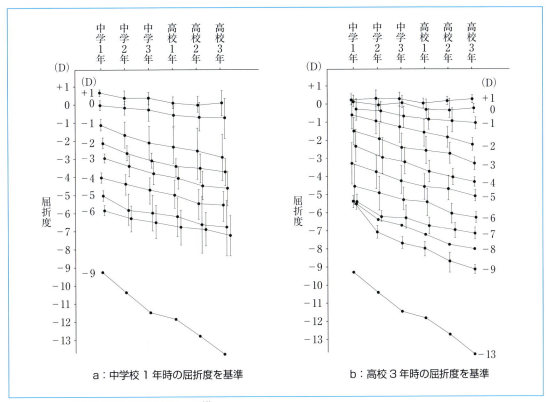

図 4B-4 ▶ 各屈折度の推移（山下，他[13]）

以下の近視は米国 4.5％，西ヨーロッパ 4.6％，オーストラリア 2.8％で，わが国に比べて低頻度である[22]。しかし，最近諸外国でも増加の傾向があり，漸次わが国の現状に近づきつつあるといわれている[23]。

2000〜2004 年の 5 年間にイスラエル軍に徴兵された 16〜22 歳の男子 157,663 名，女子 119,248 名，計 276,911 名の右眼を，調節麻痺薬を点眼することなくオートレフラクトメータで測定した。結果は弱度近視（−0.75〜−2.99 D）18.8％，中等度近視（−3.00〜−5.99 D）8.7％，強度近視（−6.00 D 以下）2.4％であった。そして，夏期に生まれた人に近視が多く，これは幼少期の自然光の影響によるかもしれないと述べている[24]。

イスラエルでは 1990 年と 2002 年に 16〜22 歳の 919,929 名を調査している[25]。−0.50〜−3.00 D を弱度近視，−3.25〜−6.00 D を中等度近視，−6.00 D を超えるものを強度近視として検討している。近視発生率は 1990 年 20.3％，2002 年 28.3％と増加している。また，弱度近視，中等度近視，強度近視のそれぞれの有病率は 1990 年では，1.7％，5.7％，11.6％であったが，2002 年では，2.05％，7.2％，16.3％であり，近視は増加してきている。

米国でも増加の報告がある。1971〜1972 年（4,436 名），1999〜2004 年（8,339 名）の黒人と白人（12〜54 歳）を調査した結果，近視罹患率は 1971〜1972 年の 25.0％に比べて 1999〜2004 年では 41.6％で有意に高率であった（$P<0.001$）。人種別にみても黒人は 13.0％対 33.5％，白人は 26.3％対 43.0％で有意に高かった（$P<0.001$）[26]。

最近は近視の頻度が世界的に増加している[27]。

強度近視の頻度を一般集団で調査した報告は少ない。強度近視として 6〜8 歳は −6.25 D 以下，9 歳以上は −8.25 D 以下としたとき[28]，強度近視の頻度は丸尾ら[29]の小学生 15,219 眼，中学

表4B-1▶ 近視の程度分類（山崎[34]，三條[35]）

	弱 度	中等度	強 度	最強度
14歳まで	−1.00 D 以上	−1.00 D 以下	−3.00 D 以下	−15.00 D 以下
20歳まで	−2.00 D 以上	−2.00 D 以下	−4.00 D 以下	−
21歳以上	−3.00 D 以上	−3.00 D 以下	−6.00 D 以下	−

生5,791眼の統計では，

　　小学生……男児　0.08％
　　　　　　　女児　0.09％
　　　　　　　計　　0.09％
　　中学生……男子　0.59％
　　　　　　　女子　0.68％
　　　　　　　計　　0.64％

であり，近視の中の強度近視の頻度は，

　　小学生……男児　0.69％
　　　　　　　女児　0.67％
　　　　　　　計　　0.68％
　　中学生……男子　1.65％
　　　　　　　女子　1.74％
　　　　　　　計　　1.70％

である。佐藤ら[30]によると，高校生524名，1,048眼のうち強度近視眼は1.5％であり，所ら[31]による全国大学病院外来患者の調査成績では2.16％である。これから一般住民の強度近視の頻度は約1％と推定される[32]。多治見市の40歳以上住民の右眼2,829眼の屈折度を調査した結果，−6.00 Dを超える近視の頻度は5.5％（4.7〜6.4％）であったと報告されている[33]。

3 近視の分類，症状

　従来から近視の分類には種々ある。程度別分類は主として庄司の分類が使われている。すなわち，

　①**弱度近視**　myopia tenuis…−3.00 D 以上
　②**中等度近視**　myopia media…−3.00 Dを超え−6.00D 以上
　③**強度近視**　myopia gravis…−6.00 Dを超え−10.00D 以上

　④**最強度近視**　myopia gravissima…−10.00 Dを超え−15.00 D 以上
　⑤**極度近視**　myopia extrema…−15.00 Dを超えるもの

である。

　しかし，この程度分類は年齢によって変更されるべきである。年齢を加味したものには山崎[34]，三條[35]のものがあるが（**表4B-1**），この根拠は薄弱である。

　先天近視 congenital myopia と**後天近視** acquired myopia の分類もあるが，同一眼に先天性要因と後天的環境要因が加わりその人の屈折度が決められるので，この2つを明確に分けることはできない。したがって主として先天性とか，主として後天性といわざるを得ない。

　発生の成因から，**屈折性近視** refractive myopia と**軸性近視** axial myopia とに分ける方法もあるが，これには種々の説があり，単純にクリアカットに分けることはできない。主としてどちらの要素が関与しているかがいえる程度である（眼軸長と屈折度との関係は，眼軸長1 mm延長すると約3 Dの近視になる）。

　以上の分類のほかに**単純近視** simple myopia と**病的（変性）近視** pathological myopia（degenerative myopia）との分類法がある[36〜38]。

　単純近視とはなんら視機能障害を伴わず眼鏡レンズで容易に視力矯正できるもので，これにはいわゆる**学校近視** school myopia も含まれている。

　病的近視はなんらかの視機能障害を伴うもので，単なる屈折異常として取り扱うことができないものである。

　強度近視は眼軸の延長で起こることは定説で

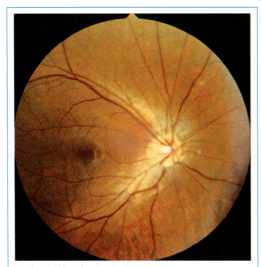

20歳，男性，右眼
視力と屈折度：0.1(1.0×−11.00○cyl−2.00 A 180°)
眼軸長：29.0 mm

図4B-7▶ 紋理（豹紋状）眼底とコーヌス

てすみ，調節に見合う輻湊だけでは近見時外斜視になる。通常は相対性輻湊によって補われ眼位異常を起こさないが，近視を矯正しないで放置すると，AC/A比の正しい発達が障害されて輻湊不全型の外斜視になることが多いと述べている。

c)眼底変化

主な変化は**紋理（豹紋状）眼底** tessellated fundus, tigroid と**コーヌス** conus である（**図4B-7**）。

(1)紋理（豹紋状）眼底

眼軸長の延長によって眼膜は伸展し，脈絡膜が薄くなると同時に網膜色素上皮層も薄くなって，大きな脈絡膜血管が透見できる眼底をいう。軽度のものは色素に乏しい健常者や，高齢者の眼底にもしばしばみられる。

近視眼における紋理（豹紋状）眼底の出現頻度は，近視度数に応じて増加する傾向があり，弱度近視では10%程度であるが，強度近視になると80%にまでなる[51]。

田中[52]は紋理（豹紋状）眼底を程度によって，

　0：紋理が認められないもの
　Ⅰ：極軽度に認めるもの
　Ⅱ：明らかに脈絡膜の血管を境界明瞭に認めるもの
　Ⅲ：さらに強度で脈絡膜血管を浮彫のように認めるもので，血管はしばしば黄色調にみえるもの

に分類した。正視と遠視眼1,078眼，近視眼647眼の統計では，紋理（豹紋状）眼底の正視と遠視群での頻度は，

　0群　68.55%
　Ⅰ群　21.52%
　Ⅱ群　8.25%
　Ⅲ群　1.66%

であり0群が高く，Ⅱ，Ⅲ群は少ない。一方，近視群では，

　0群　41.11%
　Ⅰ群　26.89%
　Ⅱ群　18.39%
　Ⅲ群　13.60%

であり，0群は最高で，Ⅰ群は正視・遠視群と大差なく，近視のⅡ，Ⅲ群で頻度が高い。また屈折度の増加とともに紋理（豹紋状）眼底の頻度は増している。

経過観察中，紋理の程度が増すものは眼軸長延長の傾向がある[53]。

(2)コーヌス conus

乳頭縁に接してある半月状または輪状の斑面で近視眼に多くみられるが(68.16%)[52]，正視や遠視にもみられる(31.26%)[52]。主として眼軸の延長により生じる。

コーヌスのうち，特に耳側あるいは輪状コーヌスを近視性という。これ以外の部位にみられるものを異型コーヌスともいう。形態的には，

①脈絡膜コーヌス：乳頭縁の網膜色素上皮層が萎縮または断裂して深層の萎縮した脈絡膜がみえるものである。主として耳側に半月状にあるが，乳頭を輪状に取り巻いていることもある

②強膜コーヌス：強い近視では強膜が露出し，半月状の白色斑を認める

表 4B-2 ▶ 近視度と裸眼視力との関係 (Laurance et al[47], Hirsch[48])

近視度 (D)	裸眼視力 (Laurance & Wood) (1936)	裸眼視力 (Hirsh) (1945)
−0.25	6/6 (1.0)	
−0.50	6/9 (0.7)	20/25 (0.8)
−0.75	6/12 (0.5)	
−1.00	6/18 (0.33)	20/65 (0.31)
−1.50	6/24 (0.25)	20/110 (0.18)
−2.00	6/36 (0.17)	20/165 (0.12)
−2.50	6/60 (0.1)	20/215 (0.09)
−3.00		20/285 (0.07)

( ) 内は小数視力を示す。

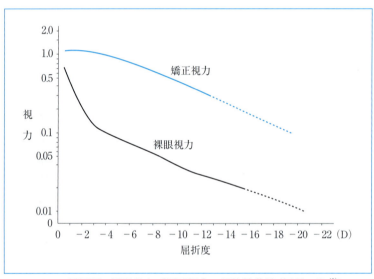

図 4B-6 ▶ 近視眼の裸眼および矯正視力の平均値曲線 (風見, 他[49])

とができないためである。

　近視の程度と視力との関係は古くから多数の報告がある (**表 4B-2**)。風見ら[49]の報告によれば**図 4B-6**のごとくであり, 裸眼視力は通常 −3.00〜−5.00 D において 0.1 程度に減じ, −9.00〜−10.00 D において 0.05 以下に減退する。矯正視力も −4.00〜−5.00 D までの近視では変化は少ないが以降急激に減弱し, −10.00 D 以下になると 0.5 以下に減退する。通常コンタクトレンズで矯正した場合は網膜像が大きくな るため, 眼鏡矯正の場合よりもコンタクトレンズ視力は良好である。

b) 眼精疲労

　矯正されていない近視眼は近業時に正視眼に比べて調節量は少なくてすむが, その物体距離に相当した輻湊をしなければならない。そこで調節と輻湊の不均衡を生じ, 眼精疲労を起こしやすい。

　近視と輻湊の関係について山出ら[50]は, 矯正されていない近視は近見時には調節量が少なく

る**学校近視** school myopia の大部分は単純近視であり，後天的環境要因である主として**近業**の影響を受ける。また，近視発生の初期段階として**偽近視**＊pseudomyopia が考えられている。

> ＊偽近視の本来の意味は中毒や外傷などで起こる一過性の近視をさす。そこで近視発生の初期段階としてはトーヌス性近視あるいは緊張近視として区別したほうがよいという人もいる。

偽近視の診断基準

毛様体筋の緊張が亢進した状態を概念的にいうが，診断基準は明確ではない。山地[40]によれば，ミドリンP®＊点眼前後の測定値を比較して，次の項目のいずれかにあてはまるものを偽近視としている。

> ＊0.5％トロピカミドと0.5％塩酸フェニレフリンとの合剤である。

①裸眼視力のよくなるもの
②同じD値の矯正レンズで矯正視力のよくなるもの
③同じ矯正視力を得るための矯正レンズのD値がプラス側へ動くもの
④検影値，レフラクトメトリ値がプラス側へ動くもの

などである。この中でもとくにミドリンP®点眼前後に屈折度が1.00Dプラス側へ移動するものを偽近視という[40]。この頻度は小学生男子1,331名の1.5％，同近視の15.0％，小学生女子1,287名の1.3％，同近視の10.7％であり，中学生男子443名の1.5％，同近視の9.0％，中学生女子461名の2.1％，同近視の8.8％程度である[40]。

一方，丸尾[41]はこのような偽近視はほとんどないと述べ，この種の偽近視の存在を疑問視している。

2) 発生原因

単純近視の発生には近業などの後天的環境要因の影響を受けるが，先天的要因としては単一の遺伝子によって制御されるのではなく，関連する疾患の発生しやすい疾患感受性遺伝子，すなわち多因子遺伝と考えられる（164頁参照）。佐藤（邇）[42]は，近業時の毛様体筋の緊張に適応して水晶体屈折力が器質的に大きくなることをあげている。一方，大塚[43]は初めは毛様体筋の異常緊張が起こり，毛様体，次いで脈絡膜の萎縮をきたして眼軸が延長するのが原因であると述べている。

Mallen ら[44]の報告によると，若年成人の正視眼と弱度から中等度の近視眼30眼ずつを対象にして，調節したときの眼軸長をIOL Master™（25頁参照）で測定したところ，調節刺激によって一過性の眼軸延長がみられた。この変化は正視眼よりも近視眼で著明であった。調節によって一過性ではあるが，眼軸が延長したことは，調節が持続することによって，眼軸延長が器質化する可能性もあり，調節が近視の進行に寄与する可能性が示唆される。Ghosh ら[45]はLenstar®を用いて，若年者成人（10眼の正視眼と近視眼）で，10分間読書時の姿勢すなわち25度下方視で2.5Dの調節をした際に，近視眼では有意に眼軸が延長したと報告している。この原因として脈絡膜厚が有意に減少していることをあげている。

しかし，近業によって生じると考えられている偽近視が近視発生の最も初期段階であることは佐藤（邇）と大塚で一致している。一方，杢田ら[46]は日本政府が行った統計データを用いて，小学生の裸眼視力不良の増加傾向とその関連因子について検討した。その結果，視力不良は日照時間と負の関係を示し，身長と単回帰でのみ正の関係を認めたが，学習時間とテレビゲーム時間は視力不良と有意の関係は認められなかったと報告している。

3) 症　状

a) 視力障害

近見視力はよいが遠見視力低下が主症状である。これは近視眼の遠点より遠くにある物体は，網膜上に分散像を生じるので明瞭にみるこ

あり，したがって眼軸長の異常に長いもの，すなわち眼軸長が正規分布からはずれた眼は，病的眼球として病的近視ということができる。そこでこの限界を屈折度からみると，

① 5 歳以下では−4.25 D 以下
② 6〜8 歳では−6.25 D 以下
③ 9 歳以上では−8.25 D 以下

を**病的近視の目安**とすることができる[28)](139 頁参照)。このように視機能障害の有無による近視の分類は臨床的に大切であり，以下にこの分類に基づいて述べる。

a. 単純近視
1) 定　義

単純近視 simple myopia とは正常な生物学的個体差の分布範囲にある近視であり，良性で屈折度は比較的軽く，眼鏡によって正常視力まで矯正可能である。学童期に発生進行するいわゆ

❑ **電気検眼鏡（直像鏡）による眼底の高低差の測定**

　電気検眼鏡によって眼底に 3 D のピントの違いがある場合には，眼底に 1 mm の凹凸があるといわれていて，うっ血乳頭の突出度，乳頭陥凹の深さ，後部ぶどう腫の深さ，あるいは網膜の隆起の程度を知るうえで簡便な方法として採用されている。しかし被検眼が Gullstrand の模型眼の光学系を備えていることが条件である。この条件を満たしていても，検眼鏡のおかれる位置によっても異なる。

　検眼鏡のレンズが被検眼の前焦点位置（角膜前方 15.707 mm）におかれるときには，3 D 差は眼軸長 1.17 mm（約 1 mm）に相当するが，この位置が変わったり眼の屈折度が変化すると当然この関係は違ってくる。検眼鏡と眼までの距離を 8，10，12，15，20，30，40，および 50 mm と変化させたとき，各屈折度において，眼軸長 1 mm が何 D に相当するか計算すると**図 4B-5a**のごとくとなる[39)]。この図でわかるごとく，検眼鏡と眼までの距離（検眼鏡レンズ後面から角膜頂点までの距離）が 15 mm 付近で観察するように心掛けなければならない。

　無水晶体眼の場合もこの傾向は変わらないが，曲線は全体に下方に偏位し，検眼鏡と眼までの距離が 15 mm で屈折度が＋10.00 D 付近では，屈折度 3.00 D 差は眼軸長 1.7 mm の変化に相当し，2 D ≒ 1 mm を用いたほうがよい（**図 4B-5b**）。

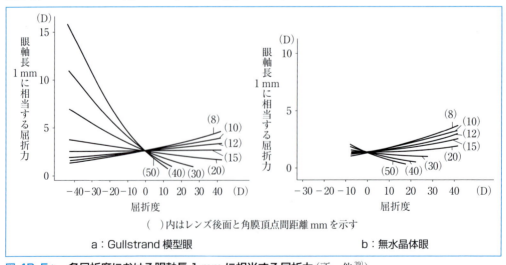

（　）内はレンズ後面と角膜頂点間距離 mm を示す
a：Gullstrand 模型眼　　　　　　　b：無水晶体眼

図 4B-5 ▶ 各屈折度における眼軸長 1 mm に相当する屈折力（所，他[39)]）

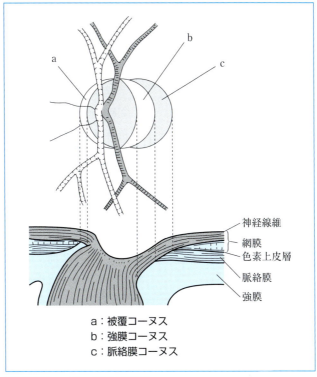

図 4B-8 ▶ コーヌスの種類

③色素コーヌス：乳頭縁または脈絡膜コーヌスの外縁にみる黒色の色素輪をいう
④被覆コーヌス：眼軸が伸びるため，鼻側の強膜や脈絡膜が岬状に乳頭中央に向かって突出した淡い半月状の色素輪である

などがある（**図 4B-8**）。

最近は緑内障研究の関係から，乳頭周囲網脈絡膜萎縮 parapapillary atrophy（PPA）が検眼鏡的にαゾーンとβゾーンに分類されている[54]。**αゾーン**は外側で，色素上皮の色素ムラと網脈絡膜層の菲薄化を反映している。**βゾーン**はその内側で，網膜色素上皮と脈絡膜毛細血管板の萎縮を示すと考えられている。また，その内側で乳頭から Bruch 膜断端までを peripapillary ring（**γゾーン**）と分類している。この分類は緑内障との関連で用いられているが，近視にも用いられている。従来のわが国の近視眼底の分類で，αゾーンは脈絡膜コーヌス，βゾーンは強膜コーヌスに相当する。

(3)その他

初期の近視では乳頭鼻側網膜に半月状の反射をみることがある[51]。これは**ワイス Weiss 反射線**といわれ，乳頭周囲に生じる浮腫のためと考えられている[51]。また眼軸延長によって黄斑部網膜組織が伸展されるため，若年者でも近視眼では黄斑反射輪が消失していることが多い。また乳頭陥凹も眼軸延長に伴い，耳側に牽引されて中心が耳側に偏位しやすい[52]。

4) 予防（進行の抑制）および治療
a) 予防
(1)日本学校保健会からの健康のしおり

日本学校保健会から出されている児童生徒の眼の健康のしおり[55]の中の視力対策の指針は，現状では違和感もあるが，近視の予防に関連があると思われるので項目をここに記載する。

①心身の健康を積極的にはかること
②学習や読書を正しい姿勢ですること
③採光に注意すること

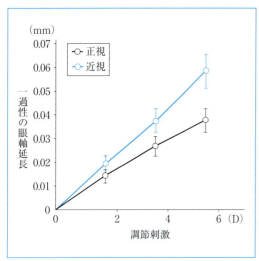

図 4B-9 ▶　調節刺激による一過性の眼軸延長
（Mallen et al[44]）

④目の疲労を防止すること：パソコンやコンピュータゲームなどは特に眼を疲れさせるので 40 分以上は続けないほうがよい。また学習や読書を長時間続けるときは，40〜50分ごとに眼を休める

⑤テレビ視聴に注意すること：14 インチ程度のテレビ画面を 2〜3 m 程度離れて視聴するようにする。また 30〜60 分連続して視聴したら 10 分程度眼を休める

⑥眼鏡やコンタクトレンズの使用に注意すること

⑦板書の管理と文字に注意すること

(2) 長時間の近業はしない

長時間の近業をすると，調節緊張が残り（調節残効）[56]，また，短時間の調節によって眼軸の一過性の延長[44,57]（**図 4B-9**）や脈絡膜厚の菲薄化[58]がみられることから，近視進行の可能性が考えられる[59]。また，眼軸長は昼間長く夜間に短く，脈絡膜厚はこれと逆の関係があり，眼圧は昼間高く夜間に低いという日内変動があるとの報告[60]も，近視進行に何らかの関係があるかもしれない。いずれにせよ，1〜2 時間の近業後は 10〜15 分の休憩が望ましい。

(3) 戸外での活動（太陽光）を奨励する

近業時間が短く，戸外での活動時間が長いほど近視になりにくいという報告がある（**図 4B-10**）[61]。これは太陽に当たると，網膜のドパミンが増加するためとの報告がある[62]が，反対の報告もある[63]。種々の照度下でヒヨコを 90 日間飼育した報

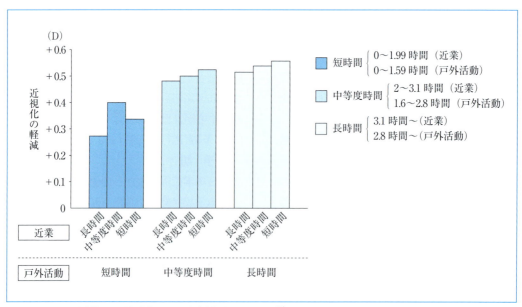

図 4B-10 ▶　近業と戸外活動による屈折度（Rose et al[61] より改変）
Sydney の 12 歳学童，2,367 名

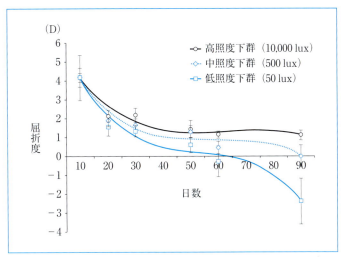

図 4B-11 ▶ ヒヨコの飼育照度と屈折度の変化（Cohen et al[64]）

告によると，高照度下で飼育した方が近視になりにくいという報告がある（図4B-11）[64]。太陽光のうちで，長波長紫外線UVA（321〜400 nm）中のバイオレット光（340〜400 nm）[65]や中波長紫外線UVB（291〜320 nm）[66]が近視進行抑制に効果があるとの報告があるが，将来への白内障の発症に対する安全性の検討が必要である[67]。

(4) 照明との関係

ヒヨコにゴーグルを装用させた実験近視で12時間明所，12時間暗所で飼育すると近視になるが，24時間暗所で飼育すると近視にならない（172頁，図4B-63参照）[68]。この結果に基づき，Stone一派[69]によれば，2歳までに暗い部屋で寝ていた幼児で，後に近視になった者は10%であったのに対して，夜間用の薄暗い照明のもとで寝ていた幼児は34%，通常の明るい照明下で寝ていた幼児は55%と高率に近視になった（図4B-12）。つまり，幼児を明かりをつけたままの部屋で寝かせると，将来近視になる危険性が5倍に跳ね上がることになる。また，大学生で，1日のうちで暗黒中にいる時間の長い人は近視になりにくいとの報告もある[70]。しかし，これには反対の意見もある[71,72]。

(5) ストレスの除去

ストレスによってエンドセリンの分泌が増加する。エンドセリンは，in vitroで牛の毛様体筋を収縮させる作用があることが指摘されている[56]ので，ストレスに晒されないのが望ましい。

(6) 遺伝との関係

環境因子ばかりではなく遺伝因子も考慮する必要がある。両親とも正視，父親が正視・母親が近視，父親が近視・母親が正規，両親が近視，の群に分けて，それぞれの同胞総数に対する近視者数をみると，40.0%，61.5%，62.5%，66.7%であり，弱度近視においても遺伝関係がある[53]。これにより近視進行抑制法の効果に差が出る可能性がある。

b) 治療（進行抑制法を含む）

近視の治療といっても近視が完全に治ることはほとんどないので，近視進行抑制法を含めた治療法について述べる。

(1) 偽近視の治療

偽近視とは毛様体筋の緊張が亢進した状態を概念的にいうが，大塚[73]は毛様体筋の緊張状態を正常トーヌスと異常トーヌスに分け，異常トーヌスは治療の対象になると述べている。
薬物療法には全身投与と局所投与があるが，いずれも効果は一過性のことがほとんどである。

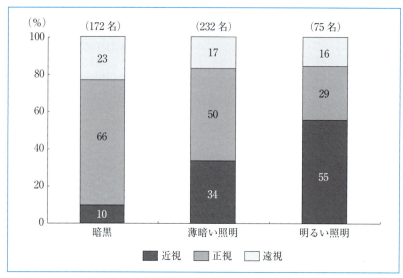

図 4B-12 ▶ 近視発生と生後 2 歳までの照明状態（479 名）（Quinn et al[52]）

現在使用されているものは局所投与の 0.4% ミドリン M®で，就寝前に 1 回 1 滴ずつ点眼し，3 か月を 1 クールとする方法が行われている。そして，この時点で効果の認められない場合は眼鏡などの屈折矯正が原則である。

理学的療法として低周波や超音波治療も行われているが，これらの効果も一過性である。このほか，望遠訓練，中国式目の体操，二重焦点レンズ装用法などがあるがいずれも効果は持続しない[74]。また，これらの治療法の意義に対して疑問視する人も多い[75]。すなわち，治療によって正視になった場合あるいは眼鏡を装用しなくてもよい視力に回復した場合はよいが，近視の進行の程度をある程度おさえただけで，最終的には眼鏡装用が必要である場合の治療には疑問が残る。

(2) 弱度近視の治療
(a) 光学的療法
① 眼 鏡

眼鏡の使用は遠方明視が目的であるが，調節と輻湊のバランスの働きもある。また，眼鏡処方にあたっては，近視進行抑制に対する配慮も必要である。小児で弱視や調節性内斜視ではアトロピン点眼（213 頁参照）を行う。アトロピン点眼では正常トーヌスも除かれる可能性があり，0.50〜0.75 D 減じた値で処方することが多い（213 頁参照）。成人では雲霧法を用いるかミドリン P® 程度の調節麻痺薬を点眼する。ミドリン P 点眼後の屈折度の戻りの部分には眼鏡矯正をしないほうがよい。

軽度の外斜位を伴う場合には，なるべく完全矯正に近く処方するか，Prentice の公式に従って瞳孔距離よりレンズの光心間距離（心取り点間距離）をやや広く処方することがある（284 頁参照）。

眼鏡をかけた近視眼では正視眼あるいはコンタクトレンズ装用眼に比べて**見かけの調節力**は大きい（248 頁参照）。したがって初老期に眼鏡からコンタクトレンズに変えるときには，眼鏡に比べて近方視が悪くなるので注意を要する。

(i) 低矯正か完全矯正か

低矯正か完全矯正かは古くから議論のあるところである。低矯正のほうが近視の進行に対してよいとの報告がある[76,77]。また，動物実験でサル[78]，ヒヨコ[79]，モルモット[80]，tree shrew[81] でプラスレンズを装用させると（myopic defocus）遠視化したり，近視発生が抑制されたりする報告があり，この結果からは低矯正眼鏡が完全矯

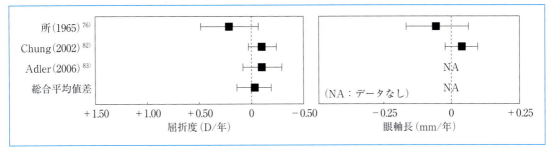

図 4B-13 ▶　対照群に対する完全矯正群の平均抑制効果（長谷部[86]）

正眼鏡装用より近視の進行は軽度と考えられる。

しかし，Chung ら[82]は前向き，比較二重盲検試験で，低矯正眼鏡矯正群のほうが完全矯正群より有意に近視の進行が速いという結果を出している。また，Adler ら[83]は有意でないが同様の結果を報告している。この 2 報告に基づいて Cochrane Database Syst Rev[84]は，完全矯正眼鏡は年間 0.15 D の近視抑制効果があると記載している。この結果は動物実験の結果に反している。この説明として，Li SM ら[85]は，動物実験では生直後から 1 年未満の正視あるいは弱度遠視の動物を使用しているのに対して，人眼では学童期の弱度あるいは中等度の近視を対象にしていることが原因，と推定している。また，近視性ボケか遠視性ボケの判別に問題があるかも知れない。長谷部[86]は，以上の結果をメタ解析で検討した結果（図 4B-13），完全矯正と低矯正の両群間に有意差はみられず，低矯正眼鏡は少なくとも近視の進行に対する抑制効果はないと考えられると述べている。

最近では，両者に差がない[87]から低矯正眼鏡のほうが有意に良い[88]，などの報告があり，一定の結論は出ていないが，低矯正眼鏡では調節の負担の軽減，調節ラグが少なく，また実験近視モデルでの結果からも現段階では低矯正眼鏡が勧められる。

一方，過矯正眼鏡は眼精疲労を起こすばかりではなく，実験近視で凹レンズを装用させて遠視状態にすると，そのレンズ度と同程度の近視になるという報告がある[78,89]。そこで，過矯正眼鏡は近視の進行を促進する可能性があるので，厳に慎むべきである。

(ii) **調節ラグを考慮した眼鏡処方**

通常，調節刺激が強くなるほど調節ラグ（調節の定常誤差）が大きくなる（241 頁，図 5-10）。この状態では焦点は網膜の後ろに結ぶので，実験近視で凹レンズを装用したときと同じ状態になる。そこで，眼球の後方にある焦点に向かって眼軸が延びる可能性が考えられる。このような観点から，調節ラグを少なくした眼鏡処方が近視進行予防によいと考えられるので，二重焦点レンズ眼鏡[90]，累進屈折力レンズ眼鏡[91]や二重焦点コンタクトレンズ[92]が近視の進行防止に有用と考えられる。Gwiazda ら[91]，長谷部ら[93]は調節ラグ（242 頁参照）が近視進行の原因と考えて子供に累進屈折力レンズ（+1.50 D 程度を加入）を処方した結果，近視の進行は有意に抑制されたが，その効果はわずかであった。すなわち，Gwiazda らの **COMET**（Correction of Myopia Evaluation Trial）[94]によれば，6〜11 歳の−1.25〜−4.50 D の学童 469 名を 2 群に分けて，単焦点レンズと累進屈折力レンズ（+2.00 D 加入）を装用させて，3 年間観察した。その結果，調節ラグが 0.43 D 未満では累進屈折力レンズ装用群では単焦点レンズ装用群に比べて 0.07±0.11 D であったが，一方，調節ラグ 0.43 D 以上では 0.33±0.11 D（$P<0.05$）で有意に近視進行が抑制された結果であった（表 4B-3）。

また，Hasebe ら[95]は日本人で同様の実験を行っている。6〜12 歳の−1.25 D〜−6.00 D まで

表4B-3 ▶ Accommodation lag（調節ラグ）と近視の治療（COMET）（Gwiazda et al）[91]

3年間の近視の進行（D）			
調節ラグ（D）	累進屈折レンズ	単焦点レンズ	差
0.43 未満	−1.28 ± 0.08 (n = 120)	−1.36 ± 0.08 (n = 115)	0.07 ± 0.11
0.43 以上	−1.27 ± 0.08 (n = 114)	−1.60 ± 0.08 (n = 119)	0.33 ± 0.11 *
差	−0.01 ± 0.10	0.24 ± 0.10	

*P＜0.05

の92名について，46名では18か月累進屈折力レンズ（加入度＋1.50 D）に続いて18か月単焦点レンズを装用したグループ（グループ1），もう一方の46名では最初に単焦点レンズ，後に累進屈折力レンズを装用したグループ（グループ2）で検討した。その結果，グループ1のほうがグループ2よりも近視の進行をおさえることができた。すなわち，最初に累進屈折力レンズを装用したほうが近視抑制効果は大きい結果を得ている。このように，調節ラグの大きいほど累進屈折力レンズの近視進行抑制効果が大きいが，この効果は，Cochrane Database Syst Revによると，年間0.16 D程度[84]である（**表4B-5**）。また，幼児，学童は調節力が十分にあるため，累進屈折力レンズの近用部を使用させることが難しく，常時フィッティングの検査が必要になる。

一方，Mutti ら[96]によると，近視になった小児の近視発生前後の調節ラグと正視に留まった小児眼の調節ラグとを比較した結果，調節ラグによる hyperopic defocus は近視発生の原因でなく結果であるとの報告もある。

(iii)周辺部遠視を矯正する眼鏡処方

Smith ら[97]は黄斑部をレーザー凝固したサルに半透明ゴーグルを装用させた実験近視モデルで近視になることを発表した。そして，この原因として，周辺部網膜の遠視状態が近視の発生進行に関係があると推論した[98]（**図4B-14**）。Atchison ら[99]による人眼の測定では，水平軸方向では正視眼では周辺部は近視状態であるが，近視では遠視状態にある。一方，垂直軸方向では大きな変化はみられなかったと述べている。しかし，周辺部の遠視を矯正可能な眼鏡レンズやコンタクトレンズを装用させれば，近視進行を抑制できるのではないかと考えられる。

Sankaridurg ら[100]は周辺部の遠視を矯正できる3種類のデザインの眼鏡レンズ（Carl Zeiss Vision, Adellaide, Australia—MyoVision）を作製して，−0.75〜−3.50 D の6〜16歳の学童210名に装用させた結果，レンズ光学部の大きさ，周辺部の加入度数，レンズデザインなどで近視抑制効果に差があり，今後デザインの検討などが必要であると述べている。Hasebe ら[101]は，6〜12歳の197名に累進屈折力レンズの周辺を遠視化した非球面レンズを作成し，単焦点レンズや累進屈折力レンズ単独の場合と近視抑制効果を比較した結果，累進屈折力レンズの効果以上の結果はみられなかったとの報告もある。

②コンタクトレンズ

眼鏡レンズに比べ，コンタクトレンズに近視進行抑制効果があるか否かについては，「効果あり[102]」と「効果なし[103, 104]」の報告があり，結論は出ていない。ハードコンタクトレンズとソフトコンタクトレンズの比較ではソフトレンズ使用眼のほうがハードレンズ使用眼よりも近視が進行し，この傾向は若年者に強いとの報告もある[105]。この要因には，ハードコンタクトレンズによるオルソケラトロジー効果も考えられる。また，酸素透過性（Dk 値）の低いコンタクトレンズは高いレンズに較べて近視の進行が速いなどの報告もある[106, 107]。

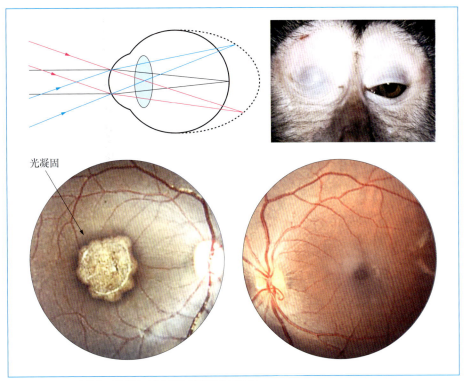

光凝固

図 4B-14 ▶ 近視の進行に対する周辺網膜の関与

(i) 周辺部遠視を矯正するコンタクトレンズの処方

Sankaridurg ら[108]は周辺の遠視を矯正したコンタクトレンズを−0.75〜3.50 D, 乱視度 1.00 D 以下の7〜14歳の 45 眼に装用させて 12 か月観察した結果, 近視進行を抑制する効果があったことを報告している。周辺部の遠視を矯正したコンタクトレンズの結果では眼鏡以上の近視抑制効果があるとの報告もある[108, 109]。また, Fujikado ら[110]は低加入度 SCL で小児の近視進行抑制に効果があったと報告している。しかし, このような眼鏡やコンタクトレンズを処方するには眼底周辺部の屈折度の測定が必要である。一方, 周辺部遠視が近視発生, 進行に関係するとの見解に対して批判的論文もある[111]。

❏ 視力低下時の学童の態度と行動[55]
○目を細めたり, みけんにしわをよせたり, 上目づかいにみたり, 首をまげてななめにみる。
○目をたびたびこすったり, まばたきを繰り返し, はっきりみようとする。
○本やノートに著しく目を近づける。
○授業中に前後左右の席の友達のノートをのぞきこむ。
○つまずきやすかったり, 機敏さがなくなる。
○根気がなくなったり, あきっぽくなる。
○目が疲れて痛い, 頭が痛いなどの訴えがある。
○ときに登校を嫌うこともある。

表4B-4 ▶ オルソケラトロジー効果

2年後の眼軸長の変化（mm）		
	オルソケラトロジー群	対照群
Cho et al（2005）[112] （7〜12歳　35名）	0.29 ± 0.27	0.54 ± 0.27
Walline et al（2009）[113] （8〜11歳　40名）	0.25	0.57
Kakita et al（2011）[114] （8〜16歳　45名）	0.39 ± 0.27	0.61 ± 0.24
5年後の眼軸長の変化（mm）		
Hiraoka et al（2012）[115] （8〜15歳　22名）	0.99 ± 0.47	1.41 ± 0.68

(ii) オルソケラトロジー（309頁参照）

オルソケラトロジーにより小児の近視進行抑制効果があるとの報告がある。いずれの報告も眼鏡矯正に比較して眼軸の延長が少ない（**表4B-4**）[112〜115]。すなわち，近視進行抑制効果がみられる。しかし，わが国では小児への適応には制限があった。すなわち，日本眼科学会のガイドラインによると，−1.00〜−4.00 Dの近視，1.50 D以下の乱視で20歳以上となっていた[116]。2017年の第2版ガイドラインでは，適応年齢は原則として20歳以上とし，未成年者への処方に対しては慎重処方となって使いやすくなった[117]（第6章B「コンタクトレンズ」参照）。5年間の長期経過をみた報告では漸次効果は減少する傾向がみられる[118]。また，この方法は中止すると元に戻る可能性があり，どの程度続けるか，また，リバウンドの程度も知ることが大切である。

(b) 薬物治療

① 調節麻痺薬

古くは1964年にBedrossian[119]が，8〜13歳の学童19名に対して，1眼に1％アトロピンを毎夕1滴点眼，他眼をコントロール群にした。1年後にはアトロピン点眼群とコントロール群を変えて1年間の実験を行っている。1979年には，さらに症例を追加して，2年間では90名，

3〜4年では28名について実験を行った結果を報告している[120]。これによると，1年間でのアトロピン点眼群は0.21 D屈折度が減少し，コントロール群では0.82 D近視度が増強した。そこで，1年後に実験眼を変えて，最初のアトロピン群をコントロール群に，コントロール群をアトロピン群にして，さらに1年間経過観察すると，アトロピン点眼群は0.17 D近視度が減少し，コントロール群では0.99 D近視度が増加した。さらに，28名で3〜4年間，同様にアトロピン群とコントロール群とを1年ごとに変えて屈折度の変化をみると同様の傾向がみられている（**図4B-15**）。実験終了後，33名では21.1か月，24名では54.8か月間自然経過で屈折度の変化をみると，年間0.06 Dの近視化で，アトロピン点眼後でもある程度の効果が期待できる結果であった。

最近，近視治療へのアトロピン点眼により近視抑制効果があるという報告が数多く出ている。Tongら[121]は，6〜12歳で屈折度−1.00〜−6.00 Dの400名の小児に対して，一方の眼に1％アトロピンを毎日1回点眼，他眼をコントロールとして2年間観察した。その後点眼を中止して，12か月経過を観察した結果，アトロピン点眼群では−1.14±−0.80 D，コントロール群では−0.38±0.39 Dの近視の進行がみられ（P＜0.0001），点眼中止後のアトロピン点眼群ではコントロール群に比べて近視が進行した。しかし，点眼中止3年後の等価球面値はコントロール群の−5.22±−1.38Dに比べてアトロピン群では−4.29±1.67Dで有意差がみられた（P＜0.0001）。また，眼軸長に対する効果もあった（P＜0.0001）。

このようにアトロピン点眼中止後，長期間の観察で効果がみられている。しかし点眼による調節障害や散瞳が長期間続くことで日常生活に不自由を感じ，長期の点眼が困難となり，点眼を中止する可能性が高く，近視の治療としては適切ではないと考える。そこで，調節障害と散

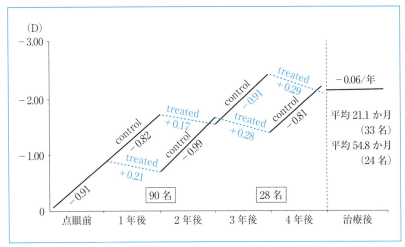

図 4B-15 ▶ 1％アトロピン点眼後の屈折度の年間変化（初診 8〜13 歳）
(Bedrossian[120])
片眼にアトロピン点眼，他眼は対照眼―1 年ごとに交代

瞳作用が比較的少ない 0.01％[121]や 0.025％の低濃度のアトロピン点眼薬[122]が使用されている。Chia らは 6〜12 歳の小児 400 名に 0.5％，0.1％，0.01％のアトロピン点眼を 2 年間行ったところ，3 者に有意差はなく，0.01％アトロピン点眼は散瞳や調節麻痺作用は最少であるが，近視の進行予防には有用であると述べている[123]。これら 3 種類のアトロピン点眼を 24 か月続けた後，点眼を中止して 24 か月観察した結果，戻りがみられたが，0.01％点眼での戻りが最も少なかった[124]。その後，点眼を再開すると 0.01％アトロピン点眼群では高濃度アトロピン群より近視進行は軽度であり，0.01％アトロピン点眼の有用性を示唆している（**図 4B-16**）[125]。しかし，効果は年間 0.3 D 程度で，年々効果は減退する傾向にある。また，低濃度アトロピン点眼による近視進行抑制の報告は 1 施設のみで，この効果については，わが国で多施設二重盲検法での検討がなされており結果が待たれる。一方，1％アトロピン点眼でも年齢が若い小児例，近視が強い例，両親が近視例では効果が期待できない例の報告もある[126]。このほか 1％シクロペントレート塩酸も使用されている[127]。

1968 年，山地[128]によると，多数の学童に就寝前に 0.4％ミドリン M® を 57 か月の長期にわたり点眼した結果，ある程度の効果は得られたが，点眼後の経過は不明であった。その後，偽近視に対する 0.4％ミドリン M® は健康保険診療では認められなくなった。ミドリン M® の治療は，ミドリン P® 点眼によって，0.75〜1.00 D 以上の戻りのある症例にはある程度の効果が期待できるので，3 か月使用して効果がなければ中止するとよい。しかし丸尾[75]は，これらの治療法に疑問を投げかけている。

② M_1 ムスカリン受容体阻害薬（ピレンゼピン）

M_1 ムスカリン受容体は毛様体には比較的少なく，網膜に多く存在している。そこで，その阻害薬は毛様体筋麻痺作用や散瞳作用が少なく近視の治療薬として使用されている。M_1 受容体阻害薬であるピレンゼピンのゲル点眼薬として 1 日 2 回の点眼が行われている。外国で発売され，これを使用した Siatkowski ら[129]や Tan ら[130]の発表がある。Siatkowski らは 8〜12 歳で −0.75〜−4.00 D の学童 174 名に 2％ピレンゼピンゲル点眼薬を 1 日 2 回点眼し，12 か月の経過観察では，ゲル点眼群 −0.26 D の近視進行に対してプラセボ群は −0.53 D であった。また Tan らは，6〜12 歳で −0.75〜−4.00 D の学童 353

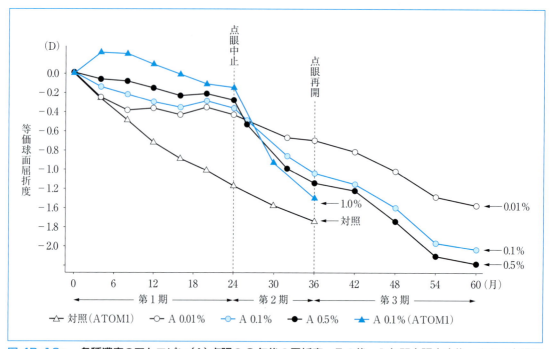

図 4B-16 ▶ 各種濃度のアトロピン（A）点眼の2年後の屈折度，その後，1年間点眼中止後，さらに点眼再開後2年間の屈折度（Chia et al[125]）

表 4B-5 ▶ 近視進行抑制法とその効果（鳥居，他[132]より改変）

近視進行予防法	コントロールの方法	近視進行抑制効果
完全矯正眼鏡	低矯正眼鏡	0.15 D/年[84]
累進屈折力眼鏡と遠近両用眼鏡	単焦点眼鏡	0.16 D/年[84]
軸外収差抑制眼鏡	単焦点眼鏡	0.29 D/年[100]
軸外収差抑制 CL	単焦点眼鏡	0.29 D/年[108]
オルソケラトロジー	単焦点眼鏡	眼軸長 0.11 mm/年[115]
1% アトロピン点眼	プラセボ点眼	0.80 D/年[84]
2% ピレンゼピンゲル点眼	プラセボ点眼	0.31 D/年[84]
1% シクロペントラート点眼	プラセボ点眼	0.34 D/年[84]

名で，ゲル群では－0.47 D の近視の進行に対して，プラセボ群では－0.84 D であり，両者とも1%の危険率で有意差（P＜0.01）がみられたとしている。ピレンゼピンの 2.0% 溶液では点眼後有意に散瞳し調節反応量，自覚的調節力は有意に低下するが，1.0%，0.5%の点眼では上記の症状には変化がないとの報告もある[131]。このようにピレンゼピンの近視進行抑制作用はあるが，この効果も軽微である。

③エンドセリン受容体阻害薬

In vitro で牛の毛様体筋にエンドセリンを投与すると，カルバコールに比べて約 30% の軽度の収縮が長期間みられる[56]。そこで，近視の治療にエンドセリン受容体阻害薬や一酸化窒素（NO）関連薬投与の可能性がある[56]。最近の近視進行抑制法とその効果を**表 4B-5** に示す[132]。

④その他

ホマトロピン[133]，ピロカルピン[133]，ネオシネジン[134]，シクロペントレート[135]，βブロッカー[136]などの点眼の報告もある。

実験近視サル眼でアマクリン細胞層にポリペプチドの一種であるVIP（vasoactive intestinal polypeptide）が高値であること[137]，網膜内のドパミン合成の減少[138]が眼軸延長を促進する因子であるとの報告がある。そこで，VIPの減少やドパミンの増加を起こす薬物も近視治療の可能性がある。近視群では血清中のビタミンD濃度が低く，ビタミンD不足群ではビタミンD十分群と比較して近視になりやすいとの報告がある[141]。

ⓒ理学的療法

山本[142]により，手持眼科用超音波治療器が試作されて近視治療に応用された[143]。また，松下[144]による低周波療法としてオーゴスペルを用いた報告がある。しかし，これらの理学的療法の効果はわずかであり，現在，眼科領域では使用されていない。

ⓓ訓練による調節緊張緩解法

これには，凸レンズ装用法[145]，水晶体体操法[146]，ハプロスコープ[147]による練習方法などがあるが，効果はわずかである。

ⓔ屈折矯正手術（331頁参照）

Laser in situ keratomileusis（LASIK），Photorefractive keratectomy（PRK），Laser thermal keratoplasty（LTK），Intrastromal corneal ring（ICR®）がある。その他Fyodorovによる角膜前面放射状切開術（radial keratotomy），Barraquerが始めたKeratophakia，KeratomileusisやKaufmanが報告したEpikeratomileusis（living contact lens）などがあるが，現在行われていない。Phakic IOLは強度近視で行われている。白内障で水晶体摘出後に挿入する眼内レンズ度によって，屈折度をいかなる度数にも変更できるようになり，これも，新しい屈折矯正法である（第6章D「手術的療法」参照）。

❏ミオピン点眼®による近視の治療

ミオピン点眼は電解質点眼薬と低濃度ネオスチグミン（抗コリンエステラーゼ薬）との配合薬であり，散瞳作用はない。ミドリンM®を補完する作用として偽近視に用いられた報告があるが[139]，現在，偽近視の治療に用いられることは少ない。また，調節機能改善効果が期待されて調節性眼精疲労にも用いられている[139,140]。

❏近視進行抑制法の意義

近視の進行抑制効果は年間0.3D程度で，年々この効果は減弱する。近視進行抑制法の意義の第1は将来，矯正なしに過ごせること，第2はわが国で失明原因の第4位にある強度近視にならないようにすることと考える。第1の目的は近視進行程度と抑制効果の点から困難である。すなわち，現在の近視抑制法（年間0.3D程度）（**表4B-5**）は近視進行（年間0.6〜0.7D程度）[53,148,149]に追いついていけない状態にある。結局，患者に負担を強いて，近視の程度がやや減少するだけで眼鏡あるいはコンタクトレンズの装用が必要では第1の問題の解決には疑問が残る。第2の強度近視になるのを防ぐことができればよいのだが，強度近視は遺伝要因が深く関係しているため困難が予想される。そこで，最近発表されている近視進行抑制に適した症例を選出することが今後の課題である。

表 4B-6 ▶ 東京都心身障害者福祉センターの調査成績 (坂上, 他[151])

1968 年度	%	1978 年度	%	1988 年度	%	1998 年度	%
1. 強度近視	12.8	1. 強度近視	12.5	1. 強度近視	15.2	1. 網膜色素変性	16.0
2. 視神経萎縮	11.8	2. 網膜色素変性	12.3	2. 網膜色素変性	14.9	2. 糖尿病網膜症	13.1
3. 網膜色素変性	11.5	3. 老人性白内障	11.9	3. 糖尿病網膜症	14.3	3. 強度近視	10.7
4. 角膜混濁	10.3	4. 角膜混濁	10.8	4. 老人性白内障	11.9	4. 緑内障	10.4
5. 老人性白内障	9.5	5. 視神経萎縮	6.7	5. 緑内障	7.4	5. 老人性白内障	7.5
6. 未熟児網膜症	5.8	6. 緑内障	6.5	6. 視神経萎縮	3.6	6. 脳血管障害	5.9
7. ぶどう膜炎	5.3	7. 糖尿病網膜症	4.9	6. ぶどう膜炎	3.6	7. 黄斑変化	3.7
8. 先天白内障	4.9	8. 先天白内障	4.5	8. 黄斑変化	3.3	8. 角膜混濁	3.5
9. 小眼球	4.2	9. ぶどう膜炎	4.1	9. 未熟児網膜症	2.5	9. 視神経萎縮	2.9
9. 緑内障	4.2	10. 小眼球	3.9	9. 小眼球	2.5	10. ぶどう膜炎	2.7

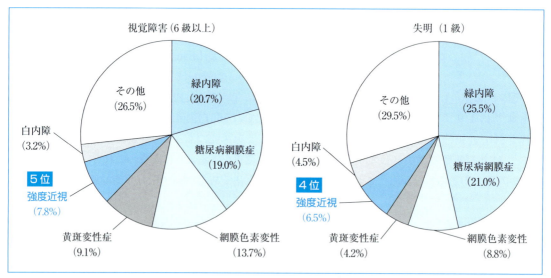

図 4B-17 ▶ 視覚障害と失明の原因疾患 (厚生労働省研究報告書[153])

b. 病的 (変性) 近視

東京都心身障害者福祉センターの1968年, 1978年, 1988年の調査によると, 視覚障害の原因疾患の首位は強度近視であった[150]。1998年の調査では強度近視は第3位になったが[151], 重要な疾患であることに間違いない (表4B-6)。また過去12年間の名古屋市身体障害者更生相談所の統計でも同様である[152]。したがって屈折度の強い近視は単なる屈折異常として取り扱うことはできない。

厚生労働科学研究班の2005 (平成17) 年度研究報告によると, 強度近視者の視覚障害者 (6級以上) の頻度は7.8%で5位, 失明者 (両眼の小数視力の和が0.02未満) は6.5%で4位である[153] (図4B-17)。

1) 定　義

わが国においては, 程度の強い近視を強度あるいは高度近視と呼んでいる。英語では high myopia であり, これの訳語としては高度近視がよいように思えるが, これに対する低度近視という用語はない。一方, 強度近視に対する弱度近視は存在し, 1979 (昭和54) 年度の厚生省特定疾患研究班会議においても, 用語として高度近視より強度近視のほうが好ましいという結論に達している。

強度近視という言葉よりうける感覚は, 近視

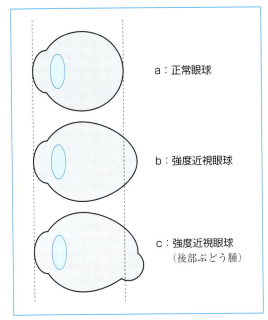

図 4B-18 ▶ 眼軸長延長の種類

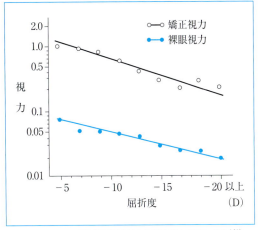

図 4B-19 ▶ 強度近視眼の屈折度と視力（所[161]）

の程度分類である。従来から近視は屈折異常の程度から，弱度，中等度，強度に区別されているが，この3者の限界は報告者によってまちまちである（122頁参照）。

通常，わが国においては，1942年3月，日本学術振興会および近視協同研究協議会において協議され，−6.00 D を超えるものを強度近視としている[154]。これに対して，Duke-Elder[36]は，主として眼底後極部に変性をきたす強度近視を**病的（変性）近視** pathological (degenerative) myopia としている。所ら[155]は，強度近視のうちで視機能障害を伴ったものを病的近視としている。しかし視機能障害を伴った近視を病的近視とするのは，概念的にはわかっても実際の臨床面では種々の検査をしたうえでないと決められない。そこで屈折度からみた病的近視の目安も必要になる。

強度近視は眼軸長の延長が主因であるので眼軸長が異常に長く（**図 4B-18**），正視眼の眼軸長の平均値から，標準偏差の3倍以上はなれているものを病的近視として，これを屈折度に換算すると，

① 5歳以下では−4.00 D を超えるもの
② 6〜8歳では−6.00 D を超えるもの
③ 9歳以上では−8.00 D を超えるもの

になる[28]。次にこの基準を実際の症例に適用した場合に，病的近視としての視機能障害を伴っているか否かをみると，246眼中236眼（95.9％）はなんらかの視覚障害を認め[156]，上述の**病的近視の診断基準**はおおよそ妥当なものである。

丸尾[157]は，屈折度だけでなく矯正視力も考慮に入れることを提唱している。すなわち，

① 5歳以下では−4.00 D を超え矯正視力0.4以下のもの
② 6〜8歳では−6.00 D を超え矯正視力0.6以下のもの
③ 9歳以上では−8.00 D を超え矯正視力0.6以下のもの

である。

臨床的には，このように屈折度で分類したほうが便利であるが，眼軸長によって分類したほうがよりよいと思われる。

荒木[158]は超音波で眼軸長を測定しているが，その中で正視眼（±0.25 D）（10〜58歳の66眼）の平均値と標準偏差を再計算すると23.79±0.67 mm である。そこで，標準偏差の3倍以上の長いものは病的な眼軸長と考えられる。したがって，**26.0〜26.5 mm 以上は病的近視の眼軸長**を

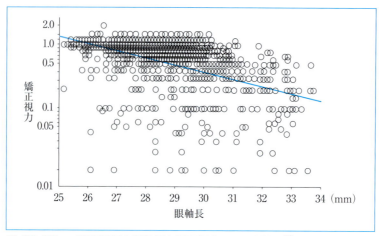

図 4B-20 ▶ 強度近視の眼軸長と矯正視力との関係（所[68]）

考えてもよいと思う。

　眼底変化からの病的近視の国際的診断基準として，「びまん性萎縮病変以上の特徴的な萎縮性変化がみられること，もしくは後部ぶどう腫を有すること」と定義している[159,160]。

2）症　状
a）視　力

　裸眼視力は著しく低下し，矯正視力もしばしば低値を示す。特に屈折度が強く眼軸長が延長するほど，裸眼視力，矯正視力ともに不良になる[68,161]（125頁・図 4B-6, 19, 20）。また年齢がすすむほど矯正視力が不良になる[161]。そして40歳台の強度近視者で矯正視力が急激に低下するのは，加齢変化と関連があると思われる[162,163]。

　所[156]は，病的近視 246 眼中矯正視力 0.6 以下は 157 眼（63.8％）で，このうち後極部に網膜脈絡膜萎縮症を認めたものは 119 眼（75.9％）であり，視力障害の原因として網膜脈絡膜萎縮，特に**脈絡膜新生血管黄斑症**（147頁，図 4B-38）が大きな要因であると述べた。しかし，検眼鏡的に特に眼底に異常所見が認められなくとも，視力不良な例がある。この原因として，

①矯正を掛眼鏡で行った場合の凹レンズによる網膜像の縮小：コンタクトレンズでは眼鏡レンズに比べて縮小効果が小さく，コンタクトレンズのほうが視力はよい。

②眼軸が延長しこれに伴って網膜面が伸展し単位面積当たりの錐体が減少した場合
③錐体の配列の異常
④強い紋理（豹紋状）眼底を呈しているほかには検眼鏡的に著変が認められなくとも，視細胞の萎縮がある程度起こっている可能性がある場合
⑤視神経乳頭の異常
⑥弱視
⑦加齢変化

などが考えられる[164]。

　なお，視力は黄斑部出血（Fuchs 斑など），黄斑円孔，限局性網膜脈絡膜萎縮の中心窩への波及などによって急激な低下を起こす危険がある。

b）視　野

　佐藤ら[165]は，39 歳以下の 212 眼中 73 眼（34.4％），40 歳以上の 190 眼中 142 眼（74.7％）に Goldmann 視野計による病的近視の視野異常をみている。また屈折度が増加するほど，さらに眼軸が延長するほど，視野異常の頻度は増し，屈折度 −20 D 以上，眼軸長 29 mm 以上ではほぼ 100％になる（図 4B-21）。さらに視力が低下するほど視野異常は多くなり，矯正視力 0.4 以下では正常視野はみられなかったと述べている。視野異常の進行を 308 名 492 眼で長期間（11.6±5.5年）観察した報告によると 13.2％に視野異常の

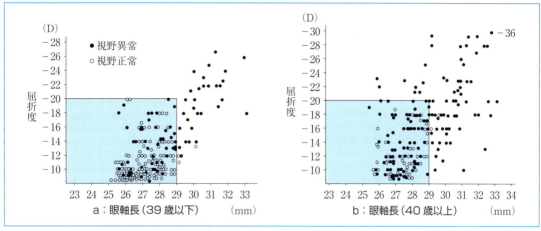

図 4B-21 ▶ 屈折度と眼軸長との関係（佐藤, 他[165]）

進行がみられた。そして,（視神経）乳頭の形状が円形より楕円形のものに耳側視野欠損例がみられ, この原因として視神経の牽引と変形が考えられるとしている[166]。眼底変化のみられない時期に耳側上方のイソプタの沈下がみられる例は上記の原因が推察できる[155,167]。このほか病的近視眼の乳頭内あるいはコーヌス内に後天的に形成されたピットによる網膜神経線維の途絶が視野障害の一因になる可能性が指摘されている[167]。

強度近視の視野測定で注意すべき点は, 測定に際して眼鏡レンズで屈折矯正を行うと,

① プリズム効果
② 網膜像の縮小
③ 眼鏡枠の影響

などから視野が狭く測定される傾向があるので, コンタクトレンズで矯正する必要がある[168]。

c) 光　覚

近視が強い眼では subnormal のことが多く, 暗順応30分後の光刺激閾値の対数と眼軸長との相関をみると, 眼軸の長いものほど暗順応閾値は高い傾向にある[155]（図 4B-22）。これには杆体の感受性の低下に関連があるという報告と, ないという報告とがある[36]。

d) 色　覚

色覚異常のみられる症例は, ほとんどが第3

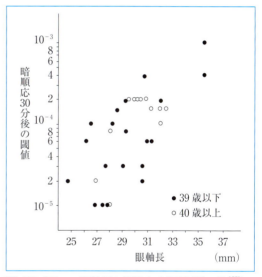

図 4B-22 ▶ 眼軸長と光覚との関係（所, 他[155]）

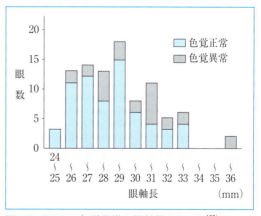

図 4B-23 ▶ 色覚異常と眼軸長（所, 他[155]）

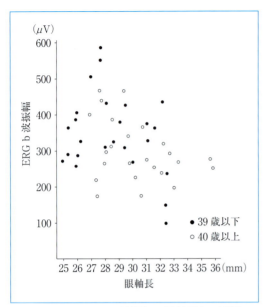

図 4B-24 ▶ ERG b 波振幅と眼軸長との関係（打田[169]）

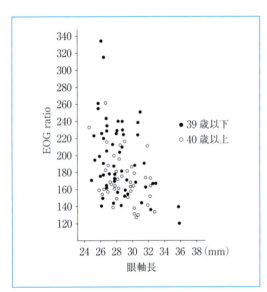

図 4B-25 ▶ EOG ratio と眼軸長との関係（打田[169]）

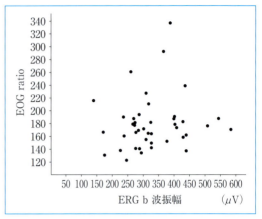

図 4B-26 ▶ ERG b 波振幅と EOG ratio との関係（打田[169]）

色覚異常であり，眼軸長との関連はあまりみられない[155]（図 4B-23）。しかし色覚異常のみられる症例には眼底後極部に網膜脈絡膜萎縮のある症例が多い[155]。

e）電気生理学的検査所見

強度近視眼の scotopic ERG では b 波振幅は減弱する[155,169]。また屈折度および眼軸長と ERG b 波振幅との間に相関関係はあるが（図 4B-24），眼軸が長くなることによって網膜照度に低下がみられることを考慮しなければならない[169]。しかし強度近視では網膜内層の機能低下があると考えてさしつかえない。

強度近視眼の EOG ratio は低値を示し，その低下は EOG light rise の低下によるものである[169,172]。また明順応開始時から light peak までの時間である peak time の延長も認められる。打田[169]によれば，これら EOG ratio の減少，および peak time の延長は屈折度が強く，眼軸が長いほど，また年齢が高いほど，著明である（図 4B-25）。これらは主として網膜色素上皮層の機能低下に基づくと考えられる[169~172]。さらにこれを確かめるため打田ら[173]は近視性不同視症例について，河崎ら[174]の開発した高張液負荷による EOG 振幅減少率を検査し，強度近視眼ではこれが小さくなることから，網膜色素上皮層の機能低下のあることを認めている。

以上のごとく屈折度が強くなり，眼軸が長くなるほど ERG b 波振幅は減少し，EOG ratio は低下する傾向がある。しかし ERG b 波振幅が減少しても，EOG ratio が正常範囲のもの，ERG b 波が正常振幅で EOG ratio が低下している症例などがみられ，ERG b 波振幅と EOG ratio

との間には相関関係は認められない（**図4B-26**）。多くの場合，初期には網膜色素上皮層の機能低下が起こると考えられるが，はじめに網膜内層の機能障害を呈する症例もあることが示唆される[169]。

f）眼　圧

従来から強度近視の眼圧は低い傾向にあるといわれていた[36]。しかし強度近視では眼球壁硬性が低下しているため，Schiötzのような圧入式眼圧計では正確な値は得られない。そこで眼球壁硬性に影響をうけない圧平式眼圧計を用いなければならない。圧平式眼圧計を用いた強度近視の眼圧は高いとの報告から，正常範囲との報告まである[175, 176]。

g）眼軸長

近視が強くなるほど眼軸は延長している[68]（相関係数0.589，回帰直線y＝−0.285x−24.751，P＜0.001）。矯正視力と眼軸長との関係では眼軸長が30.0mmを超えると矯正視力は著しく低下する。しかし，眼軸長が短くても矯正視力が低下するものがみられる（**図4B-20**）。この原因は脈絡膜新生血管黄斑症である[68]。

強度近視眼の眼軸長の長期変化をみると，成人の場合でも継続的に眼軸が延長し，後部ぶどう腫を伴う場合には高齢者でも眼軸が延長しやすい[177]。

眼圧と眼軸長の変化については，眼圧が10mmHg下がると眼軸長は0.06mm短くなり（$p < 0.001$），眼圧下降10mmHgあたりの予測屈折値誤差は，＋0.15ジオプトリーであった（$p < 0.001$）との報告がある。また，角膜屈折値の

変化との関連はなかった（$p = 0.618$）[178]。

h）眼底所見

強度近視の眼底変化は，弱度近視の紋理（豹紋状）眼底やコーヌスに加えて種々の病像がみられる。

⑴後極部の変化

紋理（豹紋状）変化のほか，びまん性網膜脈絡膜萎縮 diffuse chorioretinal atrophy，限局性網膜脈絡膜萎縮 patchy atrophy や黄斑部出血とそれによる瘢痕萎縮病変 macular atrophy などがある（**表4B-7**）。

ⓐびまん性網膜脈絡膜萎縮（びまん性病変）
①点状線状病変

初期には，黄色調を呈する点状あるいは線状病変がみられる。この病変にはBruch膜の変化の場合と脈絡膜の変化の場合がある。前者は，通常の脈膜膜血管と交差するような線状病変で lacquer crack lesion と呼ばれている[180]（**図4B-27**）。これらはBruch膜断裂の修復による結合織の増殖と考えられている。後者は脈

表4B-7▶　病的近視後極部眼底の病型分類（所[68]）

1. びまん性萎縮病変（D）
    a. 点状線状病変（D_1）
    b. 面状病変（D_2）
2. 限局性萎縮病変（P）
    a. 斑点状病変（P_1）
    b. 斑状病変（P_2）
3. 黄斑部出血（H）
    a. 脈絡血管新生型黄斑部出血（H_N）
        （活動期　H_{N1}，瘢痕期　H_{N2}）
    b. 単純型黄斑部出血（HS）
        （活動期　H_{S1}，瘢痕期　H_{S2}）
4. 黄斑部瘢痕萎縮（MA）

❏眼軸長の日内変動

　眼圧の日内変動は知られているが，眼軸長と眼圧の日内変動を調べた報告がある。18～24歳の10名の被験者で，1日3時間ごとに6回，2日間，眼軸長は光学式非接触眼軸測定装置，眼圧はGoldmann圧平式眼圧計で測定した結果，1日の変動幅は，眼軸長では38±22μm，眼圧は6.0±1.9mmHgであった。しかし，眼圧の変動と眼軸長の変動との間に関係はみられなかったと結論されている[179]。

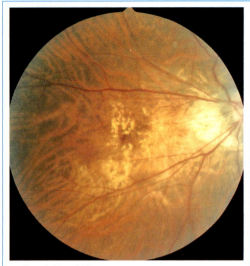

50歳，女性，右眼
視力と屈折度：0.03（0.5×−15.00◯cyl−1.00 A 180°）
眼軸長：29.1 mm

図 4B-27 ▶　びまん性網膜脈絡膜萎縮
　　　　　　（lacquer crack lesion）

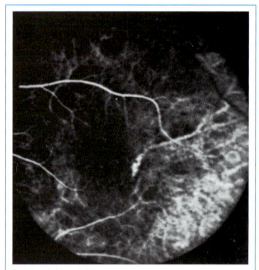

16歳，女性，左眼，−14.00 D
黄斑部耳側の黄色状病変に一致して造影初期から hyperfluorescence（window defect）がみられる。

図 4B-28 ▶　びまん性網膜脈絡膜萎縮
　　　　　　（lacquer crack lesion）

絡膜の深部に存在する病変で，点状および線状病変は脈絡膜血管に沿うように起こり，眼球伸展に伴う脈絡膜深層の結合組織の病的変化と考えられている[182]。

蛍光眼底造影所見

前者の蛍光眼底造影所見では，造影初期から病変に一致して過蛍光が観察され，Bruch 膜の断裂の際に生じた色素上皮層の障害による window defect と考えられている（図 4B-28）。造影中期から後期になると，病変部の修復のための結合織の tissue staining がみられる[181]。

後者の蛍光造影所見では造影の初期から中期にかけてこの病変は異常を示さないが，後期には tissue staining による過蛍光が認められる（図 4B-29）。

②面状病変

点状線状病変から発展して領域全体が黄色調を呈し，一見原田病にみる「夕焼け様眼底」の所見を呈する（図 4B-30）。この病変内には大きな脈絡膜血管が明瞭にみられ，ときに顆粒状の色素の散在をみる。

蛍光眼底造影所見

病変に一致する広範な tissue staining と全経過を通じて脈絡膜背景蛍光の減弱がみられる。

一般にびまん性病変は眼軸の延長と密接な関係をもつが（図 4B-31），視機能障害は比較的重篤でなく，視力は 0.1 以下になること，あるいは視野に絶対暗点の出ることはまれである[181]（図 4B-32）。

ⓑ限局性網膜脈絡膜萎縮（斑状病変）

境界明瞭な斑状の萎縮巣としてみられる。

①斑点状病変

初期病変は淡黄色また暗青緑色調の小さな斑点として出現する。

②斑状病変

斑点状病変が拡大すると，1 乳頭径以下のものから数乳頭径の大きさの病変が孤立，または融合した境界明瞭な限局性の萎縮巣としてみられる（図 4B-33）。この病変内には大きな脈絡膜血管がみられ，色素塊がしばしば観察される。この病変は単独にみられることも多いが，びまん性病変と同時に出現することもある。この病

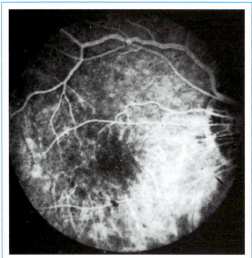

図 4B-29 ▶ びまん性網膜脈絡膜萎縮

33歳，女性，右眼，−18.00 D
造影後期になると主に脈絡膜血管の両側にそって hyperfluorescence (tissue staining) がみられる。

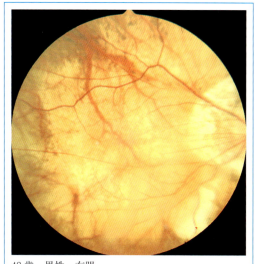

図 4B-30 ▶ びまん性網膜脈絡膜萎縮（面状病変）

48歳，男性，右眼
視力と屈折度：0.01(0.1×−24.00)
眼軸長：32.7 mm

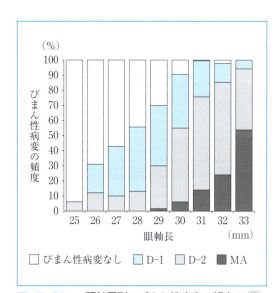

図 4B-31 ▶ 眼軸長別のびまん性病変の頻度(所[68])

変は脈絡膜毛細血管が消失しているため，その部の視細胞が消失し，絶対暗点となる。したがってこの病変が中心窩に及んでいるときには高度の視力障害を起こす[181]（図 4B-34）。
斑状病変も眼軸が延長するほど，頻度を増す（図 4B-35）。
この病変は regional choroidal atrophy と検

眼鏡的所見は類似しているが，発症原因については不明である。病的近視にこの限局性病変を合併する理由としては，両者の遺伝子が互いに近接して存在している可能性も考えられている[183]。

蛍光眼底造影所見

初期の斑点状病変では網膜色素上皮の萎縮による window defect がみられる。斑状病変になると脈絡膜毛細血管が消失しているため，病巣内のいわゆる背景蛍光は認められない（図 4B-36）。萎縮巣の辺縁部で網膜色素上皮が障害され，脈絡膜毛細血管が残存している部では過蛍光を呈する。

(c)黄斑部出血

病的近視の黄斑部出血には2型ある。すなわち，脈絡膜由来の新生血管 choroidal neovascularization（**CNV**）を伴うもの（**Fuchs 斑**[184]を含む）と伴わないもの（単純型出血）とがある[185]。一般に眼軸の長いものに多い[185]。

①単純型黄斑部出血

一般に1/3〜1乳頭大の円形または楕円形で，多くは明赤色の出血斑である（図 4B-37）。

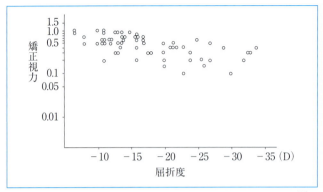

図 4B-32 ▶　屈折度と矯正視力の関係（びまん性病変）（林[181]）

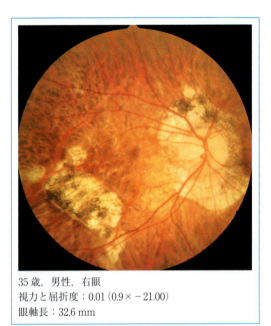

35 歳，男性，右眼
視力と屈折度：0.01（0.9×−21.00）
眼軸長：32.6 mm

図 4B-33 ▶　限局性網膜脈絡膜萎縮

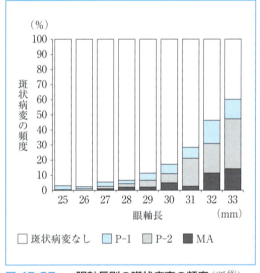

図 4B-35 ▶　眼軸長別の斑状病変の頻度（所[68]）

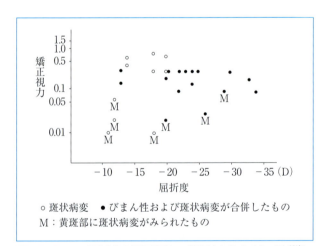

○ 斑状病変　● びまん性および斑状病変が合併したもの
M：黄斑部に斑状病変がみられたもの

図 4B-34 ▶　屈折度と矯正視力の関係（斑状病変）（林[181]）

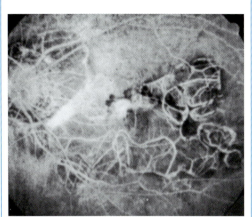

58歳，女性，左眼，−20.00 D
耳側コーヌスに連なる斑状病変は，filling defect を示し，造影中期になっても病変内部には脈絡膜血管が観察できる。

図 4B-36 ▶ 限局性網膜脈絡膜萎縮

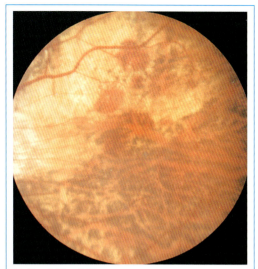

32歳，女性，左眼
視力と屈折度：0.2 (0.7 × −23.00)
眼軸長：31.2 mm

図 4B-37 ▶ 脈絡膜出血（単純型出血）

Bruch 膜の断裂によって起こる。

単純型出血はなんら機能障害を残さずに 2～3 か月の経過で吸収されるが，後に色素上皮の萎縮が起こることもある。また，単純性出血は lacquer crack lesion 形成初期に発生し[186]，しばしばびまん性病変の進行拡大に先行することがある。

蛍光眼底造影所見

出血斑の部分は脈絡膜背景蛍光がさえぎられて blocked fluorescence として観察される。

②脈絡膜新生血管黄斑症

診　断

脈絡膜血管由来の新生血管 (CNV) の発症を基盤とした病変で，大きさは乳頭径以下の円形または楕円形を呈することが多い。好発部位は中心窩およびその近傍である（図 4B-38）。Bruch 膜の断裂に関係する lacquer crack lesion または限局性網膜脈絡膜萎縮に接して発症することが多い[187,188]。急激な視力低下を訴えて来院する。発症 3～6 か月後に出血は吸収されて色素沈着を伴った灰白色の瘢痕組織が形成される。病的近視 218 名 325 眼を 3 年間経過観察した結

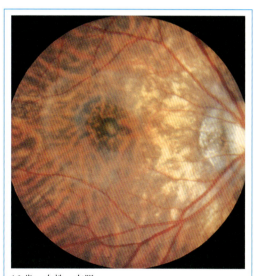

16歳，女性，右眼
視力と屈折度：0.03 (0.4 × −8.00)
眼軸長：24.2 mm

図 4B-38 ▶ 脈絡膜出血（脈絡膜新生血管黄斑症）
Fuchs 斑

果，33 眼 (10.2％) に CNV が発生した。そのうち CNV があった人では fellow eye に CNV が 34.8％に，CNV がなかった人には 6.1％の発生があり，片眼に CNV が発生した人には fellow

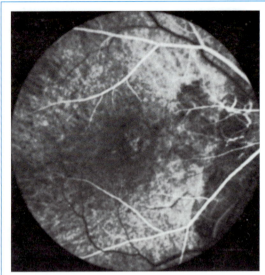 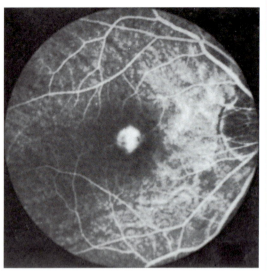

a：造影初期　点状のhyperfluorescenceがみられる。
b：造影後期　病変部に一致して，蛍光色素の漏出leakageがみられる。

19歳，女性，右眼：−16.00 D

図 4B-39 ▶　脈絡膜新生血管黄斑症

eyeにCNVが発生する確率が大きい[189]。近視性CNVは小型であり，その8割は中心窩下，2割が中心窩以外である[190]。しかし，自然経過ではCNV周囲に萎縮層が拡大し視力が低下することが多い。また，lacquer crack lesionや斑状病変はCNV発生の危険因子になりうる[189]。近視性脈絡膜新生血管は小型なため，OCTよりもフルオレセイン蛍光造影検査のほうが診断には有用である[191]。

蛍光眼底造影所見

造影の初期に病変部に網目状の過蛍光がみられ，時間とともに蛍光色素の漏出（leakage）が観察される（図4B-39）。この所見は色素上皮下または網膜神経上皮下に新生血管が侵入していることを示唆している（図4B-40）。脈絡膜新生血管の発生部位は網膜神経上皮下（classic CNV）あるいは網膜色素上皮下（occult CNV）といわれているが，強度近視の場合はほとんどがclassic CNVと考えられる。近視性CNVは小型であるが，網膜が薄いためFAGで明瞭に観察され，FAG検査は有用である。

予　後

10年間，CNVの自然経過を観察したYoshidaの報告によれば[190]，発症10年後にCNVの周囲に網膜脈絡膜萎縮が拡大した症例は96.3%にみられ，視力が0.1以下になった症例は5年後には88.9%，10年後には96.3%で予後不良である。初期にはCNV斑自体は小さいので，この状態で治癒できれば比較的よい視力を維持することができる。多治見市の調査によると，日本人の片眼失明原因の主因は近視性の黄斑変性である[192]。

治　療

保存的療法としては，日常生活上は過度の近業を避けるように指導する。また，血管強化薬を用いるが効果は疑わしい。新生血管をレーザー凝固する方法は凝固後萎縮巣の拡大がみられるので否定的意見が多い[193,194]。

光線力学療法（PDT）

光感受性物質のverteporfin（Visudyne®）を静注した後に弱い赤外線レーザーを照射して新生血管を閉鎖する**光線力学療法**（photodynamic

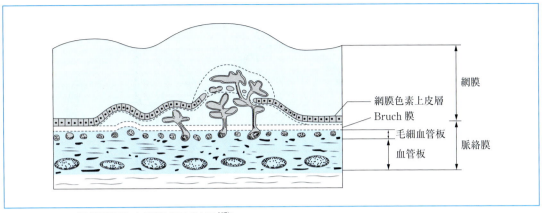

図 4B-40 ▶ 脈絡膜新生血管模式図（袖野[187]）

therapy：**PDT**）がある[195～197]。この方法は新生血管を焼灼するのではなく，一重項酸素の発生によって新生血管内皮細胞を障害して閉塞するもので，周囲の網膜には障害を起こさない方法である。

この方法により，新生血管の閉塞ばかりでなく，将来，その周囲に網膜脈絡膜萎縮が起こらなければ有効な治療法になる[198]。

抗VEGF薬の硝子体内注射

VEGFとは血管内皮成長因子あるいは血管内皮増殖因子 vascular endothelial growth factor の略で，抗 VEGF 製剤には bevacizumab（Avastin®），pegaptanib sodium（Macugen®），ranibuzumab（Lusentis®）や aflibercept（Eylea®）などがある。これらを硝子体内注入することで，視力の向上や眼底所見の改善がみられる[199,200]。病的近視の脈絡膜新生血管黄斑症は小型であるために，単回投与でよいとの報告がある[201]（159頁参照）。しかし，若干の症例で暗点の拡大を示した報告がある[202]。PDTと抗VEGF薬の硝子体内注入の比較実験では，後者のほうが効果的である[203]。

手術的療法

障害されている中心窩を健全な脈絡膜部位に移動する中心窩移動術がある。これには強膜短縮法[204]と全周網膜切開法[205]とがあるが，成功するとよい視力が得られることがある（159頁参照）。加齢黄斑変性では脈絡膜新生血管膜の外科的切除術も試みられているが，強度近視では網膜色素上皮も障害されているので，この方法の適応にはなりにくい[206,207]。しかし，網膜色素上皮を健全な状態で残すことを考え症例を選べば効果のある場合もある[208]。

(d)後部ぶどう腫

強度近視で，眼球の後極部，特に乳頭黄斑部を中心に局所的拡張がみられるものを**後部ぶどう腫** posterior pole staphyloma といい，眼軸長の長さと関係が深い。Curtinら[209]は，眼軸長 26.5～27.4 mm で 1.4%，33.5～36.6 mm では 71.4% にみられ，福下ら[210]の報告では，眼軸長 26.01～27.0 mm で 19.0%，32.01 mm 以上では 86.7% に後部ぶどう腫がみられている。また女性にやや多い傾向がある[210]。

Curtin[211]は，**後部ぶどう腫の型別分類**を発表している（**図 4B-41a, b**）。

①単一型

Type Ⅰ：posterior type で視神経乳頭鼻側から乳頭，黄斑部を含む領域にあるもの

Type Ⅱ：macular type で視神経乳頭を鼻側端として乳頭から黄斑部を含む領域にあるもの

Type Ⅲ：peripapillary type で視神経乳頭を中心にみられるもの

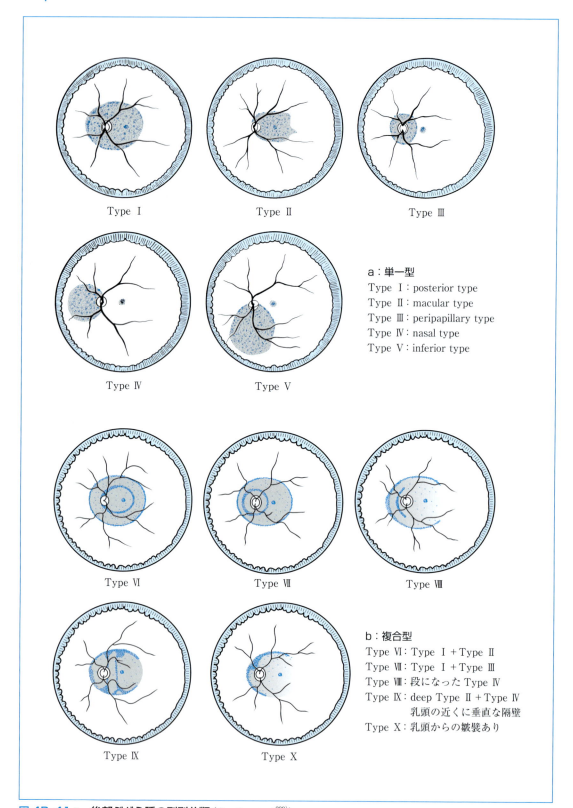

図 4B-41 ▶ 後部ぶどう腫の型別分類（Curtin et al[209]）

表4B-8 ▶ 後部ぶどう腫の型別頻度（Curtin[211]）

後部ぶどう腫の型		年齢（歳）				
		3～19	20～39	40～59	60～89	合　計
単一型	I	65	68	61	55	249
	II	28	4	2	4	38
	III	2	0	0	5	7
	IV	2	2	5	13	22
	V	4	0	2	6	12
複合型	VI	8	3	4	3	18
	VII	0	0	2	1	3
	VIII	6	6	10	7	29
	IX	6	11	11	8	36
	X	1	10	16	12	39

Type IV：nasal type で視神経乳頭から鼻側に広がっているもの

Type V：inferior type で下方コーヌスを伴い，視神経より下方にみられるもの

②**複合型**

Type VI：Type I と Type II とが組み合わさったもの

Type VII：Type I と Type III とが組み合わさったもの

Type VIII：鼻側のぶどう腫のスロープに段のあるもの

Type IX：深い Type II と Type IV との間に隔壁のあるもの

Type X：ぶどう腫が乳頭からの皺襞でいくつかに区切られているもの

Type I が最も多く，型別頻度は**表4B-8**のごとくである。後部ぶどう腫を20年以上長期観察すると Type II から Type IX への変化が多くみられている[212]。

最近，森山ら[213]は3D MRI を用いて眼球像を3次元的に描出する画期的方法を報告し，病的近視の後部ぶどう腫の形状を立体的に観察した。そして，後部ぶどう腫を鼻側偏位型，耳側偏位型，紡錘型，樽型に分類した（**図4B-42**）。近視性視神経症は耳側偏位型の眼球に有意に高頻度でみられた。また，森山らはこの後部ぶどう腫の形状を定性的ばかりでなく定量的に評価

する試みも報告している[214]。

黄斑部を含むしかも程度の高い後部ぶどう腫は，通常網膜脈絡膜萎縮所見も強く，矯正視力も悪い。また，後部ぶどう腫の程度は脈絡膜の菲薄化と相関する[215]。病的近視は後極部渦静脈が26％にみられ（302眼中80眼），後極部渦静脈を有する症例は68％に後部ぶどう腫を合併して何らかの関係が示唆される[216]。最近，後部ぶどう腫では，黄斑部のドーム状の隆起が観察されるとの報告があり[217]，**dome-shaped macula** と名付けられている。機序は不明であるが，強膜の肥厚がみられることから，後部ぶどう腫が形成されるときに，原因は不明であるが，黄斑部強膜が伸展しにくく，取り残されたためと考えられている。ドーム状に隆起した黄斑部に網膜色素上皮の萎縮や中心窩の網膜剥離を伴うことがある。この原因として，網膜色素上皮層の萎縮，中心窩の網膜剥離[217]あるいは hypotony[218]なども考えられている。

(e)**その他**

この中には中心窩分離症，黄斑円孔，黄斑円孔網膜剥離，近視性牽引黄斑症（myopic traction maculopathy：MTM），などが含まれる。これらの診断には OCT が有用である。

近視性網膜症の有病率について，福岡県久山町の40歳以上の地域住民1,892名を対象に疫学調査をした結果，近視性有病率は1.7％で，な

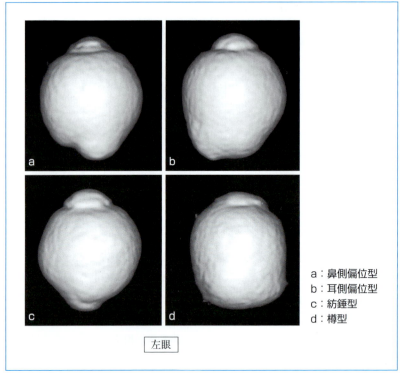

a：鼻側偏位型
b：耳側偏位型
c：紡錘型
d：樽型

左眼

図 4B-42 ▶ 後部ぶどう腫の形態（Moriyama et al[213]）

かでも視力予後不良の近視性黄斑変性の有病率は0.4%であった。また，近視性網膜症と加齢，女性，眼軸長に有意な関連がみられた[219]。

(2)（視神経）乳頭の変化

Kimら[220]によると小児の近視では乳頭周囲の萎縮，大きなコーヌスのほかに，しばしば傾斜乳頭を呈する。病的近視では原因不明の視野狭窄がある場合がある。これは視神経の異常と考えられ，Ohno-Matsuiらは，これを近視性神経症と呼んでいる[166]。

強度近視眼の後極部網膜脈絡膜萎縮の進展
図 4B-43 のごとく考えられている[68]。
近視性黄斑症の国際程度分類[221]

Ⅰ．Myopic macular lesions
　Tessellated fundus (Category 1)
　Diffuse chorioretinal atrophy (Category 2)
　Patchy chorioretinal atrophy (Category 3)
　Macular atrophy (Category 4)
Ⅱ．"Plus" lesions of the myopic macular lesions
　Lacquer cracks
　Myopic choroidal neovascularization
　Fuchs spot
Ⅲ．Posterior staphyloma

(3) 周辺部の変化

眼軸長の延長によって眼底周辺部に種々の変化が起こる[222,223]。すなわち，
　①white without pressure
　②lattice degeneration
　③pavingstone degeneration
　④chorioretinal degeneration
などがあげられているが，いずれも強度近視に特有のものではない。Karlineら[222]は，眼軸の延長によってこれらの病変は増加すると述べているが，これに対して異論もある[223]。

White without pressure[224]と眼軸長との関係はまちまちであるが[222,223]，この病変は若年者に多い。

格子状変性 lattice degeneration は通常

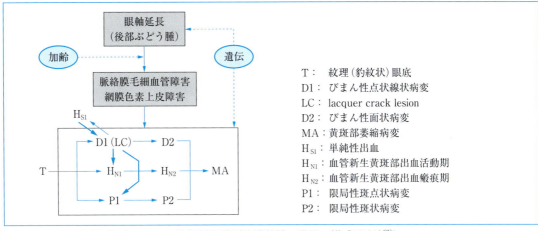

図 4B-43 ▶ 強度近視眼における後極部網膜脈絡膜萎縮の進展の模式図（所[68]）

5％程度にみられ，中等度近視では指数的に増加し，強度近視では20％程度にみられる[225]。また，この変性は比較的若年者に発生し加齢によって軽度の増加を認めるが，著明な変化ではない[223,224]。また，lattice degeneration は遺伝の関与が指摘され，村上[226]によれば家族集積性があり，多因子遺伝に最も適合すると報告されている。

敷石状変性 pavingstone degeneration や脈絡網膜変性 chorioretinal degeneration は比較的近視の程度の強いもので，高齢者にみられる傾向が強い[222,223]。

(4) Vitreo-retino-ciliary barrier の障害

Vitreous fluorophotometry によって，近視眼の血液網膜柵[23]と血液毛様体柵[23]を検査すると，いずれも障害されているが，毛様体柵の破壊は網膜柵とは異なり加齢の影響はほとんどうけず，近視そのものによって起こるといわれている。そして，これは近視の程度とよく相関し，近視の初発症状とも考えられている[23,227]。

i) 硝子体の変化

強度近視眼の多くは硝子体の液化がみられ，これは後極部からはじまる[36]。また後部硝子体剥離の頻度も高く，いずれも眼軸長の延長に基づく結果と考えられている[36]。佐藤[228]によると，強度近視では全年齢で硝子体の液化の頻度は30％，後部硝子体剥離は65％である。そして対照群と比べても有意な差が認められたとしている[228,229]。また40歳をすぎた−8.00 D 以上の近視ではほとんど全例に後部硝子体剥離が認められる。したがって後部硝子体剥離は屈折度と年齢に関係する[228,230]。

3) 合併症

a) 網膜剥離

強度近視眼の網膜剥離を起こす頻度は，対照の0.53％に比し−6.00 D を超える近視では4.46％と高率にみられ，近視の度が強くなるほど，ますますその頻度が増加する傾向にある[231]。また網膜剥離眼からみた近視の割合は60％前後で，−10.00 D 以上の近視の占める割合は15〜30％と，強度近視の発生頻度からみてもかなりの高率である[232]。年齢別頻度を百分率でみると年齢とともに急速にその頻度を増している[231,232]（**図4B-44**）。また病的近視の裂孔は黄斑円孔，後極部弁状裂孔，鋸状縁断裂が多いといわれ[233]，黄斑円孔は女性に多い[234]。このように強度近視で網膜剥離の頻度が高いのは，眼底周辺には硝子体と関連のある white without pressure や lattice degeneration がみられ，しかも後部硝子体剥離も多く，裂孔形成が起こりやすい状況にあるためと考えられている[235]。

網膜剥離の予防手術については種々の議論が

い中心窩の剝離と分離症は認められなかった。一方，伴うものには7眼（9.0％）に認められていて，これらは後部ぶどう腫との関連がある[239]。

中心窩分離症の自然経過では長期間視力の減少がみられない症例は多いが，中心窩の剝離や黄斑円孔＊になる症例もある[240]。そこで，後部ぶどう腫を伴う症例には後部ぶどう腫内の硝子体皮質切除，内境界膜剝離，ガスタンポナーデを考慮する必要がある[238,241]。これと関連してShimadaら[242]による乳頭周囲の剝離のOCTによる報告がある。すなわち，この剝離は632眼中31眼（4.9％）に認め，乳頭下方に多いが，乳頭全周に及ぶものまである。

> ＊中心窩近傍にある黄斑円孔では，無自覚のことが多く，眼底検査では眼底の色調から見逃される。−14〜−32 Dの強度近視383眼中24眼（6.26％）がOCTによって，黄斑円孔が検出されている[243]。

b）緑内障

強度近視眼の緑内障の頻度は，所ら[231]によれば，−6.25 D以上の近視眼では3.1％，−10.00 D以上では3.4％であり，一般外来患者の1.2％に比べて有意に多くみられている。Apollonioら[244]も，−10.00 D以上の近視での緑内障の頻度は2.8％と報告している。1992年から1994年にかけてオーストラリア人49〜97歳の3,654名を調査したBlue Mountains Eye Studyでも，非近視眼では1.5％であるが，弱度近視では4.2％，中等度，強度近視では4.4％と報告されている[245]。一方，−8.00 D未満の近視では，緑内障の重大なリスクファクタにならないとの報告もある[246]。

緑内障の頻度と屈折度との関係は明らかでは

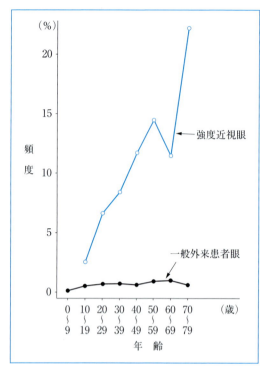

図 4B-44 ▶ 網膜剝離眼の各年齢別頻度
（所，他[231]）

あるが，剝離を伴わない強度近視の周辺部にある剝離を伴わない円孔に対しても予防手術として，レーザー光凝固あるいは冷凍凝固を行うのがよい。網膜剝離を伴わない黄斑円孔に対して，網膜硝子体手術にて**網膜内境界膜剝離**を行い好結果が得られた報告がある[237]。

Kobayashiら[238]は後部ぶどう腫を伴う強度近視眼をOCTを用いて検査し，7名9眼に黄斑円孔を伴わない中心窩の剝離と分離症の例を報告した。−8.00 Dの強度近視眼78名134眼で後部ぶどう腫を伴うもの45名78眼と，伴わないもの33名56眼に分けて検討したところ，後部ぶどう腫を伴わないものには黄斑円孔のな

❏ **強度近視に伴う黄斑円孔の特徴**[236]

強度近視に伴う黄斑円孔の臨床像は特発性黄斑円孔と異なる。すなわち，①50歳台に好発し，②辺縁不正な虫喰い状の円孔が多く，③operculumを認めることが少なく，④高率に後部硝子体剝離を伴い，⑤ほとんどの症例で広範な網膜剝離を合併すること，などである。

ないが，年齢が高くなるほど増加傾向にあり，40歳をすぎると直線的にその頻度が増す[231]（図4B-45）。通常，強度近視に合併する緑内障は広隅角緑内障であり，その原因については不明な点が多い。しかし，治療後の正常眼圧緑内障の増悪への影響は正視，弱度，強度近視との間に差はない[247]。また，正常眼圧緑内障は近視眼に多く，これらは傾斜乳頭をもっているとの報告がある[248]。大野ら[166]は強度近視に伴う視野異常を**近視性視神経症**として，独立した疾患概念を提唱している。近視における緑内障では，近視特有の構造変化による近視性視神経症と，眼圧による篩状板の脆弱性による緑内障性視神経症の，両者が関与している可能性が考えられる[249]。

強度近視眼のステロイド反応陽性率は，Podosら[250]によれば，−5.00 D以上の近視眼では20 mmHg以上の高眼圧となったものは88%，佐藤ら[251]の−8.00 Dを超える近視眼では75%であり，緑内障と強度近視との間にgenetic linkageが存在することが推論されている。

強度近視に伴う緑内障の検査にあたっては，注意すべき点がいくつかある。

①強度近視ではocular rigidityが低下していることにより，Schiötz眼圧計で測定すると実際の眼圧値より低く測定されるため，圧平式眼圧計で測定すべきである。
②視野測定に際し，眼鏡矯正ではその光学的収差や眼鏡枠の影響のため視野異常をみることがあるので，コンタクトレンズによる矯正状態で測定すべきである。
③強度近視の緑内障陥凹は皿状のことが多く判定に注意を要する。

などである。

Blachら[176]は近視眼の乳頭陥凹状態を5型に分類している。

1型，2型：異常のないもの
3型：緑内障の疑われるもの
4型：強度近視の緑内障に特有な浅い皿状の陥凹

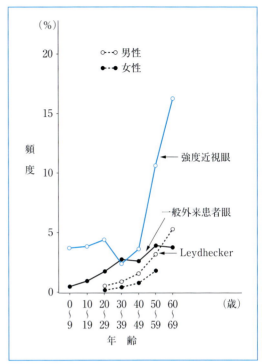

図4B-45 ▶ 原発性開放隅角緑内障眼の各年齢別頻度（所，他[231]）

5型：緑内障に典型的な深い乳頭陥凹

である（図4B-46）。

乳頭の大きさは屈折度や眼軸長と関係があり，通常強度近視では乳頭は大きく，強度遠視では小さい[252,253]。

近視と広隅角緑内障との関係のメタ解析によると，オッズ比は全近視で1.92（95% CI：1.54-2.38）であり，弱度近視（>−3.00 D）は1.65（95% CI：1.26-2.17），中等度以上の近視（≦−3.00 D）では2.46（95% CI：1.93-3.15）で強い近視ほど緑内障との関係が示唆される[254]。

c）白内障

強度近視ではしばしば白内障を伴う。中年以後に起こる後極白内障が特徴であり網膜脈絡膜萎縮をしばしば伴う[36]。また核白内障を伴うことも多い。白内障術後眼内レンズを挿入することで，術後の網膜剝離が減少傾向にある。

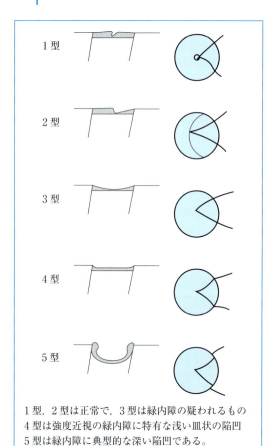

図 4B-46 ▶ 近視にみられる乳頭陥凹の型（Blach et al[176]）

1型，2型は正常で，3型は緑内障の疑われるもの
4型は強度近視の緑内障に特有な浅い皿状の陥凹
5型は緑内障に典型的な深い陥凹である．

d）斜　視

近視は輻湊と調節の不均衡が起こり，しばしば輻湊不全を起こして外斜位となり，ついには外斜視になると説明されている[211]．丸尾[157]によれば，小児の強度近視の斜視の頻度は30.4%（内斜視25.8%，上下斜視16.1%，外斜視51.6%）で，一般の小児の斜視の頻度2.3%に比べ高く，しかも外斜視が多い．一方，近視が進行するに従い，すなわち，眼球が拡大するに従い，内斜視が高度になり，ついには外転不能で眼球は内転位に固定して**固定内斜視**になることがある．

秋澤らは強度近視を伴う固定内斜視と眼球拡大との関係をMRIで数量的に捉えて報告している[255]．横山[256]と秋澤ら[257]によると，発生原因は眼軸が延長して眼球の後半部分が上直筋と外直筋の間で筋円錐の外に脱臼することによる．したがって，強度近視を伴う固定内斜視は上直筋と外直筋の筋腹を縫合することで眼球を筋円錐の中に収める手術が推奨されている[258]．

e）網膜色素線条

近視に多くみられるとの報告がある[259, 260]．

f）合併しにくい疾患

強度近視眼では，糖尿病網膜症[261〜263]や高血圧性網膜症[264]が起こりにくいとの報告がある．強度近視性不同視の場合に，近視の強い眼で網膜症が軽度であったり認められなかったりしており，近視の弱い眼には典型的な網膜症を認める症例がある．別所ら[265]は糖尿病網膜症に対して抑制的に働く因子として，

① 硝子体融解
② 網膜色素上皮の変性萎縮
③ 視神経萎縮
④ 高眼圧

をあげているが，強度近視では①，②が関与している可能性が強い．これには網膜血管の狭細化による網膜血流の減少[266]も関係しているのかもしれない．網膜動脈閉塞症や乳頭浮腫はまれである[36]．

4）生活の質 quality of life

視力低下による社会的ハンディキャップがあり，今後検討すべき問題である[267]．

5）治　療
a）屈折矯正
⑴光学的屈折矯正

眼鏡矯正では，強い凹レンズによる網膜像の縮小が起こり，またプリズム効果などから疲れやすく，通常低矯正に処方されている[268]．低矯正の程度は個人の満足度とも関係する．年齢別にみると，高齢者で低矯正の程度が強い．男女別ではその傾向はみられないが，いずれも低矯正眼鏡を装用している（**図4B-47，48，49**）[269]．

美容的あるいは眼鏡の重量の点から，高屈折率レンズや高屈折率プラスチックレンズも使わ

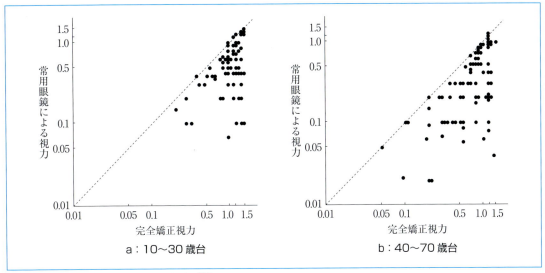

図 4B-47 ▶ 　常用眼鏡による視力（所[269]）

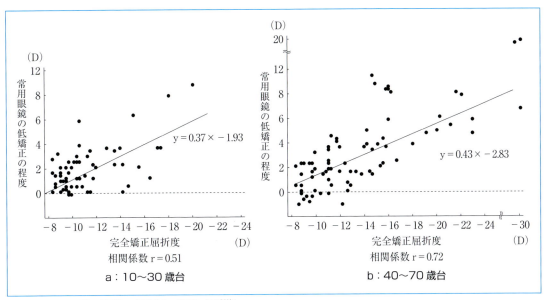

図 4B-48 ▶ 　常用眼鏡の低矯正の頻度（所[269]）

れる（261 頁参照）。
　コンタクトレンズによる矯正では，凹レンズによる網膜像の縮小効果が少ないため，眼鏡レンズに比べて良好な矯正視力が得られる。またプリズム効果も少ないため快適に装用できる。しかし眼鏡レンズを装用していた強度近視の人にコンタクトレンズを処方する場合には，**見かけの調節力**がなくなるので注意が必要である

（248 頁参照）。すなわち完全矯正の眼鏡を装用していた人に，完全矯正のコンタクトレンズを処方すると近くがみにくいと訴えることがあるので，コンタクトレンズの処方前に，コンタクトレンズを装用させた状態で近見視力を測定する必要がある。
　強度近視用ハードコンタクトレンズでは，エッジの部分が厚く刺激のため装用できない症

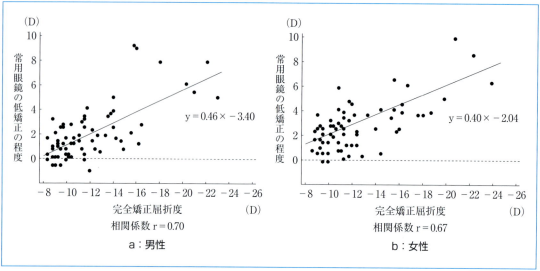

図 4B-49 ▶ 男女別の常用眼鏡の低視力の程度(所[269])

例が多い。一方，ソフトコンタクトレンズでは軟らかなこと，レンズの直径が大きいことなどで装用感がよい。強度近視眼に球面のソフトコンタクトレンズを装用させると周辺部網膜では myopic defocus になり，近視の進行にとって有利に作用する可能性がある[270]。

強度近視性不同視の矯正には，不等像視の問題がある。軸性の屈折異常のときに眼鏡レンズを眼の前焦点の位置（角膜前面より約 15 mm）に装用させると，網膜像の縮小，拡大は起こらない（**Knappの法則**）（227 頁参照）。しかし，一般に眼鏡は角膜前面 12 mm の位置に装用するため，コンタクトレンズのほうがよい。このほかの理由に軸性ばかりでなく屈折性要素も合併していること，眼球伸展に伴う視細胞間隔の拡大，上位中枢の関与などがあげられている[271, 272]（228 頁参照）。

片眼強度近視性不同視弱視は治療効果があがらないとの報告もあるが，松本ら[273]は，屈折度 −8.00 D 以下，不同視の程度 −5.00 D 以下，眼軸長差 2.5 mm 以内で斜視を合併していないものに治療成功例が多いと述べている。山下ら[274]は近視性不同視の屈折矯正に対して，両眼視の面から屈折度差 2.00 D 以上，眼軸長差 1.5 mm

以上，視力値 0.6 以下，TST（Titmus Stereo Test）80 秒以上を屈折矯正の適応にしている。

屈折矯正はできれば完全矯正にすべきであるが，眼鏡の屈折度差は成人では 2.00 D 程度である。しかし幼児では，両眼視機能の面からも 3.00～4.00 D の差まで可能である[275]（201 頁参照）。

(2) 手術的療法

近視の手術的療法には，屈折異常をなおすことを目的とした場合と，視機能障害を起こさないように，また起こしてしまった視機能障害をすすまないように処置することを目的とする場合とがある。

屈折度を弱める手術法には，角膜および水晶体の屈折力を減弱させる方法と，眼軸長を短くする方法が考えられる。角膜に対しては，エキシマレーザーを用いた LASIK など（332 頁参照），水晶体に対しては，Phakic IOL，Fukala の手術，眼軸長に対しては強膜短縮術などがある（326，341 頁参照）。

特殊な場合として，白内障手術後に挿入する眼内レンズの度数によって屈折度を変更できる機会にもなる。一般に視力が良好と考えられるときには遠見視に合わせてもよいが，視力が悪いと考えられるとき，すなわち，黄斑部に変化

がみられるときなどは近見視に合わせるのがよい．また，遠見視に合わせたときにも他眼を軽度近視にして中間視がみえるようにする方法もある[276]．

b) 近視性新生血管黄斑症 myopic neovascular maculopathy の治療

(1) 光線力学療法 photodynamic therapy (PDT)[195～197]（148頁参照）

(2) 薬物療法

Triamcinolone acetonide[277]，抗 VEGF 抗体である bevacizumab (Avastin®)[278]，pegaptanib sodium (Macugen®)，ranibizumab (Lucentis®)[279,280]，Aflibercept (Eylea®)[281]の硝子体内投与により，良好な成績が報告されている．前二者の投与による効果は，6か月の時点では同等である[282]．

(3) 手術的療法（中心窩移動術）[283]（149頁参照）

①強膜短縮術による方法[204]：移動量が少ない．

②網膜を360°切開して回転する方法[205]：移動量は多く，術後網膜剥離や回転性の複視を生じる．

一方，視覚障害を予防する方法には眼軸長の伸展から後極部を保護する強膜補強術 posterior scleral support operation (scleral reinforcement) がある（341頁参照）．

6）予　防

強度近視の遺伝形式には，常染色体優性および劣性遺伝があるといわれている[284]．そこで少なくとも強度近視者同士の結婚は避けたほうがよい．

病的近視に対する適切な予防，治療のない現在，視力予後に対する予測を眼軸長から試みた報告がある[285]．これによると，30歳台の眼軸長が 27 mm 以下であれば，50～60歳で，0.7 以上の視力を保持でき，28 mm 程度では 0.6～0.3 へ，29 mm 以上では 0.2 以下の視力となることが予測される（図4B-50）．この視力低下の原因は年齢とともに増悪する眼底後極部の網膜脈絡膜萎縮の結果と考えられる[285]．視力に対し

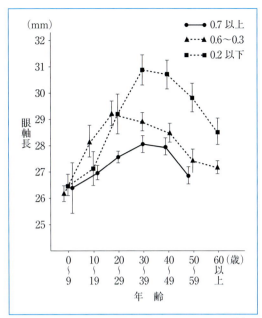

図 4B-50 ▶ 年齢別の視力と眼軸長（所，他[285]）

て寄与度の大きい因子を数量化Ⅰ類で分析した結果，偏相関係数は Fuchs 斑（0.463），びまん性病変（0.298），限局性病変（0.191），眼軸長（0.178），年齢（0.107）の順であった．また，将来の視力の予想を数量化Ⅱ類で行った結果も同様の順であり，病的近視の視力低下の原因として，後極部の網膜病変の影響が大きい[68]．ちなみに，Fuchs 斑の10年間の自然経過をみた Yoshida[190]の報告では，96.3%は視力 0.1 以下になり，予後不良であった（148頁参照）．

Yokoi らは，15歳以下で視神経乳頭周囲にびまん性萎縮病変がある症例では将来病的近視発症を予測する所見であると報告している[286]．小児期，学童期に将来，病的近視になる可能性がある症例を見極めることは大切である．

4 近視の病理

a．眼球の形態

弱度近視眼では正視眼とほとんど変わらないが，強度近視では，眼球後半が後方に伸展した卵型をなしている．特に強い近視では後部ぶど

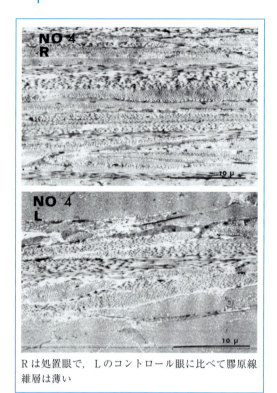

Rは処置眼で，Lのコントロール眼に比べて膠原線維層は薄い

図4B-51▶ 後極部強膜外層の電顕所見（サル眼）（所[68]）

う腫の状態を呈する（**図4B-41, 42**）。また網膜脈絡膜萎縮は赤道部より後方に著明に認められる[287]。視神経幹の傾斜もある。

b. 眼球各部の病理

強膜の菲薄化は，乳頭耳側の最も強膜の厚い部位に起こることが多い。光顕では膠原線維が相互交錯しないで一方向に走るようになるが[288]，電顕では膠原線維の直径の減少，さらに電子染色性の異常，弾性線維の減少が認められる[289]。瞼々縫合による実験サル眼の電顕でも，類似した所見が得られている[290,291]（**図4B-51**）。また強度近視の強膜は，コラーゲンの型分布からの検討も行われている[292]。

脈絡膜にも菲薄化がみられ，この軽度のものは弱度近視でもみられる[293]。脈絡膜変化の初発部位は脈絡膜毛細血管であり，脈絡膜毛細血管の閉塞には，大食細胞 macrophage が重要な役割を果たしている[294]。そして全層が薄くなり，大きな血管と色素細胞がわずかに残っている以外はほとんどが結合組織に置換される[287]。また色素細胞は萎縮，融合がみられる。脈絡膜の菲薄化は OCT を用いた生体眼でも年齢と近視の程度によって生じることが確かめられている[295]。

網膜の変化は脈絡膜の変化に続発する2次的変化である[36,293]。したがって脈絡膜萎縮部に一致して網膜の外層に変化が起こり，次いで網膜血管に栄養されている内層にも変化が及ぶ。網膜外層の変化としては網膜色素上皮細胞の変性があり，細胞の胞体内のミトコンドリアの減少，リポフスチンの増加が認められる[295]。このような色素上皮細胞の変性した部位の視細胞は消失している。しかし脈絡膜の変化の著明な部位にも，視細胞の存在する部分と存在しない部分とがある[296]。網膜色素上皮細胞の消失部以外では，変性が強い部分でも細胞間接合装置は保たれ，細胞間隔の開大は認められていない。

視細胞の存在しない部位には，網膜色素上皮細胞が視細胞の消失した空間に向かって突起を伸ばし，その空間を充塡したり，網膜色素上皮細胞由来と考えられる大食細胞がみられる（**図4B-52**）。

強度近視眼の Fuchs 斑は新生血管の発生で知られている。組織学的には，Bruch 膜は断裂し，その裂隙を通って脈絡膜毛細血管から，色素上皮細胞下に新生血管を伴った結合組織の増殖がみられる[297]。このような新生血管は脈絡膜の細動脈由来で，動脈性毛細血管ないしは毛細血管前細動脈と考えられている[294]。

眼軸の延長につれて眼膜は耳側に伸展拡張するので視神経は耳側に傾く。そのため乳頭の陥凹の底面は耳側に扁平となり，反対に鼻側では突出する。

視神経線維は耳側で牽引コーヌス内に係蹄となって入り，鼻側では被覆コーヌスの岬角のため，視神経中軸に向かって押しつけられてい

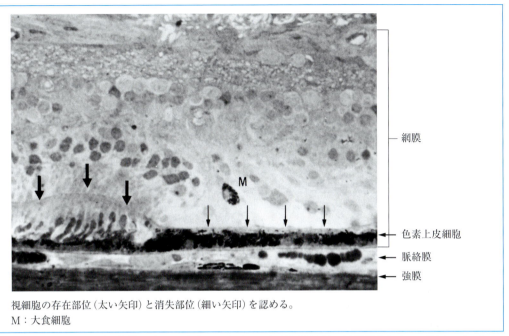

視細胞の存在部位（太い矢印）と消失部位（細い矢印）を認める。
M：大食細胞

図 4B-52 ▶ 後部ぶどう腫の部位の光顕写真（×400）（岡山大学名誉教授，松尾信彦先生のご好意による）

る[293]。牽引コーヌスでは脈絡膜が欠損し，それに伴って網膜外層や色素上皮層がなくなって網膜内層だけが残っている。

毛様体の形態は Iwanoff の記載のごとく，正視型に比べて近視型となり，毛様体付着部や虹彩の根部は後方に牽引された形をとることが多い（116頁，図 4A-2）。輪状筋は萎縮し，縦走筋は肥厚し延長する説と毛様体は肥厚する説があるが，近視眼の毛様体筋線維はだいたいにおいて細くなっている[293,298]。

このほか，Grossniklaus らは202名308眼の病的近視の病理学的所見を報告している[297]。

5 近視の発生論

近視の発生に関しては古くから多数の報告がある。近視の発生には，環境要因と遺伝要因とがあり，両者が影響しあって近視が発生する。

a. 弱度近視

大塚[299]は，一卵性双生児182組，二卵性双生児113組の屈折度の調査をした結果（図 4B-53），一卵性双生児の中にも相対応眼の屈折度の差が -3.50 D や -5.50 D などがあり，後天的環境要因が考えられる。また，両親が近視である子供の近視発生頻度は高い（表 4B-9）ことから[53]，弱度近視でも環境要因とともに遺伝要因の両者が関与する。

近視の発生に影響する環境因子としては，近視の予防の項で述べた（128頁参照）。特に近業が最も重視されている[73,300]。佐藤（邇）[300]は近業によって生じる毛様体筋トーヌスが水晶体の器質的変化で置き換えられるという屈折説を唱えている。また，最近では Mutti ら[301]が水晶体の関与を重視している。一方，大塚[73]によれば，先天的あるいは後天的に近視発生の素因をもつ人に過度の近業が加わると，毛様体筋に異常トーヌスが発生する。そして，これが持続すると毛様体筋の萎縮，ついで脈絡膜の萎縮をきたす。この萎縮により眼軸は延長するが，水晶体屈折力などは2次的に減少し，眼軸延長による近視化を補正する。しかし，これが十分でない

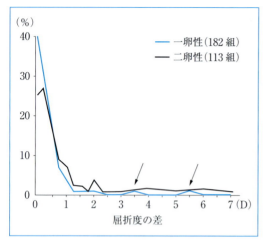

図 4B-53 ▶ 双生児の屈折度差の分布曲線（大塚[299]）

表 4B-9 ▶ 両親の近視と子供の近視者数（所[53]）

	子供数	近視者数	％
F×M	30	12	40.0
F×Ⓜ	26	16	61.5
Ⓕ×M	16	10	62.5
Ⓕ×Ⓜ	6	4	66.7

Ⓕ：近視の父親　Ⓜ：近視の母親

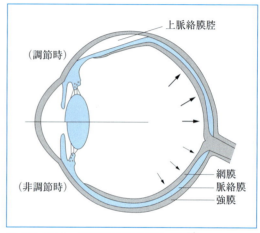

図 4B-54 ▶ 調節時の眼内変化（所[56]）

ときに近視になるという眼軸説を唱え，佐藤—大塚の論争は注目をあびた．

　近年，調節によって一過性の眼軸延長の報告がある[44,57,58]（128頁参照）．所[56]によると調節による眼軸の延長機転について次のように考えられている．脈絡膜と強膜の接着は組織学的に赤道部から後極にかけて強く，鋸状縁から赤道部にかけて弱い状態にある[302]．また，上脈絡膜腔の物質の流れをみると，粒子の大きなものは赤道部で止まり渦静脈周囲から眼外に排出されるが，粒子の小さなものは視神経周囲に達するといわれている[303]．したがって，眼球の前半と後半とでは，形態的にも機能的にも違うと考えられる．van Alphen[304] によると，鋸状縁と赤道部との間では実際的な接着はなく，調節によって Bruch 膜が前方に牽引されると赤道部より前方では上脈絡膜腔が開き，この時，脈絡膜の伸展度が同一で，眼圧が一定である[56]と，眼圧の負荷は後極部に強くかかる可能性がある[304]（図 4B-54）．また，眼球後極部の眼膜のバリア障害，伸展刺激によって細胞レベルで何らかの変化が起こっていることが考えられる[56]．以上のごとく，調節刺激によって眼軸延長が起こる可能性があると考える．

　環境要因として近業は大切であるが，実験近視モデルでもわかるごとく，網膜のボケ像や照明の影響などがある（165, 171 頁参照）．

　屈折度数分布曲線で中学，高校生になると，3D 付近に小さな山を生じ，これを一般には学校近視と考えている（110 頁，図 4-3）．しかし古庄[305] は，先天的素因を無視して，この膨らみを簡単に近業近視として片づけてはならないと述べている．

　眼屈折要素の面から近視発生への遺伝性の強弱を検討した報告がある．中島[306] は屈折要素間の相関を多変量解析で調べ，角膜曲率半径，眼軸長，水晶体後面曲率半径では遺伝性が高く，水晶体前面曲率半径および水晶体の厚さでは負になったと述べている（図 4B-55）．すなわち，水晶体の前面および厚さは遺伝の影響が少ないと考えられる．したがってこの結果から，弱度近視の発生は，水晶体屈折力の増加が後天的に起こるか，または眼軸の延長に伴って

水晶体屈折力の減少の程度が弱いかなどの相互関係によるものと考えられる。

b. 強度近視

強度近視が家族的に出現することは知られている[36]。強度近視の臨床像は種々であり，単純に常染色体優性，あるいは劣性と考えられず，遺伝的異質性のあることも疑われている[284]。

遺伝形式による臨床像の違いについて，福下[284]は，常染色体優性遺伝では矯正視力と眼軸長との相関が強く，後極部眼底変化は若年者では比較的軽く，加齢により網膜脈絡膜萎縮病変が進行していく傾向があると述べている。一方，劣性遺伝では発症年齢が低く，矯正視力と屈折度および眼軸長との相関はみられず，早期から眼軸長の延長と高度の眼底変化がみられると述べている。

強度近視家系解析による疾患遺伝子検索結果では，第18染色体短腕（18p11.31）[307]，第12染色体長腕（12q22-23）[308]，第7染色体長腕（7q36）[309]，第17染色体長腕（17q21-22）[310]にマップされた

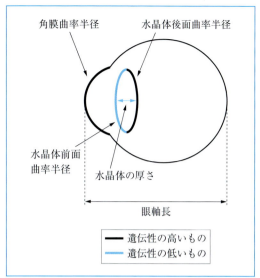

図 4B-55 ▶ 眼屈折要素による遺伝の違い
（中島[306]）

との報告がある。しかし，家系によって疾患遺伝子は異なっていて，単一の遺伝子に制御されているのではない。近年 15 染色体長腕（15q14）[311]がメタ解析でも強度近視ばかりでなく，弱度近視にも関連する遺伝子との報告がある。また，

□ **近視と誕生日**

　Mandel ら[24]は近視の発生と誕生の時期との関係を 2000～2004 年の 5 年間に 16～22 歳のイスラエルの軍人 276,911 名（男性 157,663 名，女性 119,248 名）で右眼を対象にして後ろ向きに調査した。屈折度を弱度（～−2.99 D），中等度（−3.00～5.99 D），強度（−6.00 D～）とし，日照時間を 4 段階に分けて検討したところ，中等度近視と強度近視では 6～7 月に誕生の人に odds 比が高く，日照時間に関係があることを発表した。

　McMahon ら[316]は 18～100 歳の英国人 74,459 名で上記結果を再検討した。その結果，強度近視は冬に生まれた人より夏から秋に生まれた人に多いことは一致したが，この結果は日照時間に関係はなく，出生体重などの季節的影響が関係しているかもしれないと述べている。強度近視は夏から秋に生まれた人に多いと思われるが，その原因については検討の余地がある。

　一方，強度近視ではないが，杢田ら[317]は，20 年に及ぶ大阪市立小児保健センターの初診患者 13,752 名の調節麻痺下の他覚的屈折検査値の結果から，8，9，10 月生まれでは遠視例が多いと報告した。さらに，岸和田市の 3 歳 6 か月健診において 2010 年 2 月から 1 年間の 487 眼の検査結果から，9～11 月の生まれでは遠視傾向があると報告した[318]。

　また，3 施設 4,056 例を対象に調査した結果では，眼軸長は誕生日の月と関係はないが，角膜曲率半径は 10～12 月の誕生月では大きい傾向がみられている[319]。

ゲノムワイド関連解析 (genome-wide association study：GWAS) よる報告がみられ[312]，WNT7B遺伝子変異 (SNP) が日本人の強度近視発症に関与している可能性が指摘されている[313]。いずれにしても，近視は単一の遺伝子によって制御されるのではなく，複数の遺伝子によって制御される**多因子遺伝**によると考えられる。

　近視の遺伝子解析を「近視の感受性遺伝子解析」と「病的近視の感受性遺伝子解析」とに分けての研究がある[314]。これによると，近視感受性遺伝子と病的近視感受性遺伝子とで異なるものが多いようであるが，同じであるか異なっているかについては，今後の研究が待たれる。強度近視の遺伝子に関しては，水木の総説が参考になる[315]。

　Duke-Elder[36]は，眼軸延長に最も関係が深い強膜の伸展の原因に，次の事項をあげている。

正常強膜の拡張
①外眼筋，内眼筋や潜在性の慢性緑内障による眼圧上昇
②外眼筋による眼球の圧迫
③内眼筋による脈絡膜の牽引
④視神経の牽引

病的強膜の拡張
①姿勢，過度の近業，視神経または渦静脈の循環障害，心臓血管病，強膜の自己分解などによる眼のうっ血
②脈絡網膜炎
③栄養障害
④内分泌異常
⑤全身消耗性疾患
⑥強膜の虚弱

6　実験近視

　近視の発生原因とその対策が不明である現在，これらの解明には近視の実験モデルが是非とも必要である。

a. 近視の実験モデルの歴史

　古くは1912年のLevinsohn[320]による実験である。幼若サルを用い眼軸が垂直になるような位置に顔面を下に固定し，この体位を1週間に6日間，1日6時間とらせると近視になるというものである。発生する近視の程度は-10D前後であるといわれている。

　その後，多くの人によって追試が行われたが，賛成論と反対論がある[321]。しかし，だいたいにおいては頭部前屈位によって近視は発生するとの見方が有力である。またそのメカニズムは重力によるものでなく，頭部前屈位に伴う眼圧の上昇，頭部のうっ血などが原因になり，さらに素因の存在が近視の発生程度に関与しているものと思われる。

　Young[322]は多数のサルを椅子に固定し，檻を20インチ以上みえないようにフードでおおった状態，すなわち限られた視覚環境下で飼育した結果，幼若サル (生後11～24か月) では6か月で1.75Dの近視化が起こるが，成熟サル (4～6歳) では，0.75Dの近視化を生じた。このように近視化の程度は年齢の影響をうけるが性差にも関連があり，雄に比べ雌では近視化が強くみられた。斉藤[323]はサルの一方の眼にアトロピン，他方の眼にピロカルピンを点眼した場合に，アトロピン眼に近視化と眼軸長の延長がみられた結果を発表した。その後，サルによる実験近視はWieselら[324]による幼若サルを瞼々縫合すると強い近視になるという，近年のそして画期的実験近視モデルの時代に入っていく。

　ヒヨコを用いた実験近視の研究は1957年のJensenら[325]の報告にはじまる。彼らによると白熱灯の常明下で飼育したヒヨコの眼球が拡大することを報告して以来，種々の発表がある。しかし，サルでは常明下では近視の発生はないことが報告されている[326]。Lauberら[327]は1970年，トリで眼圧の上昇と眼球の拡大をきたすことを報告し，その後，これはavian glaucomaと呼ばれている[328]。一方，常暗下で飼育しても眼

球肥大の起こることが Chiu ら[329]，大石ら[330,331]により報告され，大石らは眼軸の延長とともに−2〜−4D 程度の近視化をみている。その後，Wallman ら[332]がヒヨコに visual deprivation を与えて近年のヒヨコによる実験近視モデルの基礎を築いた。

家兎を用いた実験近視では，Maurice ら[333]は，眼軸延長は眼内圧と強膜の脆弱性によるという考えから，体温を上昇させるとともに，眼内圧を上昇させて近視眼をつくった。この方法を改良し，眼圧を suction cup による陰圧を用いて何回か上昇させた Tokoro[334]や Mohan ら[335]の報告もあるが，いずれも 1〜2D 程度の近視化であった。そしてこの近視は数か月で軽快してしまう傾向がみられた。

所ら[336〜338]は，低毒性有機リン製剤であるエチルチオメトンやスミチオンをビーグル犬に内服させ−2〜−4D 程度の近視の発生をみている。この近視化には dose response がみられ，また，抗アセチルコリン作用をもつパドリン®によって近視化が抑制されたと発表している。

ネコを用いた Rose ら[339]の報告では，野放しのネコと檻で飼ったネコの屈折度を比較すると，前者では +1.14D（12匹）であるのに反して後者のそれは −0.62D（11匹）であり，両者の眼軸長に差のないことから，水晶体が関与する近視の発生をみたと報告している。

このほか，幼若ラットを用いた van Alphen ら[340]によると，脳下垂体を摘出し，そのラットにゴナドトロピンを与えた群と与えない群について観察している。その結果，投与群では近視化がみられたが，眼軸長，水晶体の重さ，眼球の重さなどには変化がなかったと発表している。これは近視発生に内分泌障害がある程度関与することを示唆する所見である。

b．近代の実験近視モデル

近代の実験近視モデルは visual deprivation によるものである。この visual deprivation による近視化は 1977 年 Wiesel ら[324]により幼若サルで発見されたものであり，1978 年には Wallman ら[332]がヒヨコで同様の近視化を発表し，近代の実験近視の幕開けになった。その後，多くの人が visual deprivation による近視化を発表し，近視が起こることは確実になってきた。サルでは近視発生までに約1年間は必要であるが，ヒヨコでは 1〜2 週間で近視化が起こることから，最近ではヒヨコが好んで使用されるようになってきている。このほか，種々の実験動物が用いられている（168 頁参照）。

以上のごとく，確実に近視の実験モデルが作製できるようになってきた。さらに，最近では動物に凹レンズを装用させることで，そのレンズに相当する近視が発生することがわかってきた（172 頁参照）。

1）Form-deprived myopia（FDM）

a）visual deprivation による近視の発生

⑴サル

1977 年，Wiesel ら[324]は幼若サルを瞼々縫合して強い近視になることを発見した。瞼々縫合の時期，期間，左右眼の屈折度差，左右の眼軸長比を**表4B-10**に示す。縫合期間は 19 日から 26 か月におよび，近視化は最高で 13.50D に達している。この近視化の程度は瞼々縫合の期間が長いほど，またサルが幼若なほど強い。また，この近視化は眼軸の延長によるものである（**図4B-56**）。

これに対して，von Noorden ら[341]は 13 頭のサルに瞼々縫合を行い，近視になる例とならない例があることを報告している。所ら[291]は 11 頭の幼若カニクイザルを用いて瞼々縫合を行った結果（**図4B-57**），全例に近視が発生し眼軸の延長がみられ（**図4B-58，59**），組織学的に後極部強膜の菲薄化をみた[342]（**図4B-60**）。そして所ら[343]はこの近視化および眼軸延長は開瞼後も持続することを明らかにした。また保坂[23]，石子ら[227]は瞼々縫合による実験近視サル眼を用いて血液眼内柵の透過性機能が亢進し

表 4B-10 ▶ サルによる瞼々縫合の実験結果
（Wiesel et al[324]）

No.	瞼々縫合の時期（生後）	瞼々縫合の期間	左右眼の屈折度差（D）	眼軸長比（実験眼／非実験眼）
1	11 日	19 日	−1.00	−
2	生直後	6 週	−2.75	1.089
3	11 日	6 か月	−7.00	1.077
4	4 日	12 か月	−9.50	1.101
5	2 週	18 か月	−13.50	1.208
6	6 週	15 か月	−8.50	1.108
7	12 か月	26 か月	−4.50	1.010
8	成熟猿	17 か月	0	−

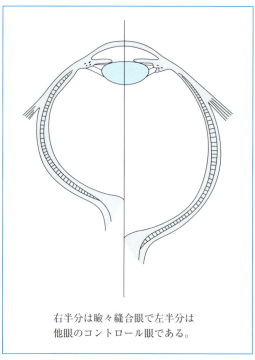

右半分は瞼々縫合眼で左半分は
他眼のコントロール眼である。

図 4B-56 ▶ 瞼々縫合サル眼の眼軸長の延長

ていることを発表している。

瞼々縫合のほかに Wiesel ら[344]は幼若サルの角膜実質内にラテックスの懸濁液を注入して視覚障害を起こし近視の発生をみている。1 年間観察した結果では 1mm 程度の眼軸長の差を生じたことを報告しているが，瞼々縫合のサルの場合に比べ眼軸の延長は少ない。

(2) ヒヨコ

1978 年，Wallman ら[332]は特殊な occluder を用いて①ヒヨコの前方視野を制限した場合，②側方視野を制限した場合，③不透明な膜で視覚障害を起こした場合について実験している（図 4B-61）。そして，前方視野を制限して側方だけをみえるようにした場合には（図 4B-61a）平均 −10 D（最高 −24 D）になり，眼軸も延長した。また，不透明な膜でおおわれた眼（図 4B-61c）も同様の近視化が起こったが，側方視野のみが制限された場合には（図 4B-61b），コントロール眼と差はなく近視化は認められなかった。

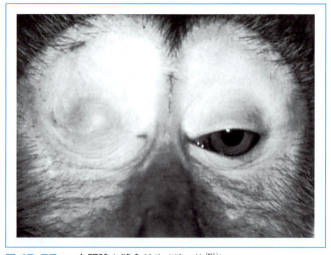

図 4B-57 ▶ 右眼瞼々縫合サル（所，他[291]）

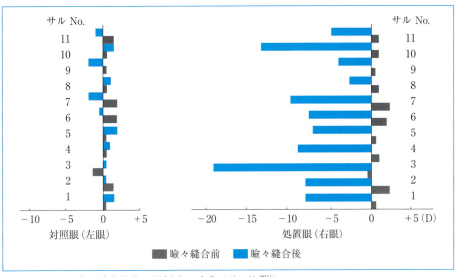

図 4B-58 ▶ 瞼々縫合前後の屈折度の変化（所，他[291]）

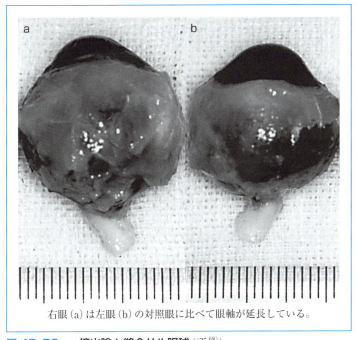

右眼（a）は左眼（b）の対照眼に比べて眼軸が延長している。

図 4B-59 ▶ 摘出瞼々縫合サル眼球（所[68]）

　1987年，Wallmanら[345]は耳側あるいは鼻側の視野を制限するoccluderと眼全体をおおう不透明膜を装用させると，耳側視野を制限された眼では鼻側の眼球の拡大（図 4B-62a），鼻側視野を制限された眼では耳側の眼球の拡大（図 4B-62b），視覚を障害する不透明膜を装用した眼では眼球全体の拡大がみられた（図 4B-62c）。以上の結果から臨床的には近業が近視の発生・進行に関与しているが，この点に関してWallmanら[345]は，読書などの近業では黄斑部のみが刺激されて黄斑部周囲の網膜は刺激されないためと考察している。その後，ヒヨ

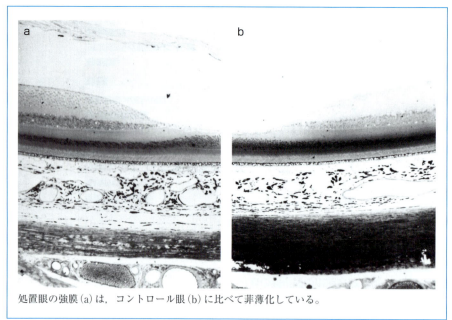

処置眼の強膜(a)は，コントロール眼(b)に比べて菲薄化している。

図 4B-60 ▶ 後極部の光顕所見（サル眼）（所，他[291]）

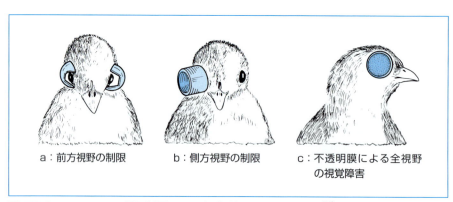

a：前方視野の制限　　b：側方視野の制限　　c：不透明膜による全視野の視覚障害

図 4B-61 ▶ ヒヨコの視野制限による実験近視（Wallman et al[332]）

コにvisual deprivationを与えると眼軸延長を伴う強い近視が発生する報告が次々と発表された[346〜357]。

生直後のヒヨコを赤色（90% red, 10% yellow-green）と青色（85% blue, 15% green）環境下で飼育すると，赤色下で飼育したヒヨコは近視化（赤色光は網膜の後方に焦点を結ぶ），青色下で飼育した場合は遠視化した。そして，赤色下で飼育し近視化したヒヨコを青色下で飼育すると遠視化し，その逆の結果も得られている。そこで，生活環境下での色の違いは小児の屈折異常の発生に関連している可能性がある[358]。

(3) サルとヒヨコ以外の動物

リスに似たツバイtree shrew(tupaia glis)[359]，ネコ[360,361]，モルモット[362]，マウス[363]でもvisual deprivationにより近視の発生をみている。

b) visual deprivationによる近視の発生機序

以上のごとくvisual deprivationにより強い近視が発生し眼軸が延長することは確実である。では，この原因はどこにあるかが問題である。従来から，片眼に瞼々縫合しているため両眼のバランスが悪い，眼瞼による眼球の圧迫，

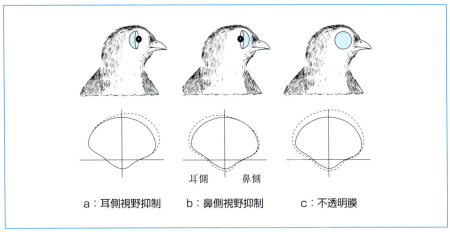

図 4B-62 ▶ 耳側視野，鼻側視野，全視野抑制したときの眼球の拡大（Wallman et al[345]）

房水の流出障害，眼球あるいは眼窩の温度上昇，調節の影響，外眼筋の影響，視覚入力系に及ぼす影響などが考えられていたが，確実な原因は不明であった[291]。

1985年，Raviolaら[137]はサルの種類によって近視発生の状況が異なることを見出し，このことから近視発生原因を考察している（**表4B-11**）。すなわち，種属の異なるMacaca mulattaもMacaca arctoidesも瞼々縫合すると眼軸延長を伴った近視になるが，暗黒中で飼育した場合には両者とも近視にならないことから，視覚系の関与はあるとしている。次に瞼々縫合眼の瞼裂部に小さな孔をあけて，アトロピンを点眼するとM. arctoidesでは眼軸の延長は起こらないが，M. mulattaでは起こる。これは毛様体神経節を切除しても同じである。したがって，M. arctoidesでは調節の影響も無視できない。また，視神経を切断した場合や両側の後頭葉視覚領を破壊した場合も，M. mulattaでは同じように近視になるが，M. arctoidesではならない。そこで，M. arctoidesでは中枢神経系が眼軸延長に関与していることは否定できない。しかし，M. mulattaの場合にはその原因を網膜自身に求めなければ説明できない。Raviolaら[364]はM. mulattaで閉瞼した眼の網膜を組織化学的に調べるとアマクリン細胞層にpolypeptideの一種

表4B-11 ▶ サルの種類による瞼々縫合などの効果（Raviola et al[137]）

	Macaca mulatta	Macaca arctoides
瞼々縫合のみ	○	○
瞼々縫合＋暗黒	×	−
瞼々縫合＋アトロピン点眼	○	×
瞼々縫合＋視神経切断	○	×
瞼々縫合＋視神経切断＋暗黒	×	−
両側後頭葉視覚領の破壊	○	−

であるVIP（vasoactive intestinal polypeptide）を高値に証明した。そこで，これが眼軸延長の原因になっているかもしれないと述べている。いずれにしてもサルのvisual deprivationによる近視の発生および眼軸延長機転は中枢神経系と網膜の両者が関与しているものと思われる。

ヒヨコの実験においてもTroiloら[353]，Wildsoetら[355]は視神経を切断してもvisual deprivationによって近視が起きることを報告し，網膜神経節細胞は近視の発生に関係するのではなく，網膜の外層から成長を促す因子が出ていると述べている。

Nortonら[365,366]はtree shrewを使って硝子体内にtetrodotoxinを注入して網膜神経節細胞の活動電位をブロックし瞼々縫合を行ったところ，角膜の扁平化と硝子体長の延長を認めた。

表 4B-12 ▶ **実験近視眼に対する網膜の影響（ヒヨコ）**（Ehrlich et al[367]）

	Neurotoxin（眼内注入）		
	KA	QUIS	NMDA
網膜障害	アマクリン細胞 神経節細胞 ○視細胞	アマクリン細胞 水平細胞	アマクリン細胞
正常眼球	眼球の重さ増加 硝子体腔の増加	前房深度増加	変化なし
閉瞼眼球	**硝子体腔の増加 制限**	前房深度増加 **硝子体腔の増加**	

KA：kainic acid（10～200n moles）
QUIS：quisqualic acid（50～200n moles）
NMDA：N-methyl-D, L-aspartate（200n moles）

屈折度は角膜の扁平化にもかかわらず，−6.4±3.1 D の近視がみられた。そこで，Norton は tree shrew の実験近視の発生は，神経節細胞から中枢へいく information には関与しないと述べている。

このようにヒヨコや tree shrew での近視の発生には網膜神経節細胞は関連しないことはわかったが，それでは網膜のどの層が関与しているかについて，Ehrlich ら[367]は種々の neurotoxin をヒヨコの硝子体中に注入し，種々の層の細胞を障害して実験を行っている。彼らは kainic acid（KA），quisqualic acid（QUIS），N-methyl-D, L-aspartate（NMDA）を硝子体中に注入した。KA は網膜中のアマクリン細胞，神経節細胞，視細胞を障害し，QUIS ではアマクリン細胞と水平細胞が障害され，NMDA ではアマクリン細胞のみが障害されるといわれている。

これによる正常眼球および閉瞼眼球の成長は**表 4B-12** のごとくである。すなわち，閉瞼眼球で視細胞まで障害される KA の注入では硝子体腔の増加が制限されるが，視細胞が残っている QUIS の注入では硝子体腔の増加が起こることから，閉瞼眼球の拡大に視細胞が大きな働きをしているかもしれない。

また，最近では網膜内の**ドパミン合成の減少**が眼軸の延長を促す因子であるとの報告がある。

Iuvone ら[368]のサルの実験では，不透明なコンタクトレンズを装用させ，visual deprivation の状態にある眼に dopamine receptor agonist である apomorphine を 1 日 2～3 回点眼しつづけた。6.5～9 か月齢時に点眼しないコントロール群の 4 頭のうち 3 頭は−3～−7 D の近視になったが，apomorphine 点眼群では 4 頭のうち 3 頭は＋1～＋3 D で 4 頭目は−0.50 D であり，apomorphine の投与はサルの visual deprivation による眼軸延長と近視化を鈍化させる働きがあると考えられる。

Stone ら[138,369]はヒヨコの閉瞼眼に apomorphine と apomorphine＋haloperidol（dopamine antagonist）を結膜下注射している。結果は著明な眼軸の延長は apomorphine 注射群では起こらず，apomorphine＋haloperidol 群ではみられた。このことから網膜内のドパミンは眼軸延長を抑制することが示唆される。Lin ら[370]によると，ヒヨコの visual deprivation の網膜では dopamine と dopamine の metabolite である 3,4-dihydroxyphenylacetic acid（DOPAC）が減少していた。さらに L-DOPA をドパミンへ脱炭酸化する酵素である DOPA decarboxylase を抑制する m-hydroxybenzylhydrazine を腹腔内に投与すると，visual deprivation された眼では deprivation されない眼に比べて網膜内の

DOPA濃度は半分になっていたと報告した。したがってvisual deprivationはドパミン代謝を変えている可能性がある。

このように近視の発生および眼軸の延長を促す刺激が網膜から出ているということがわかってきたが，これがどのように眼軸延長に作用するかは不明である．一方，眼圧と眼膜のアンバランスが近視発生の原因という考えもある[371]。

そして最近では強膜の変化についても種々の報告がある．Visual deprivationのサルの後極部強膜は菲薄化している．しかし単なる伸展とは考えられず[342]，この原因は明白ではない。この強膜の菲薄化の原因を知る目的で，永井ら[372]は瞼々縫合サル眼強膜のコラーゲンの型分布について検索した結果，瞼々縫合眼の後極部強膜のコラーゲン線維束の菲薄化とIII型コラーゲンの分布が多いことを報告している。その後，1990年になってヒヨコのvisual deprivationで後部強膜でのproteoglycanの増加[373]，DNAと蛋白合成の増加[374〜376]，コラーゲン，uronic acidの増加[375]などの報告があいついで行われた．また，結合織の発達に影響するというlathyritic agentの一種であるB-aminopropionitrileを，monocular deprivationのtree shrewやヒヨコの腹腔内に投与するとより強い近視になり，後極部の強膜が著明に薄くなっていた[377]。そして後極部の強膜の厚さは有意に減少していたという[378]。また，Kusakariら[379]のヒヨコの実験によると，後極部強膜では軟骨層と線維層との境界が不鮮明で未熟であるとの報告もある．さらにdeprivationされたヒヨコ強膜の領域では強膜の細胞が増加し細胞分裂もみられたとの報告もある[376,380]。McBrien一派[381]はtree shrewを用いた実験で，遮閉眼の強膜にTGF-β_2が時間の経過とともに減少することを見出している．このような所見から，後極部強膜が菲薄化するのは単なる伸展という受動的なものではなく，強膜の能動的な働きによるものとも考えられる．上述のごとく眼軸延

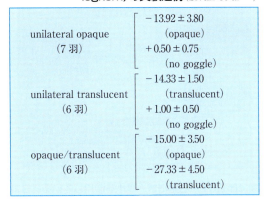

表4B-13 ▶ ゴーグルの種類によるヒヨコ（white leghorn）の実験近視（Sivak et al[382]）

長に網膜が重要な役割をもつが，これがいかにして後極部強膜の菲薄化を起こし，眼軸延長にむすびつくかは今後の問題と思われる．

c）その他

近年，Sivakら[382]によるとヒヨコに不透明あるいは半透明なゴーグルを装用させると同程度の近視になるが，一方の眼に不透明，他方の眼に半透明膜を装用させると半透明膜のゴーグルを装用したほうの近視が強くなることを見出した（表4B-13）．これはbinocular interactionがあることを示唆し興味あることである．

照明との関係について，所[68]は12時間明所／12時間暗所でヒヨコを飼育した場合に，半透明ゴーグル，黒色ゴーグルを装用した眼は近視化が起こり，装用しない眼には近視化が起こらないと述べている（図4B-63）．このほか，網膜色素上皮細胞の関与も指摘されている[383]．一方，24時間暗所で飼育したヒヨコでは半透明ゴーグルを装用した眼にも近視化は起こらなかった（図4B-64）[68]。

草刈[384]は明暗のリズムに関係するメラトニンが後極部強膜に作用して，眼軸延長に関与している可能性を示唆している．

また，最近ではvisual deprivationというより，もう少し現実的な条件下での近視の発生の研究が行われつつある．Nicklaら[385]はヒヨコで上方視野のみをおおう半透明膜を装用させる

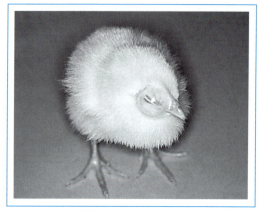

図 4B-63 ▶ 右眼にゴーグルを装用しているヒヨコ

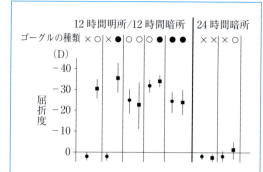

12時間明所/12時間暗所と24時間暗所の条件下で半透明ゴーグルと黒色ゴーグルを装用させたときの近視化を示す。ゴーグルの種類で○は半透明ゴーグル，●は黒色ゴーグル，×はゴーグルを装用していないことを示す。屈折度の●は右眼の平均屈折度，■は左眼の平均屈折度で縦線は標準偏差を示す。

図 4B-64 ▶ 視性刺激遮断の条件と近視化の程度 (所[68])

と腹側の網膜が拡大していたことを述べており，Miles ら[386]は低い天井で飼育したヒヨコでは腹側の硝子体腔が拡大し，上方視野で選択的近視になっていたことを報告している。また，ヒヨコの visual deprivation で1日のうち数時間 pattern vision を経験させると近視にならないことなどの報告もある[385]。

2）Lens-induced myopia（LIM）

ヒヨコに眼鏡レンズを装用させた実験では[387]，一般にマイナスレンズのほうがプラスレンズより眼球は大きくなる。また，ソフトコンタクトレンズを装用させた成績でも[388,389]，マイナスレンズを装用させたほうが近視になることが報告されている。サルでも同様の結果が報告されている[390]。凹レンズ装用ではその度に類似した近視に，凸レンズ装用では遠視性変化が起こる[78,79,391]。形態覚遮断モデルと凹レンズ誘発モデルとの相違は，前者では視神経遮断により近視化は影響を受けないが，後者では視神経遮断で近視化は抑制される。すなわち，凹レンズ誘発による近視発生には網膜に加えて中枢神経系の働きが必要と考えられている[392]。最近ではアマクリン細胞内で主に発現するグルカゴン含有の ZENK という転写因子が凹レンズ誘発近視モデル眼で発現の低下を，凸レンズ誘発遠視モデル眼では発現の増加を認める興味深い報告がある[393]。Smith ら[97]によれば，凹レンズを装用させた場合，中心窩や黄斑部を障害しても近視化が起こる。そこで，周辺部の hyperopic defocus が関係している可能性を指摘している[394]（133頁，図 4B-14）。

1～2週間 form deprivation したヒヨコで form deprivation をとると近視の程度は減少し正視化する。しかし，発生した近視を矯正するようなマイナスレンズを装用させるとこの正視化を抑制することができる[395]。

最近は，小動物で扱いが簡単で早期に近視が発生することから，好んでヒヨコが用いられているが，人間に近い面からはサルのほうがよいと考えられる。サルの一種であるキヌザル（Marmoset-Callithrix jacchus）では5週間の visual deprivation で近視が発生することも最近の研究でわかってきている[396]。

実験近視での網膜脈絡膜萎縮

以上の近視の実験モデルでは眼軸は延長するが，人にみられる網膜脈絡膜萎縮は起こらない。所[68]は生後12か月の3頭のカニクイザルの右眼に瞼々縫合をし，約4年後に開瞼し，これらを9年間観察したところ，最も近視の強い1頭

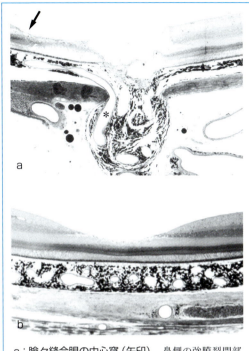

a：瞼々縫合眼の中心窩（矢印）　鼻側の強膜裂開部から脈絡膜が陥頓している。この部位に短後毛様動脈がみられる（＊）。トルイジンブルー染色
b：対照眼の中心窩所見

図 4B-65 ▶ サル眼の後極部の光顕所見(所[68])

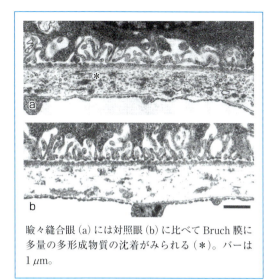

瞼々縫合眼（a）には対照眼（b）に比べて Bruch 膜に多量の多形成物質の沈着がみられる（＊）。バーは 1 μm。

図 4B-66 ▶ サル眼中心窩の Bruch 膜の電顕所見(所[68])

（-19 D）に網膜脈絡膜病変を認めた。この組織学的所見は短後毛様動脈穿通部で脈絡膜がヘルニア様に後方に隆起していた（図 4B-65）。また，電顕所見では Bruch 膜に強い加齢変化がみられた（図 4B-66）。そこで，実験近視の網膜脈絡膜萎縮の発生には加齢が関係していると推定される。

　実験近視モデルの研究はここ数十年飛躍的に進歩してきている。そして，その近視の発生原因についても徐々に解明されているが，人間の近視はさらに複雑な因子が関与すると思われ，実験近視モデルの結果がそのまま人間の近視発生機序として受け入れることはできない。しかし，確実な近視実験モデルができたことは近視の原因解明に大いに役立つであろう。

　人眼で視覚障害を伴うものは，たとえば，以下のごとくである。

①角膜混濁[397]
②眼瞼血腫[398,399]
③未熟児網膜症[400〜402]：レーザー治療のほうが冷凍凝固治療より近視化が少ない。また，この近視の原因は水晶体屈折力の増加による[403]。
④片眼眼瞼下垂[404]：近視が起こるとの報告がある。
⑤多局所 ERG で中心窩機能の低下[405]：学童期に中心窩の多局所 ERG が低下していると近視の進行が早い。

7 成人での近視の発生，進行

　後天性の環境要因に基づく近視は通常 22〜23 歳ころにはその進行が停止する[51]。しかし，これに対して先天性要因の強い強度近視では，この年代をすぎると進行の停止する症例もあるが停止しない症例もあり，強度近視眼の屈折度の進行が何歳で停止するかを個々の症例で知ることは困難である。このように，22〜23 歳をすぎても近視の進行するものは，強度近視の場

表 4B-14 ▶ 0.50D以上の近視化（1995〜1997年）（所[56]）

年齢（歳）	眼数（％）
20〜29	47/ 92（51）
30〜39	19/ 66（29）
40〜49	82/214（38）
50〜59	47/194（24）
60〜69	5/ 34（15）

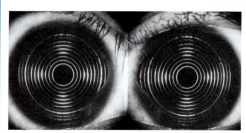

a：正常（33歳，女性）

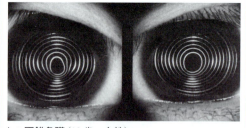

b：円錐角膜（19歳，女性）

図 4B-67 ▶ フォトケラトスコープの所見

合に多いが，次に示す原因による場合もある。

　眼の屈折度は角膜および水晶体によるレンズ系と眼軸の長さにより決まる。したがって成人になってもなんらかの病的変化により，角膜あるいは水晶体の屈折力が増加すれば近視になるし，眼軸が延長しても近視になる。

　最近，**後発近視** late-onset myopia，あるいは**成人近視** adult-onset myopia が問題になってきている[56]。これは近業の増加，たとえば visual display terminals（VDT）作業との関連も指摘されている[406]。20〜69歳のVDT従事者300名600眼で3時点2年間の経過観察によると，0.50 D以上の近視化が起こったものは20歳台で51％，30歳台で29％，40歳台でも38％にみられ，成人でも近視化が起こっている（**表 4B-14**）。この原因に**調節の残効** hysteresis[56]や眼軸延長も考えられている[406]。

　成人の近視については近視の発生時期による分類[407]が役立つ。

①先天発生近視 congenital myopia
　5歳までに発生
②学童・青年発生近視 youth-onset myopia
　6〜19歳に発生
　a. 早期発生近視 early-onset myopia
　　6〜14歳に発生
　b. 晩期発生近視 late-onset myopia
　　15〜19歳に発生
③成人発生近視 adult-onset myopia
　20歳以上で発生

a. 角膜の変化

　思春期に急激な近視の発生あるいは進行が起こったときには，**円錐角膜** keratoconus を考えなければならない。通常両眼性であるが，ごく初期には片眼の遠見障害の訴えではじまることが多く，乱視も伴っている。初期のものは細隙灯顕微鏡ではわからないが，オフサルモメータで角膜曲率半径が小さいか，角膜の不正乱視があれば診断できる（**図 4B-67**）。近年，角膜形状解析装置により診断が容易になった。このほか，角膜疾患などにより角膜曲率半径が小さくなると近視になるが，この場合には角膜疾患の症状が先行する。円錐角膜の治療はハードコンタクトレンズ装用によるが，最終的には角膜移植になる。円錐角膜の進行は成人になると停止することから，近年，光増感性物質であるリボフラビンを点眼しながら，370 nm の長波長紫外線を角膜に照射して，コラーゲン線維間の架橋 **cross-linking** を増加して進行を防止する角膜クロスリンキングの試みの報告がある[408,409]。しかし，紫外線による角膜内皮の障害に対する検討が必要である。

未熟児網膜症に罹患した成人の近視の原因は眼軸延長，水晶体厚の厚さ，浅い前房深度の影響よりも角膜の曲率の増加（曲率半径の減少）との報告がある[410]。

b. 水晶体の変化

水晶体の形状が，形状の変化や水晶体の屈折率の増加で，水晶体屈折力が増加する場合および水晶体が前方移動する場合などがある。

形状変化としては**円錐水晶体** lenticonus もあるがまれである。しばしばみられるのは**外傷性近視**である[411~413]。

外傷性近視の成因としては毛様体に浮腫，腫脹が起こりその結果毛様体小帯がゆるみ，水晶体屈折力が増加するか，あるいは毛様体小帯の伸展，離断により水晶体屈折力が増加する場合などが考えられている。水晶体の脱臼する**マルファン症候群** Marfan syndrome もあるが，これは毛様体小帯の離断による屈折力の増加である。さらに，脱臼の程度により強い乱視を合併する。

水晶体の偏位の少ない場合は細隙灯顕微鏡での異常所見はなく，近視の進行のみの所見を呈する場合もある。

水晶体の屈折率が増すものには，**核性近視** nuclear myopia と**糖尿病性近視**が代表的である。核性近視は水晶体核部の屈折率が増し，全体として水晶体屈折力が増加するために起こる。強度近視眼に多くみられ，30歳台以上の強度近視者で近視が急速にすすんできたときや老視の人で近用眼鏡が必要でなくなってきたときなどには，核性近視を考えなければならない。徹照法でみると中央部がやや暗くみえ，光線が強く屈折する。細隙灯顕微鏡では水晶体の胎生核の部分がやや褐色調を帯びた灰白色を呈している。

糖尿病に近視化のみられることがときにあるが，それほど強い近視にはならない。また，血糖値が低下したとき，たとえばインスリン治療を開始した初期には遠視を呈したという報告もある[414, 415]。

原田病でもときに近視化することがある。この原因として浅前房や毛様体筋の浮腫が考えられている[416]。

このほか，薬物中毒による近視[336~338]もあり，古くはサルファ剤の大量投与[417]によるものである。ダイアモックス®などの利尿剤[418~421]による近視は水晶体の電解質のバランスの変化，毛様体筋の収縮，アレルギーなどが考えられている。このほかまれであるが，アセチルサリチル酸，ACTH，副腎皮質ホルモン剤[422]，インターフェロン[423]，高圧酸素[424]による近視の報告もある。

近年，後囊下白内障でも近視が発生するとの報告がある[425]。また，硝子体手術後に核白内障が発生進行する可能性があり，このことを念頭に置く必要がある[426]。

c. 眼軸の延長

後部ぶどう腫を含む強度近視の場合などで眼軸の延長をみることがある。

8 その他の近視

a. 夜間近視

網膜に明瞭に結像する刺激がないときには，近視状態を呈することが知られている。これは暗黒中（night myopia）や視空間になんら刺激になるようなものがない場合，たとえば雲もない青空をみたとき（space myopia）に起こる。この近視化の程度は 0.50~1.50 D である[427]。

この夜間近視の原因としては，
①色収差[428, 429]
②軸外近視[430]
③球面収差[430, 431]
④調節[432, 433]
⑤散瞳に基づく水晶体の前進
⑥比視感度の差

などがあげられるが，色収差，球面収差，調節などの影響が大きいと考えられている[429]。

夜間近視は，薄明（数ルックス）から徐々に出現して照度の低下とともに増大する[51]。

b. 器械近視

望遠鏡，顕微鏡や一眼レフのファインダをのぞくときなどに近視化が起こり，これを器械近視 instrumental myopia という。これらの要因には，生理的，心理的あるいは器械的要因が考えられている[434～437]。

生理的要因とは，**調節安静位** resting state of accommodation（242 頁参照）や年齢であり，心理的要因とは**予測調節** estimating accommodation といわれるもので，みようとすることが心理的に目の調節に作用して生じるといわれている。

器械的要因とは，その光学器械の光学的性能や機械的構造に原因する因子で，双眼鏡筒の接眼レンズ視軸のなす角度や，視野の明るさなどがその例である[437]。

器械近視は約 1.50 D である。

文 献

1) 目の屈折力に関する調査研究委員会報告：平成3年度，日本学校保健会，1992

2) Wibaut F：Uber die Emmetropization und den Ursprung der sphärischen Refractions-anomalien. Arch Ophthalmol (Berlin) 116：596-612, 1926

3) Cook RC & Glasscock RE：Refractive and ocular findings in the newborn. Am J Ophthalmol 34：1407-1413, 1951

4) 大塚　任，小井出寿美，高垣益子：新生児の眼屈折度数分布曲線に関する問題，124. 大塚　任，鹿野信一（編），臨床眼科全書 2.1，視機能Ⅱ，金原出版，東京，1970

5) 保坂明郎，三宅清平，片山　譿，本馬周崇：成熟新生児の眼所見，1屈折度，特に体重との相関について．眼臨医報 56：774-778, 1962

6) Ingram RM, Traynar MJ, Walker C & Wilson JM：Screening for refractive errors at age 1 year. A pilot study. Br J Ophthalmol 63：243-250, 1979

7) 湖崎　克，森　和子：小児屈折異常の矯正．眼科 12：270-278, 1970

8) 所　敬：乳幼児の近視の問題．眼臨医報 80：81-86, 1986

9) 丸尾敏夫，久保田伸枝，有本秀樹，神谷由美子，小倉洋子：小，中学校児童，生徒の塩酸 Cyclopentolate 使用による屈折検査成績．眼臨医報 71：709-711, 1977

10) 神谷貞義：ニデック，オートレフ AR-3000 による眼屈折集団検診の結果について，その2 児童，生徒の眼屈折度分布曲線の逐年推移．眼紀 35：1755-1769, 1984

11) 稲富昭太：学童の屈折状態の5年間の追跡調査成績．眼科 12：279-284, 1970

12) 山下牧子，中込真知子，三浦真由美，所　敬：近視の進行と眼鏡．日眼紀 42：1554-1559, 1991

13) 山下牧子，中込真知子，三浦真由美，所　敬：中学・高校生の屈折度の推移．眼臨医報 84：322-325, 1990

14) 大山信郎：近視眼に関する統計的観察．日眼会誌 44：2355-2367, 1940

15) Sawada A, Tomidokoro A, Araie M, Iwase A, Yamamoto T & Tajimi Study Group；Refractive errors in an elderly Japanese population：the Tajimi study. Ophthalmology 115：363-370, 2008

16) Sorsby A, Sheridan M & Leary GA：Vision, visual acuity and ocular refraction of young men. Br Med J 1：1394-1398, 1960

17) Goldschmidt E：On the etiology of myopia, An epidemiologic study. Acta Ophthalmol 98(Suppl)：1-72, 1968

18) Hyams SW, Pakotils E & Shkurko G：Prevalence of refractive errors in adults over 40, A survey of 8, 102 eyes. Br J Ophthalmol 61：428-432, 1977

19) Leibowitz HM, Krueger DE, Maunder LR, Milton RC, Kini MM, Kahn HA et al：The Framingham Eye Study monograph：An ophthalmological and epidemiological study of cataract, glaucoma, diabetic retinopathy, macular degeneration, and visual acuity in a general population of 2631 adults, 1973-1975. Surv Ophthalmol 24 (Suppl)：335-610, 1980

20) Sperduto RD, Seigel D, Roberts J & Rowland M：Prevalence of myopia in The United States. Arch Ophthalmol 101：405-407, 1983

21) Aine E：Refractive errors in a Finnish rural pop-

ulation. Acta Ophthalmol 62：944-954, 1984

22）The Eye Diseases Prevalence Research Group：The prevalence of refractive errors among adults in the United States, Western Europe, and Australia. Arch Ophthalmol 122：495-505, 2004

23）保坂明郎：近視の vitreo-retino-ciliary barrier. 臨眼 39：569-578, 1985

24）Mandel Y, Grotto I, El-Yaniv R, Belkin M, Israeli E, Polat U et al：Season of birth, natural light, and myopia. Ophthalmology 115：686-692, 2008

25）Dayan YB, Levin A, Morad Y, Grotto I, Ben-David R, Goldberg A et al：The changing prevalence of myopia in young adults：a 13-year series of population-based prevalence surveys. Invest Ophthalmol Vis Sci 46：2760-2765, 2005

26）Vitale S, Sperduto RD & Ferris III FL：Increased prevalence of myopia in the United States between 1971-1972 and 1999-2004. Arch Ophthalmol 127：1632-1639, 2009

27）Dolgin E：The myopia boom. Nature 519：276-278, 2015

28）所　敬, 林　一彦, 打田昭子, 佐藤公子, 伊藤百合子：眼軸長よりみた高度近視の診断基準について, 7-12. 厚生省特定疾患網膜脈絡膜萎縮症調査研究班, 昭和52年度報告書, 1978

29）丸尾敏夫, 小倉洋子, 久保田伸枝：小, 中学校における高度近視の頻度, 22-25. 厚生省特定疾患網膜脈絡膜萎縮症調査研究班, 昭和58年度報告書, 1984

30）佐藤　明, 林　一彦, 打田昭子, 所　敬：学校生徒の高度近視眼の検査について, 11-15. 厚生省特定疾患網膜脈絡膜萎縮症調査研究班, 昭和54年度研究報告書, 1980

31）所　敬, 佐藤　明, 飯田　勉, 赤松嘉彦, 古谷善幸, 金子美幸：病的近視の全国調査成績, 32-35. 厚生省特定疾患網膜脈絡膜萎縮症調査研究班, 昭和57年度研究報告書, 1982

32）Tokoro T：On the definition of pathologic myopia in group studies. Acta Ophthalmol 66 (suppl 185)：107-108, 1988

33）Sawada A, Tomidokoro A, Araie M, Iwase A & Yamamoto T；Tajimi Study Group：Refractive errors in an elderly Japanese population：the Tajimi study. Ophthalmology 115：363-370 (Table 2), 2008

34）山崎　順：近視眼の遺伝に関する研究. 日眼会誌 30：574-575, 1926

35）三條かの子：近視の遺伝に関する研究. 日眼会誌 37：296-307, 1933

36）Duke-Elder S：Anomalies of refraction and accommodation, 207-504. System of Ophthalmology, Vol 5, Ophthalmic optics and refraction, Henry-Kimpton, London, 1970

37）所　敬, 林　一彦, 佐藤公子, 打田昭子, 佐藤百合子：病的近視の進行過程とその病態について. 臨眼 31：537-539, 1977

38）丸尾敏夫：病的近視. 眼臨医報 76：1-13, 1982

39）所　敬, 上杉エリ子：3D（屈折度）≒1mm（眼軸長）の関係について. 眼臨医報 70：739-742, 1976

40）山地良一：偽近視の研究. 日眼会誌 72：2083-2150, 1968

41）丸尾敏夫：近視（偽近視の問題を含めて）の予防と治療. 眼科 18：337-338, 1976

42）佐藤　邇：近視の定義に発見された多くの非合理的な思考, その原因および関連した問題. 日眼会誌 82：572-578, 1978

43）Otsuka J：School myopia theory of Tikasi Sato and counterargument by Jin Otsuka. Acta Soc Ophthalmol Jpn 86：2067-2091, 1982

44）Mallen EA, Kashyap P & Hampson KM：Transient axial length change during the accommodation response in young adults. Invest Ophthalmol Vis Sci 47：1251-1254, 2006

45）Ghosh A, Collins MJ, Read SA, Davis BA & Chatterjee P：Axial elongation associated with biomechanical factors during near work. Optom Vis Sci 91：322-329, 2014

46）杢田亨二, 横山　連：政府統計による小学生の視力不良の経年推移と関連因子の解析. 日眼会誌 118：104-110, 2014

47）Laurance L & Wood HO：Visual Optics and Sight Testing, ed. 4, Chicago, Chicago Medical Book Company, 1936

48）Hirsch MJ：Relation of visual acuity to myopia. Arch Ophthalmol 34：418-421, 1945

49）風見, 石橋（畑　文平, 赤木五郎：日本眼科全書第8巻, 眼屈折（第2分冊）, 金原出版, 東京, 1955より）

50）山出新一, 稲富昭太：屈折異常と眼位. 眼科 MOOK 18：41-47, 1982

51）大塚　任：近視, 418-592. 大塚　任, 鹿野信一（編）, 臨床眼科全書2.2, 眼機能Ⅲ, 金原出版, 東京, 1970

52）田中雅二：コーヌス, 乳頭陥凹の形態及び豹紋状眼底に就いての研究―特に近視との関連における考察　a) 第1報, 基礎的観察. 日眼会誌 63：2137-2143, 1959. b) 第2報, 統計的観察, 日眼会誌 63：3135-3153, 1959. c) 第3報, 陥凹の素因について, 日眼会誌 63：3154-3161, 1959

53）所　敬, 加部精一：屈折度と眼屈折要素の推移よりみた近視の発生について. 日眼会誌 68：1240-1253, 1964

54）Jonas JB, Nguyen XN, Gusek CG & Naumann GO：Parapapillary chorioretinal atrophy in normal and glaucoma eyes. I. Morphometric data. Invest Ophthalmol Vis Sci 30：919-926, 1989

55) 児童生徒の目の健康のしおり. 財団法人日本学校保健会, 東京, 1984

56) 所　敬:弱度近視の発生機序とその治療の可能性. 日眼会誌 102:796-812, 1998

57) Drexler W, Findl O, Schmetterer L, Hitzenberger CK & Fercher AF:Eye elongation during accommodation in humans:differences between emmetropes and myopes. Invest Ophthalmol Vis Sci 39:2140-2147, 1998

58) Woodman EC, Read SA & Collins MJ:Axial length and choroidal thickness changes accompanying prolonged accommodation in myopes and emmetropes. Vision Res 72:34-41, 2012

59) Woodman EC, Read SA, Collins MJ, Hegarty KJ, Priddle SB, Smith JM et al:Axial elongation following prolonged near work in myopes and emmetropes. Br J Ophthalmol 95:652-656, 2011

60) Chakraborty R, Read SA & Collins MJ:Diurnal variations in axial length, choroidal thickness, intraocular pressure, and ocular biometrics. Invest Ophthalmol Vis Sci 52:5121-5129, 2011

61) Rose KA, Morgan IG, Ip J, Kifley A, Huynh S, Smith W et al:Outdoor activity reduces the prevalence of myopia in children. Ophthalmology 115:1279-1285, 2008

62) Mehdizadeh M & Nowroozzadeh MH:Outdoor activity and myopia. Ophthalmology 116:1229-1230, 2009

63) Jones-Jordan LA, Sinnott LT, Cotter SA, Kleinstein RN, Manny RE, Mutti DO et al:Time outdoors, visual activity, and myopia progression in juvenile-onset myopes. Invest Ophthalmol Vis Sci 53:7169-7175, 2012

64) Cohen Y, Belkin M, Yehezkel O, Solomon AS & Polat U:Dependency between light intensity and refractive development under light-dark cycles. Exp Eye Res 292:40-46, 2011

65) Torii H, Kurihara T, Seko Y, Negishi K, Ohnuma K, Inaba T et al:Violet light exposure can be a preventive strategy against myopia progression. EBio Medicine 15:210-219, 2017

66) Williams KM, Bentham GC, Young IS, McGinty A, McKay GJ, Hogg R et al:Association Between Myopia, Ultraviolet B Radiation Exposure, Serum Vitamin D Concentrations, and Genetic Polymorphisms in Vitamin D Metabolic Pathways in a Multicountry European Study. JAMA Ophthalmol 135:47-53, 2017

67) Zigman S:Lens UVA photobiology. J Ocul Pharmacol Ther 16:161-165, 2000

68) 所　敬:強度近視の眼軸延長機転と網膜脈絡膜萎縮. 日眼会誌 98:1213-1237, 1994

69) Quinn GE, Shin CH, Maguire MG & Stone RA:Myopia and ambient lighting at night. Nature 399:113-114, 1999

70) Loman J, Quinn GE, Kamoun L, Ying GS, Maguire MG, Hudesman D et al:Darkness and near work—Myopia and its progression in third-year low students. Ophthalmology 109:1032-1038, 2002

71) Zadnik K, Jones LA, Irvin BC, Kleinstein RN, Manny RE, Shin JA et al:Myopia and ambient night-time lighting. CLEERE Study Group. Collaborative Longitudinal Evaluation of Ethnicity and Refractive Error. Nature 404:143-144, 2000

72) Gwiazda J, Ong E, Held R & Thorn F:Myopia and ambient night-time lighting. Nature 404:144, 2000

73) 大塚　任:近視の原因並びに治療に関する研究. 日眼会誌 71:1-212, 1967

74) 大塚　任:近視. 246. 大塚　任, 鹿野信一(編), 臨床眼科全書 2.2, 眼機能Ⅲ, 金原出版, 東京, 1970

75) 丸尾敏夫:近視(偽近視の問題を含めて)の予防と治療. 眼科 18:337-342, 1976

76) 所　敬, 加部精一:近視の治療とその屈折要素の推移について, 第2報, 眼鏡の全矯正と低矯正. 日眼会誌 69:140-144, 1965

77) Phillips JR:Monovision slows juvenile myopiaprogression unilaterally. Br J Ophthalmol 89:1196-1200, 2005

78) Metlapally S & McBrien NA:The effect of positive lens defocus on ocular growth and emmetropization in the tree shrew. J Vis 8:1-12, 2008

79) Park TW, Winawer J & Wallman J:Further evidence that chick eyes use the sign of blur in spectacle lens compensation. Vision Res 43:1519-1531, 2003

80) Howlett MH & McFadden SA:Spectacle lens compensation in the pigmented guinea pig. Vision Res 49:219-227, 2009

81) Metlapally S & McBrien NA:The effect of positive lens defocus on ocular growth and emmetropization in the tree shrew. J Vis 8:1-12, 2008

82) Chung K, Mohidin N & O'Leary DJ:Undercorrection of myopia enhances rather than inhibits myopia progression. Vision Res 42:2555-2559, 2002

83) Adler D & Millodot M:The possible effect of undercorrection on myopic progression in children. Clin Exp Optom 89:315-321, 2006

84) Walline JJ, Lindsley K, Vedula SS, Cotter SA, Mutti DO & Twlker JD:Interventions to slow progression of myopia in children. NIH public access Auther Manuscript. Cochrane Database Syst Rev CD00496, 1-115, 2011

85) Li SM, Li SY, Liu LR, Guo JY, Chen W, Wang NL & Millodot M:Full correction and Undercorrec-

tion of Myopia Evaluation Trial：design and baseline data of a randomized, controlled, double-blind trial. Clin Experiment Ophthalmol 41：329-338, 2013

86）長谷部聡：小児の近視予防. あたらしい眼科 27：757-761, 2010

87）Li SY, Li SM, Zhou YH, Liu LR, Li H, Kang MT et al：Effect of undercorrection on myopia progression in 12-year-old children. Graefes Arch Clin Exp Ophthalmol 253：1363-1368, 2015

88）Sun YY, Li SM, Li SY, Kang MT, Liu LR, Meng B et al：Effect of uncorrection versus full correction on myopia progression in 12-year-old children. Graefes Arch Clin Exp Ophthalmol 255：189-195, 2017

89）Smith EL 3rd & Hung LF：The role of optical defocus in regulating refractive development in infant monkeys. Vision Res 39：1415-1435, 1999

90）Cheng D, Schmid KL, Woo GC & Drobe B：Randomized trial of effect of bifocal and prismatic bifocal spectacles on myopic progression：two-year results. Arch Ophthalmol 128：12-19, 2010

91）Gwiazda J, Hyman L, Hussein M, Everett D, Norton TT, Kurtz D et al：A randomized clinical trial of progressive addition lenses versus single vision lenses on the progression of myopia in children. Invest Ophthalmol Vis Sci 44：1492-1500, 2003

92）Goss DA：Effect of bifocal lenses on the rate of childhood myopia progression. Am J Optom Physiol Opt 63：135-141, 1986

93）長谷部聡：調節ラグと近視. あたらしい眼科 19：1151-1156, 2002

94）Gwiazda JE, Hyman L, Norton TT, Hussein ME, Marsh-Tootle W, Manny R et al（COMET Group）：Accommodation and related risk factors associated with myopia progression and their interaction with treatment in COMET children. Invest Ophthalmol Vis Sci 45：2143-2151, 2004

95）Hasebe S, Ohtsuki H, Nonaka T, Nakatsuka C, Miyata M, Hamasaki I et al：Effect of progressive addition lenses on myopia progression in Japanese children：a prospective, randomized, double-masked, crossover trial. Invest Ophthalmol Vis Sci 49：2781-2789, 2008

96）Mutti DO, Mitchell GL, Hayes JR, Jones LA, Moeschberger ML, Cotter SA et al：Accommodative lag before and after the onset of myopia. Invest Ophthalmol Vis Sci 47：837-46, 2006

97）Smith EL 3rd, Ramamirtham R, Qiao-Grider Y, Hung LF, Huang J, Kee CS et al：Effects of foveal ablation on emmetropization and form-deprivation myopia. Invest Ophthalmol Vis Sci 48：3914-3922, 2007

98）Smith EL 3rd, Hung LF & Huang J：Relative peripheral hyperopic defocus alters central refractive development in infant monkeys. Vison Res 49：2386-2392, 2009

99）Atchison DA, Pritchard N & Schmid KL：Peripheral refraction along the horizontal and vertical visual fields in myopia. Vision Res 46：1450-1458, 2006

100）Sankaridurg P, Donovan L, Varnas S, Ho A, Chen X, Martinez A et al：Spectacle lenses designed to reduce progression of myopia：12-month results. Optom Vis Sci 87：631-641, 2010

101）Hasebe S, Jun J & Varnas SR：Myopia control with positively aspherized progressive addition lenses：a 2-year, multicenter, randomized, controlled trial. Invest Ophthalmol Vis Sci 55：7177-7188, 2014

102）大塚 任：近視の発生機転とコンタクトレンズ. 日コレ誌 3：38-59, 1961

103）中島 章, 木村 健：眼鏡とコンタクトレンズ. 臨眼 20：1521-1526, 1966

104）Walline JJ, Jones LA, Sinnott L, Manny RE, Gaume A, Rah MJ et al：A randomized trial of the effect of soft contact lenses on myopia progression in children. Invest Ophthalmol Vis Sci 49：4702-4706, 2008

105）水谷由紀夫：近視進行への影響―ハードコンタクトレンズ vs ソフトコンタクトレンズ. あたらしい眼科 17：1599-1602, 2000

106）Fonn D, MacDonald KE, Richter D & Pritchard N：The ocular response to extended wear of a high Dk silicone hydrogel contact lens. Clin Exp Optom 85：176-182, 2002

107）Dumbleton KA, Chalmers RL, Richter DB & Fonn D：Changes in myopic refractive error with nine months' extended wear of hydrogel lenses with high and low oxygen permeability. Optom Vis Sci 76：845-849, 1999

108）Sankaridurg P, Holden B, Smith E 3rd, Naduvilath T, Chen X, de la Jara PL et al：Decrease in rate of myopia progression with a contact lens designed to reduce relative peripheral hyperopia：one-year results. Invest Ophthalmol Vis Sci 52：9362-9367, 2011

109）Aller TA, Liu M & Wildsoet CF：Myopia Control with Bifocal Contact Lenses：A Randomized Clinical Trial Optom Vis Sci 93：344-352, 2016

110）Fujikado T, Ninomiya S, Kobayashi T, Suzaki A, Nakada M & Nishida K：Effect of low-addition soft contact lenses with decentered optical design on myopia progression in children：a pilot study. Clin Ophthalmol 23：1947-1956, 2014

111) Mathur A & Atchison DA：Peripheral refraction patterns out to large field angles. Optom Vis Sci 90：140-147, 2013

112) Cho P, Cheung SW & Edwards M：The longitudinal orthokeratology research in children (LORIC) in Hong Kong：A pilot study on refractive changes and myopic control. Curr Eye Res 30：71-80, 2005

113) Walline JJ, Jones LA & Sinnott LT：Corneal reshaping and myopia progression. Br J Ophthalmol 93：1181-1185, 2009

114) Kakita T, Hiraoka T & Oshika T：Influence of overnight orthokeratology on axial elongation in childhood myopia. Invest Ophthalmol Vis Sci 52：2170-2174, 2011

115) Hiraoka T, Kakita T, Okamoto F, Takahashi H & Oshika T：Long-term effect of overnight orthokeratology on axial length elongation in childhood myopia：a 5-year follow-up study. Invest Ophthalmol Vis Sci 53：3913-3919, 2012

116) 日本コンタクトレンズ学会オルソケラトロジーガイドライン委員会：オルソケラトロジー・ガイドライン．日眼会誌 113：676-679, 2009

117) 日本コンタクトレンズ学会オルソケラトロジーガイドライン委員会：オルソケラトロジーガイドライン（第2版）．日眼会誌 121：936-938, 2017

118) Hiraoka T, Kakita T, Okamoto F, Takahashi H & Oshika T：Long-term effect of overnight orthokeratology on axial length elongation in childhood myopia：a 5-year follow-up study. Invest Ophthalmol Vis Sci 53：3913-3919, 2012

119) Bedrossian RH：The effect of atropine on myopia. Read before the First Internatinal Conference on Myopia. New York, Sept. 10-13, 1964

120) Bedrossian RH：The effect of atropine on myopia. Ophthalmology 86：713-719, 1979

121) Tong L, Huang XL, Koh AL, Zhang X, Tan DT & Chua WH：Atropine for the treatment of childhood myopia：effect on myopia progression after cessation of atropine. Ophthalmology 116：572-579, 2009

122) Fang PC, Chung MY, Yu HJ & Wu PC：Prevention of myopia onset with 0.025% atropine in premyopic children. J Ocul Pharmacol Ther 26：341-345, 2010

123) Chia A, Chua WH, Cheung YB, Wong WL, Lingham A, Fong A et al：Atropine for the treatment of childhood myopia：Safety and efficacy of 0.5%, 0.1%, and 0.01% doses (Atropine for the Treatment of Myopia 2). Ophthalmology 119：347-354, 2012,

124) Chia A, Chua WH, Wen L, Fong A, Goon YY & Tan D：Atropine for the treatment of childhood myopia：changes after stopping atropine 0.01%,

0.1% and 0.5%. Am J Ophthalmol 157：451-457, 2014

125) Chia A, Lu QS & Tan D：Five-Year Clinical Trial on Atropine for the Treatment of Myopia 2：Myopia Control with Atropine 0.01% Eyedrops. Ophthalmology 123：391-399, 2016

126) Loh KL, Lu Q, Tan D & Chia A：Risk factors for progressive myopia in the atropine therapy for myopia study. Am J Ophthalmol 159：945-949, 2015

127) Ehrlich DL, Atkinson J, Braddick O, Bobier W & Durden K：Reduction of infant myopia. A longitudinal cycloplegic study. Vision Res 35：1313-1324, 1995

128) 山地良一：偽近視の研究．日眼会誌 72：2083-2150, 1968

129) Siatkowski RM, Cotter S, Miller JM, Scher CA, Crockett RS & Novack GD (US Pirenzepine Study Group)：Safety and efficacy of 2% pirenzepine ophthalmic gel in children with myopia. A 1-year, multicenter, double-masked, placebo-controlled parallel study. Arch Ophthalmol 122：1667-1674, 2004

130) Tan DT, Lam DS, Chua WH, Shu-Ping DF & Crockett RS (Asian Pirenzepine Study Group)：One-year multicenter, double-masked, placebo-controlled, parallel safety and efficacy study of 2% pirenzepine ophthalmic gel in children with myopia. Ophthalmology 112：84-91, 2005

131) 川口佳菜, 阿曽沼早苗, 森本　壮, 平井教子, 大石雅子, 広原陽子, 他：若年成人におけるピレンゼピン点眼薬の瞳孔および調節に与える影響．眼臨紀要 5：21-26, 2012

132) 鳥居秀成, 不二門　尚：近視の進行予防は可能か．眼科 54：407-425, 2012

133) 土岐達雄：近視の薬物的療法に関する研究．日眼会誌 63：3922-3949, 1959

134) 所　敬, 加部精一：近視の治療とその屈折要素の推移について．第1報：ネオシネジン及びミドリン点眼とオーゴスペル療法の遠隔成績について．日眼会誌 68：1958-1961, 1964

135) Ehrlich DL, Atkinson J, Braddick O, Bobier W & Durden K：Reduction of infant myopia：A longitudinal cycloplegic study. Vision Res 35：1313-1324, 1995

136) Hosaka A：Myopia prevention and therapy：The role of pharmaceutical agents. Japanese studies. Acta Ophthalmol (Suppl) 185：128-129, 1988

137) Raviola E & Wiesel TN：An animal model of myopia. New Engl J Med 312：1609-1615, 1985

138) Stone RA, Lin T, Iuvone PM & Laties AM：Postnatal control of ocular growth：dopaminergic mechanisms. Myopia and the control of eye growth, 45-

62. Ciba Foundation Symposium 155, John Wiley and Sons, Chichester, 1990

139) 中山博司，佐野千世：学校近視に対するミドリンM・ミオピン併用療法の効果．眼臨医報 62：770-772, 1968

140) 鈴村昭弘，市川　宏，村上正建，中西堯朗，山地良一，岡田寿太郎：二重盲検法によるミオピンの調節機能改善効果の検討．日眼紀 30：1187-1193, 1979

141) Yazar S, Hewitt AW, Black LJ, McKnight CM, Mountain JA, Sherwin JC et al. Myopia is associated with lower vitamin D status in young adults. Invest Ophthalmol Vis Sci 55：4552-4559, 2014

142) 山本由記雄：後天性近視の超音波療法．眼科 6：935-941, 1964

143) 高野良雄：超音波による近視の治療．臨眼 19：1092-1093, 1965

144) 松下和夫，他：後天近視に対する低周波治療法．臨眼 12：655, 1958（赤木五郎，畑　文平：日本眼科全書第8巻，眼屈折（第2分冊），金原出版，東京，1955 より）

145) 樋渡　亮：学校に於ける視力対策―特に近視予防のための凸レンズ装用について．日眼会誌 68：1269-1276, 1964

146) 田川精三郎：予の所謂遠方近方両調節機能，同両視力の増進法．眼臨医報 54：424-428, 1960

147) 畑　文平，赤木五郎：日本眼科全書第8巻，眼屈折（第2分冊），金原出版，東京，1955（萩原　朗：仮性近視の治療．日眼会誌 41：石原記念会誌 283, 1937 より）

148) Saw SM, Tong L, Chua WH, Chia KS, Koh D, Tan DT et al：Incidence and progression of myopia in Singaporean school children. Invest Ophthalmol Vis Sci 46：51-57, 2005

149) Edwards MH, Li RW, Lam CS, Lew JK & Yu BS：The Hong Kong progressive lens myopia control study：study design and main findings. Invest Ophthalmol Vis Sci 43：2852-2858, 2002

150) 河鍋楠美，丸尾敏夫，久保田伸枝，池袋信義，郷家和子：東京都心身障害者福祉センターにおける20年間の視覚障害の原因疾患の推移．眼臨医報 84：1568-1571, 1990

151) 坂上達志，久保田伸枝，丸尾敏夫，郷家和子：東京都心身障害者福祉センターにおける30年間の視覚障害の原因疾患の推移．眼臨医報 94：1205-1209, 2000

152) 松本順子，馬嶋昭生：身体障害者更生相談所での視覚障害者の分析．臨眼 46：1368-1372, 1992

153) 厚生労働科学研究費補助金：網膜脈絡膜・視神経萎縮に関する研究．平成17年度研究報告書 2006.3

154) 石原　忍，鹿野信一：小眼科学，56．第17版，金原出版，東京，1976

155) 所　敬，林　一彦，佐藤公子，打田昭子，伊藤百合子：強度近視の視機能障害とその病態に関する研究．日眼会誌 81：330-339, 1977

156) 所　敬，林　一彦，佐藤百合子：高度近視の視力障害について，14-18．厚生省特定疾患，網膜脈絡膜萎縮症調査研究班，昭和53年度研究報告書，1979

157) 丸尾敏夫：病的近視．眼臨医報 76：1-13, 1982

158) 荒木　実：超音波による眼屈折要素の研究，第3報：屈折要素の相関について．日眼会誌 66：128-147, 1962

159) Ohno-Matsui K, Kawasaki R, Jonas JB, Cheung CM, Saw SM, Verhoeven VJ, et al：META-analysis for Pathologic Myopia（META-PM）Study Group. International photographic classification and grading system for myopic maculopathy. Am J Ophthalmol 159：877-883, 2015

160) Ohno-Matsui K, Lai TY, Lai CC & Cheung CM. Updates of pathologic myopia. Prog Retin Eye Res 52：156-187, 2016

161) 所　敬：強度近視の矯正視力について．臨眼 27：885-890, 1973

162) 所　敬，林　一彦，打田昭子，佐藤百合子，山下牧子：病的近視の視力予後に関する研究―眼軸長よりの検討．臨眼 34：879-883, 1980

163) 市川　宏：老化と眼の機能．臨眼 35：9-26, 1981

164) 所　敬：病的近視．日本の眼科 48：1059-1065, 1977

165) 佐藤百合子，山下牧子，林　一彦，所　敬：病的近視の視野異常について．日眼会誌 88：977-982, 1984

166) Ohno-Matsui K, Shimada N, Yasuzumi K, Hayashi K, Yoshida T, Kojima A et al：Long-term development of significant visual field defects in highly myopic eyes. Am J Ophthalmol 152：256-265, 2011

167) Ohno-Matsui K, Akiba M, Moriyama M, Shimada N, Ishibashi T, Tokoro T et al：Acquired optic nerve and peripapillary pits in pathologic myopia. Ophthalmology 119：1685-1692, 2012

168) 所　敬：強度近視の視野計測．眼紀 27：627-632, 1976

169) 打田昭子：強度近視の電気生理学的研究．日眼会誌 81：1328-1350, 1977

170) Blach RK, Jay B & Kolb H：Electrical activity of the eye in high myopia. Br J Ophthalmol 50：629-641, 1966

171) 三河隆子：近視と EOG ratio．日眼会誌 78：265-276, 1974

172) Arden GB, Barrada A & Kelsey JH：New clinical test of retinal function based upon the standing potential of the eye. Br J Ophthalmol 46：449-467, 1962

173) 打田昭子，所　敬，林　一彦，福下公子：高張液負荷による強度近視の EOG．眼紀 30：1794-1798, 1979

174）河崎一夫，柳田　隆，山本幸子，米村大蔵：人眼網膜色素上皮活動におよぼす高張液静脈内注入の影響．臨眼 31：889-894, 1977

175）所　敬，浅原典郎，林　一彦，武藤政春：強度近視の眼圧―強度近視における体位変換時眼圧変動．眼紀 27：622-626, 1976

176）Blach RK & Jay B：The glaucomatous disc in degenerative myopia. Trans Ophthalmol Soc UK 85：161-168, 1965

177）Saka N, Ohno-Matsui K, Shimada N, Sueyoshi S, Nagaoka N, Hayashi W et al：Long-term changes in axial length in adult eyes with pathologic myopia. Am J Ophthalmol 150：562-568, 2010

178）Kim CS, Kim KN, Kang TS, Jo YJ & Kim JY：Changes in Axial Length and Refractive Error After Noninvasive Normalization of Intraocular Pressure From Elevated Levels. Am J Ophthalmol 163：132-139, 2016

179）Wilson LB, Quinn GE, Ying GS, Francis EL, Schmid G, Lam A et al：The relation of axial length and intraocular pressure fluctuations in human eyes. Invest Ophthalmol Vis Sci 47：1778-1784, 2006

180）Klein RM & Curtin BJ：Lacquer crack lesions in pathologic myopia. Am J Ophthalmol 79：386-392, 1975

181）林　一彦：病的近視の後極部眼底病変．臨眼 32：271-284, 1978

182）Klein BA：Diseases of the macula. Arch Ophthalmol 60：175-186, 1958

183）所　敬，林　一彦：強度近視に伴う網膜脈絡萎縮．眼科 MOOK 26：174-183, 1985

184）Fuchs E：Der centrale schwarze Fleck bei Myopie, Z Augenheilk 5：171-179, 1901

185）林　一彦，打田昭子，福下公子，滝沢恵美子，所　敬：病的近視と黄斑部出血，第1報，黄斑部出血の発症因子について．眼紀 30：1571-1576, 1979；第2報，単純型出血について．眼紀 31：459-467, 1980

186）松本英孝，佐藤　拓，堀内康史，渡辺五郎，森本雅裕，岩崎明美，他：HRAのインドシアニングリーン造影による病的近視の単純型黄斑部出血の検討．眼科臨床紀要 1：785-790, 2008

187）袖野吉高：強度近視と黄斑部血管新生．臨眼 31：93-106, 1977

188）Ohno-Matsui K, Yoshida T, Futagami S, Yasuzumi M, Shimada N, Kojima A et al：Patchy atrophy and lacquer cracks predispose to the development of choroidal neovascularisation in pathologic myopia. Br J Ophthalmol 87：570-573, 2003

189）Ohno-Matsui K, Yoshida T, Futagami S, Yasuzumi K, Shimada N, Kojima A et al：Patchy atrophy and lacquer cracks predispose to the development of choroidal neovascularisation in pathological myopia. Br J Ophthalmol 87：570-573, 2003

190）Yoshida T, Ohno-Matsui K, Ohtaka Y, Takashima T, Futagami S, Baba T et al：Myopic choroidal neovascularization：A 10-year follow-up. Ophthalmology 110：1297-1305, 2003

191）大野京子：近視性脈絡膜新生血管に対する抗 VEGF 治療．あたらしい眼科 29：1209-1215, 2012

192）Iwase A, Araie M, Tomidokoro A, Yamamoto T, Shimizu H & Kitazawa Y（Tajimi Study Group）：Prevalence and causes of low vision and blindness in Japanese adult population; The Tajimi Study. Ophthalmology 113：1354-1362, 2006

193）Brancato R, Pece A & Avanza P：Photo coagulation scar expantion after laser therapy for choroidal neovascularization in degenerative myopia, Retina 10：239-243, 1990

194）戸張幾生：変性近視による新生血管黄斑症．あたらしい眼科 15：667-668, 1998

195）Verteporfin in Photodynamic Therapy（VIP）Study Group：Photodynamic therapy of subfoveal choroidal neovascularization in pathologic myopia with verteporfin, 1-year results of randomized clinical trial―VIP report No.1. Ophthalmology 108：841-852, 2001

196）Verteporfin in Photodynamic Therapy（VIP）Study Group：Verteporfin therapy of subfoveal choroidal neovascularization in pathologic myopia, 2-year results of randomized clinical trial―VIP report No 3. Ophthalmology 110：667-673, 2003

197）Verteporfin in photodynamic therapy study group：Verteporfin therapy of subfoveal choroidal neovascularization in agerelated macular degeneration：Two-year results of randomized clinical trial including lesions with occult with no classic choroidal neovascularization―Verteporfin in photodynamic therapy report 2. Am J Ophthalmol 131：541-560, 2001

198）Hayashi K, Ohno-Matsui K, Teramukai S, Shimada N, Moriyama M, Hara W et al：Photodynamic Therapy with Verteporfin for Choroidal Neovascularization of Pathologic Myopia in Japanese Patients：Comparison with Nontreated Controls. Am J Ophthalmol 145：518-526, 2008

199）Chan W, Lai TYY, Liu DT & Lam DS：Intravitreal bevacizumab（Avastin）for myopic choroidal neovascularization. Six-month results of a prospective pilot study. Ophthalmology 114：2190-2196, 2007

200）Ikuno Y, Ohno-Matsui K, Wong TY, Korobelnik JF, Vitti R, Li T et al：MYRROR Investigators. Intravitreal Aflibercept Injection in Patients with Myopic Choroidal Neovascularization：The MYR-

ROR Study. Ophthalmology 122：1220-1227, 2015

201）Wakabayashi T, Ikuno Y & Gomi F：Different dosing of intravitreal b evacizumab for choroidal neovascularization because of pathologic myopia. Retina 31：880-886, 2011

202）Yodori Y, Tsujikawa A, Nakanishi H, Otani A, Tamura H, Ojima Y et al：Central retinal sensitivity after intravitreal injection of bevacizumab for myopic choroidal neovascularizatin. Am J Ophthalmol 147：816-824, 2009

203）Hayashi K, Ohno-Matsui K, Teramukai S, Shimada N, Moriyama M, Hayashi W et al：Comparison of visual outcome and regression pattern of myopic choroidal neovascularization after intravitreal bevacizumab or after photodynamic therapy. Am J Ophthalmol 148：396-408, 2009

204）Fujikado T, Ohji M, Saito Y, Hayashi A & Tano Y：Visual function after foveal translocation with scleral shortening in patients with myopic neovascular maculopathy. Am J Ophthalmol 125：647-656, 1998

205）Fujikado T, Ohji M, Kusaka S, Hayashi A, Kamei M, Okada A et al：Visual function after foveal translocation with 360 degree retinotomy and simultaneous torsional muscle surgery in patients with myopic neovascular maculopathy. Am J Ophthalmol 131：101-110, 2001

206）Thomas MA, Dickinson JD, Melberg NS, Ibanez HE & Dhaliwal RS：Visual results after surgical removal of subfoveal choroidal neovascular membranes. Ophthalmology 101：1384-1396, 1994

207）Adelberg DA, Del Priore LV & Keplan HJ：Surgery for subfoveal membranes in myopia, angioid streaks, and other disorders. Retina 15：198-205, 1995

208）間渕文彦，荻野誠周，栗原秀行：強度近視に伴う脈絡膜新生血管膜の外科的除去．臨眼 52：1774-1776, 1998

209）Curtin BJ & Karlin DB：Axial length measurements and fundus changes of the myopic eye. Am J Ophthalmol 71：42-53, 1971

210）福下公子，村松知幸，所　敬：強度近視における後部ぶどう腫の頻度，29-32．厚生省特定疾患網膜脈絡膜萎縮症調査研究班，昭和55年度研究報告書，1981

211）Curtin BJ：The posterior staphyloma of pathologic myopia. Trans Am Ophthalmol Soc 125：67-86, 1977

212）Hsiang HW, Ohno-Matsui K, Shimoda N, Hayashi K, Moriyama M, Yoshida T et al：Clinical characteristics of posterior staphyloma in eyes with pathologic myopia. Am J Ophthalmol 146：102-110, 2008

213）Moriyama M, Ohno-Matsui K, Hayashi K, Shimada N, Yoshida T, Tokoro T et al：Topographic analyses of shape of eyes with pathologic myopia by high-resolution three-dimensional magnetic resonance imaging. Ophthalmology 118：1626-1637, 2011

214）Moriyama M, Ohno-Matsui K, Modegi T, Kondo J, Takahashi Y, Tomita M et al：Quantitative analyses of high-resolution 3D MR images of highly myopic eyes to determine their shapes. Invest Ophthalmol Vis Sci 53：4510-4518, 2012

215）Ikuno Y & Tano Y：Retinal and choroidal biometry in highly myopic eyes with spectral-domain optical coherence tomography. Invest Ophthalmol Vis Sci 50：3876-3880, 2009

216）Moriyama M, Cao K, Ogata S & Ohno-Matsui K：Detection of posterior vortex veins in eyes with pathologic myopia by ultra-widefield indocyanine green angiography. Br J Ophthalmol 101：1179-1184, 2017

217）Gaucher D, Erginay A, Lecleire-Collet A, Haouchine B, Puech M & Cohen S et al：Dome-shaped macula in eyes with myopic posterior staphyloma. Am J Ophthalmol 145：909-914, 2008

218）Mehdizadeh M & Nowroozzadeh MH：Dome-shaped macula in eyes with myopic posterior staphyloma. Am J Ophthalmol 146：478, 2008

219）Asakuma T, Yasuda M, Ninomiya T, Noda Y, Arakawa S, Hashimoto S et al：Prevalence and risk factors for myopic retinopathy in a Japanese population：the Hisayama Study. Ophthalmology 119：1760-1765, 2012

220）Kim TW, Kim M, Weinreb RN, Woo SJ, Park KH & Hwang JM：Optic disc change with incipient myopia of childhood. Ophthalmology 119：21-26, 2012

221）Ohno-Matsui K, Kawasaki R, Jonas JB, Cheung CM, Saw SM, Verhoeven VJ et al：META-analysis for Pathologic Myopia（META-PM）Study Group：International photographic classification and grading system for myopic maculopathy. Am J Ophthalmol, 159：877-883, 2015

222）Karlin DB & Curtin BJ：Peripheral chorioretinal lesions and axial length of the myopic eye. Am J Ophthalmol 84：625-635, 1976

223）中瀬佳子，林　一彦，所　敬：強度近視における赤道部病変の統計的考察．眼紀 32：1765-1770, 1981

224）Schepens CL：Subclinical retinal detachment. Arch Ophthalmol 47：593-606, 1952

225）荻野誠周，山元力雄：格子状変性および網膜裂孔の頻度．Ⅰ．年齢との関係．日眼会誌 84：78-82, 1980 Ⅱ．屈折度との関係．日眼会誌 84：83-90, 1980

226）村上文代：網膜格子状変性の遺伝機構に関する研

究．日眼会誌 85：617-621, 1981

227）石子智士，吉田晃敏，保坂明郎：猿を用いた実験
近視における屈折および血液眼内柵透過性の変化．
日眼会誌 95：522-529, 1991

228）佐藤　明：強度近視眼の硝子体変化に関する研究，
83．第 35 回日本臨床眼科学会プログラム．講演抄
録集，327 席，1981

229）高橋正孝：経年性後部硝子体剥離，1,077 正常眼の
分析．臨眼 36：1137-1141, 1982

230）Linder B：Acute posterior vitreous detachment
and its retinal complications. Acta Ophthalmol
87：19-69, 1966

231）所　敬，武藤政春，林　一彦：強度近視の合併症—
とくに網膜剥離および単性緑内障について．眼紀
26：560-564, 1975

232）所　敬：変性近視と網膜剥離の頻度．眼臨医報
74：540-549, 1980

233）荻野誠周：変性近視および高度近視に伴う網膜剥
離．眼臨医報 74：558-596, 1980

234）箕田健生：黄斑裂孔による網膜剥離と変性近視．
眼臨医報 74：550-557, 1980

235）所　敬：強度近視をめぐる最近の問題．眼科 23：
121-126, 1981

236）今野　優，東　由直，梯　彰弘，秋葉　純：強度
近視に伴う黄斑円孔と特発性黄斑円孔の相違．臨
眼 48：1539-1542, 1994

237）García-Arumí J, Martinez V, Puig J & Corcostegui
B：The role of vitreoretinal surgery in the man-
agement of myopic macular hole without retinal
detachment. Retina 21：332-338, 2001

238）Kobayashi H & Kishi S：Vitreous surgery for
highly myopic eyes with foveal detachment and
retinoschisis. Ophthalmology 110：1702-1707, 2003

239）Baba T, Ohno-Matsui K, Futagami S, Yoshida T,
Yasuzumi K, Kojima A et al：Prevalence and
characteristics of foveal retinal detachment with-
out macular hole in high myopia. Am J Ophthal-
mol 135：338-342, 2003

240）Gaucher D, Haouchine B, Tadayoni R, Massin P,
Erginay A, Benhamou N et al：Long-term follow-
up of high myopic foveoschisis：natural course
and surgical outcome. Am J Ophthalmol 143：
455-462, 2007

241）Ikuno Y, Sayanagi K, Ohji M, Kamei M, Gomi F,
Harino S et al：Vitrectomy and internal limiting
membrane peeling for myopic foveoschisis. Am J
Ophthalmol 137：719-724, 2004

242）Shimada N, Ohno-Matsui K, Yoshida T, Yasuzumi
K, Kojima A, Kobayashi K et al：Characteristics
of peripapillary detachment in pathologic myopia.
Arch Ophthalmol 124：46-52, 2006

243）Coppé AM, Ripandelli G, Parisi V, Varano M &
Stirpe M：Prevalence of asymptomatic macular

holes in highly myopic eyes. Ophthalmology 112：
2103-2109, 2005

244）Appollonio A & Weigelin E：Complication of high
myopia. Boll Ocul 43：25-38, 1964

245）Mitchell P, Hourihan F, Sandbach J & Wang JJ：
The relationship between glaucoma and myopia.
The Blue Mountains Eye Study. Ophthalmology
106：2010-2015, 1999

246）Jonas JB, Martus P & Budde WM：Anisometro-
pia and degree of optic nerve damage in chronic
open-angle glaucoma. Am J Ophthalmol 134：547-
551, 2002

247）Sohn SW, Song JS & Kee C：Influence of the ex-
tent of myopia on the progression of normal-ten-
sion glaucoma. Am J Ophthalmol 149：831-838,
2010

248）Park HY, Lee K & Park CK：Optic disc torsion
direction predicts the location of glaucomatous
damage in normal-tension glaucoma patients with
myopia. Ophthalmology 119：1844-1851, 2012

249）新田耕治：病的近視の緑内障．あたらしい眼科
32：1409-1418, 2015

250）Podos SM & Becker B：High myopia and primary
open-angle glaucoma. Am J Ophthalmol 62：1039-
1043, 1966

251）佐藤公子，林　一彦，打田昭子，佐藤百合子，所
敬：強度近視眼におけるステロイド反応性につい
て．眼紀 29：1641-1646, 1978

252）Wang Y, Xu L, Zhang L, Yang H, Ma Y & Jonas
JB：Optic disc size in a population based study in
northern China：the Beijing Eye Study. Br J Oph-
thalmol 90：353-356, 2006

253）Jonas JB：Optic disk size correlated with refrac-
tive error. Am J Ophthalmol 139：346-348, 2005

254）Marcus MW, de Vries MM, Junoy Montolio FG &
Jansonius NM：Myopia as a risk factor for open-
angle glaucoma：a systematic review and meta-
analysis. Ophthalmology 118：1989-1994, 2011

255）秋澤尉子，安澄健次郎，田中明子：強度近視を伴
う内斜視の眼球形態の特徴．日眼会誌 106：411-
415, 2002

256）横山　連：固定内斜視の画像診断と手術．日本の
眼科 74：454-461, 2003

257）秋澤尉子，安澄健次郎，井田正博：強度近視の眼
球後部と筋円錐．日眼会誌 108：12-17, 2004

258）Yamaguchi M, Yokoyama T & Shiraki K：Surgi-
cal procedure for correcting globe dislocation in
highly myopic strabismus. Am J Ophthalmol 149：
341-346, 2010

259）Pruett RC, Weiter JJ & Goldstein RB：Myopic
cracks, angioid streaks, and traumatic tears in
Bruch's membrane. Am J Ophthalmol 103：537-
543, 1987

260）南里　勇，国吉一樹，中尾　彰，宮本裕子，宇野直樹，松本長太，他：比較的短期間に近視が進行した網膜色素線条の1例．眼科臨床紀要 3：580-586, 2010

261）佐藤公子，所　敬，真鍋　勉：近視と糖尿病性網膜症．眼紀 28：1097-1102, 1977

262）Lim LS, Lamoureux E, Saw SM, Tay WT, Mitchell P & Wong TY：Are myopic eyes less likely to have diabetic retinopathy? Ophthalmology 117：524-530, 2010

263）Man REK, Sasongko MB, Sanmugasundram S, Nicolaou T, Jing X, Wang JJ et al：Longer axial length is protective of diabetic retinopathy and macular edema. Ophthalmology 119：1754-1759, 2012

264）滝沢恵美子，林　一彦，打田昭子，福下公子，所　敬：屈折度と高血圧性網膜症の頻度．眼紀 31：338-342, 1980

265）別所建夫，福田全克，西川憲清：糖尿病性網膜症の進行，抑制に関する眼局所状態．眼紀 29：76-84, 1978

266）Shimada N, Ohno-Matsui K, Harino S, Yoshida T, Yasuzumi K, Kojima A et al：Reduction of retinal blood flow in high myopia. Graefes Arch Clin Exp Ophthalmol 242：284-288, 2004.

267）高嶋隆行，横山徹爾，二神　創，大野京子，田中平三，所　敬，望月　學：強度近視患者の生活の質．日眼会誌 106：383-391, 2002

268）所　敬，滝沢恵美子，佐藤公子：強度近視者の眼鏡装用状況．眼紀 27：603-609, 1976

269）所　敬：病的近視の眼鏡矯正．視覚の科学 24：81-84, 2003

270）Kwok E, Patel B, Backhouse S & Phillips JR：Peripheral refraction in high myopia with spherical soft contact lenses. Optom Vis Sci 89：263-70, 2012

271）所　敬，佐藤百合子，山下牧子，岡嶋弘和，長谷川弘：軸性近視矯正による網膜像と不等像視．日本眼光学学会誌 1：13-17, 1980

272）Kitaguchi Y, Bessho K, Yamaguchi T, Nakazawa N, Mihashi T & Fujikado T：In vivo measurements of cone photoreceptor spacing in myopic eyes from images obtained by an adaptive optics fundus camera. Jpn J Ophthalmol 51：456-461, 2007

273）松本留美子，植村恭夫：小児における片眼高度近視眼と弱視．臨眼 33：765-772, 1979

274）山下牧子，佐藤百合子，中原敏枝，所　敬：片眼強度近視性不同視の両眼視機能．眼臨医報 74：1101-1106, 1980

275）所　敬：乳幼児の近視の問題点．眼臨医報 80：81-86, 1986

276）林　研：最適目標屈折度数の設定．IOL & RS 28：28-32, 2014

277）Kojima A, Ohno-Matsui K, Futagami S, Shimada N, Tokoro T & Mochizuki M：Trans-Tenon's retrobulbar triamcinolone infusion for myopic choroidal neovascularization. Acta Ophthalmol Scand 84：749-754, 2006

278）Gharbiya M, Allievi F, Mazzeo L & Gabrieli CB：Intravitreal bevacizumab treatment for choroidal neovascularization in pathologic myopia：12-month results. Am J Ophthalmol 147：84-93, 2009〔Epub 2008 Sep 6〕

279）Silva RM, Ruiz-Moreno JM, Nascimento J, Carneiro A, Rosa P, Barbosaa A et al：Short-term efficacy and safety of intravitreal ranibizumab for myopic choroidal neovascularization. Retina 28：1117-1123, 2008

280）Calvo-Gonzalez C, Reche-Frutos J, Donate J, Fernandez-Perez C & Garcia-Feijos J：Intravitreal ranibizumab for myopia choroidal neovascularization：Factors predictive of visual outcome and need for retreatment. Am J Ophthalmol 151：529-534, 2011

281）Ikuno Y, Ohno-Matsui K, Wong TY, Korobelnik JF, Vitti R, Li T, Stemper B et al, MYRROR Investigators：Intravitreal Aflibercept Injection in Patients with Myopic Choroidal Neovascularization：The MYRROR Study. Ophthalmology 122：1220-1227, 2015

282）Gharbiya M, Giustolisi R, Allievi F, Fantozzi N, Mazzeo L, Scavella V et al：Choroidal neovascularization in pathologic myopia：Intravitreal ranibizumab versus bevacizumab—A randomized controlled trial. Am J Ophthalmol 149：458-464, 2010

283）Tano Y：Pathologic myopia：Where are we now? Am J Ophthalmol 134：645-660, 2002

284）福下公子：強度近視の臨床遺伝的研究．日眼会誌 86：239-254, 1982

285）所　敬，林　一彦，打田昭子，佐藤百合子，山下牧子：病的近視の視力予後に関する研究．眼軸長よりの検討．臨眼 34：879-883, 1980

286）Yokoi T, Jonas JB, Shimada N, Nagaoka N, Moriyama M & Yoshida T et al：Peripapillary Diffuse Chorioretinal Atrophy in Children as a Sign of Eventual Pathologic Myopia in Adults. Ophthalmology 123：1783-1787, 2016

287）中島　章，加藤和男，沖坂重邦：高度近視眼底の病理組織学的検討，18-21．厚生省特定疾患，網膜脈絡膜萎縮症調査研究班，昭和52年度研究報告書，1978

288）沖坂重邦：高度近視．眼科 20：786-787, 1978

289）金井　淳，沖坂重邦，上杉祐子，中島　章：高度近視眼の強膜について，9-11．厚生省特定疾患，

網膜脈絡膜萎縮症調査研究班，昭和56年度研究報告書，1982

290）船田みどり，高原真理子，所　敬：瞼々縫合猿眼の病理組織学的検索（中間報告），7-10. 厚生省特定疾患．網膜脈絡膜萎縮症調査研究班，昭和58年度研究報告書，1984

291）所　敬，福下公子，林　一彦，佐藤　明，井上博隆，井伊みどり：瞼々縫合による猿眼の実験近視モデル．日眼会誌 82：384-392, 1984

292）永井　裕，新井克彦，許斐博史，林　利彦，船田みどり，所　敬：カニクイザル瞼々縫合眼強膜におけるコラーゲン型分布，11-13. 厚生省特定疾患，網膜脈絡膜萎縮症調査研究班，昭和58年度研究報告書，1984

293）長南常男：近視眼の病理組織学的研究．日眼会誌 63：2144-2163, 1959

294）松尾信彦，岡部史朗，長谷川栄一，岡本　繁：人眼網膜脈絡膜萎縮症の電顕的研究，ことに網膜下新生血管について，35-41. 厚生省特定疾患，網膜脈絡膜萎縮症調査研究班，昭和52年度研究報告書，1978

295）Fujiwara T, Imamura Y, Margolis R, Slakter J & Spaide RF：Enhanced depth imaging optical coherence tomography of the choroid in highly myopic eyes. Am J Ophthalmol 148：445-450, 2009

296）大野広子：近視性網膜脈絡膜萎縮症の電子顕微鏡的研究，第1報脈絡膜の変化について．眼紀 34：1244-1253, 1983；第2報網膜色素上皮細胞の変化について．眼紀 35：1152-1160, 1984

297）Grossniklaus HE & Green WR：Pathologic findings in pathologic myopia, Retina 12：127-133, 1992

298）大塚　任，長南常男：近視眼の組織学的研究（予報）．日眼会誌 63：1674-1679, 1959

299）大塚　任：眼屈折に及ぼす遺伝と環境の影響に関する研究（双生児眼屈折調査成績）．日眼会誌 47：890-894, 1943

300）佐藤　邇：後天近視（所謂学校近視）の原因と従来の考え方の誤り．日眼会誌 72：1981-2011, 1968

301）Mutti DO：Hereditary and environmental contributions to emmetropization and myopia（Review）. Optom Vis Sci 87：255-259, 2010

302）Moses RA：Detachment of ciliary body- Anatomical and physical consideration. Invest Ophthalmol 4：935-941, 1965

303）船田みどり，三松年久，所　敬：脈絡膜組織間隙の形態学的検討— uveoscleral flow に関して．厚生省特定疾患網膜脈絡膜萎縮調査研究班，平成元年研究報告書，pp188-190, 1990

304）van Alphen GW：On emmetropia and ametropia. Ophthalmologica（suppl）142：1-92, 1961

305）古庄敏行：近視眼の遺伝機構に関する研究．臨眼 10：1393-1403, 1956

306）中島　章：眼球各屈折要素の遺伝性およびその相互関係について．臨眼 14：1649-1655, 1960

307）Young TL, Ronan SM, Drahozal LA, Wildenberg SC, Alvear AB, Oetting WS et al：Evidence that a locus for familial high myopia maps to chromosome 18p. Am J Hum Genet 63：109-119, 1998

308）Young TL, Ronan SM, Alvear AB, Wildenberg SC, Oetting WS, Atwood LD et al：A second locus for familial high myopia maps to chromosome 12q. Am J Hum Genet 63：1419-1424, 1998

309）Naiglin L, Gazagne C, Dallongeville F, Thalamus C, Idder A, Rascol O et al：A genome wide scan for familial high myopia suggests a novel locus on chromosome 7q36. J Med Genet 39：118-124, 2002

310）Paluru P, Ronan SM, Heon E, Devoto M, Wildenberg SC, Scavello G et al：New locus for autosomal dominat high myopia maps to the long arm of chromosome 17. Invest Ophthalmol Vis Sci 44：1830-1836, 2003

311）Hayashi H, Yamashiro K, Nakanishi H, Nakata I, Kurashige Y, Tsujikawa A et al：Association of 15q14 and 15q25 with high myopia in Japanese. Invest Ophthalmol Vis Sci 52：4853-4858, 2011

312）Yoshikawa M, Yamashiro K, Miyake M, Oishi M, Akagi-Kurashige Y, Kumagai K et al：Nagahama Study Group. Comprehensive replication of the relationship between myopia-related genes and refractive errors in a large Japanese cohort. Invest Ophthalmol Vis Sci 55：7343-7354, 2014

313）Miyake M, Yamashiro K, Tabara Y, Suda K, Morooka S, Nakanishi H et al；Nagahama Study Group, Yoshimura N：Identification of myopia-associated WNT7B polymorphisms provides insights into the mechanism underlying the development of myopia. Nat Commun 6：6689, 2015

314）山城健児：病的近視の遺伝子解析．あたらしい眼科 32：1383-1387, 2015

315）水木信久：近視の分子遺伝学．眼科 47：717-752, 2005

316）McMahon G, Zayats T, Chen Y-P, Prashar A, Williams C & Guggenheim JA：Season of birth, daylight hours at birth, and high myopia. Ophthalmology 116：468-473, 2009

317）杢田亭二，横山　連，中川美和子，湖崎　克，田中尚子：遠視と生まれ月に関する統計学的検討—斜視の生まれ月に注目して—．日眼紀 37：440-443, 1986

318）杢田亭二，横山　連，杢田享子，大中志都：3歳6か月健診における屈折と生まれ月．日眼会誌 116：95-99, 2012

319）杢田亭二，横山　連，松本英樹，山下理恵子，河野剛也，白木邦彦：角膜曲率半径および眼軸長と生まれ月．日眼会誌 117：102-109, 2013

320) Levinsohn G：Uber den histologischen Befund kurzsichtig gemachter Affenaugen und die Entstehung der Kurzsichtigkeit. Arch Ophthalmol 88：452-472, 1914

321) Behr C：Uber Kurzsichtigkeit bei Affen. Kl Mbl Augenheilk 62：412-429, 1919

322) Young FA：The effect of restricted visual space on the refractive error of the young monkey eye. Invest Ophthalmol 2：571-577, 1963

323) 斉藤　平：近視の実験病理学的研究，アトロピン及びピロカルピンを長期点眼せる猿の眼組織所見．日眼会誌 67：237-244, 1963

324) Wiesel TN & Raviola E：Myopia and eye enlargement after neonatal lid fusion in monkeys. Nature 266：66-68, 1977

325) Jensen LS & Matson WE：Enlargement of avian eye by subjecting chicks to continuous incandescent illumination. Science 125：741, 1957

326) Smith EL III, Bradley DV, Fernands A, Hung LF & Boothe RG：Continuous ambient lighting and eye growth in primates. Invest Ophthalmol Vis Sci 42：1146-1152, 2001

327) Lauber JK, Boyd JE & Boyd TAS：Intraocular pressure and aqueous outflow facility in light-induced avian buphthalmos. Exp Eye Res 9：181-187, 1970

328) Kinnear A & Lauber JK：Biochemical studies of the chicken vitreous light-induced avian glaucoma. Comp Biochem Physiol 61B：107-110, 1978

329) Chiu PSL, Lauber JK & Kinnear A：Dimensional and physiological lesions in the eye as influenced by the light environment. Proc Soc Exp Biol Med 148：1223-1228, 1975

330) 大石　正，白木かほる，曽谷尚之，奥沢　巌：ニワトリ成鳥の眼に及ぼす常明及び常暗の影響．日眼会誌 85：132-136, 1981

331) 白木かおる，曽谷尚之，大石　正，奥沢　巌：ニワトリの眼におよぼす常暗の影響．眼紀 32：1157-1163, 1981

332) Wallman J, Turkel J & Trachtman J：Extreme myopia produced by modest change in early visual experience. Science 201：1249-1251, 1978

333) Maurice DM & Mushin AS：Production of myopia in rabbits by raised body temperature and increased intraocular pressure. Lancet 2：1160-1162, 1966

334) Tokoro T：Experimental myopia in rabbits. Invest Ophthalmol 9：926-934, 1970

335) Mohan M, Rao VA & Dada VK：Experimental myopia in the rabbits. Exp Eye Res 25：33-38, 1977

336) 所　敬，鈴木弘一，中野秀樹，大塚　任，鈴木甫：実験的慢性有機燐中毒犬の屈折及び眼圧の推

移．日眼会誌 77：1237-1245, 1973

337) 所　敬，鈴木弘一，大塚　任：実験的慢性有機燐中毒犬の屈折及び眼圧の変化よりみたパドリンの効果．日眼会誌 78：285-290, 1974

338) 所　敬，鈴木弘一，林　一彦，大塚　任：低毒性有機燐剤スミチオン内服による近視の発生．日眼会誌 80：51-53, 1976

339) Rose L, Yinon U & Belkin M：Myopia induced in cats deprived of distance vision during development. Vision Res 14：1029-1032, 1974

340) van Alphen CCK, Noach EL & Laman D：Endocrine influences on the refraction of the eyes. Ophthalmologica 173：328-332, 1976

341) von Noorden GK & Crawford MLJ：Lid closure and refractive error in macaque monkeys. Nature 272：53-54, 1978

342) Funata M & Tokoro T：Scleral change in experimentally myopic monkeys. Graefe's Arch Clin Exp Ophthalmol 228：174-179, 1990

343) Tokoro T, Funata M, Hayashi K, Muramatsu T & Nakase Y：Follow-up study of eyelid sutured myopia in primates, 877-881. Proceedings of the 25th International Congress of Ophthalmology, 1986

344) Wiesel TN & Raviola E：Increase in axial length of the macaque monkey eye after corneal opacification. Invest Ophthalmol Vis Sci 18：1232-1236, 1979

345) Wallman J, Gottlieb MD, Rajaram V & Fugate-Wentzek LA：Local retinal regions control local eye growth and myopia. Science 237：73-77, 1987

346) Hayes BP, Fitzke FW, Hodos W & Holden AL：A morphological analysis of experimental myopia in young chickens. Invest Ophthalmol Vis Sci 27：981-991, 1986

347) Yinon U, Rose L & Shapiro A：Myopia in the eye of developing chicks following monocular and binocular lid suture. Vision Res 20：137-141, 1980

348) Hodos W & Kuenzel WJ：Retinal-image degradation produces ocular enlargement in chicks. Invest Ophthalmol Vis Sci 25：652-659, 1984

349) Osol G, Schwarz B & Foss DC：The effects of photoperiod and lid suture on eye growth in chickens. Invest Ophthalmol Vis Sci 27：255-260, 1986

350) Lauber JK & Oishi T：Lid suture myopia in chicks. Invest Ophthalmol Vis Sci 28：1851-1858, 1987

351) Wallman J, Gottlieb MD, Rajaram V & Fugate-Wentzek LA：Local retinal regions control local eye growth and myopia. Science 237：73-77, 1987

352) Gottlieb MD, Fugate-Wentzek LA & Wallman J：Different visual deprivations produce different ametropia and different eye shapes. Invest Ophthalmol Vis Sci 28：1225-1235, 1987

353) Troilo D, Gottlieb MD & Wallman J：Visual deprivation causes myopia in chicks with optic nerve section. Curr Eye Res 6：993-999, 1987

354) Pickt-Seltner RL, Sivak JG & Pasternak JJ：Experimentally induced myopia in chicks：Morphometric and biochemical analysis during the first 14 days after hatching. Vision Res 28：323-328, 1988

355) Wildsoet CF & Pettigrew JD：Experimental myopia and anomalous eye growth patterns unaffected by optic nerve section in chickens：Evidence for local control of eye growth. Clin Vis Sci 3：99-107, 1988

356) Schaeffel F, Glasser A & Howland HC：Accommodation, refractive error and eye growth in chickens. Vision Res 28：639-657, 1988

357) Miles FA & Wallman J：Local ocular compensation for imposed local refractive error. Vision Res 30：339-349, 1990

358) Foulds WS, Barathi VA & Luu CD：Progressive myopia or hyperopia can be induced in chicks and reversed by manipulation of the chromaticity of ambient light. Invest Ophthalmol Vis Sci 54：8004-8012, 2013

359) Sherman SM, Norton TT & Casagrande VA：Myopia in the lid-sutured tree shrew (Tupaia glis). Brain Res 124：154-157, 1977

360) Gollender M, Erickson P & Thorn F：Axial dimensions of ocular components develop normally following eyelid suture in the cat, 2. Invest Ophthalmol Vis Sci (ARVO Suppl), 1976

361) Wilson JR & Sherman SM：Differential effects of early monocular deprivation on binocular and monocular segment of cat striate cortex. J Neurophysiol 40：891-903, 1977

362) Howlett MH & McFadden SA：Form-deprivation myopia in the guinea pig (Cavia porcellus). Vision Res 46：267-283, 2006

363) Schaffel F & Burkhardt E：Measurement of refractive state and deprivation myopia in the black wild-type mouse. Invest Ophthalmol Vis Sci 43：ARVO e-abstract 182, 2002

364) Raviola E & Wiesel TN：The mechanism of lid suture myopia. Acta Ophthalmol 66 (Suppl 185)：91-92, 1988

365) Norton TT, Essinger JA & McBrien NA：Lid suture myopia in tree shrew despite blockade of ganglion cell action potentials. Invest Ophthalmol Vis Sci 30 (ARVO suppl)：31, 79, 1989

366) Norton TT：Experimental myopia in tree shrews Myopia and the control of growth, 178-199. Ciba Foundation Symposium 155, John Wiley and Sons, Chichester, 1990

367) Ehrlich D, Sattayasai J, Zappia J & Barrington M：Effects of selective neurotoxins on eye growth in the young chick. Myopia and the control of eye growth, 63-88. Ciba Foundation Symposium 155, John Wiley and Sons, Chichester, 1990

368) Iuvone PM, Tigges M, Stone RA, Lambert S & Laties AM：Apomorphine inhibits development of myopia in visually-deprived infant rhesus monkeys. Invest Ophthalmol Vis Sci 31 (ARVO suppl)：254, 1248-23, 1990

369) Stone RA, Lin T, Laties AM, Iuvone PM, Fugate-Wentzek LA, Gottlieb MD et al：Apomorphine blocks axial elongation of the visually deprived chick eye. Invest Ophthalmol Vis Sci 30 (ARVO suppl)：31, 80, 1989

370) Lin T, Stone RA, Laties AM & Iuvone PM：Altered dopamine metabolism and form-deprivation myopia. Invest Ophthalmol Vis Sci 29 (ARVO suppl)：33, 36, 1988

371) Tokoro T, Funata M & Akazawa Y：Influence of intraocular pressure on axial length. J Ocul Pharmacol 6：285-291, 1990

372) 永井　裕，新井克彦，許斐博史，林　利彦，船田みどり，所　敬：カニクイザル瞼々縫合眼強膜におけるコラーゲン型分布，11-13. 厚生省特定疾患，網膜脈絡膜萎縮症調査研究班，昭和58年度研究報告書, 1984

373) Rada JA, Thoft RA & Hassell JR：Extracellular matrix changes in the sclera of chickens with experimental myopia. Invest Ophthalmol Vis Sci 31 (ARVO suppl)：253, 1243-18, 1990

374) Christensen AM, Nickla DL, Gottlieb MD & Wallman J：Asymmetric regional growth in the chick sclera：A comparison of normal and form-deprived eyes. Invest Ophthalmol Vis Sci 31 (ARVO suppl)：253, 1244-19, 1990

375) Wu YR：DNA, collagen, and uronic acid in form deprivation myopia. Invest Ophthalmol Vis Sci 31 (ARVO suppl)：254, 1250-25, 1990

376) Wallman J：Retinal influences on sclera underlie visual deprivation myopia. Myopia and the control of growth. Ciba Foundation Symposium 155, 126-141, John Wiley and Sons, Chichester, 1990

377) McBrien NA & Norton TT：Experimental myopia in tree shrew in increased by treatment with lathyritic agents. Invest Ophthalmol Vis Sci 29 (ARVO suppl)：33, 1988

378) McBrien NA, Norton TT & McKanna JA：Scleral and corneal morphometry in lathyritic enhanced experimental myopia in tree shrew. Invest Ophthalmol Vis Sci 30 (ARVO suppl)：32, 83, 1989

379) Kusakari T, Sato T & Tokoro T：Regional scleral changes in form-deprivation myopia in chicks.

Exp Eye Res 64：465-476, 1997

380) Gottlieb MD, Joshi HB & Wallman J：Local changes in the sclera of chick eyes made myopic by form deprivation. Invest Ophthalmol Vis Sci 29 (ARVO suppl)：32, 1988

381) Jobling AI, Ngauyen M, Gentle A & McBrien NA：Isoform-specific chnges in scleral transforming growth factor-β expression and the regulation of collagen synthesis during myopia progression. J Biol Chem 279：18121-18126, 2004

382) Sivak JG, Barrie DL & Weerheim JA：Bilateral experimental myopia in chicks. Optom Vis Sci 66：854-858, 1989

383) Seko Y, Tanaka Y & Tokoro T：Scleral cell growth is influenced by retinal pigment epithelium in vitro. Graefes Arch Clin Exp Ophthalmol 232：545-552, 1994

384) 草刈匡世：強度近視における眼軸延長のメカニズム．細胞 28：422-426, 1996

385) Nickla DL, Panos SN, Fugate-Wentzek LA, Gottlieb MD & Wallman J：What attributes of visual stimulation determine whether chick eyes develop deprivation myopia? Invest Ophthalmol Vis Sci 30 (ARVO suppl)：31, 81, 1989

386) Miles FA & Wallman J：Local ocular compensation for imposed local refractive error. Vision Res 30：339-349, 1990

387) Hodos W, Bessett BB, Wilkinson JL & Kuenzel WJ：Frontal-field lenses produce equatorial enlargement in chick eyes. Invest Ophthalmol Vis Sci 29 (ARVO suppl)：33, 1988

388) Callender MG, Sivak JG & Barrie DL：Myopia and hyperopia produced in young chicks with convex and concave soft contact lenses. Invest Ophthalmol Vis Sci 31 (ARVO suppl)：253, 1240-15, 1990

389) Sivak JG, Barre DL, Callender MG, Doughty MJ, Seltner RL & West JA：Optical causes of experimental myopia Myopia and the control of growth, 160-177. Ciba Foundation Symposium 155, John Wiley and Sons, Chichester, 1990

390) Smith III EL, Hung L & Harwerth RS：Effects of optically induced blur on the refractive status of young monkeys. Vision Res 34：293-301, 1994

391) McBrien NA, Arumugam B & Metlapally S：The effect of daily transient＋4 D positive lens wear on the inhibition of myopia in the tree shrew. Invest Ophthalmol Vis Sci 53：1593-1601, 2012

392) Wildsoet C & Wallman J：Choroidal and scleral mechanisms of compensation for spectacle lenses in chicks. Vision Res 35：1175-1194, 1995

393) Fischer AJ, McGuire JJ, Schaeffel F & Stell WK：Light- and focus-dependent expression of the transcription factor ZENK in the chick retina. Nat Neurosci 2：706-712, 1999

394) Smith EL 3rd, Kee CS, Ramamirtham R, Qiao-Grider Y & Hung LF：Peripheral vision can influence eye growth and refractive development in infant monkey. Invest Ophthalmol Vis Sci 46：3965-3972, 2005

395) Wildsoet CF & Schmid KL：Optical correction of form deprivation myopia inhibits refractive recovery in chick eyes with intact or sectioned optic nerves. Vision Res 40：3273-3282, 2000

396) Troilo D, Judge SJ, Ridley R & Baker H：Myopia induced by brief visual deprivation in a new world primate—the common Marmoset (Callithrix jacchus). Invest Ophthalmol Vis Sci 31 (ARVO suppl)：254, 1246-21, 1990

397) 村松知幸, 佐藤 明, 所 敬：角膜混濁に伴う強度近視について, 22-25. 厚生省特定疾患, 網膜脈絡膜萎縮症調査研究班, 昭和55年度研究報告書, 1981

398) Robb RM：Refractive errors associated with hemangiomas of the eyelids and orbit in infancy. Am J Ophthalmol 83：52-58, 1977

399) 河野真一郎, 根本 昭, 原山憲治, 富士森良輔：眼瞼いちご状血管腫の視機能におよぼす影響．眼紀 32：1152-1156, 1981

400) 太根節直, 伊藤清治, 久城初江, 神野順子：未熟児性近視の眼軸長計測．臨眼 32：622-625, 1978

401) 日比野由子, 高橋美代子, 馬嶋昭生：未熟児網膜症瘢痕期の視機能に関する研究, 特に屈折諸要素について．臨眼 32：655-662, 1978

402) 長崎比呂志, 山川良治：半導体レーザー光凝固を行った瘢痕期未熟児網膜症の屈折度．臨眼 56：983-986, 2002

403) Connolly BP, Ng EY, McNamara JA, Regillo CD, Vander JF & Tasman W：A comparison of laser photocoagulation with cryotherapy for threshold retinopathy of prematurity at 10 years：part 2. Refractive outcome. Ophthalmology 109：936-941, 2002

404) O'Leary DJ & Millodot M：Eyelid closure causes myopia in humans. Experientia 35：1478-1479, 1979

405) Luu CD, Foulds WS & Tan DTH：Features of the multifocal electroretinogram may predict the rate of myopia progression in children. Ophthalmology 114：1433-1438, 2007

406) McBrien NA & Adams DW：A longitudinal investigation of adult-onset and adult-progression of myopia in an occupational group. Refractive and biometric findings. Invest Ophthalmol Vis Sci 38：321-333, 1997

407) 所 敬：近視の発生時期による分類．あたらしい眼

科 19：1123-1129, 2002

408) Wollensak G, Spoerl E & Seiler T：Riboflavin/ultraviolet-A-induced collagen crosslinking for the treatment of keratoconus. Am J Ophthalmol 135：620-627, 2003

409) 加藤直子：角膜クロスリンキング．あたらしい眼科 25：339-340, 2008

410) Baker PS & Tasman W：Myopia in Adults with Retinopathy of Prematurity. Am J Ophthalmol 145：1090-1094, 2008

411) 田原昭彦，大西克尚，吉富健志：外傷性毛様体解離．臨眼 37：535-541, 1983

412) 中塚和夫，古嶋正俊，蔭山　誠，今泉雅資：外傷性毛様体解離に伴う近視化と調節力低下について．臨眼 44：496-497, 1990

413) Ikeda N, Ikeda T, Nagata M & Mimura O：Pathogenesis of transient high myopia after blunt eye trauma. Ophthalmology 109：501-507, 2002

414) Saito Y, Ohmi G, Kinoshita S, Nakamura Y, Ogawa K, Harino S et al：Transient hyperopia with lens swelling at initial therapy in diabetes. Brit J Ophthalmol 77：145-148, 1993

415) 待山伸子，丹羽一司，所　敬，百野伊恵：糖尿病患者における屈折変化．視覚の科学 18：15-19, 1997

416) 藤井　孝，川端秀仁，安達恵美子：原田病の急性近視化の原因．眼臨医報 88：1358-1360, 1994

417) Bovins AJ & Marcus FD：The mechanism of transient myopia induced by sulfonamide therapy. Am J Ophthalmol 94：99-102, 1982

418) Back M：Transient myopia after use of acetazolamide (Diamox, sulfonamide). Arch Ophthalmol 55：546-547, 1956

419) Muirhead JF & Scheie HG：Transient myopia after acetazolamide. Arch Ophthalmol 63：315-318, 1960

420) Galin MA, Baras I & Zeveifach P：Diamox-induced myopia. Am J Ophthalmol 54：237-240, 1962

421) 古嶋正俊，今泉雅資，中塚和夫：調節麻痺眼におけるマニトールで惹起された屈折調節系の変化．臨眼 46：829-832, 1992

422) Koch HR & Siedek M：Lens induced myopia in steroid cataracts. Kl Mbl Augenheilk 171：620-622, 1977

423) 鈴木三千穂，島川真知子：インターフェロン投与中に来たした屈折変化．眼紀 46：276-278, 1995

424) Ross ME, Yolton DP & Yolton RL：Myopia associated with hyperboric oxygen therapy. Optometry Vis Sci 73：487-494, 1996

425) Chang MA, Congdon NG, Bykhovskaya I, Munoz B & West SK：The association between myopia and various subtypes of lens opacity. SEE (Salisbury Eye Evaluation) project. Ophthalmology 112：1395-1401, 2005

426) Okamoto Y, Okamoto F, Hiraoka T & Oshika T：Refractive changes after lens-sparing vitrectomy for rhegmatogenous retinal detachment. Am J Ophthalmol 158：544-549, 2014

427) Duke-Elder S：The neurophysiology of accommodation, 183-186. System of Ophthalmology Vol V, Ophthalmic optics and refraction. The CV Mosby Co, St Louis, 1970

428) Wald G & Griffin DR：The change in refractive power of the human eye in dim and bright light. J Opt Soc Am 37：321-336, 1947

429) 村田　博：夜間近視に関する研究，第1報，低照度に於ける眼屈折の変化．日眼会誌 62：1889-1892, 1958

430) 中川順一：低照度における矯正度の変化（凹レンズ効果）に就いて．日眼会誌 54：庄司教授還暦祝賀記念論文集，7-12, 1950

431) Koomen M, Scolnik R & Toursey R：A study of night myopia. J Opt Soc Am 41：80-90, 1951

432) Otero JM, Plaza L & Salaverri F：Absolute thresholds and night myopia. J Opt Soc Am 39：167-172, 1949

433) Ivanoff A：On the influence of accommodation on spherical aberration in the human eye, An attempt to interpret night myopia. J Opt Soc Am 37：730-731, 1947

434) Schober H：Die Fernsehbrille. Kl Mbl Augenheilk 133：383-387, 1985

435) 霜島　正：顕微鏡による眼調節（器械近視）I．種々の条件下に於ける眼調節．臨眼 21：985-990, 1967

436) 中林正雄，片野隆生：器械近視に関する一実験．眼紀 16：884-890, 1965

437) 光学工業技術研究組合：光学情報処理，視覚系報告（IV），一眼レフカメラ・ファインダの視度に関する研究．JOERA 技術資料 7(14)：1-24, 1970

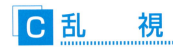

1 乱視の定義

乱視 astigmatism*には正乱視と不正乱視とがあるが，通常，乱視といえば正乱視を意味する．正乱視とは眼の経線により屈折力が異なり，外界の1点から出た光線が眼内，眼外をとわず1点に結像しない眼の屈折状態をいう（109頁，**図4-1**）．

> *Stigma とは点の意味である．Astigmatism とは点光源が点に結像しない状態をいう．

2 乱視の頻度

新生児の乱視の頻度は，Mohindra[1]らの276名を対象とした報告では，生後11～20週で45%の乱視を認めている．乱視の程度は生後1週間では3.00 D以上がほとんどで，1～10週では2.00 Dや1.00 Dのものがこれに加わり，20週以後では3.00 D以上や2.00 Dのものが減少し，1.00 Dのものが増加してくるという．

次に幼児についてはDobson ら[2]の報告がある．これによると9.5歳以下の児童で1.00 D以上の乱視をもつ281名について観察して，3.5歳以下の85名は倒乱視が直乱視の2.5倍，5.5歳以上の103名の児童では直乱視が倒乱視の3倍であり，幼児期に一般的な倒乱視は児童が学校に入るころには消失すると述べている．

小学生から高校生までの乱視の推移を，神谷ら[3]のオートレフラクトメータによる成績よりみてみると，小学生2,759眼，中学生2,176眼，高校生2,574眼をオートレフラクトメータで測定した結果を，乱視度0.25 D以上，0.50 D以上，1.00 D以上と分けた場合の頻度は**表4C-1**のごとくである（ほとんどの眼すなわち90%以上の眼は若干の乱視をもっているため，どの程度以上を乱視にとるかによって頻度に差が出るため，3つの場合について示した）．0.25 D以上の乱視のあるものは約90%，0.50 D以上のものは50%前後，1.00 D以上のものは20%前後といえる．また，小学生から高校生にかけては直乱視が増加して倒乱視が減少し，斜乱視は変わらない傾向がみられる[3]（**表4C-2**）．

その後20歳前後までは直乱視は増加し続けるが，20歳をすぎると減少しはじめ，40歳前後で直乱視と倒乱視の頻度が逆転し，以後は直乱視は減少し倒乱視は増加する傾向がある．また斜乱視の頻度は一生を通じてほとんど変化しない[4,5]（**表4C-3**）．

以上から人の**乱視の推移**は，幼児期には倒乱

表 4C-1 ▶ **乱視度別の頻度**（神谷，他[3]から再計算）

学　年	眼　数	乱視度 0.25 D 以上	0.50 D 以上	1.00 D 以上
小学校 1～3年	1,306	1,178 (90.2)	719 (55.1)	217 (16.6)
4～6年	1,453	1,276 (87.5)	713 (49.1)	174 (12.0)
中学校 1～3年	2,176	1,977 (90.9)	930 (42.7)	473 (21.7)
高　校 1～3年	2,574	2,369 (92.0)	1,671 (64.9)	703 (27.3)

（　）内は%を示す．

表 4C-2 ▶ **乱視の種類別頻度**（神谷，他[3]から再計算）

学　年		眼　数	乱視度		
			直乱視	倒乱視	斜乱視
小学校	1〜3 年	1,178	588 (49.9)	323 (27.4)	267 (22.7)
	4〜6 年	1,271	543 (42.7)	435 (29.2)	293 (23.1)
中学校 1〜3 年		1,975	1,003 (50.8)	574 (29.1)	398 (20.2)
高　校 1〜3 年		2,369	1,355 (57.2)	584 (24.7)	430 (18.2)

（　）内は％を示す。
直乱視は，円柱レンズの軸方向が 0°±30°
倒乱視　〃　　　　　　　　　　　90°±30°
斜乱視　上記の残り全部

表 4C-3 ▶ **加齢による乱視軸の変化**（神谷，他[4,5]から再計算）

年齢（歳）	眼　数	乱視の種類		
		直乱視	倒乱視	斜乱視
1〜19	112	36 (56.3)	30 (26.8)	19 (17.0)
20〜39	126	60 (47.6)	47 (37.3)	19 (15.1)
40〜59	176	50 (28.4)	99 (56.3)	27 (15.3)
60〜89	350	50 (14.3)	234 (66.9)	65 (18.6)

（　）内は％を示す。

視であったものが小学校に入るころから直乱視に移行し，その後倒乱視が増加して 40 歳頃に倒乱視のほうが直乱視より多くなる傾向がある。

　乱視の発生には角膜乱視が大きな役割を演じる。角膜乱視の加齢による変化も直乱視，倒乱視，斜乱視に分けてみると，年齢とともに直乱視は減少し，倒乱視は増加傾向がみられる[4,5]（**表 4C-4**）。この原因は加齢とともに眼瞼の圧力が減少して垂直方向の角膜が扁平化して，角膜乱視の軸方向が変化するためと考えられている。瞬目高速解析装置を用いた瞬目の研究で

は，自発的瞬目回数は若年者と高齢者で有意な差はないが，若年者は高齢者より回数が多く，瞬目は深く，時間が長くなる傾向がみられている[6]。特殊な触覚センサを用いた眼瞼圧の研究では上眼瞼圧は 16.95±6.08 mmHg，下眼瞼圧は 16.11±7.27 mmHg であり，これらは有意に年齢とともに減少していた[7]。これらのことから角膜の垂直方向が急峻な直乱視が 40 歳前後は扁平化して倒乱視に移行する。**角膜の高次収差**（コマ様収差，球面様収差）のうち，コマ様収差は年齢とともに増加するが，球面様収差の

❏眼瞼圧と角膜乱視

　眼瞼圧による角膜への影響は 1869 年 Snellen によって報告されている。Wilson ら[8]，その他多くの報告では眼瞼を持ち上げて眼瞼圧を下げると角膜は倒乱視傾向になると報告されている。また，Francis ら[9]によれば，高齢者では眼瞼圧は若年者に比べて低く，男性より女性のほうが低い傾向があるとしている。瞬目の回数から考えて，長期経過からみると眼瞼圧の影響は無視できない。すなわち，年齢とともに眼瞼圧が減少することで，垂直方向の角膜曲率半径は大きくなり（曲率は小さくなる），倒乱視傾向になると考えてもよいように思われる。

表 4C-4 ▶ **加齢による角膜乱視軸の変化**（神谷, 他[4,5]から再計算）

年齢（歳）	眼　数	乱視の種類		
		直乱視	倒乱視	斜乱視
1〜19	112	92（82.1）	3（ 2.7）	17（15.2）
20〜39	126	79（62.7）	19（15.1）	28（22.2）
40〜59	176	88（50.0）	44（25.0）	44（25.0）
60〜89	350	89（25.4）	172（49.1）	89（25.4）

（　）内は％を示す。

増加はみられない。また，瞳孔径が 3 mm から 7 mm になると高次収差は増加するが，年齢との相関はコマ様収差のみにある[10]。一方，年齢とともに正の球面収差が増加するとの報告もある[11]。また，50 歳前後で水晶体の倒乱視が増加する報告がされている[11]。

乱視の男女差は，角膜曲率半径が女性に比べて男性で大きいという報告があるが[5]，一般には大きな差は認められない[12]。通常，左右眼の乱視度や乱視軸は対称的であるが，片眼乱視も約 30％にみられる[12]。

3 乱視の分類

乱視は**正乱視**と**不正乱視**に大別できる。正乱視は眼屈折系における屈折面の対称的歪みにより生じ，その経線によって屈折力が異なる状態である。円柱レンズ cylindrical lens により矯正される（71 頁，**図 3-2**）。

一方，不正乱視とは同じ経線上でさえも，屈折面が平滑でなく不規則で，いかなる種類の円柱レンズでも矯正不能なものである。このようなものは，多くは角膜もしくは水晶体の種々の疾患，たとえば，

①角膜片雲
②円錐角膜
③円錐水晶体
④初発白内障などによる混濁

を合併しているときなどに起こる。角膜に基づく不正乱視はコンタクトレンズである程度矯正可能である。

通常，乱視といえば正乱視を意味する。

a. 正乱視 regular astigmatism

眼において乱視を構成する部位は，角膜，水晶体および網膜が考えられるが，角膜は空気に接しているため，経線間のわずかな曲率の違いでも大きな影響を及ぼす。これを**角膜乱視** corneal astigmatism という。

このように乱視は種々の面から形成されるが，眼の光学的合成系によって生じる乱視を**全乱視** total astigmatism といい，全乱視と角膜乱視との差を**残余乱視** residual astigmatism という（289 頁参照）。

この残余乱視は角膜後面，水晶体前・後面，水晶体の偏位や水晶体内の屈折率の違いから生じる。以上の屈折面は光学的にも完全なものではなく，ほとんどの眼では若干の乱視が認められる。しかしこれらは小さく，視力は良好で無視できる程度のものなので，**生理的乱視** physiological astigmatism という。

正乱視ではある経線で最も強い屈折力を示し（**強主経線** greatest meridian），これと直角方向で最も弱い屈折力を示す（**弱主経線** least meridian）。

強主経線の方向が，

①垂直の場合を**直乱視**[*]direct astigmatism, with the rule
②水平の場合を**倒乱視** reverse astigmatism, against the rule
③斜めの場合を**斜乱視** oblique astigmatism

という。

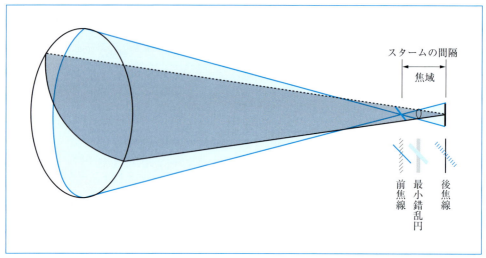

図 4C-1 ▶ 乱視眼の結像状態（直乱視の例）

＊乱視を矯正する円柱レンズの軸方向には度がなく，軸と直角方向に度があるので，直乱視を矯正する凹円柱レンズの軸は水平方向，倒乱視の場合には垂直方向になる。

1）正乱視眼の結像状態

上述のごとく，正乱視では強主経線と弱主経線とが直交する。このような眼に平行光線が入射すると，それぞれの経線方向で異なる屈折が起こり，これらは点としてではなく2つの線として結像する。これらを**前焦線** first or anterior focal line，**後焦線** second or posterior focal line という。そしてこの焦線間距離を**焦域** focal interval あるいは**スタームの間隔** interval of Sturm，Sturm's conoid といい，この距離の大小が乱視の度の強さの大小を示す。

乱視の人が1点をみるとき，これを朦輪としてみ，この朦輪の形は2つの焦線間のどの位置に網膜があるかにより異なる（図4C-1）。

焦域の中央からやや前方に全光束が最も接近する位置があり，これを**最小錯乱円** circle of least confusion という。乱視眼はこの最小錯乱円でみていることが多い[13]。しかし，臨床では等価球面レンズで代用している。

Legras[14]によれば，球面屈折異常の焦点ずれに比べて最小錯乱円でみている乱視のボケ像は1.6倍，また，cross-cylinder のボケは1.25倍との報告がある。これらから単純に球面屈折異常による網膜上のボケ像と乱視の最小錯乱円によるボケとは異なる。

この2つの焦線の位置から正乱視は次の3種に区別される。

a）単乱視 simple astigmatism

主経線の一方が正視のものをいい，他の経線が遠視のものを遠視性単乱視 simple hyperme-

❏ 円柱レンズの軸ズレとその度数

強主経線方向の屈折力 A (D) のとき，経線方向 ϕ の屈折力 B (D) は $B = A \sin^2 \phi$ で表せる。

【例】円柱レンズ cyl＋4.00 D 180°の30°方向と60°方向の度数は？

30°方向は $B = 4.00 \sin^2 30° = 4.00 \times (1/2)^2 = 1.00$ (D)

60°方向は $B = 4.00 \sin^2 60° = 4.00 \times (\sqrt{3}/2)^2 = 3.00$ (D) である。

tropic astigmatism, 近視のものを近視性単乱視 simple myopic astigmatism という。

b) 複乱視 compound astigmatism

主経線の両方ともに遠視または近視であるものをいい，主経線がいずれも遠視の場合を遠視性複乱視 compound hypermetropic astigmatism，近視の場合を近視性複乱視 compound myopic astigmatism という。

c) 混合（雑）性乱視 mixed astigmatism

主経線の一方が遠視で，他方が近視のものをいう。

2) 正乱視の原因

乱視の発生には先天的と後天的とが考えられる。先天的なものはしばしば遺伝的家族的関係がみられる（常染色体優性または劣性遺伝）[12]。また乱視には遠視や近視を合併することが多く，密接な関係があるように思われる。

乱視は発生の原因からみて，眼の屈折面の異常によって起こる**屈折性乱視** curvature astigmatism と，透光体の屈折率の不均衡によって起こる**屈折率性乱視** index astigmatism に分けられるが，大多数は前者に属する。

屈折性乱視は主として角膜乱視 corneal astigmatism であるが，ときに水晶体乱視 lenticular astigmatism が加わることがある。角膜乱視は主として角膜前面の乱視であり，角膜後面は前房水に接しているため屈折率の差が小さく，角膜後面乱視は軽微である。角膜後面の乱視は，Tscherning によれば 0.25〜0.50 D[12]，所らによれば 0.36±0.23 D[15, 16]程度の倒乱視である。

角膜前面乱視は直乱視が多く，角膜後面はある程度の補正をしていると考えられる。さらに水晶体乱視は倒乱視が多く[17]，角膜前面乱視を打ち消すのに役立っている。これらで打ち消せないときに乱視が発生するが，直乱視のことが多い。また強い直乱視では水晶体も直乱視を呈する傾向がある[18]。しかし前述したごとく，角膜前面乱視は加齢とともにその程度と主経線の方向を変えることが多い。すなわち，若い人で

は直乱視が多いが，年齢が増すに従って倒乱視を増す傾向にある。

水晶体乱視を形成する原因については従来から 2 つの考え方がある。すなわち，第 1 には水晶体の前面および後面における屈折面の組み合わせが，主経線方向で差があるという水晶体屈折面の静的乱視説と，第 2 には毛様体筋の部分的収縮，もしくは緊張によって水晶体にいわゆる局部調節が起こり，一時的に水晶体表曲面の歪みを生じ，乱視を惹起するという**水晶体局部調節説**（水晶体屈折面動的乱視説）とがある[19]。しかし，水晶体局部調節については疑問をもっている人が多い[20]。

屈折性乱視の発生は第 1 に角膜，第 2 に水晶体であるが，網膜乱視の可能性もある。Sidman[21]によれば錐体内節の屈折率を 1.36，硝子体の屈折率を 4/3 にしている。そこで，たとえば網膜の水平方向の曲率半径を 10 mm と仮定すると，0.50 D の乱視を起こすためには垂直方向では ±2 mm の曲率半径の増減がなければならない。そこで，現実にこのような差を生じるかは別としても，乱視発生のごく一部として関与している可能性は否定できないと思われる。

乱視発現に対する後天要因としては，眼球付属器での機械的圧迫（眼瞼や眼筋による）眼圧，外傷なども考えられる[22]。手術では白内障，斜視，眼瞼下垂，網膜剝離，翼状片の術後にみられることがある[12]。

3) 正乱視の調節

乱視眼が物体をみるとき，通常最小錯乱円でみているが，必要に応じて調節すると，いずれかの焦線を網膜上に結像させることができる。たとえば遠視性乱視では，調節の強弱により網膜上に前焦線，最小錯乱円，後焦線のいずれかを結像させることが可能である（**図 4C-2**）。

近視性乱視でも近くの物体をみて前焦線が網膜上に結像しているときには，調節によって後焦線を網膜上に結像させることも可能である。また一般に乱視眼では，明視するのに必要な調

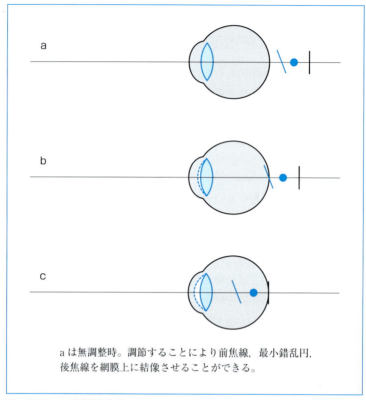

aは無調整時。調節することにより前焦線，最小錯乱円，後焦線を網膜上に結像させることができる。

図4C-2 ▶ 遠視性乱視

節を最小限にとどめようとする傾向があり，近視性単乱視眼では，遠方にある乱視表をみるときには眼の後焦線に焦点を合わせ，近方にある乱視表をみるときには前焦線を網膜上に結像させるため，遠方視と近方視とでは乱視表の見え方が90°変化することもある。

河野[23]は，調節時には乱視は直乱視に移行するものが多く，角膜乱視も調節によって0.2～0.3Dの変化をきたし，直乱視の状態に移行すると述べている。また梶浦[24]も，同一眼にアトロピンとピロカルピンを点眼したのち角膜乱視を測定したところ，アトロピン点眼によって平常状態より倒乱視に，ピロカルピン点眼では直乱視を増す傾向のあることを報告している。一方，能登[25]は調節状態に基づく角膜前面の変化は明らかでないと述べている。いずれにしても調節による角膜の変化はあったとしても，ごく微小のものと思われる。

調節による乱視度の変化は，水晶体の局部調節によるのではないかとの見方がある。しかしこれは，局部調節でなくとも眼鏡レンズと眼との距離とか，水晶体の傾きや輻湊などで説明できるといわれている[22]。また眼は全経線で一様に調節していても，これを補正する凹円柱レンズの度は，近方視では遠方視よりやや強いものが必要であることは，眼鏡による見かけの調節力から容易に説明できることである（248頁参照）。

4）正乱視の症状および診断

正乱視では1点に結像しないため目標が遠近いずれにあっても明視できない。また方向によって見え方が異なる。このほか，ときに単眼複視を訴えることがある。

乱視眼は視力障害以外に頭痛，眼痛，流涙，嘔気，嘔吐などの眼精疲労様症状を呈することがある。乳幼児の強い乱視，特に遠視性乱視は

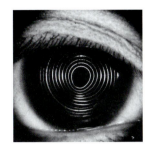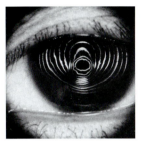

35歳，女性（フォトケラトスコープにより撮影）

図 4C-3 ▶ 不正乱視

弱視になりやすいので注意を要する。

他覚的所見では，直像鏡で眼底の中心窩反射をみると回転盤中の補助レンズの度によって点状反射が線状にみえる。さらに補助レンズを換えていくと，もう一方の主経線と合って上述の線状反射と直角の線状反射がみられる。

診断は他覚的および自覚的屈折検査によって乱視を検出することである。

5) 正乱視の治療

円柱レンズを用いた屈折矯正眼鏡，あるいはコンタクトレンズを装用させる。角膜乱視はハードコンタクトレンズのほうが矯正しやすい。ソフトコンタクトレンズは涙液レンズがほとんどなく，角膜の曲率と同じカーブになり，通常1D以上の乱視は矯正できない。そこで，トーリックソフトコンタクトレンズを用いる。コンタクトレンズで角膜乱視を矯正できても残余乱視が残ることがある。水晶体乱視はコンタクトレンズの適応にはならない。

手術的療法として，角膜に切開を加えて角膜乱視を矯正する方法やLASIKなどがある[26]（336頁参照）。

6) 近視の発生と乱視

幼児期の倒乱視は近視の発生原因になる可能性がある[27〜29]。

b. 不正乱視 irregular astigmatism

角膜やときに水晶体の表面に凹凸があり，平滑でないために起こる乱視で，正乱視のごとく円柱レンズでは矯正できないものである。まれには網膜性の不正乱視を生じることがある。

不正乱視を起こす疾患としては，

①円錐角膜
②角膜の創傷治癒後
③円錐水晶体
④水晶体脱臼
⑤核性近視
⑥中心性漿液性網脈絡膜症

などがある。

1) 不正乱視の症状と診断

視力障害，単眼複視，眼精疲労などがみられる。角膜不正乱視をPlacido角膜計で検査すると同心円にならず不規則にみえる（**図4C-3**）。Ophthalmometerやkeratometerの光標も歪んでみえる。このほか，角膜形状解析装置としてビデオケラトスコープvideokeratoscopeなどがある（20頁参照）。

2) 治療

角膜の不正乱視の場合にはコンタクトレンズが適応になる。ときに角膜移植が行われる。水晶体脱臼，円錐水晶体や核性近視では手術的に水晶体摘出を行うこともある。

文 献

1) Mohindra I, Held R, Gwiazda J & Bill S：Astigmatism in infants. Science 202：329-331, 1978

2) Dobson V, Fulton AB & Sebris AA：Cyclo-plegic refractions of infants and young children. The axis of astigmatism. Invest Ophthalmol Vis Sci 25：83-87, 1984

3) 神谷貞義, 西信元嗣, 魚里 博, 浅井輝夫, 野村 健, 斉藤美智子, 他：新しい視点からみた学校近視の解析, その4 児童, 生徒の乱視眼についての乱視軸分布曲線ならびに乱視度分布曲線についての統計的観察. 眼紀 36：1853-1867, 1985

4) 神谷貞義, 西信元嗣, 魚里 博, 浅井輝夫, 野村 健, 斉藤美智子, 他：新しい視点からみた学校近視の解析, その7 キヤノン・オート・ケラトによる角膜乱視とニデック・オート・レフによる全乱視の乱視軸ならびに乱視度の比較. 眼紀 37：88-96, 1986

5) 神谷貞義：加齢による角膜乱視ならびに角膜乱視軸の推移. 眼紀 35：2011-2018, 1984

6) 木村直子, 渡辺彰英, 鈴木一隆, 豊田晴義, 袴田直俊, 中村芳子, 他：瞬目高速解析装置を用いた瞬目の加齢性変化の検討. 日眼会誌 116：862-868, 2012

7) Sakai E, Shiraishi A, Yamaguchi M, Ohta K & Ohashi Y：Blepharo-tensiometer：New eyelid pressure measurement system using tactile pressure sensor. Eye & Contact Lens 38：326-330, 2012

8) Wilson G, Bell C & Chotai S：The effect of lifting the lids on corneal astigmatism. Am J Optom Physiol Opt 59：670-674, 1982

9) Francis IC, Stapleton F, Ehrmann K & Coroneo MT：Clinical Study：Lower eyelid tensometry in younger and older normal subjects. Eye 20：166-172, 2006

10) 大鹿哲郎：眼科検査診断法, 視覚の質 quality of vision を測る. 日眼会誌 108：770-808, 2004

11) 不二門尚：眼科検査診断法, 新しい視機能評価システムの開発. 日眼会誌 108：809-835, 2004

12) Duke-Elder S：Simple refractive errors, 255-296. System of Ophthalmology, Vol 5, Henry Kimpton, London, 1970

13) Byakuno I, Okuyama F, Tokoro T & Akazawa Y：Accommodation in astigmatic eyes. Optometry and Vision Science 71：323-331, 1994

14) Legras R, Chateau N & Charman WN：Assessment of just-noticeable differences for refractive errors and spherical aberration using visual simulation. Optom Vis Sci 81：718-728, 2004

15) 所 敬, 林 一彦, 武藤政春, 浅原典部：角膜乱視と全乱視, 第1報, 全乱視のない症例について. 眼紀 27：65-69, 1976

16) 所 敬, 林 一彦, 武藤政春, 浅原典部：角膜後面曲率半径の測定. 臨眼 30：1209-1213, 1976

17) 所 敬：近視の進行と水晶体乱視. 臨眼 21：571-579, 1967

18) 所 敬, 村上喜三雄, 他：角膜乱視と全乱視, 第2報, 全乱視のある症例について. 日眼会誌 81：532-535, 1977

19) 大塚 任, 所 敬：通光系の屈折, 1-76. 勝木保次 (編), 生理学大系Ⅵ, 感覚の生理学, 医学書院, 東京, 1967

20) 大島祐之：乱視, 343. 萩原 朗, 桐沢長徳, 国友 昇（編）, 最新眼科学 下巻, 医学書院, 東京, 1962

21) Sidman RL：The structure and concentration of solids in photoreceptor cells studied by refractometry and interference microscopy. J Biophysic Biochem Cytol 3：15-31, 1957

22) 大塚 任：乱視, 382-417. 大塚 任, 鹿野信一（編）, 新臨床眼科全書 2.2, 視機能Ⅲ, 金原出版, 東京, 1970

23) 河野 彰：a) 第1編 調節に伴う乱視度の変化, 第2編 変化の性質および程度について, 第3編 調節力と乱視度変化. 日眼会誌 46：103；b) 第4編 調節時乱視と近点, 第5編 所謂局部調節について, 日眼会誌 46：169；c) 第6編 角膜乱視の変化 (その一) 変化の程度, 第7編 角膜乱視の変化 (その二) 変化に関与する2, 3の要約について. 日眼会誌 46：337, 1942

24) 梶浦睦雄：角膜乱視に関する研究, 第1編「アトロピン」若しくは「ピロカルピン」の角膜乱視 (角膜穹窿彎曲度) に及ぼす影響に就いて. 日眼会誌 45：525-538, 1941

25) 能登富士也：角膜表曲面の形状に関する研究. 日眼会誌 65：447-468, 1961

26) Price FW Jr, Grene RB, Marks RG & Gonzales JS：Arcuate transverse keratotomy for astigmatism followed by subsequent radial or transverse keratotomy. J Refract Surg 12：68-76, 1996

27) Gwiazda J, Thorn F, Bauer J & Held R：Emme-tropization and the progression of manifest refraction in children followed from infancy to puberty. Clin Vis Sc 8：337-344, 1993

28) Hirsch M：Predictability of refraction at age 14 on the basis of testing at age 6—Interim report from the longitudinal study of refraction. Am J Optom Arch Am Acad Optom 41：567-573, 1964

29) Gwiazda J, Grice K, Held R, Mcleelan J & Thorn F：Astigmatism and the development of myopia in children. Vision Res 40：1019-1026, 2000

D 不 同 視

1 不同視の定義

不同視 anisometropia とは左右の屈折異常の程度が異なるもので，一般に屈折度差が 2.00 D 以上のものをいう。軽度のものは生理的にもみられ，これを**生理的不同視** physiological anisometropia という。

不同視は一般に先天的かあるいは先天素因の上に発生するが，後天的には，角膜混濁，核性近視あるいは白内障術後の片眼無水晶体眼などにみられる。

2 不同視の頻度

不同視の頻度は報告者により異なる。すなわち，不同視の程度を 2.00 D 以上とすれば，1.4～9.6%程度であり 10%以下といえる[1]。所[2]の報告では 2.00 D 以上の不同視の頻度は小学生では1.2%（11/895 名），中学生 3.0%（13/432 名），高校生 7.6%（35/463 名）で年齢によってもその頻度は異なる。また不同視の程度を 1.00 D 以上とすれば，小学生 4.7%（42/895 名），中学生 12.3%（53/432 名），高校生 21.8%（101/463 名）である。

Atkinson ら[3]によれば，6～9 か月の乳児の1.3%に 1.00 D 以上の不同視がみられ，そのうち半数は不同視が改善し半数は持続する。一方，生後不同視がなかったのにもかかわらず 4 歳[4]または 6 歳[5]で不同視が発見された報告もある。

3 不同視の分類

①**近視性不同視** myopic anisometropia
②**遠視性不同視** hypermetropic anisometropia
③両眼の屈折状態の性質が異なる**雑性不同視** mixed anisometropia
④**乱視性不同視** astigmatic anisometropia
に分けられる。また，1 眼が正視の場合には片眼遠視あるいは片眼近視という。

不同視の程度は通常 2.00 D 以上のものをいうが，不同視の程度が 34～36 D のものも報告されている[6]。

4 不同視の調節

不同視眼の調節力は，一般に片眼視では近視度の弱いほうの眼の調節力が大きい傾向にあるといわれている[7]。保坂[8]は石原近点距離計を用い，片眼視での調節力の測定で，5.00 D 未満の不同視では左右差は認められないが，5.00 D 以上の不同視例では屈折度の強いほうの眼，すなわち近視度の強い眼では調節力が小さいと報告している。すなわち不同視が軽度ならば調節力の左右差はみられないが，不同視の程度が強くなると，より近視度の強い眼の調節力は小さいということになる。

また両眼視下でオートレフラクトメータを用いた初川[9]の報告や，赤外線オプトメータを用いた吉野ら[10]，所[11]の報告では，**両眼視時には両眼とも等量の調節が行われている**（図4D-1）。そして初川[12]は，片眼視下での不同視の調節反応の左右差は，後頭葉皮質にいたる入力（感覚）系に左右差があるためと考えている。

5 不同視の症状

不同視それ自体による症状と不同視を矯正する矯正レンズに基づく症状とがある。

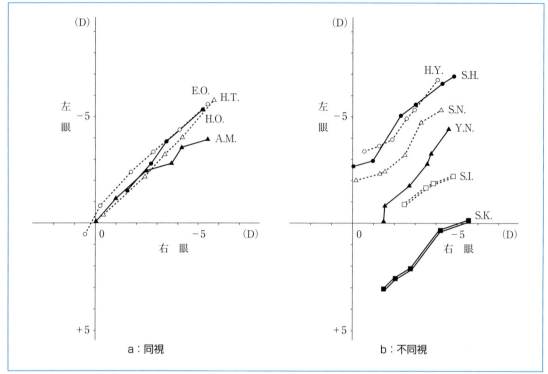

図 4D-1 ▶ 同視例と不同視例の両眼の調節(所[11])

視力に左右差のあることや両眼視機能の低下は，主として前者により起こるが，矯正眼鏡レンズによる不等像視，眼鏡レンズの周辺部プリズム作用に基づく眼精疲労は後者による。

a. 弱視

眼球の発育期に視力差があり，これが不同視による場合には屈折矯正をしておかないと弱視になりやすい。特に遠視性不同視の場合には弱視になりやすく，近視性不同視では発症が比較的遅い。近見時に近視の眼を使っていることから弱視になりにくい。しかし強度近視性不同視では弱視のことが多い[13]（211 頁参照）。

b. 両眼視機能の低下

両眼の屈折度差が大きくなると片眼の視力低下は著しく，単眼視している場合が多くなり，両眼視機能の低下をきたしやすい。また屈折矯正を行った際の不等像視によっても，両眼視機能は障害される（224 頁参照）。

c. 眼精疲労

矯正眼鏡レンズによる不等像視により，あるいは，側方視でのプリズム効果による複視を融像しようとするために，眼精疲労を起こす。

6 不同視の診断

屈折検査を行い左右の屈折度差が 2.00 D 以上あれば不同視と診断する。屈折検査に関して注意すべき点は，小児の遠視性不同視弱視の場合には，視力が低下している眼だけではなく両眼に調節麻痺薬として，アトロピンを点眼し屈折検査をしなければならないことである（213 頁参照）。

不同視の原因については，角膜曲率半径の測定，眼軸長の測定のほか，細隙灯顕微鏡による検査も必要である。

表 4D-1 ▶ **片眼無水晶体眼の各種矯正後の不等像視と立体視**
（Katsumi et al[16]）

		不等像視（%）	立体視（%）
Girard et al（1962）	IOL	1.92	82
	CL	6.99	46
三宅, 他（1981）	IOL	2.3* （0.0～6.2）	-
		2.1** （0.0～5.8）	-
Katsumi et al（1988）	IOL	2.8	68.4
	CL	4.6	40.7
	Glasses	17.8	0

*縦方向　**横方向

眼精疲労の訴えのある場合には，現在眼鏡を装用していればこれを調べ，古い眼鏡をもっている場合には症状の差について聞くことが大切である。

7 不同視の治療

原則として屈折矯正を行う。小児の場合には3.00～4.00 D の不同視でも眼鏡装用が可能である。特に小児の遠視性不同視弱視では，両眼にアトロピンなどによる調節麻痺薬点眼後，屈折検査を行い完全矯正の眼鏡を処方し，弱視訓練をしなければならない。しかし，遠視性不同視弱視の視力予後には治療開始時期よりも，初診時視力，遠視と不同視の程度が関係する[14]。両眼視の面からは，コンタクトレンズによる矯正が好ましい。強度近視性不同視弱視に対しては予後不良といわれているが，早期からの屈折矯正で視力の向上は望めるとの報告もある[7]。

近視性不同視の経過観察では，近視度の弱い健眼の近視化が弱視眼より強く不同視差が減少する傾向にあるが，遠視眼では両眼同程度の遠視度の減少がみられたとの報告がある[15]。

成人の場合は，左右の屈折度差 2.00 D 以上の眼鏡は通常装用できない。このため屈折度の弱い眼を完全矯正し，他眼は屈折度差 2.00 D 以内を目安に処方する。不等像視の程度は不同視が屈折性か軸性かによって異なる。また，許容限度には個人差があるので 2.00 D 以上でも装用可能な場合がある。コンタクトレンズ矯正は不等像視は少なく側方視でのプリズム効果もないのですぐれている。

片眼無水晶体眼は強い屈折性の遠視性不同視であり，通常，眼鏡矯正は不可能でコンタクトレンズが適応である。眼内レンズはコンタクトレンズに比べ不等像視は少なく，両眼視機能も良好である（**表 4D-1**）。

小児の片眼の先天白内障術後にはソフトコンタクトレンズ矯正が原則である。最近では眼内レンズの挿入も試みられている（208頁参照）。また，屈折矯正手術が施行されることもある。

文　献

1）大塚　任：不同視. 375-381. 大塚　任, 鹿野信一（編）, 新臨床眼科全書 2.2, 眼機能 Ⅲ, 金原出版,

東京，1970
2）所　敬：屈折異常とは（屈折異常の総論，問題点）.

眼臨医報 81：1367-1372, 1987

3) Atkinson J, Braddick OJ, Durden K, Watson PG & Atkinson S：Screening for refractive errors in 6～9 month old infants by photorefraction. Brit J Ophthalmol 68：105-112, 1984

4) 綾木雅彦：発症前から観察した家族歴のある遠視性不同視弱視の1例．臨眼 49：283-285, 1995

5) 矢ケ崎悌司，堀口正之，菅原美雪，他：かつて良好な視力を有した後，典型的な遠視性不同視弱視となった3例について．眼臨医報 77：1975-1981, 1983

6) Duke-Elder S：Anisometropia, 505-511. System of Ophthalmology, Vol V Ophthalmic optics and refraction, Henry Kimpton, London, 1970

7) 保坂明郎：不同視眼の屈折矯正と不等像視．眼科 MOOK 18：157-166, 1982

8) 保坂明郎，松戸武夫，荘兆昌：不同視の研究，III 調節力．日眼会誌 75：2207-2210, 1970

9) 初川嘉一：両眼同時屈折値測定法による調節と輻輳に関する研究．眼紀 35：1249-1256, 1984

10) 吉野幸夫，西山文子，村松知幸，奥山文雄：不同視弱視における調節反応—赤外線オプトメーターによる測定．眼紀 35：1721-1726, 1984

11) 所　敬：屈折異常と調節．日本眼光学学会誌 12：1-9, 1991

12) 初川嘉一：不同視の調節．眼科 29：621-629, 1987

13) 松本留美子，植村恭夫：小児における片眼高度近視と弱視．臨眼 33：765-772, 1979

14) 寺岡力新，野村耕治，平井宏二，中村礼恵：遠視性不同視弱視の治療成績．臨眼 65：621-626, 2011

15) Shih MH, Chen WJ & Huang FC：Refractive Changes in Amblyopic Children with High Anisometropia. Optom Vis Sci 92：1012-1015, 2015

16) Katsumi O, Miyanaga Y, Hirose T, Okuno H & Asaoka I：Binocular function in unilateralaphakia, Correlation with aniseikonia and stereo-acuity. Ophthalmology 95：1088-1093, 1988

E 無水晶体眼

1 無水晶体眼の定義

　無水晶体眼 aphakic eye とは水晶体のない眼をいうが，水晶体が瞳孔領にないことも包括していることが多い。多くは手術によって水晶体が摘出された場合である。ときに外傷後吸収されたり，水晶体脱臼によって瞳孔領に水晶体がない場合などがある。

　眼の屈折系から水晶体がなくなると普通は調節力のない強度の遠視眼になる。

2 無水晶体眼の光学系

a. 無水晶体眼の屈折

　無水晶体眼では，屈折面は角膜だけになるため眼の全屈折力は角膜の屈折力に等しい。そこで Gullstrand の模型眼から，水晶体を除いた無水晶体の模型眼に平行光線が入射すると，角膜後方約 31 mm に焦点を結ぶ[*]。眼軸長は 24 mm であるので強い遠視になる。

> [*] Gullstrand の模型眼の角膜屈折力は 43.05 D で房水および硝子体の屈折率は 1.336 であるので（19 頁参照）無水晶体眼の像側焦点距離は（1.336×10^3）$/43.05 = 31.03$ mm になる。

　通常，術前正視眼だった眼が無水晶体眼になった場合，その眼を屈折矯正すると，屈折度は $+10.00 \sim +11.00$ D のことが多い[**]。

b. 無水晶体眼の倍率

　上述のような眼鏡レンズを装用した場合には，網膜像は約 1.36 倍大きくなるため[***]，片眼の無水晶体眼を眼鏡矯正すると強い不等像視を生じる。

> [**] Gullstrand の模型眼の全屈折力は 58.64 D であるが，無水晶体眼では角膜屈折力 43.05 D がその眼の全屈折力になる。したがって $58.64 - 43.05 = 15.59$ D が眼鏡矯正されなければならない。眼の物側主点位置（h）は 1.348 mm であるので，眼の全屈折力（A）を角膜頂点屈折力（L）に換算すると，
>
> $$L = \frac{A}{1 + A\dfrac{h}{n}} = \frac{58.64}{1 + 58.64 \times \dfrac{0.001348}{1.336}} = 55.36\,(D)$$
>
> になる（73 頁参照）。ここで 1.336 は房水の屈折率（n）である。
> 　角膜の物側主点位置は角膜頂点にほとんど一致するので，角膜頂点での両者の差は $55.36 - 43.05 = 12.31$ D になる。この屈折力の差を角膜頂点から 12 mm の位置の眼鏡レンズで矯正するときのレンズ度（L'）は，
>
> $$L' = \frac{12.3}{1 + 12.31 \times 0.012} = +10.73\,(D)$$
>
> になる。

> [***] Gullstrand の模型眼で物側焦点距離は眼の全屈折力 58.64 D の逆数で 17.05 mm，無水晶体眼の物側焦点距離は角膜屈折力 43.05 D の逆数で 23.22 mm である。したがって倍率は $23.22/17.05 = 1.36$ になる（**図 4E-1**）。

c. 無水晶体眼の乱視

　乱視の発生部位は主として角膜と水晶体であるが，無水晶体眼では水晶体がないため，角膜乱視は眼の全乱視にほぼ等しい。しかし厳密には，眼鏡は角膜からある一定の距離をおいた位置に装用されるため，オフサルモメータで得られた乱視度が，そのまま矯正レンズの乱視度にはならない[1]。

　たとえば，矯正球面レンズ度が約 $+10.00$ D の場合にはオフサルモメータで得られた角膜乱視の約 3/4，$+13.00$ D の場合には角膜乱視の約 2/3 の円柱レンズを加入すればよい[1]。

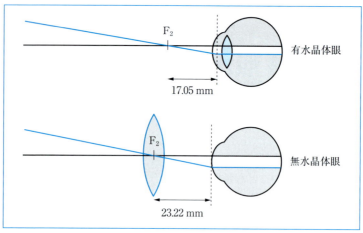

図 4E-1 ▶ 無水晶体眼の倍率

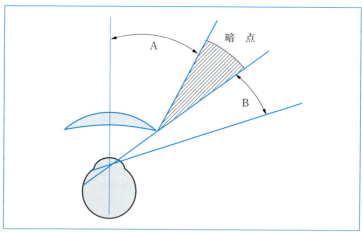

図 4E-2 ▶ 輪状暗点

3 無水晶体眼の症状

屈折矯正されていない無水晶体眼は，強度近視を除いては強い遠視状態になり，遠方も近方も明瞭にみえない。しかし屈折矯正によって比較的良好な視力が得られる。しかし，

① 物がゆれる
② 立体感覚や方向の誤認
③ 周辺部の輪状暗点（図 4E-2）
④ Jack-in-the-box phenomenon（図 4E-3）
⑤ 跳躍
⑥ 歪曲
⑦ 視野の狭窄
⑧ プリズム効果
⑨ 色視症

などを訴えることがある[2]。このため種々の白内障用のレンズが設計されている。**白内障レンズ**は lenticular lens と full-field lens の 2 種類に大別することができる（図 4E-4）。

lenticular lens と full-field lens の比較[3]

どちらのレンズがよいかは個人差があるが，一般的には白内障術直後は lenticular がよく，眼鏡になれるにつれて full-field のほうを好むようになる（表 4E-1）。

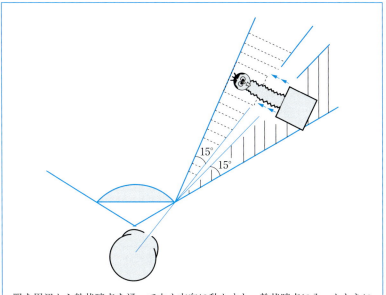

眼を周辺から輪状暗点を通って中心方向に動かすと、輪状暗点に入ったときに周辺でみえていた物体が消え、これを通り過ぎると再び出現する現象をいう。

図 4E-3 ▶ Jack-in-the-box phenomenon

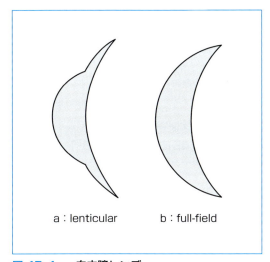

図 4E-4 ▶ 白内障レンズ

表 4E-1 ▶ 白内障レンズの比較

		lenticular	full-field
周辺視力		○	
視野			○
倍率	中心		○
	周辺	○	

4 無水晶体眼の治療
（視力矯正法）

無水晶体眼の視力矯正法には，
①眼鏡レンズ
②コンタクトレンズ
③眼内レンズ
④角膜屈折力増強手術
などがある。

a. 眼鏡レンズによる矯正
1）遠用眼鏡

手術 2～3 か月後，角膜乱視軸が直交した時点で眼鏡処方をするとよい[4]。

一般に片眼無水晶体眼を眼鏡レンズで矯正した場合の不等像視は，20～30％に達し[5〜8]，眼鏡レンズによる矯正は不可能である。

どうしても眼鏡装用が必要なときには，左右の屈折度差をなるべく少なくすることにより装用可能になる場合もある[9]。また有水晶体眼を近用に無水晶体眼を遠用に処方し，両眼視は得

られないが，喜ばれることもある[10]。このほか，＋20Dのフレネル膜をはりつけた無水晶体眼用のmyodisc lensは通常の眼鏡レンズに比べ，像の拡大率が小さく（＋13.00Dで通常のレンズでは32％の拡大に比べ23％の拡大率である），利用できる場合もある[11]（図4E-5）。

2）近用眼鏡

無水晶体眼での多焦点レンズの処方はむずかしく，通常は近用眼鏡として単焦点レンズを装用している。しかし，強い遠視眼の遠用専用眼鏡を近用眼鏡として使用できる場合がある[12]。これは凸レンズは眼より遠ざけることにより，眼の主点での屈折力が強くなることを利用した方法である*。

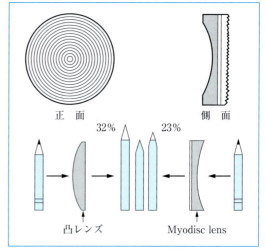

図4E-5 ▶ Myodisc lens（Soll[11]）

両凸両凹レンズとメニスカスレンズ

通常装用している眼鏡レンズはメニスカスレンズであるが，検眼レンズは両凸あるいは両凹レンズのことがある。一般に眼鏡レンズの度数はレンズの後頂点から焦点までの距離（バックフォーカス back focusという）の逆数で表されている（一般のレンズの度数は主点から焦点までの距離の逆数である）。そこで，眼鏡レンズの裏面から角膜頂点までを12mmとすれば，いずれのレンズを用いても焦点の位置は同じである。したがって，平行光線がこれらのレンズを通過して入射した場合には同じ位置に結像することになるので，遠方視すなわち遠用眼鏡の場合には両凸あるいは両凹レンズで検眼し，これでメニスカス眼鏡レンズを作製しても誤差はない。しかし，近方視の場合には眼鏡レンズの主点の位置が問題になる。両凸あるいは両凹レンズとメニスカスレンズでは主点位置は異なるので，近用眼鏡の処方のときには考慮が必要である（図4E-6）（70頁，図3-1）。

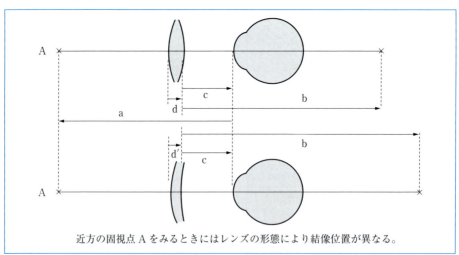

近方の固視点Aをみるときにはレンズの形態により結像位置が異なる。

図4E-6 ▶ 両凸レンズとメニスカスレンズ

> *眼の主点屈折力を A（D），眼鏡レンズ度を L（D），眼鏡レンズと角膜頂点間距離を k（m），角膜頂点と眼の物側主点間距離を h（m）とすれば，
>
> $$A = \frac{L}{1-(k+h)L}$$
>
> になる。したがって，凸レンズの場合には k の値が大きくなればなるほど，主点屈折力は強くなる。

しかし＋13.00～14.00 D 以上でないと実用にならず，また矯正視力のよいことも条件の1つである。

次に近用眼鏡の処方にあたって，両凸レンズとメニスカスレンズの差をみると，同一の近業距離にある物体を明視するために必要な加入度数（D）は，両凸レンズに比べメニスカスレンズで増加する傾向がみられる[13]。したがって両凸レンズで近用眼鏡の検査を行った場合には，その値に＋αして処方しなければ，検査時と同一の近見視力は得られないことになる（206 頁参照）。

臨床的には，両凸レンズを使用して近用眼鏡の検査をした場合は，近業距離 25～30 cm に対する近方矯正では，球面レンズ度＋12～13 D の場合には＋0.50 D を，＋16～＋18 D の場合には＋1.00 D を両凸レンズの矯正値に加算して，眼鏡処方するように心掛けるとよい。

b. コンタクトレンズによる矯正

コンタクトレンズでは，眼鏡レンズによる拡大効果，収差，側方視におけるプリズム効果などがほとんどない。また，ハードコンタクトレンズでは角膜乱視の矯正効果もみられ，しかも片眼無水晶体眼（屈折性不同視）をコンタクトレンズで矯正した場合，両眼視も可能であり，理論上は眼鏡レンズに比べ優れている。さらに美容的にもよい。しかし取り扱いが煩雑であること，合併症のみられることが欠点になる。

煩雑さをなくすために，無水晶体眼に対するコンタクトレンズの長期連続装用の試みがソフトレンズ[14]，さらには酸素透過性ハードレンズ[15]

で行われてきている。しかし，ソフトレンズの連続装用による合併症もいくつか報告されている[14]。ハードレンズはソフトレンズほど合併症は多くないが，長期連続装用に際しては取り扱いおよびその管理には十分注意すべきである。

無水晶体眼では偽調節（240 頁参照）を除いて調節作用はないので，近方視には近用眼鏡が必要になる。遠用コンタクトレンズで矯正し，これに累進屈折力レンズを併用すると遠近とも明視でき，具合のよいこともある[16]。

c. 乳幼児の無水晶体眼の屈折矯正

視覚発達過程にある乳幼児にあっては，先天白内障手術の時期の決定はもちろんのこと，術後の無水晶体眼の屈折矯正は大切である。すなわち，いつから，どのような方法で矯正すれば弱視の発生を予防できるかが問題である。

先天白内障の手術の時期については，
① 白内障の程度
② 種類
③ 両眼性か片眼性か
④ 合併症の有無
により決定される[17]。

不完全な混濁で視反応もあり，眼振その他の眼異常を伴わない場合には3歳以降に手術を延期するが，その他の場合には生後1年以内に，特に片眼白内障の場合は，早期に手術をすることが現在一般的になってきている[17]。したがってこれに伴い，乳幼児の無水晶体眼の屈折矯正が術後早期になされなければならないことになる。

視力矯正法としては，通常ソフトコンタクトレンズが用いられている[17,18]。術後からレンズの処方装用までの期間は，2週間から長期無装用のものまであるが，2～3か月後から使用しているものが多い[19]。

乳幼児のソフトコンタクトレンズの処方として，フィッティングは，ややフラット気味がよいとされているが，角膜曲率半径の測定が不可能な例では，瞬目によりレンズがわずかに（1[20]～

2 mm[21]）動く程度がよい[19, 20]。レンズの直径は，患児の角膜径の両端に1 mmずつ加えたものがよく12.0〜13.0 mm程度である[21]。

屈折度は他覚的屈折検査，特に検影法による値をもとに決定されるが，強目に処方したほうがよい[18, 19]。装用時間は3〜5時間から毎日1〜2時間ずつ延ばす方法が慎重な方法と思われる[21]。しかし装用時間に関しては，医師の管理のもとに行われなければならない。

このように処方されたソフトコンタクトレンズがその後，どの程度使用されているかは親の協力，さらには熱意による点が大きい[17]。

乳児の間は親の協力により装用していた例が，2〜3歳になると，コンタクトレンズの装用がむずかしくなり中止し，眼鏡に変更する例

も多くみられるといわれている[20]。この理由としては，コンタクトレンズの紛失，破損，取り扱いが面倒，眼鏡にかえたなどであり[20]，特に片眼無水晶体眼では装用を中止する例が多い。

そこで，成人の場合と同様に小児においても，ソフトコンタクトレンズやハードコンタクトレンズによる連続装用の試みもなされている[18〜21]。

小児に眼内レンズを挿入することは安全性の問題と，乳幼児では水晶体屈折力が強いが，成長とともに急速に減少するため適切なレンズ度を定めることが困難などの理由から，現状では慎重な意見がある。

しかし，近年，小児の先天性や外傷性白内障に積極的に眼内レンズ挿入が行われつつある（325頁参照）。

文　献

1) 大島祐之：無水晶体眼における角膜乱視と矯正眼鏡レンズ，第1報，Ophthalmometerで測定される角膜乱視と矯正円柱レンズ度の換算．臨眼 28：1247-1251, 1974

2) 梶浦睦雄：眼鏡光学，593-644．大塚　任，鹿野信一（編），臨床眼科全書2.2，眼機能Ⅲ，金原出版，東京，1970

3) Michaels DD：Spectacle correction of aphakia：How aspheric do they have to be? Am Acad Ophthalmol and Otolaryngol 85：59-72, 1978

4) 大島祐之，本村幸子：無水晶体眼における角膜乱視と矯正眼鏡レンズ，第2報，臨床的検討．臨眼 31：621-624, 1977

5) Duke-Elder S：System of ophthalmology, 507. Vol V Ophthalmic optics and Refraction, Henry Kimpton, London, 1970

6) 磯村悠宇子，栗屋　忍：Aniseikoniaと両眼融像に関する研究．日眼会誌 84：1619-1628, 1980

7) 保坂明郎：屈折異常の矯正—眼鏡かコンタクトレンズか．眼科 21：1013-1021, 1979

8) 矢島保道：白内障手術後療法—屈折矯正方法の選定．眼科 19：1313-1318, 1977

9) 大塚　任：一眼無水晶体性不同視の眼鏡矯正．眼科 16：929, 1974

10) 所　敬：白内障術後の屈折矯正．眼科 19：81, 1977

11) Soll DB：More about the monocular aphakic myodisc lens, 424-426. Current concepts in cataract

surgery, The CV Mosby Co, St Louis, 1976

12) 大島祐之，本村幸子，松原明子：無水晶体眼の眼鏡矯正，遠用眼鏡の頂点間距離増大による調節代行．日眼会誌 81：521-525, 1977

13) 大島祐之：無水晶体眼の眼鏡矯正，第2報，両凸レンズとメニスカスレンズによる矯正効果．日眼会誌 83：1661-1665, 1979

14) 所　敬：白内障の術後視力矯正法．眼科MOOK 17：113-123, 1982

15) 平野潤三：無水晶体眼に高透気性HCLの連続装用．日コレ誌 25：152-155, 1983

16) 小暮文雄：片眼無水晶体患者のソフトコンタクトレンズと累進多焦点レンズによる視力矯正と両眼視機能，59．第33回，日本臨床眼科学会，講演抄録集，第255席，1979

17) 植村恭夫：先天白内障の手術の適応時期．眼科 21：1463-1468, 1979

18) 服部光幸：小児無水晶体眼にソフトコンタクトレンズ連続装用の経験．日コレ誌 20：80-84, 1978

19) 高野英子，加藤和男，伊東延子，曲谷久雄：小児無水晶体眼へのソフトコンタクトレンズ臨床成績．日コレ誌 19：120-126, 1977

20) 山本　節：小児におけるS. C. L.—術後無水晶体症を中心として．眼科 20：841-847, 1978

21) 湖崎　克，小山賢二，山崎康宏，福井久子：小児の術後無水晶体症に対する軟性コンタクトレンズの臨床的応用．臨眼 28：1029-1035, 1974

F 屈折異常と弱視

1 視機能の発達

　小児期は心身の発達期であり，眼球の発育，特に眼の機能の発達にとっても重要な時期である。

　眼球の大きさを眼の前後径である眼軸長で表すと，新生児では約17 mmのものが成人では約24 mmになる。しかもこの成長は2〜3歳ころまでに急速に起こり，その後も徐々に成長を続け，13〜15歳でほぼとまる[1]（**図 4F-1**）。

　一方，眼の機能，たとえば**視覚の感受性**は生後18か月くらいでピークとなり，その後，8歳くらいまで続くといわれており（**図 4F-2**）[4]，眼球の成長終了前に視力は完成する。そこで，なんらかの眼の形態的あるいは機能的発達を遅延させる因子，たとえば，形態覚遮断，斜視，不同視などがあれば，十分な発達は望めず，弱視を起こすことになる。したがって，その発達遅延因子を早急に発見し，その対策と管理を行なわなければならない。就学前健診あるいは就学時健診ではやや遅すぎるので，3歳児健診に力を入れる必要がある。

　視機能の発達には眼の発育期に適切な刺激が網膜に与えられなければならない。

　IkedaとWright[5〜7]はネコの眼前に±12 Dまでの種々のレンズをおいてdefocusした状態で光刺激を与え，網膜神経節細胞の反応をみる実験をした。そして網膜の中央にあるsustained cellは，周辺部のtransient cellよりdefocusに対して敏感であることを見出し，弱視の発生機転を次のように推論している。すなわち，

①sustained cellとこの細胞からのsustained pathwayは視力の基礎になり，これらの細胞が効率よく働くようになるためには，

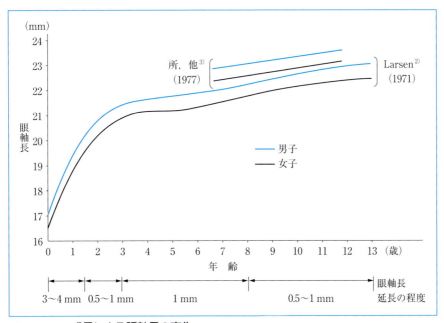

図 4F-1 ▶ 成長による眼軸長の変化

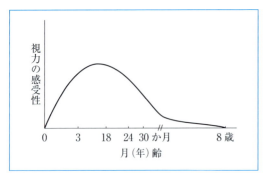

図 4F-2 ▶ 視力の感受性（粟屋[4]）

中心窩によく焦点の合った安定した像が必要である
②神経結合が成人になって有効に働くためには，乳幼児の視機能の発達時期に適切な刺激が必要である
③臨床的には視覚の発達過程において，中心窩にピントのよい，しかも安定した像を結ばないときには，中心窩の機能は永久に失われる
④視覚の発達過程では視路の機能的障害は sustained cell と同様に起こる

などである．これらの結果からも斜視弱視，屈折異常弱視，不同視弱視，形態覚遮断弱視の起こることは説明できる．

2 弱視の定義

弱視は医学的弱視と社会的教育的弱視に分けられる．

医学的弱視とは，なんら器質的疾患がないか，あるいはあったとしても，それだけでは矯正視力の出ない状態を説明できないもので，視機能の発達過程に起こるものである．

通常，正常な発達過程では視力は新生児で 0.03，生後 6 か月で 0.2，3 歳児では視力 1.0 のものが 67％，4 歳児では 76％，5 歳児では 86％，6 歳児ではほぼ 100％ となるといわれている[8]．そこで，年齢によって正常の視力値が異なるので，視力によって弱視の線は引きにくいが，矯正視力が 0.7 以下を弱視と考えていることが多い[9]．

このような医学的弱視のほかに，眼疾患などによって両眼でも矯正視力が 0.04 以上 0.3 未満のものは，**教育的弱視**として区別されていることがある（51 頁参照）．以下は医学的弱視について述べる．

3 弱視の分類

弱視の分類には視力障害の程度による分類のほか，原因別分類もある．ここでは弱視の発生原因を考えるうえで後者の分類を述べる．

医学的弱視の原因は，一口でいえば視機能の発達時期に適切な刺激が網膜に与えられないことである．そこで，このような観点から，
①斜視弱視
②不同視弱視
③屈折異常弱視
④形態覚遮断弱視

などに分けられる．このうち，屈折異常に由来する弱視には，片眼性の弱視としては不同視弱視，両眼性の弱視としては屈折異常弱視がある．

4 屈折異常による弱視

a．不同視弱視

不同視弱視 anisometropic amblyopia は一般に「不同視があって斜視がなく，中心固視であり，中心窩融像を欠くが周辺融像をもっていて，おおよその立体視機能をもつもので，屈折異常の強い眼の矯正視力の不良なもの」と定義されている．

不同視の中でも弱視になりやすいのは遠視および乱視である．これは，近方視と遠方視ともに明視の得られない屈折異常が，弱視発生の基盤になるためである．不同視弱視に占める遠視と乱視の頻度は 96.9％ である[10]．

1）遠視性不同視弱視

遠視性不同視弱視の起こる屈折度と不同視差

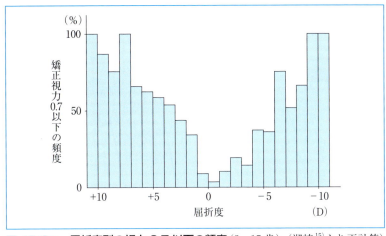

図 4F-3 ▶ 屈折度別の視力 0.7 以下の頻度（3〜15歳）（湖崎[15]より再計算）

は，屈折異常の強い眼の屈折度が＋2.00 D 以上で，不同視差が 1.50〜2.00 D 以上あると弱視になりやすい[9]。

この原因としては遠視の強いほうの眼の中心窩に鮮明な像を結ばないことが主要な役割を演じ，これに異常な両眼性の interaction が作用していると考えられている[9]。

遠視性不同視のある弱視のうち，斜視を伴わないものは不同視弱視，斜視を伴うものは斜視弱視とするのが妥当である[11]。

光干渉断層計で遠視性不同視弱視の検査が行われている。これによると，遠視性不同視弱視眼の網膜視細胞外節の厚さは健常眼より薄いが治療により回復するとの報告がある[12]。

2）乱視性不同視弱視

乱視度の左右差が 1.00〜1.50 D 以上あると弱視になりやすいといわれているが，これはベースにある球面屈折異常にも関連がある。雑性乱視では，2.00 D 以上の乱視の左右差がないと不同視弱視になりにくいといわれている[9]。

3）片眼強度近視に伴う弱視

近視は遠視や乱視と違って，近方視では網膜中心窩に鮮明な像を結ぶので弱視になることは少ない。しかし片眼が強度近視の場合には弱視を伴うことがしばしばある。この片眼強度近視に伴う弱視眼の屈折度は，－5.00 D 以上，不同視差は 5.00 D 以上といわれている[13]。しかし，強度近視では眼底後極部に後部ぶどう腫や網膜脈絡膜萎縮などがみられたり，電気生理学的検査でも異常所見をみることなどから[13]，近視性不同視弱視という名称には検討の余地がある[9]。

b．屈折異常弱視

屈折異常弱視 ametropic amblyopia とは，不同視や斜視やその他器質的病変がなく，両眼にある程度以上の屈折異常があり，この屈折異常以外に矯正視力障害の原因となるものが認められないような両眼の低視力例である[9]。

弱視の頻度は児童数に対して 0.2% 前後といわれている[14]。屈折異常の程度からみた弱視の頻度の報告は少ないが，湖崎[15]の大阪市立小児保健センターの，眼科外来患者（3〜15歳）1,157眼の屈折度と矯正視力との関係を再計算した[16]結果は，**図 4F-3** のごとくである。

この図では矯正視力 0.7 以下を弱視と考えて[9]，屈折度別に視力 0.7 以下の頻度をみると，屈折度 0〜－1.00 D の級間で最も頻度が低く（2.5%），これから遠視側あるいは近視側へと漸次増加する傾向がみられる。また最も頻度の低い屈折度 0〜－1.00 D の級間で，年齢別に視力 0.7 以下の頻度を調べると，3〜5 歳で 5.1%，6〜7 歳で 1.9%，8〜9 歳で 0%，10〜15 歳で 3.6%と年齢

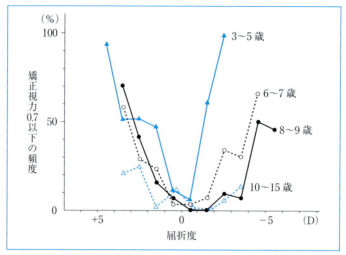

図 4F-4 ▶ **年齢別の視力 0.7 以下の頻度**（屈折異常眼）

による大きな差は認められない．しかし，この級間から遠視側あるいは近視側へわずかにはずれると，年少の群ほど，視力 0.7 以下の頻度が急激に増加する傾向がみられる[16]（**図 4F-4**）．

このことから屈折異常が矯正視力に及ぼす影響は大きく，低年齢者ほどその傾向は強くみられるので，低年齢者の屈折異常は弱視の原因になると考えられる．

次に屈折異常による弱視の成因について遠視，近視，乱視の順に述べる．

1）遠　視

遠視では本来網膜中心窩に明瞭な像を結ぶことはできないが，調節することで明視することが可能になる潜伏遠視や随意遠視の場合がある．一方，調節しても明視できないものは顕性遠視のうちの絶対遠視である（116 頁参照）．また相対遠視では調節によって良好な視力は得られるが，相対調節幅をこえるため裸眼で明視しようとすれば，調節性輻湊のために内斜視となるものがある（116 頁参照）．

したがって弱視の発生原因からみれば，絶対遠視は弱視になる．相対遠視で内斜視になっている場合には調節を正しく行っているが，明らかな内斜視を示さない場合には調節は正しく行われておらず，弱視になる例もある[17]．

屈折異常弱視になる遠視度は +4.00 D 以上と考えられている[9]．久保田ら[18]の報告によると +4.00 D 未満の遠視では内斜視になり，+8.00 D 以上の遠視では視力障害を起こし，+4.00 D 以上 +8.00 D 未満の遠視では調節機能のよいものは内斜視，悪いものは視力障害を起こすという（屈折度はアトロピン点眼後のものである）．

2）近　視

近視では近方が明視できるため，屈折異常弱視の原因になるか否かについては否定的意見が多い．しかし，小児期から強度近視の場合には，屈折矯正のみで視力の向上をみない機能的視力低下と思われる症例もある[19]．

3）乱　視

乱視では**経線弱視** meridional amblyopia が問題になっている．これは Blackmore らのネコの実験による[20]．すなわち，ネコを生直後から暗室内で飼育し，毎日一定時間縦縞模様の円筒の中で飼育すると，縦の縞模様には反応するが横の縞模様には反応しなくなる．また横縞模様の円筒で飼育すると縦縞模様には反応しないことを報告している．しかし人間での経線弱視の発生には疑問がある．すなわち遠視性乱視では調節によって，近視性乱視では近方視の際に網膜上に最小錯乱円をもってくることができる．

そのため，網膜上に焦線のみがピントを結ぶ場合は，調節しても前焦線を網膜上にもってくるのが精一杯のような強い遠視症例くらいである。

どの程度の乱視があると屈折異常弱視になるかは，球面屈折異常とのからみあいがありむずかしい問題である。しかしある一定以上の乱視では，最小錯乱円もある程度の大きさになるため，明視することは不可能になり，弱視になることは当然考えられる。

遠視性単乱視では+2.00 D以上の乱視，遠視性複合乱視では+2.25 D以上の遠視があって1.00 D以上の乱視を伴うもの，雑性乱視では2.00 D以上の乱視が弱視になる可能性がある，などをだいたいの目安と考えてよい[9]。近視性乱視は屈折異常弱視の原因として疑問視されているが，3.00 D以上の乱視の場合には弱視の可能性も否定できない[9]。

5 屈折異常による弱視の診断

調節麻痺薬を用いた屈折検査が大切である。片眼の視力が良好であっても両眼に調節麻痺薬の点眼をする必要がある。これは遠視の場合，視力良好のほうの眼が潜伏遠視や随意遠視の場合があり，屈折度が過小評価されるためである。

小児の遠視の場合には，6歳未満では0.5％，6歳以上では1％アトロピンを両眼に，1日3回3～7日間点眼後検査をする。近視の場合には1％サイプレジン®を5分ごとに2回点眼し，1時間後に検査する。調節麻痺薬の点眼は必ず両眼に行う。

矯正視力は不良であるが，斜視のほか中間透光体や眼底その他にこれを説明できる器質的疾患がなく，屈折検査で上述した以上の遠視あるいは乱視がある場合に屈折異常弱視と診断する。しかし，固視検査で中心固視でないもの，眼心身症などは除外しなければならない。また小児の視力検査は必ず字ひとつ視力による。

6 屈折異常による弱視の治療と対策

屈折異常による弱視の治療は屈折異常の完全矯正である。通常完全矯正とは調節麻痺薬点眼後の屈折度から，毛様体筋の生理的トーヌス分として0.50～1.00 Dを減じた屈折矯正をいう。

湖崎ら[21]によれば，このような完全矯正眼鏡を装用させると数か月後に眼鏡装用眼の視力は低下し遠視度を弱めたほうが視力が良好な例がある。このことから，日常の屈折状態は調節麻痺後の屈折度にある程度の調節が加わったものと考え，このような完全矯正眼鏡は，遠視の正視化現象を阻害するおそれがあると考えている。したがって完全矯正眼鏡処方数か月後には，視力検査をする必要がある。成人の近視性不同視弱視の症例に有水晶体眼内レンズ（phakic IOL）を挿入すると視力が改善する（326頁参照）。この原因として，拡大率の増加や装用眼鏡の収差の減少が考えられる[23]。

小児の不同視弱視では左右の屈折度の差が3～4Dまでならば眼鏡でも矯正可能であるが，これ以上の場合にはコンタクトレンズのほうがよい場合が多い。

屈折矯正によって視力の向上する要因には，
①屈折状態
②固視状態
③治療前の視力
④治療開始時の年齢

❏3歳児の眼鏡装用基準[22]

1. 視力0.4以下で±2.00 Dを超える屈折異常が存在する場合
2. 視力0.5以上で±2.00 Dを超える遠視があり，調節性内斜視が存在する場合

などが考えられるが，視力回復は個人差があり長期間を要する場合もある。そこで屈折矯正，すなわち眼鏡装用がきちんと行われているかのチェックが必要である。

不同視弱視では，小児の場合は健眼遮閉も併用することがある。しかし小学校入学後の学童では，遮閉法は患者にかなりの苦痛を強いることになる。そこで丸尾[17]によれば，小学校入学後の学童では屈折矯正のみでよい。

視機能の発達は5〜6歳で完成するといわれているので，小学校就学前健診では遅すぎる。そこで3歳児健診が必要となる。しかし現在のところ，3歳児健診で視力検査を行う都道府県は少なく，その対策はおくれている。また斜視とは違い外観で親が気づくことは少なく，特に不同視弱視の発見は就学時になってしまうことが多い。今後の対策が望まれる。

❏ ロービジョン者に対する拡大鏡の選定方法

目的の作業に必要な視力と矯正視力から求める。
必要倍率＝作業に必要な視力/矯正視力＋屈折度/作業距離（m）の逆数
1. 正視の場合
【例】作業に必要な視力が0.5で矯正視力が0.1の場合は必要倍率0.5/0.1＝5（倍）になる。
2. 屈折異常のある場合
【例】屈折異常が−8Dの人が25cmの距離での作業に必要な視力が0.5で，矯正視力が0.1の場合は必要倍率0.5/0.1＋（−8）/4＝3（倍）になる。
同例で作業距離が33cmの場合は必要倍率0.5/0.1＋（−8）/3＝2.3（倍）になる。

文　献

1) 所　敬：眼科におけるBiometryとしての超音波診断の発展．超音波医学 7：15-25, 1980
2) Larsen JS：The sagittal growth of the eye. IV. Ultrasonicmeasurement of the axial length of the eye from birth to puberty. Acta Ophthalmol 49：873-886, 1971
3) 所　敬，真鍋　勉，伊藤百合子，林　一彦，佐藤　明：都下小学校児童の眼軸長測定成績について．眼臨医報 71：250-254, 1977
4) 粟屋　忍：形態覚遮断弱視．日眼会誌 91：519-544, 1987
5) Ikeda H & Wright MJ：Differential effects of receptive field organization of central and peripheral ganglion cells. Vision Res 12：1465-1476, 1972
6) Ikeda H & Wright MJ：Is amblyopia due to inappropriate stimulation of the "sustained" pathway during development? Brit J Ophthalmol 58：165-175, 1974
7) Ikeda H & Wright MJ：A possible neurophysiological basis for amblyopia, Brit Orthopt J 32：2-13, 1975

8) 湖崎　克，小山賢二，柴田裕子，三上千鶴：幼稚園児の視力について．臨眼 20：661-666, 1966
9) 加藤和男：小児の屈折異常と弱視—不同視弱視と屈折性弱視．眼臨医報 79：521-528, 1985
10) 植村恭夫：弱視に関する研究．日眼会誌 68：663-738, 1964
11) 生田由美，久保田伸枝：遠視不同視と弱視．眼臨医報 94：618-621, 2000
12) Nishi T, Ueda T, Hasegawa T, Miyata K & Ogata N：Retinal thickness in children with anisohypermetropic amblyopia. Br J Ophthalmol 99：1060-1064, 2015
13) 松本留美子，植村恭夫：小児における片眼高度近視と弱視．臨眼 33：765-772, 1979
14) 大山信郎：弱視教育，252-269．植村　操，大山信郎（編），小児の眼科，金原出版，東京，1966
15) 湖崎　克，森　和子：小児屈折異常の矯正．眼科 12：270-278, 1970
16) 所　敬：屈折異常とは（屈折異常の総論，問題点）．眼臨医報 81：1367-1372, 1987
17) 丸尾敏夫：屈折性弱視．眼科Mook 18：48-54, 1982

18) 久保田伸枝, 丸尾敏夫：遠視における調節と両眼視. 日眼会誌 78：448-455, 1974

19) 所　敬：乳幼児の近視の問題. 眼臨医報 80：81-86, 1986

20) Blackmore C & van Sluyters RC：Experimental analysis of amblyopia and strabismus. Brit J Ophthalmol 58：176-182, 1974

21) 湖崎　克, 山口妙子, 柴田裕子, 山田みどり：小児の屈折矯正に関する研究, 第1報　調節麻痺下屈折値と日常屈折値との検討. 眼紀 25：264-269, 1974

22) 臼井千恵, 石田俊雄, 丸尾敏夫：三歳児健康診査における視力異常児の取扱い. 眼臨医報 89：77-80, 1995

23) Alió JL, Ortiz D, Abdelrahman A & de Luca A：Optical analysis of visual improvement after correction of anisometropic amblyopia with a phakic intraocular lens in adult patients. Ophthalmology 114：643-647, 2007

G 屈折異常と両眼視

1 両眼視

両眼視 binocular vision とは，両眼を一緒にしかも同時に使うことができる眼の能力をいう。そして正常な両眼視機能には，同時視，融合および立体視がある。

a. 両眼単一視

外界の物体の像は両眼の網膜上に別々に結像しているのにもかかわらず，大脳で統合されて1つの物体にみえる。これはちょうど左右の眼の中央に1つの眼があって，それで物体をみているのと類似している。この仮想の眼をギリシャ神話の1つ目の巨人 Cyclops にちなんで，**サイクロップス**の眼 Cyclopean eye と呼んでいる。

このように2つの眼でみているにもかかわらず1つにみえることを両眼単一視という（**図4G-1**）。

1）網膜対応点

両眼で1点を注視した場合には両眼の中心窩に像ができる。そして中心窩から同じ方向で同じ距離にある点は互いに対応していて，これを**網膜対応点** retinal corresponding point という。これらの対応点は，片眼ずつ別々に刺激されても同じ方向からの刺激として感じる。

2）ホロプテル（単視軌跡）

両眼の網膜対応点に結像する外界の点で形成される面を**ホロプテル** horopter という。つまり空間において，単一視が可能である外界の点の軌跡である。

水平面上でこの単視軌跡をとると円になる。これを Vieth-Müller のホロプテル円という（**図4G-2**）。

通常日常生活でみている物体は両眼の眼と眼の距離（60 mm 前後）に比べて大きい場合が多い。このような場合には遠方の物体の単視軌跡は実際上直線とみなすことができる。物体が2m以上離れていれば，水平面上の単視軌跡は

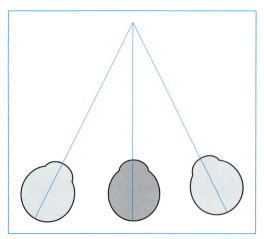

図 4G-1 ▶ **両眼単一視** Cyclopean eye

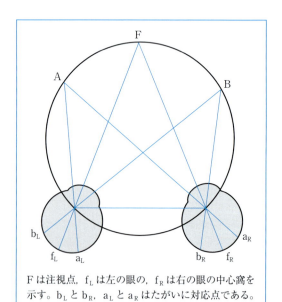

Fは注視点，f_Lは左の眼の，f_Rは右の眼の中心窩を示す。b_Lとb_R，a_Lとa_Rはたがいに対応点である。

図 4G-2 ▶ **水平単視軌跡**（Vieth-Müller のホロプテル円）

水平な直線と考えてよいといわれている[1]。

次に垂直面上の単視軌跡について考える。1点を注視しているとき，両眼の網膜の中心窩から，上下に等しい距離にある対応点について単視軌跡を描くと注視点を通る垂直線となる。しかし実際には，網膜中心窩から垂直線に沿った対応点は上へいくほど外方に，下にいくほど内方にわずかにずれているため，両眼の垂直経線は，実際上は上外方から下内方に向かって収斂して下方の足もとで交わっている[1]。

一般に両眼網膜に垂直方向に水平面がたくさんあると仮定し，これらすべての水平面における対応点の単視軌跡を描くと，左右眼に向かって凹面をなす円筒面が得られる（**図 4G-3**）。これを縦方向単視軌跡 longitudinal horopter という。注視点が遠距離にあれば縦方向単視軌跡は平面とみなすことができる[2]。

左右の眼の網膜に写った像を1つにまとめて単一視する働きを**融像** fusion といい，左右の網膜に写った像を同時に統合してみる働きを**同時視** simultaneous perception という。

b. Panum 融像圏 Panum's fusional area

一般に単視軌跡にある点は，両眼網膜の対応点に像を結ぶので単一にみえるが，対応点以外の点（非対応点 disparate point）に像を結ぶ場合は二重にみえるはずである。しかし実際には単視軌跡の外側と内側の一定範囲では，左右眼の像は融合して二重にはみえない。この一定の範囲を Panum 融像圏という（**図 4G-4**）。

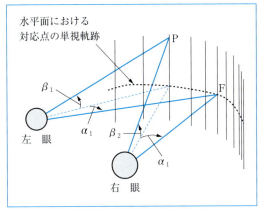

図 4G-3 ▶ 縦方向単視軌跡 (Ogle[2])

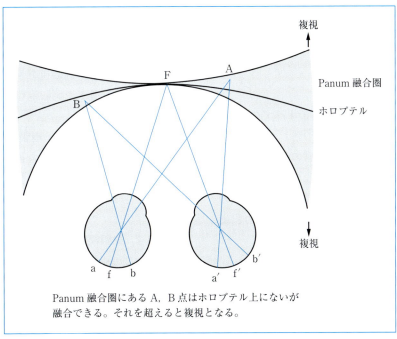

Panum 融合圏にある A，B 点はホロプテル上にないが融合できる。それを超えると複視となる。

図 4G-4 ▶ Panum 融像圏

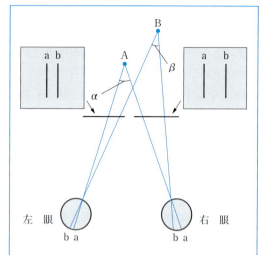

図 4G-5 ▶ 両眼視差（間田[1]）

眼の前方正中線上のA およびこれより少し遠方のBに棒をたてて注視させると，Aの像は両眼の中心窩（a）に像を結ぶが，Bの像は両眼の非対応点（b）におちる。このときAのつくる角（α）はBのつくる角（β）より大きい。この角度の違いを両眼視差という。

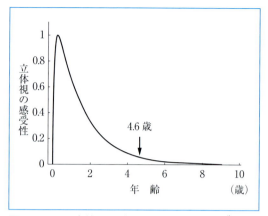

図 4G-6 ▶ 立体視の感受性（Fawcett et al[4]）

これを超えると二重にみえ複視を生じる。しかし，このような複視は日常生活では気づかない。それは中心窩以外では視力が極端に悪いことと，注視しているもの以外には注意が向けられないことにより，複視の存在に気づかないといわれている。

c. 立体視

注視点を含む単視軌跡以外のすべての点は，両眼の網膜対応点をわずかずつ離れた部位に像を結ぶので，右眼と左眼は非常に似た像をみているが，まったく同じ像ではない。これが融合されると立体的にみえる。この立体視は**両眼の視差** binocular parallax により，立体視の程度を表している（図 4G-5）。

d. 両眼視野闘争

両眼に異質図形をみせたとき融像が起こらず，一方の図形だけが交互にみえたり，消失したり，重なった領域では互いに局所的に抑制したり強調したりし，時間とともに反転するなど不安定な現象がある。この領域が競合あるいは闘争状態にあるように感じるので，この状態を両眼視野闘争 binocular rivalry という。

2 両眼視の発達

生後2か月ごろに両眼固視がみられ，5～6か月後になると両眼中心窩固視の存在が証明され，平滑な共同運動，輻湊も現れ，融像運動のほか良好な調節作用も出現し，だいたいの両眼視は1～2歳で発生する。そしてその後6～8歳まで発達を続ける[3]。しかしこの間の両眼視機能は不安定であり，両眼視をさまたげる因子があると，一度発達した両眼視も障害をうけやすい。

Fawcettら[4]によると，両眼視機能の中で最も高度な**立体視の感受性**の critical period のピークは3.5か月であるが，少なくとも4.6歳まで感受性は続くと述べている（図 4G-6）。

外側膝状体にある視覚領の細胞は，その応答形式から，**単眼視細胞**と**両眼視細胞**に区別されている。この両眼視細胞には2種類あり，1つは両眼から興奮性の入力をうける興奮性両眼視細胞，もう1つは1眼から興奮性，他眼から抑制性の入力をうける抑制性両眼視細胞である。

外側膝状体では興奮性両眼視細胞は2～3%，

抑制性両眼視細胞は50〜70％，単眼視細胞は30〜40％であるが，視覚領17野ではそれぞれ70〜80，15〜20，10〜30％で，興奮性両眼視細胞は著しく増加している[5]。

生直後のヒト，サルやネコにおいて，視覚領に両眼視細胞がすでに存在することは組織学的に知られている。

しかし，その機能の発現は生後10日から90日前後までに両眼に入る光刺激の状態によって，単眼視機能だけをもつ細胞になったり，両眼視機能を有する細胞になったりする。しかも，この両眼視機能を発現するためには，両眼の対応点に同時に刺激が与えられなければならないといわれている[5]。したがって，このような両眼視機能の発達を阻害するものとしては眼位異常，不同視などの屈折異常，不等像視などがあげられる。

❏ 3次元映像（3D映像）

現在，映画やTVで実用化されている3D映像は，偏光フィルタあるいは液晶シャッターの眼鏡を用いて，左右眼の映像を分離して投影する方式をとっている。左右の像に視差がついていると立体像をみることができる。同側性の視差の場合はスクリーンより遠くへ，交差性の場合は近くに飛び出してみえる（**図4G-7**）。この場合，調節はスクリーン上にあるが，輻湊は立体像の位置により変わるため，通常の調節と輻湊のバランスが壊れて眼精疲労を起こすことが臨床的には問題点である。調節と輻湊との関係は通常1対1であるが（Donders輻湊線），調節と輻湊にはある一定の許容範囲がある。また，注視点を含む単視軌跡（Horopter円）以外のすべての点は両眼の網膜対応点をわずかにずれている。この状態を両眼の視差といい，これにより立体視が得られる。しかし，一定の範囲を超えると複視を生じる。複視を生じない範囲をPanum融像圏といい，この範囲で立体視が得られている。

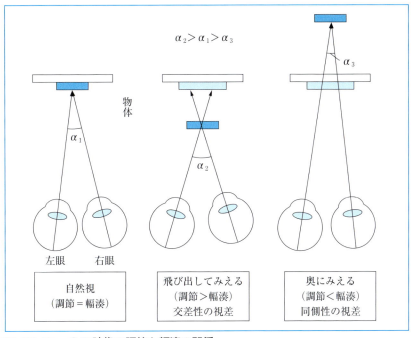

図4G-7 ▶ 3D映像の調節と輻湊の関係

3 眼位異常と両眼視

a. 屈折異常と眼位異常の頻度

屈折異常に伴う斜視の頻度の報告は従来から多くみられるが，その頻度は1％以下のものから7％にいたるものまで種々ある。一般にわが国における報告はその頻度は低く[6〜8]，諸外国のものは高い傾向にある[9〜13]。

斜視からみた屈折異常では，内斜位および内斜視は遠視に多く，外斜位および外斜視は近視に多い[14]（**表4G-1**）。

一方，屈折異常からみた眼位異常の頻度についての報告は少ない。所ら[15,16]の測定による都内某小・中・高校 1,790 名の屈折度分布曲線と眼位の度数分布は**図4G-8**のごとくである。

図でみるごとく屈折度数分布では正視に集中化が認められ，近視側へすそをのばした曲線である。

一方，**眼位の度数分布**は遠見時眼位，近見時眼位ともに正位に集中化がみられ，外斜側（マイナス側）へすそをのばした曲線で，屈折度数分布曲線と非常に類似している。

屈折度別に外斜視，外斜位の頻度をみると，屈折度が増す（近視側）ほど外斜視，外斜位は増加する傾向がみられる[15,16]（**図4G-9**）。

外斜位を遠見時外斜位と近見時外斜位に分けてみると，遠見時外斜位に比べて近見時外斜位の頻度は高く，近視眼では AC/A 比が低い傾

表4G-1 ▶ 斜視の種類と屈折異常（山出，他[14]）

	内斜視 すべての内斜視	内斜視 非調節性内斜視	外斜視
遠　視（遠視性乱視）	118（80.3％）	55（66.3％）	21（19.8％）
近　視（近視性乱視）	6（4.1％）	6（7.2％）	29（27.4％）
正　視（雑性乱視）	18（12.2％）	18（21.7％）	45（42.5％）
記載なし	5（3.4％）	4（4.8％）	11（10.4％）
合　計	147（100％）	83（100％）	106（100％）

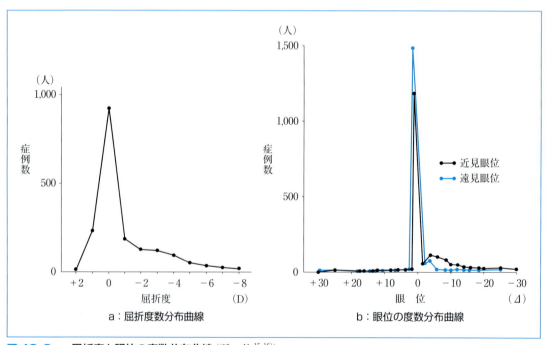

a：屈折度数分布曲線　　　b：眼位の度数分布曲線

図4G-8 ▶ 屈折度と眼位の度数分布曲線（所，他[15,16]）

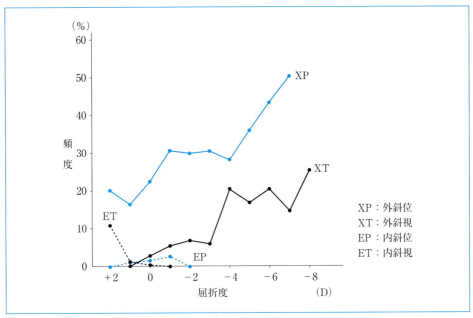

図 4G-9 ▶ 屈折度と眼位異常（所，他[15,16]）

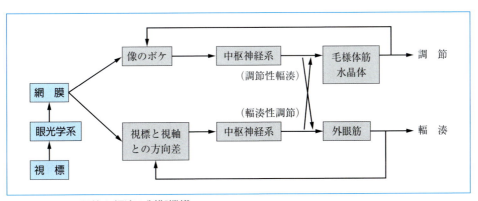

図 4G-10 ▶ 調節と輻湊の制御機構

向にあると思われる．内斜視から屈折異常をみると遠視が多いが，屈折異常からみた内斜視は遠視や弱度近視にみられる．しかし，屈折度との関連は特にみられず，今後一般住民などでの多数例での調査が望まれる．

上述の都内某小・中・高校の斜視の頻度は全体で 4.7％（内斜視 0.2％，外斜視 4.5％）であり，わが国の報告に比べて高頻度であるが，諸外国の報告とのほぼ中間の値である．

b. 屈折異常と眼位

調節作用と輻湊運動は密接に関係し，一方に刺激入力が入ると他方も反応する．すなわち調節刺激を与えた場合には**調節性輻湊** accommodative convergence が，輻湊刺激を加えた場合には**輻湊性調節** convergent accommodation が起こる（**図 4G-10**）．

屈折異常が矯正されていない場合には，その眼の調節は屈折異常の種類および程度により明らかに異なる[17〜21]．すなわち遠視に伴う調節性内斜視のほか，近視では調節性輻湊が不十分

222　第4章　屈折異常

なため外斜傾向になるといわれている[14, 16]。一方，屈折度と眼位には関係がないという報告もある[22, 23]。

1）遠視と眼位

a）調節性内斜視

矯正されていない遠視眼では，物体を明視するためには遠視の程度により余分の調節をしなければならない。そこで，この調節刺激に伴い過度の調節性輻湊が起こり，**調節性内斜視** accommodative esotropia になりうる。

調節性内斜視には屈折性と非屈折性の2つのタイプがある。屈折性とは比較的強い遠視と正常 **AC/A 比**をもち，非屈折性では高い AC/A 比をもつものである。高い AC/A 比と比較的強い遠視が合併すると内斜の程度が極めて強くなる。

遠視が軽く相対調節力の範囲内にあるときや，調節しても明視できないほどの強い遠視の場合には，両眼視を優先させて内斜視にはならないといわれている（212頁参照）。

生後6か月になると視力は0.2〜0.3程度となり明視の欲求がおこってくるので，遠視眼は過度の調節に伴う内斜視を生じることがある。そこで，生直後内斜に気づかず，生後6か月をすぎたころから内斜に気づいたような現病歴のある場合には調節性内斜視を疑う。両親の記憶がはっきりしていないときには，生後6か月以内の写真をみて発症の時期を判定する。

▐ 診　断

遠視の有無とその程度を調べる。調節性内斜視が疑われる場合には調節麻痺薬としてアトロピンの点眼（97，267頁参照）を行ったうえで，全遠視度を検出する。

▐ 治　療

眼鏡またはコンタクトレンズによって遠視を矯正することである。コンタクトレンズは強い不同視など特殊な場合に処方する。通常，大部分は眼鏡処方による。手術は禁忌である。

調節麻痺薬を点眼して行った屈折検査の結果から，生理的トーヌス分として 0.50〜1.00 D を引いて眼鏡処方することが多いが，検出された全遠視度をそのまま処方することもある。遠視眼に眼鏡を装用させて調節させた場合，見かけの調節力は実際の調節力より小さい（248頁参照）。たとえば，眼前 12 mm に +5.00 D の眼鏡で完全矯正された遠視眼が，眼前 1 m のところをみるときの見かけの調節は約 0.14 D であり，凸レンズで完全矯正されたこの遠視眼が眼前 1 m をみるときには，1.0 D より多く 1.14 D の調節をしなければならないことになる（248頁参照）。

この傾向は遠視度が強くなるほど大きくなるので，調節性内斜視の眼鏡処方は低矯正にならないように注意しなければならない。

調節性内斜視の診断および治療には，縮瞳薬としての 0.06% Phosphorine iodide® や，0.5% Ubretid® などが用いられる。1日1回両眼に1滴ずつ点眼させ，斜視角の50％が減少した場合に調節性内斜視の関与があるとする。このほか眼鏡矯正で内斜視が残った場合などに試して

❏ アトロピン点眼の副反応

乳幼児にアトロピンを点眼した場合，結膜や鼻粘膜から全身に吸収されて，顔面紅潮，口渇，不穏感，発熱，嘔吐，脱水，中枢抑制などの副反応がみられることがある。したがってアトロピン点眼にあたっては十分に注意し，点眼時に涙嚢部を圧迫して鼻のほうへアトロピン液が流れないようにすることも大切である。

アトロピンの成人の1回最大量は 1 mg，致死量は約 0.1 g で，これを1％アトロピン点眼液に換算すると，最大量は 0.1 mL（約1滴），致死量は約 10 mL に相当する。

みてもよい方法である。

Phosphorine iodide® の副作用としては虹彩嚢腫，一過性の前嚢下の水晶体混濁のほか，抗コリンエステラーゼ薬であるために血中のコリンエステラーゼが減少するので，全身麻酔のときの succinylcholine の使用に注意を要することなどがあげられる。

b）部分調節性内斜視

3か月以上の完全矯正眼鏡の装用によっても残る内斜視を，部分調節性内斜視 partially accommodative esotropia という。臨床的には残存斜視角が＋10Δ 以上のもので，斜位でないものをいう。残存斜視角に対しては手術的療法を行う。

c）内斜視と外斜視の合併

同一患者に内斜と外斜が共存する場合は，調節性内斜視に間歇性外斜視が合併する例，および交代性上斜位である例の2つの場合が考えられる[24]。前者は遠視を合併することは当然であるが，後者においても中等度以上の遠視が多い。いずれの場合も遠視の完全矯正が必要であり，遠視の矯正後に手術的療法を考える。

2）近視と眼位

a）近見時外斜視

矯正されていない近視眼では，近方を明視するための調節量は正視に比べて少なく，そこでこれに伴う調節性輻湊も少ない。通常は相対輻湊幅によって補われて外斜視にはならないが，近視を矯正しないで放置すると AC/A 比の正しい発達が阻害されて，輻湊不全型の外斜視になることが多いといわれている[14]。

b）斜位近視

間歇性外斜視の安静眼位は，外斜であるため眼位が正位のときには強い輻湊が働いているので，これが調節の過緊張状態を引き起こすことがある[25]。このような症例を斜位近視 phoria-myopia という[26]。斜位近視は比較的大角度の間歇性外斜視で，輻湊機能が低下してくる青年期に多い[27]。

このような例では，単眼視の裸眼中心視力は良好であっても，両眼視力の低下を訴える。これは両眼視の場合に調節の過緊張状態が起こるからである。

間歇性外斜視の手術によって軽快するが，症状が重篤な例は術後に斜位近視が残存する可能性がある[28]。

3）乱視と眼位

調節性内斜視：矯正されていない乱視眼では局部調節のために調節性内斜視になるとの報告がある[29]。

頭位異常には，

①頭の傾斜

②顔の回転

③顎の上下

などがある。頭の傾斜は斜乱視のときに起こる可能性がある。これは斜乱視眼を円柱レンズで矯正すると経線方向に不等像視を生じ，像の回転がみられる。そこで，これを補正しようと頭の傾斜が起こるためであるが，まれである[30]。

4 不同視と両眼視

不同視では屈折異常の強いほうの眼の視力が悪く，また斜視を伴いやすい。通常両眼の屈折度差が大きくなると，屈折異常の程度の強い眼の視力低下は著しい。このように片眼の視力低下があると単眼視している場合が多くなり，両眼視機能の低下をきたしやすい。また不同視の場合の眼位異常は優位眼の屈折状態により決まることが多い[15, 31]。すなわち優位眼が近視の場合には調節性輻湊が少なく外斜になり，遠視の場合にはこの逆になる。

a. 両眼の視力差と立体視

視力と両眼視機能には密接な関連がある。遠視性不同視の両眼視機能についての山本ら[32]の報告によれば，**Titmus stereo test** を含めた種々の両眼視機能検査結果から，0.3 以下の

場合は両眼視機能の低下が著明であり，高度の両眼視機能をうるためには，0.8以上の視力が必要であるとしている。

一方，強度近視性不同視の両眼視機能について，山下ら[33]は視力が0.7以上では良好な両眼視機能が得られるとし，遠視性不同視でも近視性不同視と同様の結果を得ている。

保坂[34]は不同視眼で屈折異常の軽い眼の視力が良好とは限らないので，視力比（よいほうの視力に対する悪いほうの視力比）の概念を導入して，両眼視が良好な視力比の条件として0.2以上，特に0.5以上が必要であると述べている。

一方，実験的に両眼正常視力のものにRyser漸増遮閉膜を片眼に用いて視力を低下させた場合，視力0.6以上ではよい両眼視機能が得られている[35,36]。

b. 両眼の屈折度差と両眼視

保坂[34]は屈折度差4D以内のときは両眼視機能は良好であったと述べているが，山下ら[33]の報告では8D以内でも良好な例がみられている。眼軸長差では1.5mm以内はすべて両眼視機能が良好であったとしている[33]。

c. 照度と立体視

山下ら[36]の報告によると，15種類のNDフィルタを用いて，視標輝度を$0.02 \sim 628 \, \mathrm{cd/m^2}$まで変化させ，2.5mmの人工瞳孔を用いた場合と自然瞳孔を用いた場合について，立体視機能を正常視力者について調べている。この際Ryser漸増遮閉膜，あるいは凸レンズを片眼にかけさせて，片眼の視力を低下させている。

この結果は，視力が低下するに従って立体視機能は悪くなるが，各視力ともある一定の照度または輝度で立体視は安定すると述べている。

すなわち，その値は2.5mmの人工瞳孔を用いた場合はTitmus stereo testで約120trolands以上，TNO testで約150trolands以上であり，人工瞳孔を使用しない場合には，これら

の値は視標輝度でそれぞれ約$10 \, \mathrm{cd/m^2}$と$50 \sim 100 \, \mathrm{cd/m^2}$であり，上記の検査を行う場合には，これらの照度あるいは輝度以上の明るさのもとで検査しなければならない。

5 不等像視

a. 定　義

不等像視aniseikoniaとは左右眼で同一物体をみた場合，両眼で感じる像の大きさ，形などに左右差のある状態をいう。

主として，不同視を眼鏡矯正した場合に左右の網膜に写る像の大きさに差を生じ，その結果起こることが多い。しかし網膜細胞の分布や大脳皮質までの視路に，左右差のみられるために起こることもある。側方の物体をみるときの軽度の不等像視は，正常の立体視の基礎となるもので生理的なものである。

b. 分　類[37,38]

1）光学的分類
a）光学的不等像視 optical aniseikonia

左右の網膜上に写る像の大きさの差によって生じる。

①先天不等像視 congenital aniseikonia：眼の屈折系の先天的な差による。

②後天不等像視 acquired aniseikonia：不同視を眼鏡矯正する場合に起こる。

b）解剖的または基本的不等像視 anatomic or basic aniseikonia

網膜視細胞の分布状態ならびにそれより中枢における機構の左右差によって生じる。

2）形状からの分類（図4G-11）
a）相称性不等像視 symmetrical aniseikonia

①全面不等像視 over-all aniseikonia：片眼の像が他眼の像に比べて全体的に大きいか小さいものをいう（図4G-11a①）。

②経線不等像視 meridional aniseikonia：片眼の像が経線方向で拡大や縮小をするもので斜

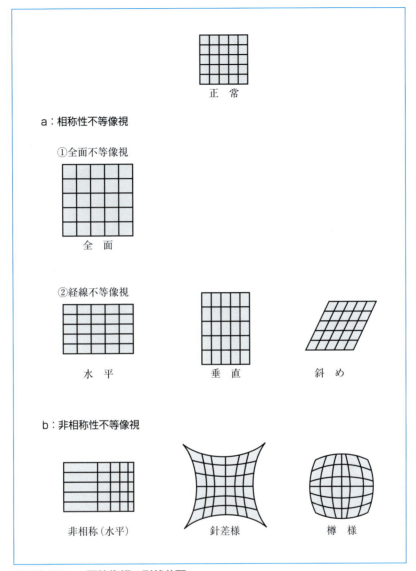

図 4G-11 ▶ 不等像視の形状分類

めの場合もある（図 4G-11a②）。また一方の経線で拡大，これと直角方向の経線で縮小のみられるものもある。

　b）**非相称性不等像視** asymmetrical aniseikonia

　横方向あるいは縦方向の大きさに進行性の拡大あるいは縮小のみられるものと，視軸から種々の方向に進行性の拡大あるいは縮小のあるもので，針差様と樽様の歪みとがある（図 4G-11b）。

c. 不等像視と両眼視

　不等像視では両眼で感じる像の大きさが違うため両眼視機能の障害因子となる場合がある。

　両眼視を維持するための不等像視の限界は 5％といわれているが[38]，報告者により 1.5〜13％まで幅がある[39,40]。これは対象とする両眼視の種類や程度のほか，検査法の違いなどに基づくものと思われる。

　Phase difference haploscope と**等像レンズ** iseikonic lens, size lens を用いた磯村ら[40]の報

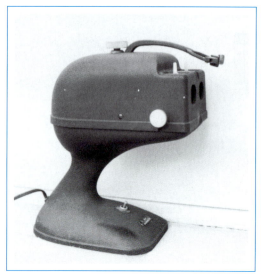

図 4G-12 ▶ Space eikonometer

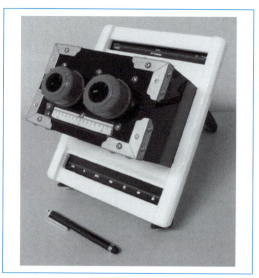

図 4G-13 ▶ 空間視を利用した新しい不等像視測定装置（iPad 3）

告によると，両眼視のための耐容限度は4〜7％であり，妥当な値と思われる。

このような不等像視があると，左右不同の像を融像しようと努力するために眼精疲労を訴えることが多い。このほか，霧視，注視困難，複視などを訴えることもある。

d. 検査法

不等像視の診断には，各眼で感じている像の大きさを測定する必要がある。測定法には大きく分けて2つある。第1は左右眼で感じる像の大きさを直接測定するものであり，第2は不等像視があれば，空間の見え方が違うことに基づいてつくられた装置である。

1）両眼の像の大きさを直接比較する方法

現在市販されている装置としては，Synoptophore，偏光板を用いたPola test，Phase difference haploscope などがある。これらの方法は両眼分離の状態で不等像視検査用視標をみせ，左右で感じた視標の大きさの差から不等像視を換算し求める。簡便な方法としては，粟屋ら[41]の開発したNew aniseikonia test表が便利である。しかし，この直接比較法では融像の入る欠点がある。

2）空間覚を利用する方法

これにはOffice model space eikonometer（図4G-12）があり，最も正確な装置といわれているが，測定がややむずかしいこと，5％以上の不等像視は測定不可能という欠点もある。最近発表されたiPadを用いた不等像視測定装置は，Office model space eikonometerと同一の原理であるが，liquid cystal display screenを用いているので測定は無限大可能である（図4G-13）[42]。

e. 治療

理論的には，像の小さいほうの眼に等像レンズを使用する。等像レンズとは屈折力はほとんど0で，像の拡大作用のみをもつレンズである。

図4G-14で，屈折力0となるためのレンズ後面屈折力 F_2 は，

$$F_2 = \frac{F_1}{1 - \frac{t}{n}F_1} \quad \cdots\cdots (1)$$

レンズの倍率 M は，

$$M = \frac{1}{1 - \frac{t}{n}F_1} \quad \cdots\cdots (2)$$

F_1(D)：レンズ前面屈折力，t(m)：レンズの厚さ，n：レンズの屈折率

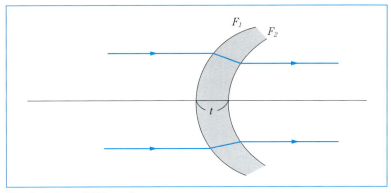

図 4G-14 ▶ 等像レンズ

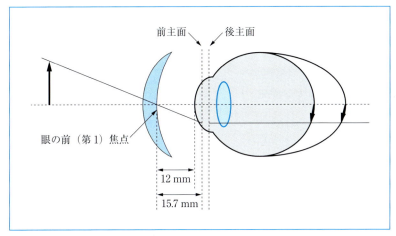

図 4G-15 ▶ Knapp の法則

で表せる。

　この**等像レンズ** iseikonic lens には全面を拡大する over-all lens と経線方向を拡大する meridional lens（拡大率が0の方向が軸である）がある。

　不等像を検査したあとに，これに相当する検査用等像レンズで矯正し，再び不等像の検査を行い処方する。

　等像レンズは屈折力0で拡大率を増すため，レンズの厚さが厚くなる。わが国では，等像レンズは Nikon で作製されているが注文生産である。

｜不同視に伴う不等像視

　不同視の矯正に伴う不等像視は不同視眼の屈折異常の原因が屈折性か軸性かにより異なる。**Knapp の法則**[39]によれば，軸性不同視ではその矯正レンズが眼の前焦点に装用されていれば，その眼の網膜像の大きさは正視眼のそれに等しいという（図 4G-15）。しかし，

① 眼鏡処方時の角膜頂点間距離は 12 mm であること

② 前焦点が眼前 15 mm という値は模型眼の値で，個人個人で異なる値をとる可能性があること[43]

③ 純粋に軸性のものは少なく屈折性の因子も関与していること

などより，Knapp の法則はすべての症例に適応するとは限らない。しかし，小児では 3～4 D の不同視でも眼鏡装用に耐えうるのは，小児は不等像視に対する感覚適応が起こりやすいということのほか，小児の不同視は軸性不同視が多

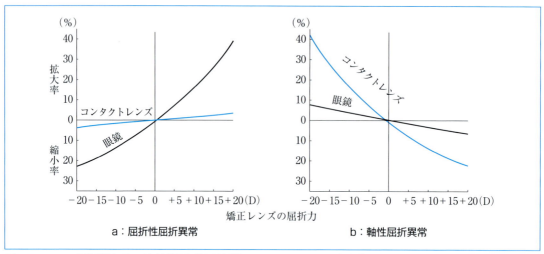

図 4G-16 ▶ 屈折性あるいは軸性不同視を眼鏡，コンタクトレンズで矯正したときの不等像視

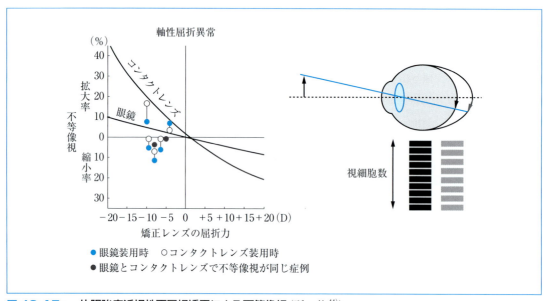

図 4G-17 ▶ 片眼強度近視性不同視矯正による不等像視（所，他[44]）

いためとも考えられている[38]）。

　純粋の屈折性屈折異常眼（角膜や水晶体の異常によって起こる屈折異常）を眼鏡矯正した場合は，頂点間距離があるために網膜像は凸レンズでは拡大し，凹レンズでは縮小するが，コンタクトレンズでは網膜像はほとんど変化しない（図 4G-16a）。しかし，軸性屈折異常（角膜や水晶体などの屈折性の要因の異常はなく眼軸長の異常で起こる屈折異常）では矯正される前の網膜像は眼軸が長い近視の場合には大きく，これを凹レンズで矯正すると網膜像は正常に近くなる。また，遠視では眼軸が短く，網膜像は小さくなるが，凸レンズで拡大され正常に近い大きさになる。一方，コンタクトレンズでは拡大，縮小効果が少なく，矯正前に近い像の大きさになる（図 4G-16b）。このように，軸性近視では理論的には眼鏡矯正がよいが，実際にはコンタクトレンズ矯正のほうがよい場合が多い

(**図 4G-17**)。これは近視では眼軸長が延長することにより，網膜の単位面積当たりの視細胞が粗であり，遠視では密であることによるほか上位中枢の関与も考えられる[44,45]。最近，不二門一派は補償光学 adaptive optics を用いた眼底カメラで錐体間隔と眼軸長との関係を調べ，細胞間隔は眼軸長と相関していることを見出している（**図 4G-18**）[46]。したがって不同視の屈折矯正にあたっては，個々の例で不等像視を測定することが大切である。

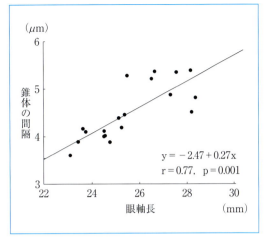

図 4G-18 ▶ 眼軸長と錐体間隔との関係
(Kitaguchi et al[46])

補償光学を用いた眼底の撮影

　天体望遠鏡の解像力を向上させるためにはレンズの性能を高めて解像力を上げるだけでは不十分である。なぜならば，大気の揺らぎが解像力に影響するからである。この影響を避けるために使われている原理が補償光学である。

　この原理を眼底撮影に使えば眼球光学系の収差や散乱が除去できて鮮明な網膜像が得られる。網膜で反射した光線は収差のある波面の乱れとして検出される。この乱れを多数の小レンズ群（200 個以上）からなる波面センサで感知し，それぞれの乱れを可変形鏡 deformable mirror で処理する。この処理が終わった段階で，眼底写真を撮れば解像度の良好な写真が撮れる。

　Williams 一派[47] はこの原理を用いて眼底を撮影し，網膜視細胞 1 個ずつが明瞭に映し出された（**図 4G-19**）。

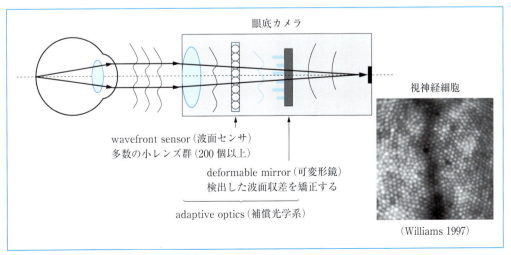

図 4G-19 ▶ 補償光学を利用した眼底カメラの原理

文　献

1) 間田直幹：立体感覚，213-225．勝木保次（編），生理学大系Ⅵ，感覚の生理学，医学書院，東京，1967

2) Ogle KN：The problem of the horopter, 325-348. Davson H (Ed), The Eye 4, Academic Press, New York, London, 1962

3) 植村恭夫：両眼視機能の生理と病態，115-162．弓削経一（編），視能矯正―理論と実際，増補第2版，金原出版，東京，1977

4) Fawcett SL, Wang YZ & Birch EE：The critical period for susceptibility of human stereopsis. Invest Ophthalomol Vis Sci 46：521-525, 2005

5) 二唐東朔：単眼視，両眼視の生理．眼科 MOOK 4：1-12, 1978

6) 山下龍夫，古謝将昭，他：近見ステレオテストを用いた学童の集団検診について．眼臨医報 69：659-661, 1975

7) 矢沢興司：学童1万名眼科学校健康診断の経験．臨眼 27：557-569, 1973

8) 丸尾敏夫，久保田伸枝：小中学校児童，生徒の斜視弱視検診成績．眼臨医報 71：712-714, 1977

9) Blazso S：Correlation between strabismus and central nervous system injuries. J Pediat Ophthalmol 8：18-22, 1971

10) Eustace P：Myopia and divergent squint in West Indian children. Br J Ophthalmol 56：559-564, 1972

11) Alberman ED, Butler ND & Gardinar PA：Children with squints. A handicapped group. Practitioner 206：501-506, 1971

12) de Decker W & Tessmer J：Zur Schielhäufigkeit und Behandlungseffizienz in Schleswrig-Holstein. Kl Mbl Augenheilk 162：34-42, 1973

13) Graham PA：Epidermiology of strabismus. Br J Ophthalmol 58：224-231, 1974

14) 山出新一，稲富昭太：屈折異常と眼位．眼科 MOOK 18：41-47, 1982

15) 所　敬：屈折異常とは（屈折異常の総論，問題点）．眼臨医報 81：1367-1372, 1987

16) 山下牧子，村上たか子，榎本裕子，所　敬：屈折状態と眼位異常．眼臨医報 81：1245-1249, 1987

17) 所　敬：軽度遠視に対する眼鏡矯正について．眼紀 35：1698-1703, 1984

18) Tokoro T, Muramatsu T, Okuyama F & Yamashita M：Changes of accommodation in myopes with spectacles, Third International Conference on Myopia. Roma, Italy, May 2-4, 1986

19) Ramsdale C：The effect of ametropia on the accommodation response. Acta Ophthalmol 63：167-174, 1985

20) Maddock RJ, Millodot M, Leat S & Johnson CA：Accommodation responses and refractive error. Invest Ophthalmol Vis Sci 20：387-391, 1981

21) McBrien NA & Millodot M：Amplitude of accommodation and refractive error. Invest Ophthalmol Vis Sci 27：1187-1190, 1986

22) 松尾朋子，石田俊雄，久保田伸枝：斜視と屈折異常について．眼臨医報 81：1241-1244, 1987

23) 古瀬　尚，清水慶一，大月　洋，田所康徳，土田陽三：小児における眼位異常と屈折度との関連．眼紀 42：395-399 1991

24) 久保田伸枝，神谷由美子，丸尾敏夫：内斜視と外斜視とが合併している症例．眼科 17：417-421, 1975

25) 山下牧子，佐藤百合子，島村純子：間歇性外斜視の眼位と屈折度．眼臨医報 79：2125-2129, 1985

26) 弓削経一：斜視および弱視．79．南山堂，東京，1963

27) 内海　隆：斜位近視の病態と治療．眼臨医報 97：222-224, 2003

28) 佐藤　司，後関利明，榊原七重，石川　均，清水公也：北里大学病院における斜位近視の手術成績．日本弱視斜視学会雑誌 42：48-51, 2015

29) 足立興一：近視性乱視をともなった調節性内斜視と思われる症例（抄録）．眼臨医報 70：461, 1976

30) 所　敬：光学的頭位異常．眼臨医報 81：933-937, 1987

31) Duke-Elder S：Anisometropia, 505-511. System of Ophthalmology, Vol V Ophthalmic optics and refraction, Henry Kimpton, London, 1970

32) 山本裕子，大和征子：弱視の両眼視機能に関する研究．1.高度遠視性弱視の両眼視および各種両眼視機能検査の難易度検討．眼臨医報 73：603-608 1979

33) 山下牧子，佐藤百合子，中原敏枝，所　敬：片眼強度近視性不同視の両眼視機能．眼臨医報 74：1101-1106, 1980

34) 保坂明郎：不同視の研究．1.両眼視状態．日眼会誌 70：803-809, 1966

35) 平井淑江，他：遠視性不同視性弱視の suppression について．Jpn Orthopt J 1：15, 1973

36) 山下牧子，佐藤百合子，中原敏枝，所　敬：立体視機能検査法と照度．Jpn Orthopt J 9：34-36, 1981

37) 保坂明郎：不等像視（Aniseikonia）の臨床的研究．お茶の水医誌 3：1-50, 1955

38) Duke-Elder S：Aniseikonia, 513-534. System of Ophthalmology, Vol V Ophthalmic optics and refraction, Henry Kimpton, London, 1970

39) 粟屋　忍：不等像視よりみた CL と弱視・斜視診療．日コレ誌 25：8-18, 1983

40) 磯村悠宇子，粟屋　忍：Aniseikonia と両眼融像に関する研究．日眼会誌 84：1619-1628, 1980

41) 粟屋　忍，菅原美雪，堀部福江，鳥井文恵：新しい

不等像視検査表 "New Aniseikonia Test" の開発と
その臨床的応用について. 日眼会誌 86：217-222,
1982

42) Sasaki K, Kobayashi K, Usui C, Hayashi T, Kawashima M, Tane Y et al：Evaluation of newly-developed aniseikonia testing method based on space eikonometry. Clin Exp Optom 100：69-72, 2017

43) 大島祐之：眼前 15 mm に装用の眼鏡と不等像視.
臨眼 26：1423-1427, 1972

44) 所　敬, 佐藤百合子, 山下牧子, 岡島弘和, 長谷川
弘：軸性近視矯正による網膜像と不等像視. 日本眼
光学学会誌 1：13-17, 1979

45) Jaworski A, Gentle A, Zele AJ, Vingrys AJ & McBrien NA：Altered visual sensitivity in axial high myopia：a local postreceptoral phenomenon? Invest Ophthalmol Vis Sci 47：3695-3702, 2006

46) Kitaguchi Y, Bessho K, Yamaguchi T, Nakazawa N, Mihashi T & Fujikado T：In vivo measurements of cone photoreceptor spacing in myopia eyes from images obtained by an adaptive optics fundus camera. Jpn J Ophthalomol 51：456-461, 2007

47) Liang J, Williams DR & Miller DT：Supernormal vision and high-resolution retinal imaging through adaptive optics. J Opt Soc Am A 14：2884-2892, 1997

第5章　調　節

1　調節とは

　正視眼とは，眼の焦点調整機構が生理的に最小であるとき，眼の後焦点位置が網膜に一致するものをいう。したがってこの眼に平行光線が入射すると網膜上に結像することになる。しかしこの状態では，眼前有限距離にある物体からの光は当然網膜の後方に結像するはずである（**図 5-1**）。

　すなわち網膜には焦点を結ばず網膜面には朦像を生じる。もし眼にピント調整機構があれば，眼前有限距離にある物体も網膜上に結像でき，これを明視することが可能になる。

　眼にはこのピント調整機構があり，これを**眼の調節** accommodation という。人眼ではこの作用の大部分（約 70％）は水晶体前面の曲率の増加による（19頁・**表 1-1** 参照）。そして，このほか水晶体の厚さの増加，水晶体のわずかな前方移動と水晶体後面曲率の増加などがこれに加わる。これらを総称して**外調節作用** external accommodation ともいう。

　一方，水晶体が膨隆するときに大きな屈折率をもつ水晶体中央にある核質部は，その厚さを増し水晶体の屈折力の増加を助ける。これを**内調節作用** internal accommodation ともいう。

　人眼ではこの調節機構は独立に働いているのではない。すなわち眼の焦点調節機構は輻湊と瞳孔運動と密接に関連し，これらの協同運動により作動している。すなわち近くの物体をみるときにまず輻湊が起こり，次いで調節と縮瞳が起こる。このことから眼の焦点調節には輻湊が大きな働きをしていることがわかる。

　これに対して単眼視での調節は網膜像のボケが唯一の情報源となる[1]。もちろん両眼視においても，最終的な精密な焦点調節はこの網膜像のボケからの情報が必要である。

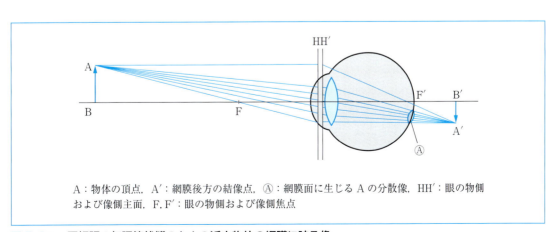

A：物体の頂点，A′：網膜後方の結像点，Ⓐ：網膜面に生じる A の分散像，HH′：眼の物側および像側主面，F, F′：眼の物側および像側焦点

図 5-1 ▶　正視眼の無調節状態のときの近方物体の網膜に映る像

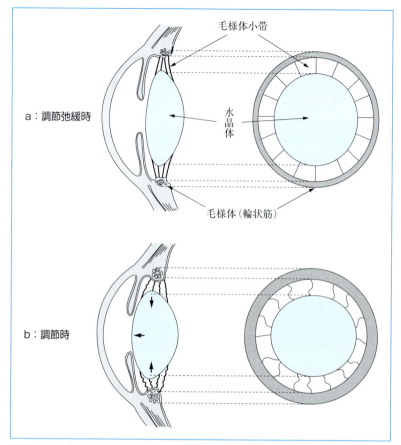

図 5-2 ▶ 水晶体と Helmholz の弛緩説との関係

2 調節の機構

以上のごとく調節作用には種々の因子が働くが，主体は水晶体の曲率の変化である。無調節時の水晶体前面，および後面の曲率半径はおおよそ 10 mm と 6 mm であるが，極大に調節したときには 6 mm と 5.5 mm になり，主役は水晶体前面曲率半径の変化である。

このような変化は，Purkinje-Sanson 像の変化 (22, 235 頁参照) などによって確認されているが，このメカニズムの説明には大別して 3 つある。すなわち，

　①Helmholtz による弛緩説
　②Tscherning による緊張説
　③Schachar 説

である。

a. 弛緩説

水晶体と毛様体の間には，多数の毛様体小帯（チン氏帯，チン小帯）が張り，これによって水晶体は房水と硝子体の間に支持されている。

Helmholtz の説によれば，毛様体中の輪状筋（Müller 筋）が収縮するとその輪が小さくなり，したがって毛様体小帯は弛緩し，水晶体は弾性によって前方に膨隆して水晶体は厚くなる。そこで水晶体は屈折力を増加し（同時に縮瞳する）（図 5-2），近くの物体が明視できる。

このように毛様体筋が収縮するときには脈絡膜は前方に牽引され，網膜の鋸状縁 ora serrata も 0.05 mm/D 程度前方へ移動するといわれている[2]。またこのときには上脈絡膜腔の圧の低下も起こりうる (162 頁参照)。

一方，無調節状態のときには，輪状筋は弛緩

し毛様体小帯は緊張するため，水晶体質は水晶体嚢中に圧縮された状態になる。そこで，水晶体は扁平になりその屈折力は最小になるため，遠方の物体に焦点が合うようになる。

水晶体の弾性は水晶体自身ではなく水晶体嚢にあるといわれている[2]。この嚢の厚さは各部で違い（**図 5-3**），周辺部では厚く強いが軸方向では薄くかつ弱い。特に後極部が最も薄い。しかし，水晶体後極部は硝子体膜と硝子体圧のために曲率の変化は軽微である。

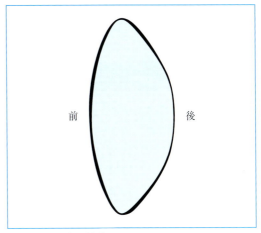

図 5-3 ▶ 水晶体嚢の厚さ

b. 緊張説

Tscherning の説によれば，調節時に水晶体の曲率が増すのは，毛様体小帯が弛緩するためではなく，これが緊張して水晶体の周辺部を圧迫することによる。

弛緩説と緊張説とどちらが正しいかは調節時に毛様体小帯が弛緩するか緊張するかを調べればよいが，Helmholtz の弛緩説を支持する事実が多い[3]。しかし荒木[4]の実験によれば，毛様体筋収縮に際して，水晶体前面に張る毛様体小帯は弛緩し，水晶体後面に張る毛様体小帯は緊張するとの報告もある。

❏ Purkinje-Sanson 像（22, 234 頁参照）

角膜や水晶体の屈折面で生じる光源の反射像を Purkinje-Sanson 像または Purkinje 像という。光源が入射すると一般に角膜前面からの反射像として第Ⅰ像，角膜後面から第Ⅱ像，水晶体前面から第Ⅲ像，水晶体後面から第Ⅳ像が生じる。第Ⅰ像は輝いた鮮明な直立虚像，第Ⅱ像は小型で輝度が弱く観察困難である。第Ⅲ像は蒼白く光った淡い直立虚像で，第Ⅳ像は小さな倒立実像である。調節により，水晶体前面曲率半径が小さくなり第Ⅲ像は小さくなる（2 光源では第Ⅲ像間距離が短くなる）。第Ⅳ像もわずかに小さくなるが，第Ⅰ像は変わらない。**図 5-4a** は光源のロウソクが右側から眼に入射した場合であり，**図 5-4b** は 2 光源が入射した場合である。

Purkinje-Sanson 像は眼位検査，角膜曲率半径の測定や phacometry などに用いられている。

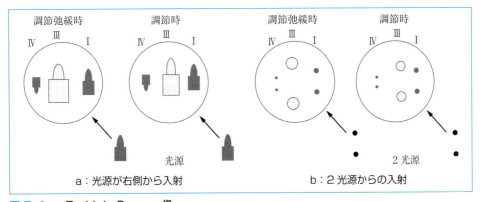

図 5-4 ▶ Purkinje-Sanson 像

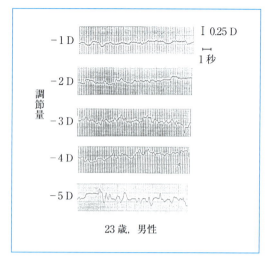

図 5-5 ▶ 調節微動

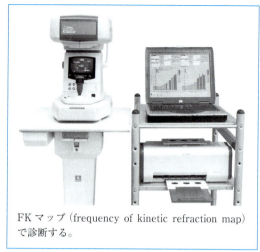

FKマップ（frequency of kinetic refraction map）で診断する。

図 5-6 ▶ 調節機能解析装置（AA-1 NIDEK）

このほか，毛様体筋の収縮時に後房の圧力が上昇し，そのため水晶体の周辺部が圧迫されて水晶体の中央部が膨隆するという水力学的な説もある[2]。

c. Schachar 説

Schacharの理論[5,6]では，水晶体赤道部の毛様体小帯は虹彩根部の毛様体に付着している。そして，水晶体前方の毛様体小帯は毛様体の前方に，水晶体後方の毛様体小帯は後方の毛様体に付着しているという。毛様体筋が収縮すると虹彩根部の毛様体筋は外上方に移動するため，水晶体赤道部に付着している毛様体小帯は緊張して水晶体嚢を牽引し，水晶体の直径は大きくなる。一方，前方と後方の毛様体小帯は毛様体筋の収縮とともに弛緩する。そこで，水晶体周辺の曲率は小さく水晶体中央の曲率は大きくなり（膨隆する），近方視が可能になるというものである。

d. 調節を起こす手掛かり

以上のような機序によって調節は起こるとしても，どのような刺激が毛様体筋を収縮させるかが問題である。

調節の情報は主として網膜像の状態から得られる。すなわち視覚目標と眼の注視点（視軸上の網膜と共役な点）の間の相対的なずれに基づく網膜上のボケ信号による。

この網膜上に生じたボケは重要な情報を与えるが，視覚目標と注視点の位置の遠近関係，すなわち符号に関する情報をもっていない。そこで符号の情報を与える手掛かりとしては，色収差，球面収差，見かけの大きさや見かけの距離などがある[1,7,8]。また網膜上のボケの大きさを知る目安としては，網膜像の明るさの分布を空間的に微分し，明るさの勾配の最大値を検出するという方法がとられている[1]。

一方，両眼視の場合には，このほかに輻湊や両眼視差などが関係する[8,9]。しかし，一度両眼融像が成立すると輻湊は安定し視差は変わらない。そこで，ピントの維持には単眼視と同じ手掛かりが必要になると考えられている。

e. 調節微動

調節微動は物体を素早くキャッチする役割があるとも考えられていて，1～2サイクル/秒ごとに0.1 D起こっているといわれている[10,11]。奥山[12]はこの調節微動を低周波成分（0.6 Hz以下）と高周波成分（1.3～2.2 Hz）に分け，前者は調節の神経システムに関するもの，後者は生理

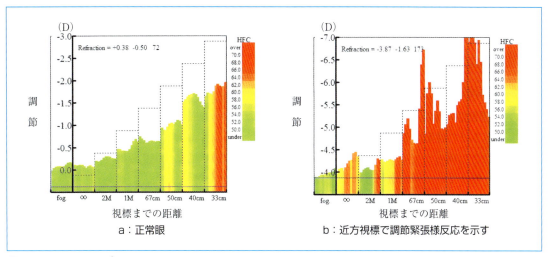

図 5-7 ▶ FK マップ

a：正常眼
b：近方視標で調節緊張様反応を示す

的リズムに関するものと考えている。そして，この調節微動は調節により増加する傾向がある（**図 5-5**）。梶田[13]は，この調節努力の大きさによって，調節微動の高周波成分に変化が起こることに着目して，調節機能解析装置（AA-1 NIDEK；Speedy-K ver. MF-1 ライト製作所）（**図 5-6**）を開発した。これによって，毛様体筋の活動状態をリアルタイムで観察できるとしている。解析装置の FK マップは，横軸に視標位置，縦軸に調節反応量をとり，縦軸が赤色になるほど**調節微動の高周波成分**（HFC）の出現頻度（毛様体筋の緊張程度）が高いことを示している（**図 5-7**）。この装置は眼精疲労，テクノストレス症候群の診断に有用である。

3 調節の光学的変化

無調節状態の正視眼が，眼前有限の距離にある物体をみるときに網膜面では結像せず，いわゆる分散像（散光圏 Zerstreuungskreis）を生じる（**図 5-1**）。

この散光圏の大きさは物体が眼に接近すればするほど大きくなり，また瞳孔径が大きいほど光束円錐は大きくなる。この眼に物体までの距離に等しい焦点距離をもつ凸レンズを装用させ

ると，物体から発してレンズを通過した光線は，平行光線となって眼内に射入するため網膜面に結像する。

このように各種の凸レンズを装用させることによって任意の距離の物体を明視することができるようになる。見方を変えれば，このような各種凸レンズを交換し，物体を明視できるような眼の生理的機能を調節という。

Henker[14]によれば，水晶体を等質とみれば，調節休止時の水晶体の屈折率は 1.4085 であるが，極度に調節したとき（近点は 8.008 cm）は水晶体の屈折率は 1.4263 になる。また調節時に眼の主点は少し内方に移動し，12.0 D 程度の調節によって物側主点は 1.77 mm（角膜頂点後方），像側主点は 2.09 mm になり，非調節時より 0.49 mm 内方に移動する。このときの像側焦点距離は調節休止時の 22.79 mm から 18.93 mm になり眼球全体の屈折力は 59.7 D から 70.5 D まで増加する。また入射瞳の位置も調節により角膜頂点後方 3.05 mm から 2.67 mm に変わるという。

網膜像の大きさは網膜から眼の第 2 節点までの距離に関係するが，調節によってこの距離は増大するので，調節時に網膜像は大きくなるはずである。しかし実際には，調節して明瞭にみ

ている物体を調節していないときの朦像と比較しているので，両者間に大きな違いを感じないのが普通である[2]。

a. 屈折系の変化

1）角膜前面曲率半径

角膜曲率半径の調節による変化は，変化があるという報告と明らかでないとの報告があり，一致した見解はない。

眼は非常に柔軟性のある器官であり，薬物や調節などにより毛様体筋力に変化が起これば平衡障害が起こり，角膜曲率にも変化の起こる可能性はあるが[15]，あったとしてもごく軽度の変化と思われる。最近，安田ら[16]によると，2%塩酸ピロカルピン点眼により，毛様体筋の収縮を誘発させて点眼前と点眼45分後の角膜形状を角膜形状解析装置（TMS-1）で検討した結果，点眼後に角膜形状が急峻化し，角膜屈折値が有意に増加したことから，調節時の角膜形状の急峻化が調節の一部を担っている可能性を示唆している。

2）前房深度

Helmholtzの模型眼によると，極大調節時に水晶体前極は0.4 mm前進する。

Fincham[17]の実測値によると，9.00 Dの調節の2症例でそれぞれ0.34，0.27 mm，8.00 Dの1症例では0.66 mmの前方移動を認めている。また，大島ら[18]はアトロピン点眼を非調節眼，ピロカルピン点眼を調節眼として，20歳前後の被検者3名の水晶体前極の位置を調べたところ，ピロカルピン点眼時に0.25〜0.59 mmの前方移動を認めている。

3）水晶体前面曲率半径

調節に伴う水晶体前面の形態の変化については，球面，双曲面，類円錐体と種々の報告があり一定していない。

Helmholtzの模型眼によると，水晶体前面曲率半径は非調節時の10 mmに対して調節時には6 mmになり，他の屈折要素に比べて調節による変化は最も強い。また，この水晶体の軸上付近の曲率半径の変化は，4 D程度の調節まではほぼ直線的に減少するといわれている[19]。

4）水晶体の厚さ

Helmholtzは，調節によって水晶体前極は0.4 mm前方へ移動するが，後極の移動はなく一定であると報告している。一方，Fincham[17]は水晶体後極はやや後方へ移動すると述べている。

最近では超音波による水晶体の位置の測定は容易になったが，調節に伴う水晶体屈折率の変動を考えると当然超音波の音速も変化する可能性があり，ごく微小な変化の決定には慎重でなければならない。

5）水晶体後面曲率半径

Helmholtzによれば，水晶体後面曲率半径は調節により6.1 mmから5.5 mmに変化する。

Fincham[17]は，水晶体の全屈折率を1.413と一定とした場合，8.00 Dの調節をさせた2症例で水晶体後面曲率半径がそれぞれ0.13，0.87 mm減少したと報告している。しかし，水晶体後面曲率半径は計算によって求められたものであり，調節に伴う水晶体の内部変化が正確にわからない以上，その測定精度には疑問が残る。

6）水晶体屈折力

調節によって水晶体屈折力が増加することは疑いない事実であるが，最も大きな影響を与える因子は変化率の大きさからいっても水晶体前面曲率半径であり，次いで水晶体全屈折率の変化，水晶体後面曲率半径の変化の順と考えられ

❏ **網膜照度の単位（troland）**

1トローランドは$1 cd/m^2$の輝度の面を$1 mm^2$の瞳孔面積でみたときの網膜照度である。輝度Lをcd/m^2，瞳孔面積Sをmm^2で表示すれば，L×Sになる。

3. 調節の光学的変化　239

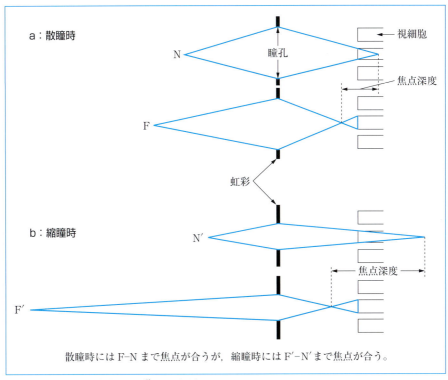

散瞳時には F–N まで焦点が合うが，縮瞳時には F′–N′ まで焦点が合う。

図 5-8 ▶ **焦点深度**（Moses[2]より改変）

る[19]。

　調節時には，水晶体内の種々の等質面の形やこれらの位置の変化が起こり，水晶体の全屈折率の増加をきたす。水晶体は単純に考えても少なくとも3つのレンズ系からなる。すなわち高い屈折率の水晶体の核といわれる両凸レンズと，その周囲の皮質と呼ばれる2つのメニスカスレンズからなる。水晶体全体として考えた場合の水晶体全屈折率は，Gullstrand の模型眼（略式）によれば，非調節時1.413に比べて，調節時1.424になっており，調節時の水晶体屈折力増加の一役を果たしている。

7）その他
①調節時に水晶体の軽度の沈下が起こること
②調節に伴う縮瞳によって瞳孔がわずかに鼻側偏位すること
③これらの変化によって眼の光軸あるいは視軸が変わり乱視が変化すること
④眼の回旋が起こること

なども調節に影響するものと考えられる[2]。

b. 焦点深度

　ピンホールカメラでは遠方から近方までピントのよい写真がとれる。そこで瞳孔が小さいときには焦点の合う範囲，すなわち焦点深度 depth of focus が深くなり調節は少なくてすむ。また網膜の視細胞は $2〜4\mu$ の直径をもつため，一点から出た光がこの視細胞の大きさの範囲に結像すれば機能的には像のボケにはならない。さらに瞳孔径が小さくなれば焦点深度は深くなり，像のボケは少なくなる（**図 5-8**）。

　通常，視力測定の場合，視力表は5 m の位置におかれているため，理論的には0.20 D の調節をしていることになるが，実際には上述の理由などから，視力表が無限遠におかれた無調節状態と同じと考えてもよい。

　瞳孔径が小さいときや，眼前に円孔板をおいたときには焦点深度は深くなるが，直径が

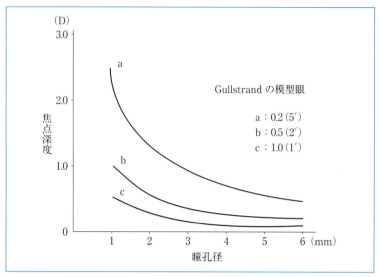

図 5-9 ▶ 視力値 1.0, 0.5, 0.2 のときの瞳孔径との焦点深度との関係

0.75 mm 以下の円孔板や正視眼で 2.4 mm 以下の瞳孔径では, 回折現象と網膜照度の低下により視力は低下するといわれている[2]。したがって視力は,

①焦点深度
②回折現象
③網膜照度

の 3 つのバランスから考えなければならない（48 頁参照）。

焦点深度を Gullstrand の模型眼で計算すると, 瞳孔径が 2 mm のときに, 視力値 1.0 の視標がみえる焦点深度は 0.25 D, 0.5 の視標では 0.50 D, 0.2 の視標では 1.50 D 程度である（図 5-9）。人眼での Atchison ら[20]の報告によると, 乱視を矯正した場合に視標が 0.1 logMRA（小数視力 0.8）の時の焦点深度は, 0.23 D（瞳孔径 6.0 mm）, 0.24 D（4 mm）, 0.30 D（3 mm）と報告されている。

一方, 瞳孔径が大きくても想像するほど視力は影響をうけない。それは**スタイルズ・クロフォード効果**（31 頁参照）のためである。臨床的に測定している瞳孔径は実際の瞳孔ではなく, 見かけの瞳孔径であり, 実際の瞳孔径より 10％程度大きい（49 頁, 図 2A-13）。

瞳孔径は新生児や乳児では小さく[21], 20 歳前後で最大となり, 加齢とともに小さくなる[22]（加齢性縮瞳）。強度近視の瞳孔径は大きい傾向がみられ, 対光反射では縮瞳時間の延長がみられるので, 瞳孔括約筋に何らかの器質的変化が起こっていると推察できる[23]。

c. 偽調節

白内障術後の人工的無水晶体眼では本来の意味での調節作用はないが, 眼鏡で遠方矯正されているのにもかかわらず近方視も可能な例がある。水晶体は摘出されているので, これを偽調節 apparent accommodation と呼んでいる。この無水晶体眼の偽調節の原因として考えられるものには次のものがある[24,25]。

① 近方視に際して, 遠用眼鏡を鼻めがねのように眼からはなして使うこと（凸レンズ眼鏡を眼からはなして用いるときは, レンズの眼に対する効果は強くなる）（206 頁参照）
② 眼鏡は強い凸レンズのため, 網膜像は約 30％拡大すること
③ 遠方視力が良好なこと
④ 乱視の主経線の交換による焦面の 3 次元視（スタームの間隔）
⑤ 小瞳孔によるピンホール効果

⑥眼瞼圧，外眼筋や毛様体筋の収縮による角膜曲率半径の変化
⑦前房に接する硝子体面の変化
⑧毛様体筋あるいは外眼筋の収縮による眼軸長の変化
⑨網膜の前方移動
⑩角膜の球面収差（水晶体摘出前は水晶体で補正されていたもの）
⑪角膜の多焦点性[26,27]

そして，この中でもピンホール効果，角膜の球面収差，良好な視力，凸レンズによる拡大効果などが主因とされている。このような無水晶体眼の眼鏡による偽調節の例もあるがそれらは比較的少ない。

一方，**眼内レンズ**挿入眼に比較的多くこの現象がみられ，その偽調節力は平均 2.00 D かそれより多い[28〜30]。またコンタクトレンズ矯正ではこれよりやや少ない。

眼内レンズ挿入後の偽調節（324 頁参照）の原因には，上述の無水晶体眼の眼鏡矯正の場合の①，②の原因を除いたすべての場合が考えられるが，このほか眼内レンズの前後方向の移動（1 mm 前後移動すると眼の全屈折力で 0.50 D 程度。実測では毛様体筋収縮時と弛緩時との差は 0.06〜0.17 mm 程度である[31]）や，眼球運動に伴うレンズの傾き，角膜の多焦点効果[32]などもある。しかし，現在のところでは，瞳孔の縮小による散光圏効果が主な因子と考えられている。

一方，縮瞳の不十分な例にも偽調節がみられる例もあることから，角膜の球面収差の関与や，網膜の情報処理能などの関連も考えられる[33]。いずれにしても主因子はあっても単一因子だけでは説明できず，いろいろな因子の総合作用と考えるのが妥当である。

4 調節力と調節域

無調節状態の眼の網膜中心窩に結像する外界

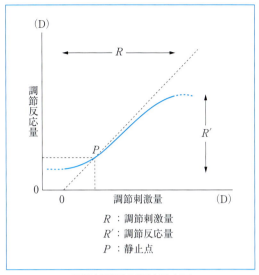

図 5-10 ▶ 調節刺激量と調節反応量

の点を**遠点** far point，極度に調節したときに中心窩に結像する点を**近点** near point という。遠点と近点との距離範囲を**調節域** range of accommodation といい，この距離を D で表したものを**調節力** amplitude of accommodation という。

調節力を A (D)，遠点距離を f (m)，近点距離を n (m) とすれば，

$$A = \frac{1}{n} - \frac{1}{f} \quad \cdots\cdots\cdots (1)$$

（この式の符号は n または f が眼前にある場合は＋である）

になる。

遠点および近点は角膜頂点から測定されていることが多いが，理論的には眼の物側主点から測定されるべきである。眼の主点の実測は困難であり，通常は Gullstrand の模型眼の 1.348 mm が使われているが，無視しても差し支えない。

調節刺激量と調節反応量との関係は**図 5-10** のごとくである。この図で 45°の点線は網膜に結像するための調節刺激量と調節反応量との理論的直線である。R は近点距離計などの調節刺激量から求められた調節力であり，一方 R' は赤外線オプトメータなどで調節反応量を実際に

測定して求められた調節力である。

調節刺激がない場合にも調節反応は45°の直線より上方にあり，**調節緊張** tonic accommodation の状態にある。すなわち調節目標のない暗黒中にいるときや，空などをみているときには調節緊張状態にあり，これを，

①**調節安静位** accommodative rest position, dark focus of accommodation

②**夜間近視** night myopia

③**空間近視** space myopia, empty field myopia などという（175頁参照）。また調節反応曲線と45°の直線との交点は**静止点** resting point といわれている[34]。この静止点では波面収差が最も少なく，光学的性質は最もよいといわれている[35]。

その後は調節刺激が増しても調節反応量は調節刺激量と等しくなく少ない。すなわち，視覚目標を注視した場合，眼の注視点はこの視標目標より若干遠方にあることになる。いいかえれば，眼は規定の調節をしていないことになり，これを**調節における定常誤差，調節ラグ** accommodation lag という。

この値は瞳孔径が大きくなると，また視覚目標図形の空間周波数が高くなると減少する[1]。瞳孔径が3mm程度で簡単な図形を用いたときの accommodation lag は0.50〜1.00Dといわれている[36]。

▍検査法

調節力は近点距離と遠点距離とを測定して式

（1）から求める（241頁参照）。近点距離とは，文字などの視標を眼に近づけて文字がボケた位置から眼の物側主点までの距離である（文字が読めなくなった位置ではない）。したがってどのような視標を使っても近点距離は同一になるはずであるが，文字は小さいほど，また空間周波数の高い視標ほど，近点距離は短くなる傾向がある。

近点距離の測定には**石原式近点距離計やアコモドポリレコーダ**（コーワ）などを用いる。上述の視標の形や大きさのほか，視標および環境の輝度（50rlxが適当）や視標の移動速度（10〜30mm/秒が適当）にも影響をうける[38]。等速度で視標が移動するのではなく，定屈折（D/秒）で移動する**定屈折近点計**もある（D'ACOMO；WOC）[39]（**図5-11**）。近見反応として，調節（定屈折方式）したときの輻湊と縮瞳を両眼同時に測定できる装置に **TriIRIS C9000**（HAMAMATSU）がある（**図5-12**）。

一般に環境照度が低下すると調節力は小さくなる。遠点距離は凸レンズを負荷して近点距離計でも測定できるが，通常は完全矯正眼鏡の屈折度から求める。すなわち，眼の遠点距離に焦点をもつレンズで屈折異常眼は矯正できるので，矯正レンズの屈折力（D）の逆数が遠点距離になる。

以上の自覚的測定法のほかに，他覚的測定法として，**レーザーオプトメータ，赤外線オプトメータ**などがある[40,41]。これらは一般に他覚的方法といわれているが被検者が視標を注視して

❑ 調節ラグがあるときの網膜像の質

調節ラグがあると調節時に焦点は網膜に結像していないが，調節時の網膜像の質は次のように考えられている。われわれは調節時にボケ像を見ている感覚はなく，視力が低下した感じもない。調節時の視力測定の研究によると，5D以上の調節では視力が悪くなる報告はあるが[37]，それ以下では視力は低下しないようである。この原因のひとつに瞳孔径がある。瞳孔は調節により縮瞳し，それに伴って焦点深度が深くなる。このほか，調節に伴って，高次波面収差としてのコマ収差の減少，両眼加重効果などが考えられている。調節によって，コントラスト感度は落ちるが，視力は保たれている。

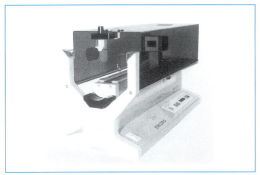

図5-11▶ 両眼開放式定屈折近点計 D'ACOMO
（WOC）

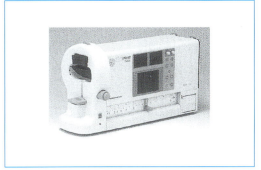

図5-12▶ 近見反応測定装置 TriIRIS C9000
（HAMAMATSU）

いないと正確な値が得られないので，厳密な意味での他覚的方法ではない。

遠点から近点まで調節するのに要する時間を**調節緊張時間**，反対に近点から遠点をみるのに要する時間を**調節弛緩時間**という。それぞれ約1秒，0.6秒である。また視標が前後方向に予測できない動きをする場合，調節が開始されるまでのタイムラグは0.4秒弱である。調節時間は年齢により異なり，高齢者は若年者に比べて調節時間は長く，50歳では10歳の人に比べて約2.5倍といわれている[3]。

5 調節と輻湊との関係

調節作用と輻湊運動とは密接な関係のもとに作動する。すなわち正視の人が眼前1mにある

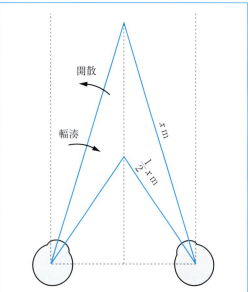

眼から注視点までの距離を x m とした場合，両注視線のはさむ角度（メートル角）は $\frac{1}{x}$ で表される。例えば両眼で50 cm の位置を注視したときは $\frac{1}{0.5}=2$ メートル角の輻湊をしたことになる。

図5-13▶ 輻湊の単位（メートル角）

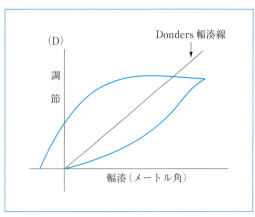

図5-14▶ 相対調節と相対輻湊

物体を注視するとき，1.00 D の調節と1**メートル角***meter angle の輻湊をする。50 cm の場合は2.00 D，2メートル角になる（**図5-13**）。これをグラフに描くと原点を通る45°の直線（**Donders 輻湊線**）になる（**図5-14**）。しかし一点を両眼で単一明視する際には，調節および輻湊にはあ

る一定の幅がある。このメートル角は瞳孔距離を考慮に入れていないので適切でない。したがって，この角の絶対値を表すのにプリズムジオプトリが用いられる（16頁参照）。1プリズムジオプトリとは1mの距離で1cm光を偏向させる単位量である。注視物体までの距離をxmとすると$\frac{1}{x}×$（瞳孔距離cm）である。たとえば注視物体が50cmで瞳孔距離が60mm＝6cmのときには$\frac{1}{0.5}×6＝12\varDelta$になる。

> ＊1メートル角は瞳孔距離を60mmとすると6$\varDelta$に相当する。

輻湊を一定にして単一明視できる調節の幅を**相対調節** relative accommodation，調節を一定にし単一明視できる輻湊の幅を**相対輻湊** relative convergence という（図5-14）。これらはハプロスコープまたはシノプトフォアによって測定できる。

相対調節あるいは相対輻湊の範囲をこえると輻湊運動＊あるいは調節作用が起こる。

> ＊眼球の内転は輻湊のときより一眼を遮閉して内転させたほうが大きい。これは輻湊に際して内直筋が収縮すると外直筋が弛緩するが，一定範囲をこえると外直筋が収縮して内直筋に対して抑制的に働くためと考えられている。

視標を一定位置において，被検眼に凹レンズを付加すると明視するために調節が起こる。視標は一定位置にあるため輻湊は変わらないはずだが，実際には調節刺激に協同して輻湊運動が起こる。これを**調節性輻湊** accommodative convergence という。

一方，一定位置に視標をおき調節を起こさせない状態で，被検眼に基底内方のプリズムを装用させると網膜上の像のボケがまったくなく，調節系には直接的な刺激が与えられないのに輻湊に伴って調節が起こる。これを**輻湊性調節** convergent accommodation という。

調節性輻湊において単位調節に対する輻湊量を表す単位に**AC/A比**がある。すなわち，

$$AC/A比＝\frac{調節性輻湊accommodative\ convergence（AC）}{調節\ accommodation（A）}$$

で正常人では平均$4±2\varDelta$/Dである。

このほか，近くのものをみるときには以上述べた調節作用，輻湊運動のほかに縮瞳が起こる。これらの反応を**近見反応** near reflex という。

この反応は明瞭な像を網膜の的確な位置に結ばせ，かつ安定した状態を保持する働きをしているが，これらは独立して働いているのではなく，互いに密接な関連をもった連合運動をしている（図5-15）。

Alpernら[42]によると，ある一定の調節域では，調節刺激量に対する輻湊量と瞳孔径の変化は直線関係にあるが，調節近点をこえると調節力は増加しないため，調節量と輻湊量および瞳孔径の関係は曲線関係になる。このように3つの反応には相互に関連はあるが，ステップ応答では輻湊，調節，瞳孔運動の順に反応が起こる。すなわち従来の報告では，**反応の潜時は輻湊0.2秒，調節0.35秒，瞳孔0.5秒程度である**[1,9,43]。また輻湊制御系は眼の分解能程度，すなわち視角の「分」のオーダーの高精度で行われるが，調節制御系は焦点深度もあり輻湊ほど厳密な制御をうけていないと考えられている[44]。

調節刺激速度が速くなると，これら3つの反応はこれに追従できなくなるが，この反応の遅れは瞳孔，ついで調節，輻湊の順といわれている[45]。

6 屈折と調節の境界

屈折は常に一定の値を保っているのではなく変動がみられる。これは調節と無関係ではない。屈折度の日内変動，日による変動あるいは単眼視と両眼視の屈折度の差などには調節の関与が考えられる。

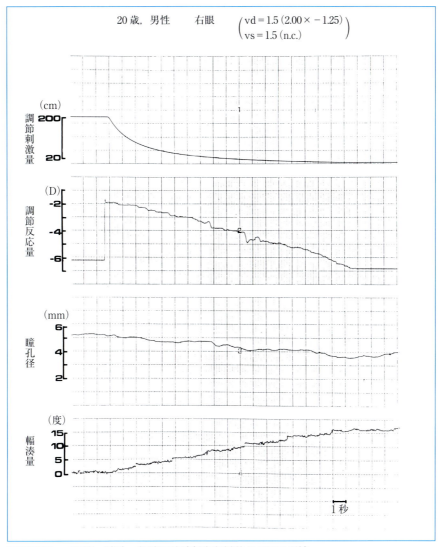

図 5-15 ▶ 調節・瞳孔・輻湊反応（定速度刺激 0.25 D/秒）

a. 屈折度の日内変動

生体にはバイオリズムがあり，眼においては眼圧[46]や角膜の厚さ[47]などの日内変動が知られている。

屈折度の日内変動については 0.50～1.25 D の変動をするもの 11%[48]，0.25 D 以上のもの 10% 前後[49]，午後に約 0.25 D の近視化[50]が起こるもの，などの報告がある。これらの変化は角膜曲率半径に大きな変化がないことから[50,51]，眼の調節が関与している可能性は否定できない。一方，radial keratotomy 施行後の症例では朝と夕との差が 0.50～1.25 D 変化するものが 41% にみられ，これは眼圧の日内変動による角膜曲率半径の変化と考えられている[48]。

日による屈折度の変動は ±0.25 D 以上の変動のあるものは 30% 前後，±0.50 D 以上の変動のあるものは 7～8% である[49]。

b. 単眼視と両眼視での屈折度の変化

片眼遮閉時の屈折検査では両眼開放時に比べて調節の影響が入るといわれている[52]。キヤノン・オートレフ R-1 を用いて片眼遮閉と両眼開

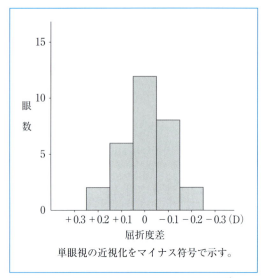

図 5-16 ▶ 単眼視と両眼視の屈折度差 (所[49])

放状態で測定した結果は**図 5-16** のごとくであり，平均値では −0.03±0.10 D で，片眼遮閉時に軽度の近視傾向はあるが有意差はみられない[49]。しかし，眼鏡は両眼視で使用するものであり，両眼視での屈折検査は必要である。

c. 調節麻痺薬点眼後の屈折度の戻り

眼の屈折度は調節が介入していない状態をいうが，調節が介入していることも少なくない。1％サイプレジン®を 5 分毎に 2 回点眼して屈折度の戻りを調べた結果では，10〜19 歳の遠視 126 眼では 0.88±0.79 D，近視 81 眼では 0.34±0.37 D で，遠視眼は近視眼に比べて戻りが多くみられる[49]（**図 5-17**）。そこで，遠視眼の屈折度は調節に影響されやすいといえる。したがって調節が介入しないように正しい屈折検査の条件を守ることは必要であるが，若年者の遠視眼では調節麻痺薬点眼後の屈折度の測定は是非とも必要な検査である。しかし，調節麻痺時の屈折度は正確にはその眼の屈折度を示しているわけではなく，あくまでも自然の状態での屈折度を決める手段として使われるべきものである。

7 屈折異常眼と調節

a. 屈折異常眼の調節

近視眼では，その眼の遠点にある物体を明視

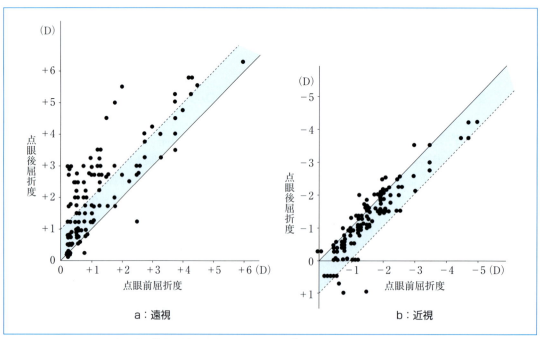

図 5-17 ▶ 1％サイプレジン® 点眼後の屈折度の戻り (所[49])

する場合調節は行われないが，輻湊運動は起こっている可能性がある。したがって，近視眼ではその眼の遠点より近方の物体をみるときには，調節に比べて輻湊は大きいと考えられる。

これに反して，**遠視眼**では無限遠の距離にある物体を明視にするには輻湊を必要としないが，ある一定量の調節は必要である。さらに近距離にある物体に対しても調節作用は輻湊運動に比べて大きく，近視の場合と逆の関係にある。これらは相対調節および相対輻湊の範囲内のときには障害は起こらないが，近視あるいは遠視の度が著しく強かったり，筋力の異常，なんらかの素因があって，相対調節力および相対輻湊力に障害のあるものは輻湊不全，あるいは輻湊強直を併発し，近視では外斜，遠視では内斜（調節性内斜視も含む）傾向になる[53,54]。そこで屈折異常を矯正し，調節と輻湊の均衡を保つように留意することが必要である。

従来から屈折異常と調節力との関係は，遠視＞正視＞近視の順に小さくなるといわれている。鈴村[55]によると，遠視，近視ともに正視に比べて調節機能の劣る例が多いという。

乱視眼は調節時に直乱視に移行するものが多く[56]，極度に調節したときでは8〜10%の乱視の増加をみるともいわれている[57]。またアトロピン点眼を調節麻痺時，ピロカルピン点眼を調節時と考えて角膜乱視を測定した結果では，前者では倒乱視傾向に，後者では直乱視を増す傾向がみられている[15]。

調節による乱視度の変化は，水晶体の局部調節によるとの意見もあるが，大島[58]は局部調節によるのではなく，眼鏡レンズと眼との距離，水晶体の傾き，輻湊の影響などが原因であるとしている。

また円柱レンズによる見かけの調節力のために凹円柱レンズを用いた場合には，近方視では遠方視よりやや強めになる。

乱視眼が物体をみているときは通常最小錯乱円でみているが，必要に応じて調節することによって，焦線を網膜に結像させることができる。また乱視眼では近方明視のための調節を最小限にとどめようとする傾向がある（195頁参照）。

b. 眼鏡矯正された屈折異常眼の調節

屈折異常眼を眼鏡によって完全矯正した場合には人工的な正視になるが，その眼の調節は正視眼のそれと同じであるか否かは問題である。屈折異常眼の resting point は正視と変わりがない[61]との報告や，近視では正視や遠視に比べて低い値をとる[60]，あるいは高い値をとる[61]など種々の報告があり一定していない。

また調節力についても，矯正された近視眼で増加する[62]ものと減少する[63]ものとがある。いずれにしても，調節力の大きさは tonic accommodation と accommodation lag の値により決まる。

Accommodation lag の原因は上述のような種々の因子により影響されるが，屈折異常眼を眼鏡矯正した場合には眼鏡による**見かけの調節力**も関係するので注意を要する（248頁参照）。

c. 屈折異常眼とボケ

正視眼は遠方から近方まであらゆる距離で焦点の合った明瞭な像をみている。しかし，屈折異常眼たとえば強度の遠視では，遠方でも近方でも明瞭な像がみえず，近視では近方ではよいが遠方では焦点のボケた像をみている。一方，調節を起こす手掛かりは，単眼視でも両眼視でも網膜像のボケが最も重要な因子といわれている[1,64,65]。そこで，屈折異常眼がボケた視標をみたときにどのような調節反応を示すであろうか。

焦点ボケには符号がない。すなわち，ボケ像をみた限りでは焦点が前に合っているのか，後に合っているのかわからない。したがって，ボケ像は even error signal といわれ[66]，trial and error によって焦点合わせをしているといわれている[67]。

焦点ボケ視標を作るには source method と

observer method とがある[68]。すなわち，前者はピンボケ視標をみせる方法であり，後者はピントの合った視標を被検者にレンズや遮閉膜などを付加してぼかしてみせる方法である。

　ボケ視標をみたときに眼はどのような調節状態にあるかを observer method でみた実験では[69]，遠視，近視，正視眼のいずれも付加レンズの雲霧量や遮閉膜の濃度が増すほど近視化が増している。しかし，遠視，近視では正視に比べてこの近視化は少ない。そして，いずれも最終的には**調節安静位** dark focus of accommoda-tion に近づいている[69]（**図 5-18**）。三輪ら[70]は暗黒状態の調節安静位は正視付近で最も近視化し，遠視，近視になるにつれてその値は小さくなり，強い遠視では逆に調節安静位が遠視化すると報告している。そこで，屈折異常眼のボケ視標による近視化は，調節安静位の結果に類似している。また，近視眼で実際の視標を遠点より遠方におく，すなわちボケ視標をみさせると調節が起こっている[69]（**図 5-19**）。

❏ 見かけの調節力 spectacle accommodation

　屈折異常眼を眼鏡で矯正した場合には見かけの調節力が関与する。すなわち，近視では実際の調節より少なくてよく，遠視では多くしなければならない。これを見かけの調節力といい，眼鏡レンズと眼との間に隔たり（頂点間距離）があることで生じる。見かけの調節力は下式で求められる[59]。

$$B = \frac{Acc + L}{1 - k(Acc + L)} - \frac{L}{1 - kL}$$

B (D)：見かけの調節力，Acc (D)：物体までの距離の逆数，L (D)：眼鏡レンズ度，k (m)：頂点間距離を示す。眼鏡レンズ前方にある位置はマイナスで表す。

【例】−8.00 D の眼鏡を角膜頂点から 12 mm の位置に装用して，10 cm にある物体をみたときの見かけの調節力 B (D) は

$$B = \frac{-10.00 + (-8.00)}{1 - 0.012 [-10.00 + (-8.00)]} - \frac{-8.00}{1 - 0.012 \times (-8.00)}$$

$$= \frac{-18.00}{1.216} - \frac{-8.00}{1.096} = -14.80 + 7.30 = -7.50 \,(D)$$

したがって，10 cm の物体をみるのに 7.50 D の調節でよい。

　簡便な式として，下式が用いられる[60]。

$$B \fallingdotseq \frac{Acc}{1 - 2kL}$$

【例】−5.00 D の眼鏡を角膜頂点から 12 mm の位置に装用して，25 cm にある物体をみたときの見かけの調節力 B (D) は

$$B \fallingdotseq \frac{4}{1 - 2 [0.012 \times (-5.00)]} = 3.57 \,(D)$$

したがって，25 cm の物体をみるのに 3.57 D の調節でよい。

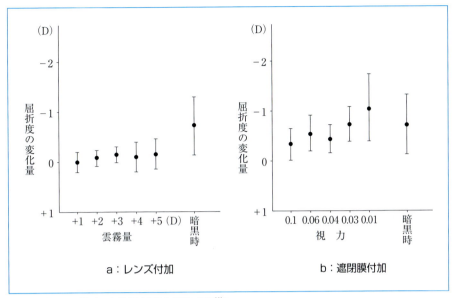

図 5-18 ▶ ボケによる屈折度の変化 (所[69])

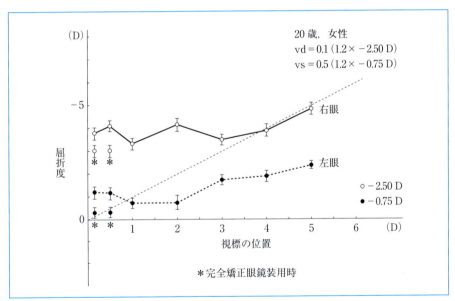

図 5-19 ▶ ボケ視標による近視化 (所[69])

8 調節の神経支配

a. 末梢神経支配

　毛様体筋が収縮すると毛様体小帯が弛緩して水晶体が厚くなる。これで眼の屈折力は増加し，近いところにピントを合わせることができる。

　毛様体の神経支配については議論が多いが，現在のところは副交感神経と交感神経の二重支配をうけていると考える意見が強い。

　毛様体筋の副交感神経系の支配神経の経路は，Edinger-Westphal 核を出て動眼神経の中を走り，毛様体神経節 ciliary ganglion でニューロンを変え節後線維として短毛様神経となり，一部は虹彩，大部分は（約 90％）毛様体筋に分布する。

交感神経系の頸部交感神経は，上頸部交感神経節にてニューロンを変え節後線維になる。

節後線維はさらに上行し頭蓋内に入り，内頸動脈周囲神経叢を経て三叉神経第1枝（眼神経）を経由し，長毛様神経となって眼球内に入る。

毛様体筋の二重神経支配を支持する事実としては，

①ネコの実験で頸部交感神経を刺激すると水晶体屈折力が1.5D減少し，動眼神経刺激では約10D増すこと[3]

②一方の頸部交感神経を除去された患者では，手術側の眼の調節力が健側の眼より大きいこと[71]

③Horner症候群の患者では，患側の調節力が健側に比べて0.50～1.00D大きいこと

④交感神経を刺激するネオシネジン®点眼[2,72]やアドレナリンの結膜下注射などで調節力が減少すること

はよく知られている。

しかし，一方でこの二重神経支配に反すると思われるものに，たとえばネコの毛様体神経節を除去すると，虹彩の括約筋や毛様体筋に分布している線維は完全に変性するが，上頸部交感神経節を除去した場合には，変性がまったく認められないとの報告がある[73]。

いずれにしても，交感神経は調節に関与するとしてもその程度はわずかであり，副交感神経が調節の主体であると考えてよい。

b. 中枢神経支配

焦点調節に関係するのは中脳，小脳，大脳である[74,75]。

1）中　脳

毛様神経節節前細胞が中脳のEdinger-West-phal核および前中核anteromedian nucleusにあることは，Warwick[76]のサルの実験で定説となっている。しかし，最近ネコでは，Edinger-Westphal核のすぐ背外側の中心灰白質および腹外側の腹部被蓋野に見出されている[77~79]。

2）小　脳

小脳が焦点調節に関与することが，近年，明らかになってきた。ネコの小脳核のうち中位核（対側），室頂核（両側）の刺激で顕著な屈折力増加が誘発されている[80,81]。そして，この小脳核は焦点調節系の副交感神経節前細胞とシナプス結合していると考えられている。

3）大　脳

大脳は古くから焦点調節との関係が示唆されていた部位である。Jampel[82]は，サルの後頭葉吻外側部を電気刺激すると近見反応としての調節，輻湊，縮瞳が誘発されることを報告した。またBandoら[83]は，ネコは後頭葉吻外側部にある外側上シルビウス領の一部が焦点調節に関係すると報告している。

9 調節異常

a. 老　視

老視presbyopiaとは，年齢とともに調節力が減退し，遠方視に矯正した状態では調節しても近方視が困難になった状態で，一種の老化現象であり，屈折異常とは根本的に異なる状態である。調節力と年齢との関係は**表5-1**，**図5-20**のごとくである。

読書距離は通常25～30cmであるので，正視眼では必要な調節力は3～4Dである。したがって，正視では40～45歳で老視がはじまり老眼鏡が必要になる。

前嚢下には一層の水晶体上皮細胞がある。上皮細胞は水晶体の赤道部で増殖するが，他の上皮細胞と違って古くなった細胞と線維は外に押し出されないでしだいに水晶体の中央に押し込められる（**図5-21**）。そして，ここで水分を失った核質になる。皮質に比べて核質は屈折率が高く，また調節時の水晶体の変形も皮質と核質では異なる。

水晶体実質はもともと弾性はほとんどなく，弾性のあるのは水晶体嚢ともいわれている。そ

表 5-1 ▶ 諸家の調節力測定値（diopter）

発表者 （発表年） 年齢（歳）	石 原[84] (1919)	矢 野[85] (1943)	福 田[86] (1962)	Donders[87] (1864)	Clarke[88] (1919)	Duane[89] (1908)	属[90] (1950)
10	12	12.20		14	13.5	13.4	
15	10	10.96	9.7	12	12	12.3	
20	8.5	9.25	9.0	10	10.5	11.1	8.88
25	7.5	8.93	7.6	8.5	9	9.9	8.08
30	7	7.74	6.3	7.0	7.5	8.7	7.16
35	6	7.09	5.3	5.5	6.5	7.3	5.92
40	4.5	5.37	4.4	4.5	5.5	5.8	4.28
45	2.5	4.40	3.1	3.5	4.25	3.6	2.45
50	1.5	2.76	2.2	2.5	3.25	1.9	1.51
55	1.0	1.76	1.5	1.75	2.5	1.3	(0.98)（54歳）
60	0.5	1.52	1.35	1.0	1.75	1.2	
65	0.25		1.3	0.5		1.0	
70	0			0.25		0.75	
症例数	685 眼	106 眼	249 眼	127 眼	3,000 名以上	4,200 眼	2,079 眼

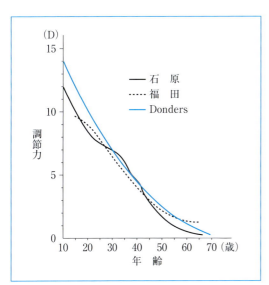

図 5-20 ▶ 年齢と調節力との関係

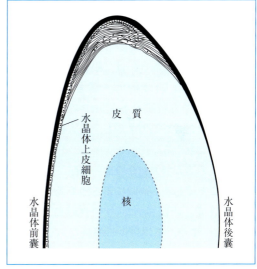

図 5-21 ▶ 水晶体上皮細胞

こで年齢とともに水晶体嚢の弾性が減少するため水晶体は固くなり，毛様体筋の収縮により毛様体小帯が弛緩しても水晶体の曲率の増加は十分でなくなる。この水晶体屈折力の増加は他覚的には50歳でほとんどなくなる[91,92]。しかし，自覚的屈折力は60歳ぐらいまでは残る。この原因としては，加齢性の縮瞳，乱視，高次収差が関係している。また，60歳以上でさらに老眼鏡の度数が上がるのは年齢による視力低下を補うためである[93]。年齢とともに毛様体筋の作用も弱まるがその機能は保たれている[94]。

屈折異常眼の老眼は，屈折異常を完全矯正したうえで診断すべきであるが，近視眼は凹レンズ眼鏡で矯正されているので見かけの調節力が大きく，同じ年代の同じ調節力をもつ遠視眼を凸レンズ眼鏡で矯正したものより近点は近い

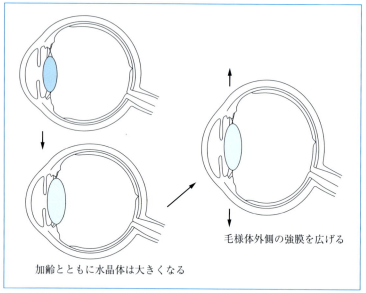
図 5-22 ▶ Schachar の老視手術[96]

(247頁参照)。そこで，眼鏡で完全矯正された近視者と遠視者を比べれば近視者のほうが老視が遅いようにみえる。しかし両者をコンタクトレンズで矯正した場合には，眼鏡による見かけの調節はなくなり，両者は一致する。そこで，40〜45歳台の近視眼鏡患者用に完全矯正のコンタクトレンズを処方すると，近方視が不自由になったと訴える。

老眼鏡の処方で大切なのは，両眼での検査が必要なことである。両眼による加算効果があるからである。両眼視力は$\sqrt{2}$倍良好になり（41頁参照），また，輻湊による縮瞳ならびに調節が誘導される可能性のあること，コントラスト感度が上昇[95]することなどによって調節力がカバーできるからである。

老視の手術的療法

1) Schachar の方法（図 5-22）

Schachar の調節説によれば，水晶体は加齢により成長して直径が大きくなり，その結果，水晶体赤道部が毛様体に近づきその間隔は狭くなる。そこで，水晶体赤道部の毛様体小帯は毛様体筋が収縮しても弛緩した状態のままで緊張せず，水晶体周辺部の扁平化は起こらず調節が障害される。したがって，毛様体外側の強膜の直径を大きくすれば，加齢によって狭くなった水晶体赤道部と毛様体との間隔は広くなり，毛様体筋の収縮により，水晶体赤道部の毛様体小帯は緊張して調節力は回復するという考えである[96]。これには以下の2種類の方法がある。

a) 前毛様体強膜切開術（ACS）（Thornton 法）
直筋間の各象限の毛様体筋上の強膜を放射状に切開し強膜を伸展する方法である。

b) 強膜伸展バックル法（Schachar 法）
毛様体上の強膜に4か所バックルを埋め込み，外向きの牽引を生じさせて毛様体部の強膜の直径を拡大して水晶体赤道部での毛様体小帯の緊張を高めるものである。これにより，水晶体赤道部が強膜のほうに動き調節時に水晶体赤道部直径が小さくなる。

この方法によって，術前にくらべて術後，近方視が良好になった症例もあるが，このような症例について赤外線オプトメータで実際に調節を測定した報告では，他覚的には調節は記録されない[97]。自覚的に近方視が良好になった原因については，手術前後の視力測定法，手術操作による角膜の非球面化による角膜の多焦点化な

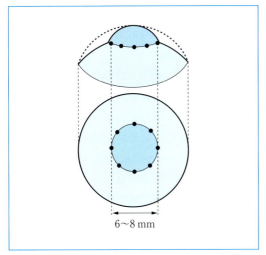

図 5-23 ▶ Conductive keratoplasty (CK)

どの考えもある。Schacharの調節説に基づく老視の手術には異論も多い[98]。

2) Conductive keratoplasty (CK)（図 5-23）

直径6～8 mm の円周状に低エネルギー高周波電流で角膜コラーゲンを収縮させて，角膜中央を凸レンズ状にする方法である。通常，非優位眼に施行する。

3) 老視用 LASIK

同時視型遠近両用コンタクトレンズと同じようにエキシマレーザーで角膜を蒸散する。通常，中央を遠用，周辺を近用にする。

4) 老視矯正リング（AcuFocus Ring）（図 5-24）

角膜をフェムトセカンドレーザーで半層切開して，1.6 mm の孔をもつ直径 3.8 mm，厚さ 5 μm で 8,400 個の微孔をもつ老視矯正リングを挿入する。非優位眼の視軸中心に置くことが必要である[99]。問題点として，見え方に時間がかかる，ドライアイの問題，長期経過観察例がないことなどである。1/3 の人が不満をもつともいわれている。

5) IntraCOR

フェムトセカンドレーザーを用いて，角膜上皮，ボーマン膜，デスメ膜を傷つけることなく角膜実質にリング状の切開を加えて角膜を多焦点レンズ化する術式である。乱視のない軽度遠視が対象であり，また，長期にわたる安定性は不明である[100, 101]。

加齢性遠視

50歳以上になると遠点が遠ざかり，屈折状態が一般に遠視側へ移行する。これを加齢性遠視という。

加齢性遠視の原因としては毛様体筋の生理的緊張が年とともに衰えるためや，水晶体皮質の屈折率の増加のために核質との屈折率の差が小さくなり，水晶体全体の屈折率が減少するためなど種々ある。この加齢性遠視の程度は多くとも 2.00 D 程度である。水晶体屈折力を測定した報告では加齢に伴い有意に低下し，55歳以上では低下率が急峻になっている[102]。

b. 調節痙攣

毛様体筋の痙攣状態により，
①**調節緊張** tonic accommodation
②**調節痙攣** spasm of accommodation

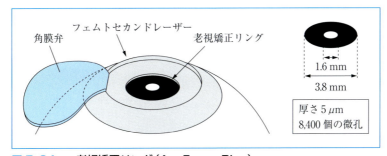

図 5-24 ▶ 老視矯正リング（AcuFocus Ring）

に分けられる。

1）調節緊張

a）生理的トーヌス

生理的緊張を保つのに必要最小限の緊張をいう。アトロピン点眼などではこの生理的トーヌスも消失するといわれている。

b）異常トーヌス

生理的緊張範囲をこえた異常な緊張状態で，これが偽近視を発生させるものであると考えられている。一方，偽近視とは，薬物中毒などにより起こる一過性のものをさし，このような近視化はトーヌス近視あるいは緊張性近視としたほうがよいとの意見もある（124頁参照）。

2）調節痙攣

a）間歇性調節痙攣

自覚的屈折検査と他覚的屈折検査に差があり，自覚的検査時のみに痙攣の認められるもので，視力の動揺がみられる。このような症例はときにみられ，近視でないのに近視眼鏡を装用していることがある。視力が動揺する場合や，自覚的と他覚的屈折検査で屈折度が著しく異なる場合には，必ず調節麻痺薬を点眼のうえで屈折検査を行う必要がある[103]。

b）狭義の調節痙攣

毛様体の病的収縮状態であり，物を明視しようとする中枢の刺激目的にはまったく適合しない毛様体筋の興奮状態である。この場合には輻湊過多，近点の接近や縮瞳を伴う。悪い衛生状態下での過労，ヒステリーなどの精神的要素のほか，抗コリンエステラーゼ薬の点眼によっても同様の所見を呈する。

3）調節麻痺

中枢性病変，動眼神経麻痺，毛様体筋麻痺により調節が困難なものを不全麻痺，まったく調節ができなくなった状態を完全麻痺という。ま

た，瞳孔括約筋の麻痺を合併するものを**内眼筋麻痺** internal ophthalmoplegia という。

a）調節不全麻痺

調節力が年齢に相当した値より低いものを調節不全というが，調節力は個人差が大きいので，程度の軽いものは診断が困難である。

調節機能の疲労しやすい状態を**調節衰弱** weakness of accommodation というが，調節不全の軽いものとの考え方もある。通常，臨床的に調節衰弱とは，眼が疲労すると近点距離が延長するものをいうが，疲労が回復するともとの状態に戻る。眼の疲れを訴え，近点距離計で近点を反復測定して近点距離の延長するものをいう。10回反復測定で2～3cmの延長は正常範囲である。

b）調節完全麻痺

片眼性と両眼性，急性と慢性の場合がある。老視のすすんだもので緩徐に発病したときには気づかぬ場合がある。

単独の**調節麻痺** paralysis of accommodation は，通常その病巣は核あるいは眼内にあり，内眼筋麻痺を伴う場合には，病巣は脳幹あるいは動眼神経幹にあると考えられている。症状は近見障害であるが，瞳孔括約筋の麻痺を伴う場合には散瞳しているため羞明を訴える。

原因には，

①ジフテリア

②中毒

③熱性疾患

④外傷

などがあるが，ときに調節麻痺薬，特にアトロピン点眼による場合があるので，既往歴には注意を要する。網膜への光凝固あるいは冷凍凝固で一過性の調節障害を起こすことがある[104]。

文 献

1) 笠井　健：焦点調節における情報処理，115-136. 応用物理学会，光学懇話会（編），生理光学—眼の光学と視覚，朝倉書店，東京，1975

2) Moses RA：Accommodation, 298-319. Moses RA (Ed), Adler's physiology of the eye. Clinical application, 6th ed. The CV Mosby Co, St Louis, 1975

3) 西田　勇：眼の調節と瞳孔運動，483-507. 勝木保次（編），生理学大系6巻，感覚の生理学，医学書院，東京，1967

4) 荒木　実：調節に関する毛様体小帯張力変動の傾向について．日眼会誌 69：58-61, 1965

5) Schachar RA, Cudmore DP, Torti R, Black TD & Huang T：A physical model demonstrating Schachar's hypothesis of accommodation. Ann Ophthalmol 26：4-9, 1994

6) Schachar RA, Cudmore DP & Black TD：Experimental support for Schachar's hypothesis of accommodation. Ann Ophthalmol 25：404-409, 1993

7) Campbell FW & Westheimer G：Factors influencing accommodation responses in human eye. J Opt Soc Am 49：568-571, 1959

8) 大山　正：空間の知覚，256-295. 田崎京二，他（編）：視覚情報処理—生理学，心理学，生体工学—，朝倉書店，東京，1979

9) Semmlow JL：Oculomotor responses to near stimuli, The near triad. Zuber BL (Ed), Models of Oculomotor behavior and control, CRC Press Inc, Boca Raton, Florida, 1981

10) Campbell FW & Robson JG：High-speed infrared optometer. J Opt Soc Am 49：268-272, 1959

11) 鈴村昭弘：調節微動の研究．日眼会誌 79：1257-1272, 1975

12) 奥山文雄：衝動性眼球運動と焦点調節ゆらぎの研究．1995.2（学位論文）

13) 梶田雅義：日常診療に役立つ視機能検査，2. 調節．眼科 48：47-54, 2006

14) Henker（大塚　任，所　敬：通光系の屈折，1～76. 勝木保次（編），生理学大系6巻，感覚の生理学，医学書院，東京，1967 より）.

15) 梶浦睦雄：角膜乱視に関する研究，第1編「アトロピン」若しくは「ピロカルピン」の角膜乱視に及ぼす影響について．日眼会誌 45：525-538, 1941

16) 安田明弘，小暮俊介，山口達夫：毛様体筋収縮による角膜形状変化．日眼紀 55：837-840, 2004

17) Fincham EF：The mechanism of accommodation. Br J Ophthalmol Monograph (Suppl VIII)：7-76, 1937

18) 大島祐之，藤崎　茂，谷　宏：前房の深さ並びに水晶体の厚さの測定．日眼会誌 63：1101-1105, 1959

19) 大塚　任，所　敬，加部精一：赤外線ファコメーター—調節による眼屈折系の変化及び暗黒中の調節状態について．日眼会誌 69：970-986, 1965

20) Atchison DA, Guo H & Fisher SW：Limits of spherical blur determined with an adaptive optics mirror. Ophthalmic Physiol Opt 29：300-311, 2009

21) Kohnen EM, Zubcov AA & Kohnen T：Scotopic pupil size in a normal pediatric population using infrared pupillometry. Graefes Arch Clin Exp Ophthalmol 242：18-23, 2004

22) Bradley JC, Bentley KC, Mughal AI, Bodhireddy H & Brown SM：Dark-adapted pupil diameter as a function of age measured with the NeurOptics pupillometer. J Refract Surg 27：202-207, 2011

23) 原　直人，望月浩志：屈折矯正と瞳孔の基礎．IOL & RS 23：165-171, 2009

24) 所　敬：人工水晶体挿入眼の偽調節．眼科 27：1467, 1985

25) Bettman JW：Apparent accommodation in aphakic eyes. Am J Ophthalmol 33：921-928, 1950

26) 大鹿哲郎：眼科検査診断法，視覚の質 quality of vision を測る．日眼会誌 108：770-808, 2004

27) 新見浩司，山田里香，藤本将仁，奥内俊介，阿部国臣，山中昭夫，他：単焦点眼内レンズ挿入眼における偽調節に関与する因子の検討．臨眼 70：783-786, 2016

28) 杉谷幸彦，小森敏郎，鬼頭錬次郎，早野三郎：眼内レンズ（人工水晶体）挿入眼の偽調節について．眼紀 30：326-331, 1979

29) 星浜　仁，亀ケ沢アメリア，筑田　真，根本龍司：眼内レンズ挿入眼（偽水晶体眼）の視機能—とくに偽調節について．眼紀 31：1409-1419, 1980

30) Nakazawa M & Ohtsuki K：Apparent accommodation in pseudophakic eyes after implantation of posterior chamber intraocular lenses. Am J Ophthalmol 96：435-438, 1983

31) 重盛美都子，永田豊文，小野寺貴子：毛様筋の収縮・弛緩に伴う眼内レンズの前後移動．日眼会誌 97：721-725, 1993

32) Fukuyama M, Oshika T, Amano S & Yoshitomi F：Relationship between apparent accommodation and corneal multifocality in pseudophakic eyes. Ophthalmology 106：1178-1181, 1999

33) 新美勝彦，神谷美保子，江崎淳次，広川順子：片眼無水晶体眼におけるコンタクトレンズおよび IOL による視機能について．眼紀 36：724-729, 1985

34) Morgan MW：Accommodation and its relationship to convergence. Am J Optom & Arch Am Acad Optom 21：183-195, 1944

35) He JC, Burns SA & Marcos S：Monochromatic aberration in the accommodated human eye. Vision Res 40：41-48, 2000

36) 西信元嗣，魚里　博，山本公弘，牧野弘之，中尾主一：自然視における屈折動態．その1 Accommodation lag について．眼紀 33：1052-1057, 1982

37) Buehren T & Collins MJ：Accommodation stimulus-response function and retinal image quality. Vision Res 46：1633-1645, 2006

38) 森田博之：近点計の測定条件に関する検討．眼臨医報 82：1691-1694, 1988

39) 魚里　博，中川皓夫：定屈折刺激による新しい近点計について．眼紀 39：1247-1248, 1988

40) 所　敬，奥山文雄，西山文子，吉野幸夫：前面開放型赤外線オプトメーターの試作．日本眼光学学会誌 4：14-19, 1983

41) 鵜飼一彦，石川　哲：調節の準静的特性．日眼会誌 87：1428-1434, 1983

42) Alpern M, Mason GL & Jardinico RE：Vergence and accommodation. Am J Ophthalmol 52：762-767, 1961

43) Duke-Elder S：System of ophthalmology, 183-192. Vol 5. Ophthalmic optics and refraction, Henry Kimpton, London, 1970

44) Miles FA：Adaptive regulation in the vergence and accommodation control systems, 81-94. Berthoz A & Jones GM（Ed), Reviews in oculomotor research, Vol 1. Adaptive mechanisms in gaze control, Elsevier, Amsterdam 1985

45) 所　敬，奥山文雄，村松知幸，山下牧子：調節，輻湊，瞳孔の連合運動．日眼会誌 90：928-935, 1986

46) 堀江　武：眼圧日内変動に関する臨床的研究．日眼会誌 79：1044-1061, 1975

47) 藤田晋吾：ヒト角膜の厚さの概日性リズム．日眼会誌 84：1232-1238, 1980

48) Schanzlin DJ, Santos VR, Waring GO 3rd, Lynn M, Bourque L, Cantillo N et al：Diurnal change in refraction, corneal curvature, visual acuity, and intraocular pressure after radial keratotomy in the PERK study Ophthalmology 93：167-175, 1986

49) 所　敬：屈折と調節の境界．眼紀 40：90-96, 1989

50) Krause K & Taege A：Tageszeitliche Schwankungen der menschlichen Refraktion. Klin Mbl Augenheilk 192：53-57, 1988

51) Kiely PM, Carney LG & Smith G：Diurnal variations of corneal topography and thickness. Am J Optom & Physiol Optics 59：976-982, 1982

52) 林　博文，西田哲夫：屈折検査法の検討，第1報，両眼開放屈折検査を中心として．眼紀 29：508-521, 1978

53) 山出新一，稲富昭太：屈折異常と眼位．眼科 Mook No.18：41-54, 1982

54) 所　敬：屈折異常とは（屈折異常の総論，問題点）．

眼臨医報 81：1367-1372, 1987

55) 鈴村昭弘：調節微動の研究．日眼会誌 79：1257-1272, 1975

56) 河野　彰：a）調節に伴う乱視度の変化，第2報．日眼会誌 46：103-110, 1942；b）第3報．日眼会誌 46：169-176, 1942；c）第4報．日眼会誌 46：176-189, 1942；d）第5報．日眼会誌 46：337-346, 1942

57) O'Brien JM & Bannon RE：Accommodative astigmatism. Am J Ophthalmol 30：289-296, 1947

58) 大島祐之：乱視，343．荻原　朗，桐沢長徳，国友　昇（編)，最新眼科学下巻，医学書院，東京，1963

59) Obstfeld H：Optics in vision, 146-150. Butterworths Inc, Boston, 1978

60) 大島祐之：近見障害，34．症候別眼科診療，金原出版，東京，1960

61) Ramsdale C：The effect of ametropia on the accommodative response. Acta Ophthalmol 63：167-174, 1985

62) McBrien NA & Millodot M：Amplitude of accommodation and refractive error. Invest Ophthalmol Vis Sci 27：1187-1190, 1986

63) 所　敬，村松知幸，奥山文雄，山下牧子：眼鏡装用時の近視眼の調節．日本眼光学学会誌 8：27-31, 1987

64) Heron G & Winn B：Binocular accommodation reaction and response times for normal observers. Ophthal Physiol Opt 9：176-183, 1989

65) Phillips S & Stark L：Blur, A sufficient accommodative stimulus. Documenta Ophthalmol 43：65-89, 1977

66) Stark L：Absence of an odd-error signal mechanism in human accommodation. Neurological control systems. Studies in bioengineering. Section III. The Lens. Chapter 2, Plenum Press, New York, 1986

67) Kruger PB & Pola J：Stimuli for accommodation：Blur, chromatic aberration and size. Vision Res 26：957-976, 1986

68) Smith G：Effect of defocus on visual acuity as measured by source and observer methods. Optometry and Vision Science 66：430-435, 1989

69) 所　敬：屈折異常と調節．日本眼光学学会誌 12：1-9, 1991

70) 三輪　隆，所　敬：調節安静位と屈折度の関係．日眼会誌 93：727-732, 1989

71) Cogan DG：Accommodation and autonomic nervous system. Arch Ophthalmol 18：739-766, 1937

72) 土岐達雄：ネオシネジン点眼による近視の治療．臨眼 14：248-252, 1960

73) Clark SL：Innervation of the intrinsic muscles of the eye of the cat. J Comp Neurol 66：307-325, 1937

74) 坂東武彦：調節の神経解剖．神経眼科 5：124-130,

1988

75) 坂東武彦：焦点調節系と瞳孔調節系の中枢神経支配. 日本生理誌 47：705-717, 1985

76) Warwick R：The ocular parasympathetic nerve supply and its mesencephalic sources. J Anat 88：71-93, 1954

77) Loewy AD, Saper CB & Yamodis ND：Reevaluation of the efferent projections of the Edinger-Westphal nucleus in the cat. Brain Res 141：153-159, 1978

78) Sugimoto T, Itoh, K & Mizuno N：Localization of neurons giving rise of the oculomotor parasympathetic outflow：A HRP study in cat. Neurosci Lett 7：301-305, 1977

79) Toyoshima K, Kawana E & Sakai H：On the neuronal origin of the afferents to the ciliary ganglion in the cat. Brain Res 185：67-76, 1980

80) Hulborn H, Mori K & Tsukahara N：The cerebellar inflnence on parasympathetic neurons innervating intraocular muscles. Brain Res 159：269-278, 1978

81) Hosoba M, Bando T & Tsukahara N：The cerebellar control of accommodation of the eye in the cat. Brain Res 153：495-505, 1978

82) Jampel RS：Convergence, divergence, pupillary reactions and accommodation of the eyes from faradic stimulation of the Macaque brain. J Comp Neurol 115：371-400, 1960

83) Bando T, Yamamoto N & Tsukahara N：Cortical neurons related to lens accommodation in posterior lateral suprasylvian area in cats. J Neurophysiol 52：879-891, 1984

84) 石原　忍：日本人ノ眼ノ調節力ニ就テ（附）新案近点測定器. 日眼会誌 23：河本祝賀論文, 203-210, 1919

85) 矢野俊男：眼屈折状態ト調節力トノ関係ニ就テ, 第一篇, 各屈折状態ト調節力トノ関係. 日眼会誌 47：778-783, 1943

86) 福田雅俊, 浜田陽子, 丸尾敏夫：本邦に於ける調節力と年齢との関係について. 日眼会誌 66：181-188, 1962

87) Donders（82）より）

88) Clarke（82）より）

89) Duane（82）より）

90) 属　将夫：眼調節力の年齢的減退と作業強度の関係. 日眼会誌 54：465-472, 1950

91) Koretz JF, Kaufman PL, Neider MW & Goeckner PA：Accommodation and presbyopia in the human eye--aging of the anterior segment. Vision Res 29：1685-1692, 1989

92) Bron AJ, Vrensen GF, Koretz J, Maraini G & Harding JJ：The ageing lens. Ophthalmologica 214：86-104, 2000

93) 井出　武：老視. IOL & RS 30：219-226, 2016

94) 吉富健志, 石川　均, 鳩野長文, 西本浩之, 石川哲：IOL 挿入老人眼の毛様体筋収縮能. 臨眼 47：983-986, 1993

95) 魚里　博：両眼視力と単眼視力. 視覚の科学 35：61-66, 2006

96) Schachar RA：Cause and treatment of presbyopia with a method for increasing the amplitude of accommodation. Ann Ophthalmol 24：445-447, 1992

97) Mathews S：Scleral expansion surgery does not restore accommodation in human presbyopia. Ophthalmology 106：873-877, 1999

98) Glasser A & Kaufman PL：The Mechanism of accommodation in primates. Ophthalmology 106：863-872, 1999

99) Seyeddain O, Riha W, Hohensinn M, Nix G, Dexl AK & Grabner G：Refractive surgical correction of presbyopia with the AcuFocus small aperture corneal inlay. Two-year follow-up. J Ref Surg 26：707-715, 2010

100) Ruiz LA, Cepeda L & Fuentes V：Intrastromal correction of presbyopia with a femtosecond laser system. J Refract Surg 25：847-854, 2009

101) 杉田潤太郎：老視屈折矯正手術のいろいろ（IntraCOR）. IOL & RS 24：47-50, 2011

102) Jongenelen S, Rozema JJ & Tassignon MJ：EVICR. net and Project Gullstrand Study Group：Distribution of the crystalline lens power in vivo as a function of age. Invest Ophthalmol Vis Sci 56：7029-7035, 2015

103) 所　敬, 仲尾博子, 大塚昌紀：調節の異常状態について. 眼臨医報 59：1065-1069, 1965

104) Uno T, Okuyama M, Tanabe T, Kawamura R & Ideta H：Accommodative loss after retinal cryothrapy. Am J Ophthalmol 147：116-120, 2009

第6章 屈折矯正

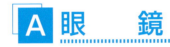 眼　　鏡

1 眼鏡レンズと眼の光学系

a. 眼鏡レンズの矯正効果

通常，眼鏡レンズは角膜頂点の前方12 mmに装用される。そこで眼鏡レンズによる眼の矯正効果は，眼鏡レンズそのものの屈折力ではなく，次式で計算された値になる（71頁参照）。

$$A = \frac{L}{1-(k+h)L} \quad \cdots\cdots (1)$$

A (D)：眼の主点屈折力（眼鏡レンズの眼に対する効果），L (D)：眼鏡レンズ度，k (m)：眼鏡レンズ後頂点と角膜頂点間距離（頂点間距離），h (m)：眼の物側主点位置

上式でわかるごとく，頂点間距離が変化すれば眼鏡レンズの眼に対する効果は違ってくる。頂点間距離が長くなれば，すなわち眼鏡を眼からはなして装用した場合（12 mm以上とした場合）には，凹レンズではその効果は弱くなり，凸レンズでは強くなる。頂点間距離が短くなれば，この逆となる。また，円柱レンズを眼からはなして装用した場合には，凹円柱レンズの場合は矯正乱視度は弱く，凸円柱レンズの場合は強くなる。

b. 眼鏡レンズのプリズム効果

眼鏡レンズは眼球運動に伴って移動しないので，レンズの周辺を使った場合にはプリズム効果を生じる。不同視眼で左右異なる度数の眼鏡レンズを装用している場合には，周辺でのプリズム効果が両眼で違うので複視を訴えることもある（272頁参照）。眼鏡レンズのプリズム効果はPrenticeの公式により求められる（284頁参照）。

c. 眼鏡レンズによる網膜像の拡大効果

眼鏡レンズでは頂点間距離があるため拡大縮小効果を起こす。眼鏡による像の拡大 spectacle magnification (SM) は，

$$\text{SM} = \left(\frac{1}{1-dL}\right)\left(\frac{1}{1-\frac{t}{n}L_1}\right) \quad \cdots\cdots (2)$$

> **眼鏡作製時の頂点間距離の測定**
>
> 実際の眼鏡作製で頂点間距離（眼鏡レンズの後頂点から角膜頂点までの距離）を正確に12 mmにするのは，眼鏡レンズがメニスカスレンズであるため眼鏡レンズの後頂点を眼鏡の側方から確認することが困難である。そこで実務的には，レンズ後頂点の延長線上にあるレンズエッジのコバ前面を測定位置に置き換えて測定している（八木仁志氏[1])。

d (m)：レンズ後頂点と前主点までの距離（12＋1.3 mm＝0.0133 m）（**表1-1**参照）, L (D)：レンズの後頂点屈折力, t (m)：レンズの厚さ, n：レンズの屈折率, L_1 (D)：レンズの前面屈折力

式 (2) で第1項を dioptric power factor, 第2項を shape factor という。レンズが薄いときには $(t \to 0)$ で,

$$\mathrm{SM} \fallingdotseq \frac{1}{1-dL} \quad \cdots\cdots (3)$$

さらに簡素化すれば,

$$\mathrm{SM} \fallingdotseq 1 + dL \quad \cdots\cdots (4)$$

この式で d を cm で表すと拡大率（%）は

$$\mathrm{SM}\,(\%) \fallingdotseq dL \quad \cdots\cdots (5)$$

になる[2]。

【例】眼前 12 mm の位置に＋2.00 D のレンズをおいたときの拡大率は, SM＝1.33×（＋2.00）＝2.66%であり, －2.00D では SM＝1.33×（－2.00）＝－2.66%になる。

軸性の屈折異常眼では, 眼の前焦点（第一焦点）距離を f とすると,

$$\mathrm{SM} \fallingdotseq \frac{1}{1-(f+d)\,L} \quad \cdots\cdots (6)$$

眼の前焦点距離は－15.707 mm である。眼鏡をこの位置に装用すれば, d＝15.07 mm になり, SM＝1 になる。これが, 軸性の屈折異常眼では, 眼の前焦点（約 15 mm）に装用すれば, 正

表 6A-1▶ 眼鏡レンズの材質

	屈折率	アッベ数	比 重
クラウンガラス	1.523	58.5	2.54
CR-39	1.498	58.7	1.32

高屈折率レンズ

	屈折率	アッベ数	比 重
ガラス	1.90	28.0	3.77
プラスチック	1.76	30	1.49

（月刊眼鏡 7 月号, 34-37, 2015）

視眼と網膜像の大きさは同じになるという **Knapp の法則**（227 頁参照）である。しかし, 実際には屈折性の要素も加味されるので必ずしもこの法則は適合しない[3]。

2 眼鏡レンズの材質と種類

a. 材　質（表 6A-1）

眼鏡レンズは大きく分けて, ガラスとプラスチックがある*。

ガラスレンズは眼鏡クラウンレンズ（屈折率 1.523, アッベ数** 58.5, 比重 2.54）に代表される。美容効果と軽量化を目的とした強度近視矯正用の高屈折率ガラスレンズ（屈折率 1.90, アッベ数 28.0, 比重 3.77）が発売されている。比重は高いが屈折率も大きいため, －3～－5 D 以上の屈折度のレンズでは通常のクラウンガラ

❑**度数調節可能眼鏡**

液体レンズテクノロジーを利用した度数調節可能なレンズである（アドレンズ®；アドレンズ・ジャパン）。ポリカーボネート製のレンズ内にシリコーンオイルが封入されている。眼鏡枠の左右についているダイヤルを回すことで度数を変化させる。ダイヤルを外すことは可能だが, その後は度数を調節できない。再び度数を調節できれば遠用と近用の切り替えができて便利であるが, 現在は光学的, 透光性などで問題があると思われる。将来, 以上の点が改良されれば, 有用な眼鏡になる可能性がある。このほか, 眼鏡レンズの下方, すなわち近見視の位置に液晶レンズが配置されていて, 眼鏡枠にあるタッチセンサーに約 1 秒間触れると液晶レンズが駆動して, 近くを見ることができる眼鏡もある（TouchFocus™：三井化学）。

スに比べて軽量化がみられる（**図6A-1**）。

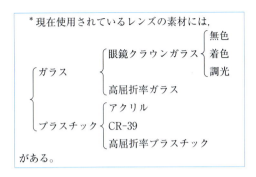

＊現在使用されているレンズの素材には，

- ガラス
  - 眼鏡クラウンガラス
    - 無色
    - 着色
    - 調光
  - 高屈折率ガラス
- プラスチック
  - アクリル
  - CR-39
  - 高屈折率プラスチック

がある。

＊＊アッベ数とは色収差によるレンズの着色の程度を示す数値である。アッベ数が大きいほど着色は少なく，レンズとしてはよい（33頁参照）。

プラスチックレンズは軽量化の点でガラスレンズに優る。近年はプラスチック化が進み，ガラス対プラスチックの需要比率は逆転し，プラスチックが約80％を占めるようになっている。プラスチックはガラスにくらべて比重は軽いが屈折率も低いので，レンズは当然厚くなる。そこで高屈折率低比重のプラスチックレンズの開発が望まれる。

一般的なプラスチックレンズ素材は熱硬化性プラスチックであるCR-39（Columbia Resin No.39；屈折率1.498，アッベ数58.7，比重1.32）が用いられている。屈折率が1.55～1.58を中屈折率レンズ，1.6～1.76を**高屈折率レンズ**と呼んでいる。ガラスほど著明でないが，高屈折率素材では比重が高くなる。しかし，一定度数（±4.0 D以上）では軽量化する。また，高屈折率素材ではアッベ数が小さくなり，光の分散のためレンズの周辺部を通してみると色収差が目立つ。高屈折率レンズには屈折率の大きい原子

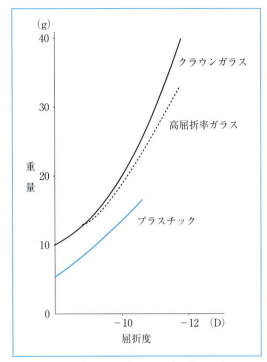

図6A-1 ▶ 高屈折率ガラスの重量（Nikon）

が含まれている。高屈折率ガラスレンズではチタンや鉛などが，高屈折率プラスチックレンズでは芳香族基やハロゲン基が含まれている。

熱可塑性樹脂であるアクリルやポリカーボネートは傷がつきやすい欠点があるが，現在表面処理技術でこの欠点をカバーできるようになった。ポリカーボネートレンズは衝撃に強く，安全性に優れたレンズとして産業用，スポーツ外傷の予防用に推奨されている[4～6]。

最近プラスチックレンズの両面にガラスレンズを共有結合させたレンズが発売されている。プラスチックに比べて比重は高いが強度が高いため薄く仕上げられて軽くすることができる。

❑ **熱硬化性樹脂と熱可塑性樹脂**

熱硬化性樹脂とは化学構造式中に二重結合が2つ以上あって加熱すると固まって3次元の網状構造をとる。この物質は一度固化すると再び加熱しても溶けることはない。一方，熱可塑性樹脂とは化学構造的に二重結合が1つしかない。高分子で加熱すると流動体となるが，冷えるとまた固まるような樹脂である。

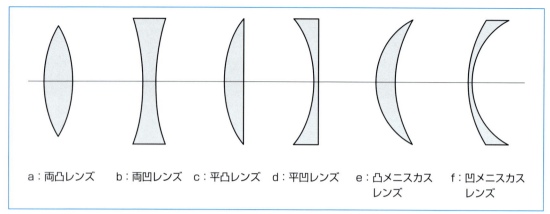

図 6A-2 ▶ レンズの形状

a：両凸レンズ　b：両凹レンズ　c：平凸レンズ　d：平凹レンズ　e：凸メニスカスレンズ　f：凹メニスカスレンズ

b．レンズの種類

1）形　状

眼鏡レンズは普通**メニスカスレンズ***が用いられる。乱視レンズも，メニスカス型では前面が凸トーリック面（15頁参照），後面が凹球面であるいわゆる外面乱視レンズと，前面が凸球面，後面が凹トーリック面である内面乱視レンズとがある。最近では後者が多くなってきている。検眼レンズとして両凸両凹レンズや平凸平凹レンズも用いられている（**図6A-2**）が，最近では，非球面レンズが多用されている。

> *メニスカスレンズとはレンズの前面は常に凸面，後面は常に凹面であるレンズのことである。言い換えれば，レンズの前後面の曲率が同じ方向を向いているレンズである。

2）レンズの表面処理

レンズの効率の向上やファッション性を高めるために，レンズに表面処理を施すことがある。これには反射防止コートとハードコートとがある。

a）反射防止コート

① ゴーストやフレアの防止
② 眼鏡レンズ前後面での光の反射による損失を抑え，透過率を向上
③ 美容効果や高級感をだしてファッション性を向上

などの効果がある。反射防止コートには単層膜コートのほかに，異なる媒質の薄膜を2層以上重ねて，境界面の反射光を互いに干渉させて反射をとり去る多層膜コートがある。現在では，多層膜コートが急速に増えている。無コートレンズでは約8%ある反射が，単層膜コートではほぼ3%，多層膜コートではほぼ1%以下になる。

b）ハードコート

レンズの表層を硬くするのに用いる。プラスチックレンズは耐擦傷性が悪い。そこでハードコートが必要になる。方法にはシリコーン系樹脂などの有機物質をレンズ表面にコーティングする方法と，ガラスのような無機材料などを真空蒸着する方法とがある。このほか，汚れ防止や曇り防止コートなどもある。

3）強化レンズ

クラウンレンズは耐衝撃性が悪いので衝撃に対して強化する方法がとられている。これには熱強化と化学強化とがある。

プラスチックレンズでは耐擦傷性が悪い。レンズ表面の硬度を高めるためにハードコートが行われる。

4）着色レンズ（サングラス）

素材そのものが着色しているものと，コートまたは染色により着色するものとがある。海や山では紫外線が強いので，この光線をカットするようなサングラスが用いられる。

コーニング社はCPFシリーズとしてCPF550, CPF527, CPF511の3種類を発売している。それぞれの数字は遮光基準の波長（nm）を示している。HOYAでは，500 nm以下の種々の短波長をカットしたRETINEXを販売している。これらは網膜色素変性や高度の光線過敏症に使われ，国から医療費の助成が受けられる。

5）調光レンズ

明るいところでは着色し，暗いところではほぼ無色になるレンズである。すなわち光によって分光透過率が自動的に変わるレンズをいう。

調光レンズphotochromic lensの材質中には，銀Agとハロゲン（塩素Clか臭素Br）が含まれている。暗いところではハロゲン化銀の状態で無色であるが，光があたるとハロゲンと銀粒子に分離し着色する。

着色時間は1〜2分と速いが脱色時間は遅いので（5分で60％），トンネルのある高速道路の運転には適さない[10]。

6）偏光レンズ

水面や舗装道路面などなめらかな面に光があたると，垂直に振動する光波がたくさん反射してくる[10]。そこで，偏光板の吸収軸を水平にして使うとこれが防げる。

自動車のフロントガラスが，偏光レンズと直交した吸収軸をもっているときにはみにくくなるので注意を要する。

7）高屈折率レンズ

ガラスでは屈折率が1.523以上のものを高屈折率ガラスレンズ，プラスチックでは1.498以上を高屈折率プラスチックレンズという。

厚い強度近視用眼鏡レンズは，このレンズ素材を用いると薄く仕上げることができ，また屈折度が大きくなるほど，shape factorによって重量も通常の材料のものに比べて軽くなる。しかし，アッベ数が低くレンズの周囲に色がつくことがある（261頁参照）。

8）白内障レンズ（カタラクトレンズ）

強い凸レンズであるので，球面レンズから非点収差を除くTscherningの楕円の範囲からはずれてしまう（11頁参照）ので，非点収差を除くことはできない。そこでレンズ面を非球面化して非点収差を除いている。

レンズの形態からfull-field（size）とlenticularに分けられるが（204頁参照），lenticularにある境界をなめらかな曲面でつないで，目立ちにくくしたblendedもある[11]。

9）膜レンズと膜プリズムレンズ

レンズまたはプリズムを薄くするために，プラスチックの膜に同心円のきざみ，あるいは小さなプリズムを連続的に配列したものである[12,13]（**フレネル膜プリズム Fresnel prism**）（**図6A-3**）。これは軟質のビニールでできていて眼鏡レンズの形に合わせて切り，扁平部を眼鏡レンズの内側に貼って用い手軽に交換できる。しかし，解像力の劣るのが欠点である。透過性は可視光線の範囲では$30\varDelta$でも90％以上とよいが，紫外線部での吸収が大きいので，膜プリズムを長期間装用しつづけると，眼周囲の皮膚の日焼けが少なくなるといわれている。$15\varDelta$以上の膜プリ

□青色光による障害

光による眼障害は赤外線あるいは紫外線によるが，近年，可視光線のうちで短波長側の400〜500 nm程度の青色光による網膜障害が問題になっている。紫外線は角膜や水晶体で吸収されるが，青色光は網膜まで達して光化学反応を呈する。この青色光は加齢黄斑症の病因になるとの報告もある[7,8]。また，メラトニンに対する抑制効果があるとする実験もあり，睡眠障害の可能性もある[9]。最近，青色光を抑制するコーティングや材質の眼鏡レンズが販売されているが，その効果は不明である。

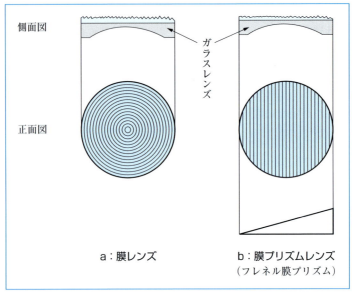

図 6A-3 ▶ 膜レンズと膜プリズムレンズ

ズムでは視力低下が起こる[13]。

10) 遠近両用レンズ

多焦点レンズとして二重焦点，三重焦点のほかに累進屈折力レンズがある。

1枚の眼鏡レンズに2つ以上の機能をもたせているので，欠点として，いずれの明視視野も狭いことがあげられる。そしてこの傾向は後者ほど著しい。しかし老視になっても，1枚のレンズで視線を動かすだけで遠方も近方も明視できる利点は，前者の欠点にまさるものである[14]。

二重焦点レンズや三重焦点レンズは，境界線が目立ち美容的によくないこと，境界部でのプリズム作用による**像の跳躍**が起こることが欠点である。一方，累進屈折力レンズは，上方の遠用部と下方の近用部とを連続的に度数が変わる累進帯でつないでいる。そこで境界線はなく，像の跳躍も起こらないが，明視視野が二重焦点レンズに比べて狭く，累進帯の側方でみると歪みが著しい。

遠近両用レンズの種類は**図6A-4**のごとくである。

累進屈折力レンズの設計

(1) 収差集中型設計

レンズ中間部の側方に収差を押し込めて遠用部と近用部に広い収差のない部分を設ける方法である。遠用部と近用部では良好な像が得られるが，中間部では大きな非点収差や歪曲収差が集中するため，中間距離で物体がボケたり，頭を動かしたときに著しい像のゆれを感じるのが欠点である。

(2) 収差分散型設計

遠用部と近用部をほとんど全面的に非球面とし，その側方部分に収差を拡散させるので，中間部の収差が減少し中間距離での物体がみやすくなる。また，頭を動かしたときの像のゆれも少ない。しかし，遠用部および近用部での明視域が狭くなる。一般的にはこの型のレンズのほうが慣れやすい。

(3) 用途別設計

使用者の用途に合わせて最適な光学特性をもたせるように設計する。たとえば，遠近両方に重点をおく遠近累進タイプ(標準型)，遠中に重点をおく遠中累進タイプ(ゴルフ用)，中近に重点をおく中近累進タイプ(室内用)(**図6A-5**)，

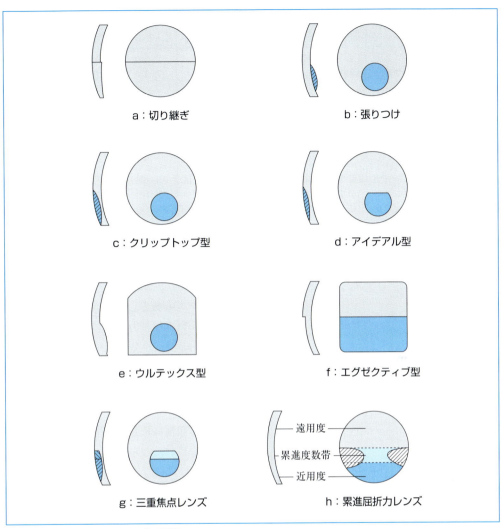

図 6A-4 ▶ 遠近両用レンズの種類

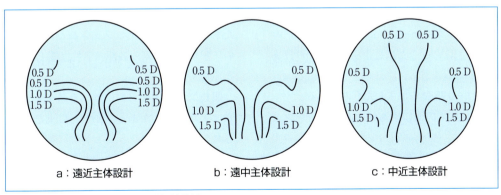

図 6A-5 ▶ 累進屈折力レンズ収差曲線

表 6A-2 ▶ 累進屈折力レンズの種類

会社名	商品名	屈折率	アッベ数	比重	累進帯長(mm)	加入度(D)	備考
HOYA	ホヤラックストリニティー	1.60/1.67	41/31	1.32/1.37	14/11	0.75-3.50	両面複合累進設計，オーダー
	ホヤラックスエフディー	1.50/1.67	58/31	1.32/1.37	14/11	0.75-3.50	両面複合累進設計，ベーシックタイプ
Nikon-Essilor	バリラックスイプセオ BS	1.67/1.74	33/32	1.35/1.46	11, 13, 15	0.75-3.50	カスタムメード個人設計
	ニコンプレシオ	1.60/1.74	58/32	1.30/1.46	12, 13, 14, 15	0.75-3.50	両面設計（非球面・累進面＋非球面・収差フィルタ面）
セイコーオプティカル	セイコーオーガテック	1.60/1.67	42/32	1.30/1.36	10, 12, 14, 16, 18	0.50-4.00	レンズ生地とコーティングのすべてを有機複合面で作製
	セイコースーパー P-1	1.67/1.74	33/32	1.36/1.47	10, 12, 14, 16, 18	0.50-4.00	内面累進，内面非球面設計
東海光学	ベルーナグレス	1.60/1.76	42/30	1.30/1.49	11, 13, 15	0.50-4.00	両面累進，両面非球面設計
	ベルーナレガリア	1.60/1.70	42/31	1.30/1.43	11, 13, 15, 17	0.50-4.00	内面累進，内面非球面設計

（月刊眼鏡8月号，68-101, 2008）

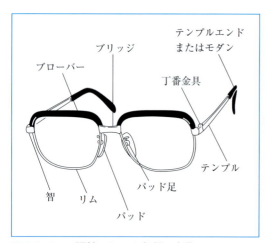

図 6A-6 ▶ 眼鏡フレーム各部の名称

近見視に重点をおく近々累進タイプ（パソコン用）などがある。近々レンズの設計の思想は近用眼鏡に遠用を加入するというものである。ソルテス（Soltes；Nikon-Essilor），レクチュール（Lecture；HOYA）などは近用度数に−1.00 D あるいは−1.50 D を加入，アドパワー（AddPower；HOYA）は−0.75 D を加入したものである。

最近，レンズ内面に累進屈折面をもつレンズが開発された。累進屈折力レンズによる像の歪みは見かけの倍率が視線方向によって変わることから生じる。内面に累進屈折面をもつレンズではレンズ前面屈折力は変わらないので眼鏡による像の拡大（SM）のうち shape factor は変化しない。そこで，この分だけ遠近の倍率差が小さくなり，周辺部の揺れ，歪みも小さくなる[15]（260頁参照）。また，オーダーメイドの累進屈折力レンズもある。

現在，累進屈折力レンズは用途により 300 種類以上のレンズが発売されている（**表 6A-2**）。

3 眼鏡フレーム

眼鏡は眼前に正しく装用され十分な矯正効果をあげなければならない。この光学的条件としては，

①頂点間距離が 12 mm に保たれていること
②視線が正しくレンズの光学的中心を通っていること
③視線がレンズに直交していること

などである[16]。眼鏡フレームは以上のことを満たすようにフィッティングされなければならない。眼鏡フレームの各部の名称は**図 6A-6** のごとくである。

眼鏡フレームの材質にはプラスチック，メタル，天然素材とがある。主として前2者が用いられているが，ファッション性に富んだメタルフレームが主流になりつつある。メタルフレームの中でチタンが軽く耐久性にも優れている。成人ではどの材質のフレームを使用しても差し支えないが，小児では種々の問題がある。

湖崎[17]は，**小児の眼鏡レンズとしては，外径**

指定加工を施した傷のつき難いガラスレンズを
すすめ，フレームはプラスチックでパッドを高
くし，テンプルモダンは2段曲げでテンプル長
を変化できるものが理想であると述べている。
しかし現実にはメタルフレームを使用している
小児は65[18]～95%[19]に及んでいる。メタルフ
レームの欠点は，鼻パッドがつぶれやすく，ね
じれが生じたり，子供の手で簡単に曲げられる
など堅牢さに欠けるためフィッティングが悪く
なることである。耐久性のある丁番金具の使
用，クリングスパッドの強化，テンプルモダン
の2段曲げなどである程度は解決される[20]。し
かし，現時点では小児にはメタルフレームは積
極的にすすめられる状況ではない。

一時期，眼鏡フレームの大型化に伴ってレン
ズの大口径化が起こり，浅いレンズカーブで薄
くてしかも軽いレンズが要求された。この目的
に適するレンズは高屈折率のプラスチック素材
を用いた非球面レンズである[21~23]。しかし，
最近は眼鏡フレームは小型化し，このフレーム
は周辺視に問題があるものの眼鏡は軽くなる。

眼鏡レンズと眼鏡フレームを含めた眼鏡重量
は20～25g程度が多い。30g以上になると半
数以上が装用に不快感を訴える[24]。

4 眼鏡処方の実際

屈折検査の大きな目的の一つに眼鏡処方があ
る。この場合，屈折検査の値をそのまま眼鏡処
方箋に書くのではなく，種々の視機能に対する
配慮が必要である。すなわち両眼視，輻湊，調
節などを考慮したうえで処方されなければなら

ない。これらが考慮されることなく処方された
場合は眼精疲労などの原因になりうる。

したがって眼鏡の処方は高度の眼科的知識を
もった眼科医によらなければならない。またと
かく眼の機能に重点がおかれるが装用感につい
ての配慮も必要である。

1990年4月，日本眼科医会は今後の眼鏡処方
箋のあり方について眼鏡処方箋検討委員会を設
置し諮問した。これを受けて委員会は検討を重
ね眼鏡処方箋に対する答申を行っている[25]。

医師法施行規則第21条によると「医師は，
患者に交付する処方箋に患者の氏名，年齢，薬
名，分量，用法，発行の年月日及び病院若しく
は診療所の名称及び所在地又は医師の住所を記
載し，記名押印又は署名しなければならない」
となっている。そこで眼鏡処方箋も同様の書式
で記載することが望ましい。

a. 遠視と眼鏡

1）乳幼児の遠視

新生児の大多数は＋2.00D前後の遠視である
が，通常6～7歳で正視になる。しかし強い遠
視の場合には，遠視性弱視や調節性内斜視の原
因となるので，アトロピンなどの調節麻痺薬を
点眼し（212，222頁参照），全遠視度（潜伏遠視
と顕性遠視とを合わせたもの）を正確に測定した
うえ，毛様体筋の生理的トーヌス（＋0.50～
1.00D）を差し引いた度数の眼鏡を装用させる
のが通常である。遠視矯正は弱いより強いほう
がよいとの考えから，調節性内斜視では，生理
的トーヌスを引かずに処方することもある。

5歳以上の小児の弱度遠視（＋4.00D以下）で，

❏ **累進屈折力レンズの用語**

継ぎ目のない遠近両用レンズは，以前は連続焦点レンズ，連続多焦点レンズ，累進多焦点レ
ンズの名称で呼ばれていた。しかし，このレンズには遠用部と近用部には焦点があるが，この
中間の累進帯には焦点はなく，屈折度が変化しているだけである。そこで，現在は累進屈折力
レンズの名称に統一されている。

眼鏡処方箋モデル

眼鏡処方箋検討委員会[25]では，眼鏡処方箋モデル（**図6A-7**）を作成している。以下にその内容を示す。

Ⅰ．レンズの種類

薬名に相当し，素材として少なくともガラスかプラスチックを指定する。種類では単焦点，二重焦点，三重焦点あるいは累進屈折力かを書くようにする。ここで累進屈折力レンズは遠用重視型，近用重視型あるいは遠中近バランス型かを書く，また必要に応じて，コートやカラーの指定をする。

Ⅱ．レンズの値

薬剤処方箋の分量に相当する。眼鏡処方箋では球面レンズ度，円柱レンズ度と軸方向を記入する。遠近両用レンズの場合には加入度も書く。プリズムを処方するときには，⊿と基底方向を記入する。瞳孔距離は鼻の中心から左右別々に記載するのが原則であるが，左右同じであるときには合計値を書いてもよい。軸度および基底方向は眼鏡店が間違わないように記入することが望ましい。

Ⅲ．用法

薬の用法に相当して眼鏡の装用目的が遠用，近用あるいは遠近両用か，また装用方法として常用か必要時のみかについても記載する。

Ⅳ．有効期間

通常は30日くらいである。

Ⅴ．その他

Ⅵ．特記

頂点間距離が12 mm以外の場合，眼鏡枠の傾斜角やレンズの光心の上下位置の指定がある場合などに，この欄を利用する。

医師の住所，医師名は必ず記入する。

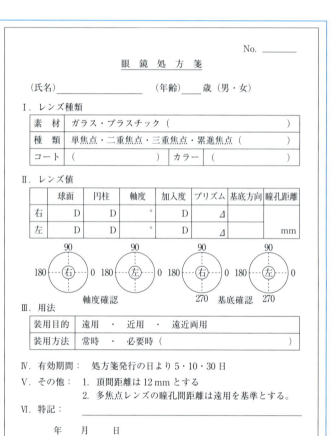

図6A-7 ▶ 眼鏡処方箋モデル

斜視がなく矯正視力のよいものの眼鏡装用基準として，所は[26]非調節麻痺時屈折度が＋1.00 D以上，調節麻痺時屈折度が＋2.00 D以上の遠視眼は眼鏡装用が必要であるとしている（116頁参照）。

このような症例では調節状態が不安定なためである。この場合は調節麻痺時屈折度から＋1.00～＋1.50 D引いた値を目安とし，良好な視力と，両眼視機能を得る遠視側のレンズを処方するとよい。

2）成人の遠視

若年者で調節力が十分にある弱度遠視では，なんら自覚症状がなければ眼鏡の必要はない。中・高年齢になると，同年齢の正視者に比べて近方視が不自由，眼が疲れるなどの症状が早期に出る。

これは遠視の眼鏡を装用することにより症状が改善するためで，老視が早くなるわけではない。さらに調節力が減少すると遠方視力も悪くなり，眼鏡が必要になる。成人の遠視眼の眼鏡処方は通常は完全矯正にする。

3）無水晶体眼（203, 270頁参照）

白内障術後の無水晶体眼が代表的なもので，水晶体がなくなるため通常強い屈折性の遠視になり，屈折矯正が必要になる。現在無水晶体眼に対する屈折矯正は，

①眼鏡
②コンタクトレンズ
③眼内レンズ
④角膜屈折力を強くする手術法

などがある。

b. 近視と眼鏡

1）偽近視

偽近視とは，毛様体筋の緊張が亢進しまだ固定していない状態を概念的にいうが[27]，診断基準は明確でない。

山地[28]の偽近視の診断基準によれば（124頁参照），ミドリンP®点眼により，

①裸眼視力のよくなるもの
②矯正視力のよくなるもの
③矯正レンズのジオプトリ値の小さくなるもの（戻り）
④検影値の小さくなるもの

などであるが，正確な診断はなかなかむずかしい。戻りが1.00 D以上ある場合には，就寝前のミドリンM®点眼を3か月程度行い，経過をみるのがよい。いずれにしてもミドリンP®による屈折度の戻りの部分には眼鏡矯正をしてはならない。

2）単純近視

眼鏡によって良好な視力が得られ，その他の視機能障害を伴わないものをいう。いわゆる学校近視もこの中に含まれる。屈折度はおおよそ5歳以下では－4.00 D以上，6～8歳で－6.00 D以上，9歳以上で－8.00 D以上のものをいう。

弱い近視の発生は，近くの作業すなわち近業と関連があり，その前駆に偽近視を伴っているといわれている[27]。そこで通常の屈折検査により測定される屈折度は，偽近視＋真の近視であり，眼鏡矯正は真の近視の部のみに行われるべきである。近視の進行しない眼鏡矯正がよいがむずかしい（131頁参照）。

従来の報告によると，近視の進行に対しては低矯正眼鏡を必要に応じて装用するのがよい[29]。しかし低矯正眼鏡といっても学業に支障があってはならない。近年のメタ解析の結果によると，必ずしも低矯正眼鏡が近視進行予防に良いとは限らない（131頁参照）。

小学校で黒板の字がみえる視力として，教室の最前列では0.3以上，最後列では0.7以上になっている[30]。そこで，矯正視力0.7程度を低矯正眼鏡の基準にするとよい。長谷部[31]は累進屈折力眼鏡による近視の進行予防効果を検討している（131頁参照）。

3）病的近視

単純近視の屈折度を超えるもので，なんらかの視機能障害を伴うものをいう。屈折度が強く

なるほど，矯正視力は低下する。そして強い近視者では低矯正眼鏡を装用しているものが多い（156頁参照）。

病的近視は軸性近視であり，理論的には頂点間距離12 mmに装用した眼鏡レンズあるいはコンタクトレンズのどちらでも眼軸長が長いため網膜像は拡大するが，拡大率は理論的にはコンタクトレンズのほうが大きい（228頁，図4G-17参照）。

コンタクトレンズの長所としては，
①コンタクトレンズ視力のほうが眼鏡矯正視力よりよい
②視野の歪曲，側方視のプリズム効果はない
などがあり，短所としては，
①取り扱いが面倒
②強度近視のコンタクトレンズではエッジが厚く装用感が悪い
③眼鏡レンズに比べ調節力を多く必要とすることなどがある。眼鏡ではレンズが厚くなるが，レンズの屈折率を増して薄く仕上げることができる高屈折率レンズもある。

c. 乱視と眼鏡
1）正乱視
正乱視眼の眼鏡矯正は，円柱レンズによる完全矯正が原則である。不完全矯正では，注視点がどこにあっても網膜上に一点に集光しないからである。しかし初回の眼鏡処方でたえうる円柱レンズ度は，視野の歪曲*や立体感覚の異常から，おおよそ小児では3〜4D，成人では1Dが限界である。そこで強い乱視は完全矯正ができないことがある。この場合には**等価球面置換法**を用いる。すなわち円柱レンズを装用にたえられるまで弱め，弱めた円柱レンズ度の1/2にあたる度数を球面レンズ度に加える方法である。この方法は，最小錯乱円を網膜上にもってくる目的で行う。たとえば屈折度が−1.50 D◯cyl−3.00 D 180°である場合，たえうる円柱レンズ度が−2.00 Dのときには，たえられない乱視

度1.00 Dの1/2を球面レンズに加え−2.00 D◯cyl−2.00 D 180°を処方する。球面レンズ度の1/20以下の円柱レンズ矯正は意味がないといわれている。たとえば−20.00 Dの球面レンズに1.00 D未満の円柱レンズの処方は不必要である。乱視の矯正において，乱視軸が水平や垂直方向から10度以内ずれている場合に，眼鏡処方では軸を水平（180°）あるいは垂直方向（90°）にしたほうが装用感が良い場合がある。強主経線方向の円柱レンズ度A（D）の軸をφ度傾けたときの円柱度数B（D）は，$B = A\sin^2\phi$になる。この式から30°では25%，45°で50%，60°で75%になるが，10°では3%程度である（194頁参照）。

> *倒乱視を矯正する凹円柱レンズの軸方向は垂直である。そこで凹レンズ作用は水平方向にある。凹レンズには縮小作用があるので，たとえば正方形をみた場合には縦長の矩形のようにみえる。そこで初めて倒乱視の眼鏡をかけると背が高くなったように感じる。直乱視の場合は反対の現象が起きる。

2）不正乱視
通常，眼鏡矯正はできず，コンタクトレンズ矯正による。

d. 無水晶体眼と眼鏡
白内障術後の無水晶体眼では比較的視力は良好であるので，眼鏡処方にあたっては注意するべき点が多い。詳細は無水晶体眼（203頁参照）で述べたのでここでは簡単に要点のみ述べる。

1）球面レンズ度
無水晶体眼は普通屈折性の強度遠視であるので，頂点間距離がレンズの矯正効果に及ぼす影響は大である。

遠視では頂点間距離が長いほど，眼に対するレンズ効果は大で，これはレンズ度が強いほど顕著である。

無水晶体眼では，この効果を利用して遠用眼鏡をずらして鼻めがねとして使えば，近用眼鏡

の代用となる場合がある。この場合は，遠用眼鏡度数が＋13.00～14.00 D 以上で矯正視力が良好なことが条件である。しかし頂点間距離を12 mm として設計されたレンズを，鼻めがねのように 40～45 mm で使用する場合には，上記の条件を満たしても明視視野が狭く，その適応者の 1/4 程度の人しか使用できない。

先に，近方視の場合にはレンズの形状も影響し，強度のレンズを使用する近用眼鏡ではその差は無視できないことを述べた（207 頁参照）。したがって無水晶体眼の近用眼鏡処方に際しては，両凸レンズで検眼したものをただちに処方箋に書くことには注意が必要である。

近方明視距離における両凸レンズおよびメニスカスレンズの加入度数は，レンズ度が増すほど両凸レンズとメニスカスレンズの加入度の差は大きくなる。すなわち両凸レンズで検眼した場合には，実際に使用する近用眼鏡レンズはメニスカスであるので，少しプラス側にする必要がある。

簡単には，

25～30 cm への近方矯正の場合：

球面レンズ度＋12.00～＋13.00 D のとき→
＋0.50 D 程度加入度を増す

球面レンズ度＋16.00～＋18.00 D のとき→
＋1.00 D 程度加入度を増す

40 cm への近方矯正の場合：

球面レンズ度＋14.00～＋15.00 D のとき→
＋0.50 D 程度加入度を増す

球面レンズ度＋18.00～＋20.00 D のとき→
＋1.00 D 程度加入度を増す

のがよい。しかし，弱めに処方されても読書距離を長くするとか，頂点間距離を長くしてレンズ効果を強めるなどして，患者自身が調整し間に合わせていることが多い。

2）円柱レンズ度

無水晶体眼では，水晶体がないので全乱視＝角膜乱視になり，オフサルモメータの値が参考になる。

眼鏡レンズの場合にはレンズと角膜頂点との間に距離があるため，オフサルモメータで得られた角膜乱視を，そのまま眼鏡レンズの円柱レンズ度として利用することはできない（203 頁参照）。

臨床的には，球面レンズ度がおおよそ＋10.00 D であれば，加入すべき円柱レンズは角膜乱視の約 3/4，＋13.00 D ならば約 2/3 と記憶しておくと便利である。

白内障術後，2～3 か月で屈折度は安定するといわれ，眼鏡処方の時期はこの頃がよい。またオフサルモメータで乱視の主経線が直交する時期を目安にする方法もある[32]。これは経線が斜交している時期は屈折度が安定していないためである。

3）白内障レンズの種類

レンチクラ lenticular とフルフィールド full-field またはフルサイズ full-size レンズがある（図 4E-4 参照）。

レンチクラは，

①フルフィールドに比べ周辺視力がよい

②周辺の倍率も大きくない

ことは利点であるが，一方，

①視野が狭い

②中心倍率が大きい

などは欠点である。フルフィールドはおおよそ，この逆である。これらの特徴を知り処方する必要がある。手術直後はレンチクラ，しばらく経過した後はフルフィールドを好むことが多い。

白内障二重焦点レンズの処方はむずかしいが，術前に二重焦点レンズを装用していた人では快適に装用できる場合もある。

e．不同視と眼鏡

先に述べたごとく不同視とは左右眼の屈折度が異なるものをいい，通常 2.00 D 以上の差のあるものをいう（199 頁参照）。

両眼の屈折度の差が 2.00 D 以上ある場合，両眼に完全矯正眼鏡を装用させると不等像視が起

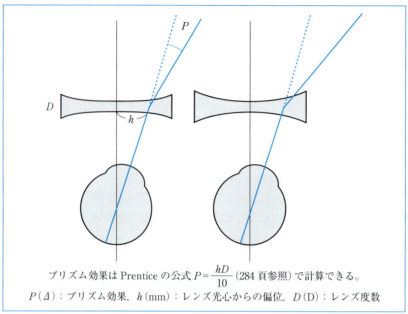

プリズム効果は Prentice の公式 $P=\dfrac{hD}{10}$ （284 頁参照）で計算できる。
$P(\Delta)$：プリズム効果，h(mm)：レンズ光心からの偏位，D(D)：レンズ度数

図 6A-8 ▶ 側方視でのプリズム効果

こるとともに，側方視に際して左右眼でプリズム作用が違うため，人工的斜位状態になり眼精疲労を訴える（図 6A-8）。また，上下複視が起こることがある。ただし，小児の場合は 3.00〜4.00 D の差までは適応可能である。

不等像視を左右眼の網膜に写る像の大きさの差と考えれば，屈折異常が屈折性か軸性によって異なる。すなわち，網膜に写る像の大きさのみに関していえば，屈折性の場合にはコンタクトレンズ矯正がよく，軸性の場合には眼鏡矯正がよい。しかし，網膜の視細胞間隔の問題や中枢での融像能力などにより，臨床的にはいずれの場合もコンタクトレンズ矯正のほうがよいことが多い（228 頁参照）。また，不同視は弱視を伴うことがあるので注意を要する。

不等像視のたえられる限界としては，5[33]〜13%[34] といわれている。

1）遠視性不同視

乳幼児の遠視性不同視は遠視の強いほうの眼が弱視になりやすく，完全矯正の眼鏡を装用させるか，コンタクトレンズにより完全に矯正しなければならない。幼児の場合には前述のごとく 3.00〜4.00 D の不同視であっても完全矯正眼鏡を装用できることが多い。また遠視性不同視では眼球の発育が悪く眼軸長の短い眼が多く，眼鏡による拡大効果によりかえって不等像視が少なくなることがある。

片眼に白内障手術を行った成人の片眼無水晶体眼は，一般に，比較的視力良好な強い屈折性遠視性不同視である。したがって眼鏡矯正により網膜像は拡大し（20〜30%），通常，完全矯正眼鏡の装用はむずかしい。

コンタクトレンズでは網膜像の拡大は小さく装用可能であるが，片眼無水晶体眼でコンタクトレンズを使用している人は通常職業をもっている人で，無職者特に高齢者ではコンタクトレンズを作製しても使用していない人が多い[35]。そこで，このような片眼無水晶体眼者の眼鏡矯正も必要になる。

矯正法として，以下の方法がある。

①左右の屈折度差をなるべく少なくする。
②眼鏡レンズを眼に近く装用させる：レンズ角膜頂点間距離を 12 mm 以下とし，レンズを眼に近づける。これにより拡大効果は

減少する。しかし 8 mm が限度である。

③膜レンズの myodisc lens を眼鏡レンズに貼りつけて用いる（図 4E-5 参照）。

④両眼視は得られないが，無水晶体眼を遠用に，有水晶体眼を近用に処方すると装用できることがある。

2）近視性不同視

近視性不同視，特に片眼強度近視性不同視では弱視を伴うことが多い。強度近視は眼軸長延長が原因であるので，理論的には網膜像の大きさからいえば，コンタクトレンズより眼鏡レンズのほうがよい。しかし臨床経験あるいは臨床実験からは，コンタクトレンズのほうが不等像視は少なく，また側方視でのプリズム効果の差もないので，臨床的にはコンタクトレンズのほうがよい（228 頁参照）。

片眼強度近視で不等像視がコンタクトレンズで少ないのは，眼軸長の延長に伴い視細胞間隔が広くなるため，網膜に写る像が大きくなっても，実際には大きく感じないことによると考えられている[36]。強度近視眼で視細胞間隔が広くなっていることは，補償光学（adaptive optics）を用いた眼底カメラで証明されている（図 4G-18 参照）[37]。

片眼強度近視性不同視弱視はなおりにくいといわれていたが，早期に発見し屈折矯正をすることで，よい結果が得られる[38]。

f．老視と眼鏡

年齢とともに調節力は減退し，調節しても近くがみえにくくなる。この状態を老視 presbyopia といい，一種の老化現象である。

通常，本を読むなどの近業を行う距離は 25〜30 cm であり，調節力としては 3.00〜4.00 D 必要である。したがって 40〜45 歳で近業がしづらくなり老眼鏡が必要になる。

正視あるいは遠視では調節力の減弱分を凸レンズで補う。近視では近視の程度により，

①近視度を弱める場合

②眼鏡をはずしてちょうどよい場合

③弱い凸レンズを必要とする場合

など近視の強弱と調節力の減少の程度による。いずれにしても，屈折異常眼は完全矯正後，調節力の不足分に対し凸レンズを加入すればよいことになる。この際，明視したい距離は職業によりまた個人により異なるので，患者の希望に合わせて処方する。

調節力の不足分は，近点と屈折度から求める方法と，調節力の年齢的標準値からおおよその加入度を予測し装用試験を行い，そのレンズ度を加減し，最もよいものを選ぶ方法とがある。臨床的には後者の方法を用いていることが多い。

通常，初めて遠近両用眼鏡を使用する場合は，加入度は弱めのほうが好結果をもたらすことが多い。また老眼がすすんで凸レンズの度を増すときは通常 1.00 D 以内がよいが，これ以上のときには十分に装用練習を行ってから処方すべきである。

一方，調節力に余力をもたせる意味から**実用調節力**（調節力の 50%）という考え方がある。たとえば，3.00 D の調節力のある正視の人が 40 cm のところを長時間みるには，3.00 D×50% = 1.50 D が実用調節力で，1/0.4 − 1.50 = 1.00 D が近用加入度数となる。実際には強めとなるため装用感がよくないと訴える人が多い。しかし，長時間一定の距離で作業する人には，最小の加入度数にプラス α を加えて，調節に余力をもたせるようにしたほうが疲れない。

1）老眼鏡レンズの種類

老眼鏡のレンズには単焦点レンズと遠近両用レンズとがある。単焦点の近用眼鏡では遠方がみえないため，かけたりはずしたりしなければならず面倒である。この問題の解決の 1 つに多焦点レンズがある。

遠近両用レンズには，

①二重焦点　〉多焦点レンズ

②三重焦点

③累進屈折力レンズ

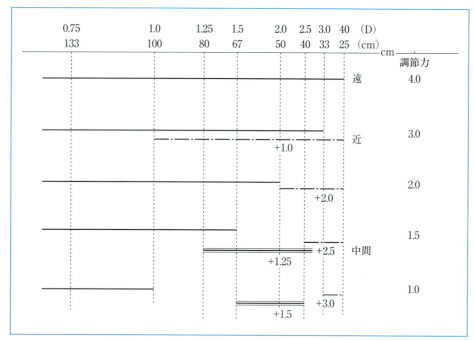

図 6A-9 ▶ 調節力と遠近両用レンズ

があり，いずれも明視視野が狭く，この傾向は後者ほど著しい．

正視の人で 4.00 D の調節力があれば，眼鏡なしに無限遠から 25 cm の近方まで明視できる（**図 6A-9**）．

正視眼で調節力が 2.00 D のときには，二重焦点レンズを用いれば，あらゆる距離の物体を明視できる．しかし，調節力がさらに減退すると，二重焦点レンズでは明視できない距離範囲を生じ，三重焦点レンズが必要になる．さらに，調節力が 1.00 D 以下になると三重焦点レンズでも全領域をカバーできなくなる．

累進屈折力レンズでは徐々に加入度が強くなるので，全領域がカバーでき，また二重焦点レンズのように継目がなく美容的にもよい．しかし近方明視視野が狭いとか側方視にさいして非点収差や歪みがあり，人によっては装用できない場合がある．遠視と正視の人では累進屈折力レンズに慣れにくい傾向がある．

2）二重焦点レンズによる矯正

二重焦点レンズの近用部には種々の型がある（**図 6A-4**）．小玉の材質は台玉の材質に対して，屈折率が高くなければならないが，両者の熱膨張率をよく一致させておかないと完成後に破損してしまう．二重焦点レンズでは遠用部と近用部の間に境界線があり，これは**像の跳躍** image jump の原因になる（**図 6A-10**）．像の跳躍は物体を最初に遠用部でみて，それから視線を下げると，境界線をすぎて近用部の上部を通してみたとき，物体の像が突然上のほうに移動してみえる現象で，これは，視線が境界線を過ぎるときに基底下方のプリズムが加わることにより起こる（**図 6A-11**）．この現象は加入度が大きいほど，また，近用部境界が小玉中心より離れているほど著明になる．クリップトップ型よりアイデアル型のほうが，この点は優れている（**図 6A-4**）．したがって二重焦点レンズの加入度は 2～3 D が限度と考えたほうがよい．

加入度がこれより強い場合には，遠用部と近用部のレンズの光心（光学的中心）を境界線上で一致させた**無跳躍二重焦点レンズ**（エグゼクティブ型）を用いる（**図 6A-4**）．しかしこのレ

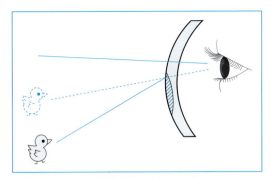
図 6A-10 ▶ 二重焦点レンズの跳躍

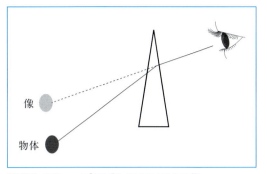
図 6A-11 ▶ プリズムによりできる像

ンズでは垂直跳躍はないが，水平跳躍があること，および遠方視，近方視において光心より離れたレンズ部位を使うため光学的結像状態は幾分劣ることなどの欠点がある。

近用部のレンズ光心間距離は遠用部のそれより 4～5 mm 短く処方するが，二重焦点レンズは，レンズの種類により遠用部と近用部の光心の位置は決まっているため，眼鏡処方箋には遠用光心間距離のみを書けばよい。

3) 三重焦点レンズによる矯正

遠用レンズと近用レンズでは中間距離がカバーできないときに処方する。二重焦点レンズと同様に境界部での跳躍はあるが，レンズ度差が少ないので，二重焦点レンズよりよい。

処方箋には，二重焦点レンズと同様に，遠用度数，近用度数と遠用のレンズ光心間距離を記入する。中間距離レンズ度は遠用レンズ度と近用レンズ度で決まり，メーカーにより近用加入度の 1/2 の場合と 1/2 + α の場合とがある。

4) 累進屈折力レンズによる矯正

累進屈折力レンズはフランスのエシュロール社で初めて作られ，日本では 1967 年に HOYA から発売された。1970 年後半から 1980 年前半にかけて米国やドイツで開発が始まり，1980 年後半から日本も参入，1990 年以降は新しい設計思想による多種類の累進屈折力レンズが発売されてきている。以後累進屈折力レンズの出荷枚数は増加し，これはパソコンの出荷台数と関係があるともいわれている（図 6A-12）。

a) 処方時の検査

輻湊・調節力検査，カバーテスト，屈折検査，片眼ずつの瞳孔距離の測定などを行う。

b) 処方時の問診・説明

使用目的(作業距離)を聞く(遠近，遠中，中近，近々)，近用部の使い勝手の説明，装用時に生じる症状の説明(揺れ，歪み，像のボケ)，遠視・正視では慣れ難いことの説明，近用部の使い方についての説明(眼球の下転の仕方)をする。

c) 処方の実際

初めてのときは加入度は少なめがよい。累進帯の長いレンズで下転が不十分な場合は加入度は多めにする。内面累進屈折力レンズでは加入度をやや多めにする。最近は累進帯長が 9～18 mm まであり，小型の眼鏡フレームにも対応できる(表 6A-3)。しかし累進帯が短く加入度の強いほど，歪みは強くなる(図 6A-13)。累進帯の長さと歪みの大きさとの関係は Minkwitz の法則で表される。すなわち

$$2 \times \frac{\text{Add}}{h} = \text{Ast} \quad \cdots\cdots\cdots (7)$$

Add：加入度，Ast：周辺の非点収差，h：累進帯の長さ

輻湊の悪いときには近用中心の内寄せのないレンズを処方する(図 6A-14)。加入度は 3.50～4.00 D まであるが，テストレンズを装用させて体験してもらう。近用の心取り点間距離（眼鏡レンズの光心間距離）の測定にはミラー法(図 6A-15)などを用いる。中近累進タイプの

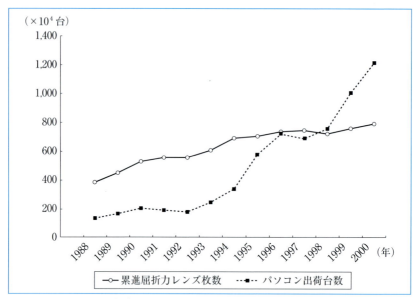

図 6A-12 ▶ 累進屈折力レンズの市場規模とパソコンの出荷台数

表 6A-3 ▶ 累進帯の長さと眼鏡枠の大きさ

累進帯の長さ		最小必要幅(mm)	適切な必要幅(mm)	
10 mm	遠用側	10	15 以上	32 mm
	近用側	15	17 以上	
12 mm	遠用側	10	15 以上	34 mm
	近用側	17	19 以上	
14 mm	遠用側	10	15 以上	36 mm
	近用側	19	21 以上	
16 mm	遠用側	10	15 以上	38 mm
	近用側	21	23 以上	
18 mm	遠用側	10	15 以上	40 mm
	近用側	23	25 以上	

(SEIKO Super P-1)

レンズの処方では遠近累進タイプと同じ度数を処方箋に書く．近々累進タイプでは近用度数を記載して，遠用度数を付加した処方箋を書くようにする（マイナスで記載）．通常，累進レンズの処方では遠用心取り点間距離のみを，近々累進タイプでは近用心取り点間距離のみを処方箋に書く（283 頁参照）．

45 歳以上の累進屈折力眼鏡装用者の意識調査によれば，4 人に 1 人が「見え具合が不満」で買い替えた．また，購入した眼鏡に不満が 49.6%

との報告がある[39]ことを念頭において，テストレンズでの装用練習をしたうえで処方する必要がある．

5）老眼鏡用眼鏡枠

遠近両用レンズは，視線の動きで遠方視，近方視の切り換えをするが，この切り換えが必要でない眼鏡枠もある．すなわち，はね上げ式眼鏡枠あるいは前掛けレンズ，後掛けレンズなどがある．やや煩雑であるが，遠近両用レンズに比べ近方視野が広い[14]．

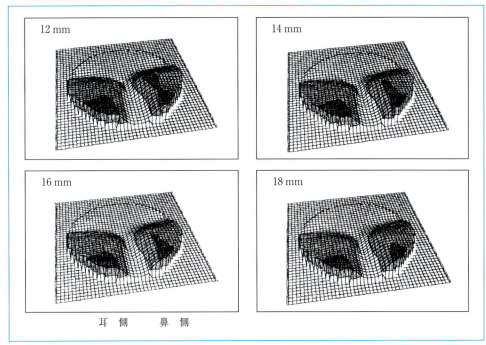

図 6A-13 ▶ 加入度＋3.00 D の累進帯の長さと歪み

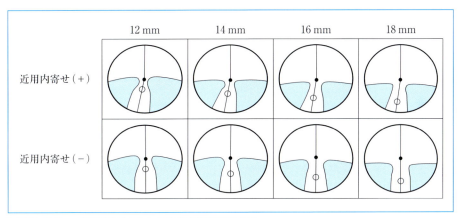

図 6A-14 ▶ 累進屈折力レンズの近用部の内寄せ

g. プリズム眼鏡

プリズムは光を偏向する働きがあるため，眼位異常，特に斜位や間歇性外斜視で眼精疲労のある場合や，斜視の術前術後の両眼視機能の改善，偏心固視，異常対応の予防治療にも用いられる。また眼振で中和点がある場合には，その方向に眼位を移動させるためにプリズムを用いる場合もある（281 頁参照）。さらに，特殊な使用法として，仰臥位で本を読むためのもの，中心窩に病変がある眼に中心窩外に像を結像させようとするものなど，種々の用途がある。

1）眼位異常

a）斜位と共同性斜視

外斜位の場合には基底内方，内斜位では基底外方に処方する。上斜位では基底が下方になる。プリズムではレンズに色がついたり，像の歪みを生じるのでプリズムの処方は両眼に 2〜3Δ ずつが限度である。これ以上の矯正が必要

な場合は**フレネル膜プリズム**を処方する（263頁参照）。これは小さなプリズムの集まりで，かなり強いΔでも装用可能である。しかし，細い線があるため15Δ以上を装用させると視力が低下する[13]。そこで，12Δ以下がよい。一方，遮閉効果をねらうときには，視力低下の起きる15Δ以上の膜プリズムを処方することもある。

斜位ばかりでなく斜視にも斜視度に合わせた膜プリズムを装用させて，両眼中心窩を刺激し日常視において視能訓練と同一の効果を期待する処方もある。この場合の膜プリズムの処方は，患者に交代プリズムカバーテストを行い，この度を通常膜プリズム度として処方する。斜視が交代性で視力も比較的良好な症例には，優位眼に多く弱視眼に少ない膜プリズム度を入れ遮閉効果をねらう場合もある[40]。この際，交代プリズムカバーテストの値をすぐ処方するのではなく，テストレンズ（たとえばアフィム社のフレネルレンズ）で実際に斜視が中和されたか否かを検査することが望ましい。

通常，遠見時と近見時の斜視角が異なる場合は，外斜視では最小の値を，内斜視では最大の値のプリズムを処方する。これは，視標距離によって実際の眼の偏向角が変わるので，輻湊融像運動の発達を引き出すためといわれている[41]。

間歇性外斜視にフレネル膜プリズムを用いて，斜視角を減少させる方法の報告もある[42]。これによると，斜視角よりだいたい5Δ程度過矯正になるようにフレネル膜プリズムを基底内方に眼鏡レンズにはりつける。そして装用時の眼位が正位よりわずかに内斜となることを確かめたうえで処方する。しかし，装用をやめた後の効果の持続については現在不明であり，この治療法の価値に疑問をもつ人もいる。

また，斜位の場合に瞳孔距離を調整して球面レンズのプリズム効果を利用する方法がある。レンズの光心の偏心とプリズム効果の関係は，Prenticeの公式で計算できる（284頁参照）。円柱レンズの場合には軸と直角方向では球面レンズと同様に考えてよいが，軸方向に対しては，この効果は利用できない。

装用中の眼鏡の光心間距離が患者の瞳孔距離と著しく異なっている場合には，ただちに誤りとしてはならない。斜位矯正のために心取り点

❑ ミラー Mirror 法（図 6A-15）

近用レンズの心取り点間距離を測定する方法で，眼鏡試験枠にレンズを入れ眼前約30 cmにおかれた鏡の中央の印をみせる。検者はこのときの被検者の瞳孔を鏡のもう一方からみて，レンズ上の印を瞳孔中央に一致させる。眼鏡試験枠をはずし，左右レンズの印間の距離をはかり近用レンズ心取り点間距離とする方法である。

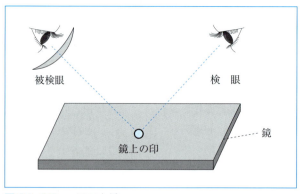

図 6A-15 ▶ ミラー法

間距離をずらして処方していることがあるので注意を要する。

b) 麻痺性斜視

麻痺性斜視で起こる頭位異常や複視の治療に用いる。10Δ以下の眼位異常の場合には複視の軽減にかなり効果的である[43]。しかし,矯正しようとする方向(一般には第1眼位)では複視は矯正できても他の視線方向ではかえって複視を増強させることがある。大きい斜視角では長期間のプリズム装用にはたえられず手術が不可欠になることが多い。

輻湊麻痺,開散麻痺ではプリズム治療が有効なことが多い[44]。しかし,一定の視距離をすぎると複視が出ることがあること,プリズムを使用したために眼位をコントロールしようとする刺激が不要となるため,偏位量が増加することもある[45]。一方,外傷による輻湊障害と思われた症例にプリズムを基底外方に装用させて読書させ,漸次プリズム度を増して良好な結果を得たという報告もある[46]。いずれにしても,プリ

☐ **40歳以上の装用眼鏡調査**[47]（図6A-16,17）

2011年2月14日～3月22日の間に,40歳以上の1,970名(40歳台223名,50歳台1,097名,60歳台540名,70歳台110名)を対象に現在使用している眼鏡に関するアンケートを行った。その結果では,累進屈折力レンズを使用している人は50.4%(このうち複数種の累進屈折力レンズを使い分けしている人は10.8%),一方,単焦点レンズ(遠視,近視,乱視など)のみを使っている人は26.4%,単焦点の老眼鏡(既製老眼鏡を含む)のみを使っている人は10.0%,単焦点レンズと老眼鏡を掛け分けている人は13.2%であった。累進屈折力レンズの種別の使用者比率は遠近両用40.7%,中近両用12.0%,近々レンズ10.9%であった。以上のごとく,累進屈折力レンズ装用者は約50%である。

累進屈折力レンズを作製したが,使っていない理由としては,視線の使い方に慣れない・使いづらい(44.4%),レンズの歪んでみえる部分が気になる(12.9%)などが主な原因のようである。

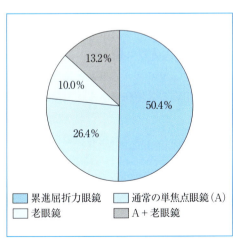

図6A-16 ▶ 40歳以上の眼鏡装用状況[47]

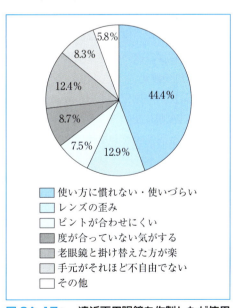

図6A-17 ▶ 遠近両用眼鏡を作製したが使用していない理由[47]

ズム治療は外科的治療の不適応例や希望しない例，日常生活の困難な例に残された方法である。処方には職業上の要求度あるいは個人的な満足度に基準をおく必要がある。

2）眼 振

中和点のある眼振や輻湊によって抑制される眼振に用いられる。前者は，中和点を正面にもってくるための角度に相当するプリズムの基底を，中和点と逆の方向に装用させる。たとえば，右前方5°付近に中和点がある症例では，両眼にほぼ10⊿のプリズムの基底を左にして装用させると正面視で眼振が抑制される。このようなプリズムを version prism という。また，眼振は輻湊によって抑制されることが多いので，抑制される角度に相当するプリズムを両眼に基底外方に装用させる。これを vergence prism という。使用可能なプリズムの許容限度は7〜10⊿といわれているので，これより大きい場合には手術療法を併用しなければならない。

3）特殊な場合

仰臥位で本を読むときなど，両眼に基底下方のプリズムを装用させると楽にみえる。また，片眼失明眼で健眼に中心暗点が生じた場合などに，中心窩外の網膜を使って正面視で比較的良好な視力をうる目的でプリズムを処方することがある。

4）プリズム処方の注意点

①一般に同一効果が得られるように**原則として左右等量**に処方する。しかし，必ずしもその量は1/2ずつとならなくてよい。

②**水平偏位と垂直偏位が合併**している場合には次のようにする。

ⓐ第1眼位で水平偏位と上下偏位とが合併している場合には，1眼に水平，他眼に垂直偏位に対応するプリズムを入れる[48]。

ⓑ水平および垂直偏位が大きいときには両眼等量矯正とし，一方の方向の偏位はプリズム眼鏡，他方はフレネル膜プリズムで矯正する。

ⓒプリズムの軸を斜方向にすると水平と垂直

❏ プリズム処方に必要な検査

麻痺性斜視のときにはまず原因の検索が行われなければならない。後天性の核上性，核性，核下性の神経麻痺の場合には頭蓋内の病変を疑って検査をすすめる必要がある。頭蓋内の病変が否定されれば，次のような検査を行ってプリズムを処方することがある。

1. 斜視角の測定

他覚的斜視角の測定には cover-uncover test，交代プリズムカバーテストを，自覚的斜視角測定には斜視眼に赤ガラスを入れ複視を prism で中和させる赤ガラス法，さらには Maddox 小杆法や大型弱視鏡などを使用し，これらの結果から処方するプリズムの度数と基底方向を決める。Maddox 小杆法はプリズム度決定の際のチェックに用いると便利である。

2. 融像力の測定

融像力でプリズムによる眼位矯正が加減できることから，プリズムや大型弱視鏡などを使用し融像力を測定しておく。

3. 眼球運動検査

麻痺筋の診断には，主に大型弱視鏡，Hess 赤緑試験を用いる。斜位や間歇性斜視による眼精疲労に対するプリズム矯正は上記の検査に準じる。

このほか眼振，黄斑変性による偏心視，視野異常（暗点）については「g.-4）プリズム処方の注意点」（280頁）を参照のこと。

方向の両者が矯正されてよい場合がある[49]。たとえば，水平方向でHΔ，垂直方向でVΔの偏位があるとすればP(Δ)=$\sqrt{H^2+V^2}$のプリズムをA=$\tan^{-1}\frac{V}{H}$の角度におけばよい。実例をあげれば，水平10Δ垂直3ΔであればP=$\sqrt{10^2+3^2}$=10.4Δ，A=$\tan^{-1}\frac{3}{10}$=17°になり，10Δのプリズムを17°の位置におけばよいことになる（17頁参照）。

③**注視距離により複視の状態が異なる場合**，たとえば，輻湊麻痺や開散麻痺のときなどには，プリズム眼鏡は使用距離に応じて処方する。

④**視線の方向で複視の程度に差がある場合**には，原則として正面視，下方視を矯正するようにする。

⑤**垂直偏位があるとき**には，下方視を容易にするためにプリズム基底が下方に入る眼を優先して考える。

⑥**屈折異常を伴う眼をプリズム矯正する**ときは球面レンズや円柱レンズ度の光心位置にも配慮する。すなわち，Prenticeの公式を考慮に入れる必要がある（284頁参照）。

⑦**先天眼振**でJerky型のものに，頭位の改善と視力の増強のためにDell'Ossoの方法[50]が有効なことがある。

Dell'Ossoの方法（**図6A-18**）とは，

ⓐ静止位で網膜の映像を正面にもってくるようなversion prismを入れる

ⓑ輻湊を与えるためにvergence prismを両眼にそれぞれbase outで装用させる

ⓒ上記のプリズムを各眼で代数的に加えた度をcomposite prismとし左右眼に装用させるという方法である。わが国でも新居ら[51]，広瀬ら[52]の使用報告がある。また，先天眼振の術前にプリズムを使用したほうが術後予後が良好となるとの報告もある[53]。

⑧**黄斑部障害**の患者にプリズムを装用させて健常な網膜に固視点をもってくる方法もある。特に近方視に使われる。通常は20 cmの距離で+6.00 Dを加入し，プリズムを入れて軸を回転

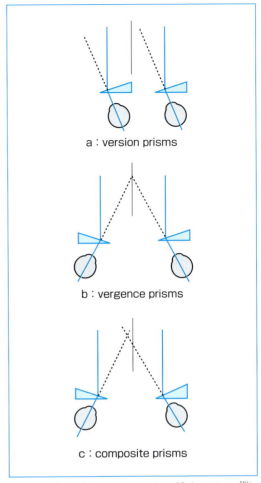

図6A-18 ▶ Vergence prism 法（Dell'Osso[50]）

させながら最も視力の上昇する軸を検出する。プリズム度は6～8Δが適しているといわれている[54]。この場合Amslerチャートなどによる中心暗点の検出およびその程度を知っておくことが必要である。

⑨**視野欠損**，特に同名半盲のときに半盲の方向へプリズムの基底を向けておくと，半盲の方向にわずかに眼球を動かすだけで半盲部の視野が比較的楽にみえるようになる。たとえば，右眼は失明し，左眼に左側半盲がある場合には左眼に基底外方のプリズムを処方すると，第1眼位から左へわずかに眼球を動かすことにより左側の視野が楽にみえるようになる[55]。Hedgesによれば，同名半盲の患者41名に10年間プリ

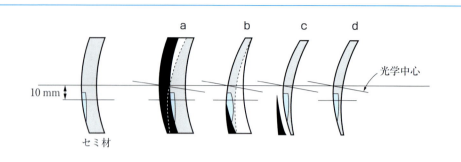

a：セミ材に適当な接着剤でダミーレンズ（黒色部）をはりつける。
b：所定のプリズム度が基底下方になるようにダミーレンズと共に前面を研磨する。
c：この前面を基準にして目的の度数になるように後面を加工し，近用部のダミーレンズを除去する。
d：近用部で基底上方のプリズム効果をもつレンズとなる。

図 6A-19 ▶　スラブ・オフ加工[57]

ズムレンズを装用させ，その有用性は 21% であったと述べている[56]。

⑩**就床患者の読書用**に 15～30Δ の基底下方のプリズムを用いると便利なことがある。

⑪**不同視眼**のときには左右の眼鏡レンズに度数差があるため，眼球運動によって眼鏡レンズの光心からズレた位置を使った場合には，左右のプリズム効果が違って疲れる。特に上下方向でのプリズム効果の許容差は遠方視では 0.5Δ 以下（284 頁参照），近方視では一般に 1～1.5Δ と少ないので問題がある。単焦点レンズでは顔全体を下へ向け，なるべくレンズの光心を使うようにすると左右のプリズム差を軽減させることはできるが，遠近両用レンズでは近方視に際して上下のプリズム効果の差は避けられない。そこで，**スラブ・オフ** slab-off 加工がなされる[57]。

この加工は，不同視眼鏡の近視の強いほうのレンズに行われるのが通常である。まず，レン

❏ プリズムシニング prism thinning[58]

　累進屈折力レンズの近用部は，レンズの下半分に加入屈折力が加わるので，形状的にはプラス乱視の乱視軸が水平に付加されたレンズと類似になるため，このままでは遠近のレンズ端で縁厚差が生じる。レンズの厚さを薄くするために後面を加工するときに図 6A-20 のごとく遠近端の縁厚をほぼ等しくする。これをプリズムシニングという。一般に，加入度×0.5（Δ）程度のプリズムが基底下方に施されている。

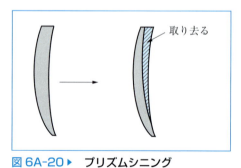

図 6A-20 ▶　プリズムシニング

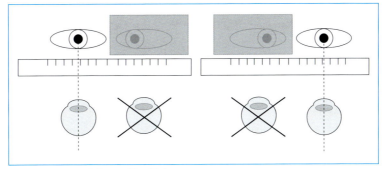

図 6A-21 ▶ 瞳孔間距離の測定

ズの前面にダミーレンズを付加し，所定のプリズム度が基底下方になるようにダミーレンズとともに前面を研削した後，この前面を基準にして目的の遠用度数になるように裏面を加工する。次いで近用部のダミーレンズをはずすことにより近用部に必要な基底上方のプリズム効果が得られる（図 6A-19）。

⑫スラブ・オフ加工とは別に累進屈折力レンズでレンズの中心部を薄くするために**プリズムシニング** prism thinning 加工をすることがある（図 6A-20）。遠用度数が凸レンズの場合に効果がある。これにより基底下方のプリズムが入り，下方視も容易となる。通常，遠用度数がマイナスレンズの場合は，その効果がなくなるので −1.25 D 以上のマイナスレンズにはプリズムシニング加工はされていない[59]。

⑬**片眼の上転あるいは下転障害**のときに，両眼に base-up あるいは base-down prism を処方するとよい場合がある[60]。たとえば，左眼に 6Δ の上斜があった場合，6Δ を両眼に分けて垂直眼位を矯正しても良好でないことがある。このとき，両眼に base-up prism を処方すると注視野が上方に移動し，あごをあげることなく第 1 眼位で複視を訴えなくなる。

⑭**A 型あるいは V 型の外斜視あるいは内斜視**では，プリズムの基底を斜め方向にして矯正することも可能である[61]。

h．眼鏡処方箋上の瞳孔間距離
瞳孔間距離の測定法（メジャー法）

検者の頭越しに遠方の物体をみてもらう。被検眼の左眼を覆い，検者自身は右眼を閉じて左眼で被検眼の右眼の瞳孔中心から鼻根部中央までの距離を上眼瞼または下眼瞼に当てた物差しの目盛りを読む。次いで，右眼を遮閉して同様な操作を左眼で行う。右眼と左眼の測定値を合計した値が瞳孔間距離である（図 6A-21）。

上述のごとく本来の瞳孔間距離とは無調節状態での瞳孔間距離である。しかし眼鏡処方箋上で慣用されている瞳孔間距離とは眼鏡レンズ光心間距離（**心取り点間距離**[*]centration distance：CD）であり，本来の瞳孔間距離から一定の方法で算出されたものである。

> [*]心取り点間距離の決め方
> - 調節力の十分ある若年者の眼鏡→（瞳孔間距離 −2 mm）
>   （ただし，輻湊不良の近視では瞳孔間距離のまま）
> - 高齢者の遠用専用眼鏡→瞳孔間距離のまま
> - 近用専用眼鏡→（瞳孔間距離 −4〜5 mm）
>   （ただし，凸レンズのときには多めに引いたほうがよい）
> - 斜位眼→レンズのプリズム効果を考慮して処方することがある（Prentice の公式）。
>   （非球面レンズではこの方法は避けたほうがよい）
> - 二重焦点，三重焦点，累進屈折力レンズ（遠近，遠中，中近タイプ）は瞳孔間距離，累進屈折力レンズのうち近々タイプでは近用瞳孔間距離を処方箋に書く。
>   カスタムメードのものでは，遠用と近用の心取り点間距離を指定することができるものがある。

表6A-4 ▶ 許容されるプリズム作用と光心からのズレ

許容されるプリズム作用(Δ) \ レンズの頂点屈折力(D)	1	2	5	10	20
水平方向 ±2	20	10	4	2	1
垂直方向 ±0.5	5	2.5	1	0.5	0.25

(mm)

(たとえば10Dのレンズで許容されるプリズム作用が±2Δのときには Prentice の公式 $P=\frac{hD}{10}$ から $2=\frac{h\times10}{10}$ で，2mmになる．)

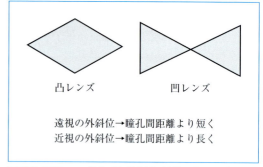

図6A-22 ▶ プリズム効果を考慮に入れた心取り点間距離の処方

眼鏡レンズの光心は，遠方視したときの瞳孔中心よりやや下方にあるのが普通である．すなわち若い人の遠近両用眼鏡では2～3mm，老人の遠用専用眼鏡では1～2mm，老人の近用専用眼鏡では3～4mm下方にあることが多い．

水平方向のレンズ光心間距離が間違っているときや，垂直方向でレンズの光心がずれているときなどには，眼精疲労の原因になる．これはプリズム作用によることが多く水平方向では±2Δ以下，垂直方向では±0.5Δ以下におさえる必要がある．このためのレンズ光心間距離の誤差の許容範囲は表6A-4のごとくになる．

一方，このプリズム効果を利用して，斜位眼の眼鏡処方に際してレンズ光心間距離を調節して処方することがある．凸レンズと凹レンズは図6A-22のようなプリズムでおきかえることができ，レンズの光心位置と瞳孔との関係よりプリズム効果が出現する．

レンズの光心の偏心とプリズム効果との関係は**プレンティス Prentice の公式** Prentice's rule から算出できる．

$$P=\frac{hD}{10} \quad \cdots\cdots (8)$$

$P(\Delta)$：プリズムジオプトリ，h(mm)：レンズの光心からの偏位量，D(D)：眼鏡レンズ度

たとえば，10.00Dのレンズの光心を1mm偏位したときのプリズム効果は1Δである．

通常の凸レンズ，凹レンズは図6A-22のようなプリズムの集まりと考えられる．そこで遠視の外斜位では，レンズ光心間距離を規定の値より短く，近視の外斜位では長く処方すると斜位をある程度矯正することができる．

非球面レンズ（非球面白内障レンズや大口径高屈折率プラスチックレンズなど）では，レンズの周辺に行くほど度がずれて，乱視が測定される．したがって，非球面レンズでは球面レンズのように Prentice の公式の適用は避けるほうがよい．

i. 眼鏡のフィッティング状態

簡便な方法として，直像鏡を2mほど離して徹照しながら光源を固視させたとき，眼鏡レンズの前面，同後面および角膜の3か所からの反射光が一点に重なっているかどうかで判定できる[61]．

j. 眼鏡処方上の注意点

①視力障害の原因が屈折異常か疾患によるものかを鑑別する．矯正視力が良好でも眼疾患が認められることもあるので注意を要する（たとえば中心性漿液性脈絡膜網膜症）．

②1回の検査でも眼鏡処方のできる場合は成

人の近視，遠視あるいは老視などの場合であり，小児，学童の場合には調節麻痺薬を使用するため，2～3回の検査を行ったうえで処方しなければならない。

③一般に遠視では矯正度が弱くならないように，近視では過矯正にならないように注意する。

④眼鏡処方にあたっては屈折異常の矯正ばかりでなく，種々の視機能，すなわち両眼視，輻湊，調節などへの配慮が必要である。

⑤屈折度をどの程度代償するかは，患者の生活様式なども考慮におき，眼科医の判断により決められるべきである。

いずれにしても，眼鏡の処方は高度の眼科的知識をもった眼科医によってなされなければならない。

なお，治療用眼鏡・コンタクトレンズの医療費控除，小児（9歳未満）弱視等の治療用眼鏡等に係る療養費の支給制度については文献63，および http://www.gankaikai.or.jp/members/ を参照していただきたい。

5 眼鏡作成上の問題点

a. 眼鏡レンズの前傾角

眼鏡では遠方から近方までみるので，眼鏡レンズはやや下向きに傾斜している。眼鏡の装用時前傾角とは顔面（鉛直線）に対するレンズ面の傾斜角である（図 6A-23）。この前傾角は若い人の眼鏡では10°，高齢者の遠用専用眼鏡では5°，高齢者の近用専用眼鏡では15°，高齢者の遠近両用眼鏡では10～15°を基本に作製されていることが多い[63]。

b. 眼鏡レンズの光心位置

眼鏡レンズの光心の左右方向は瞳孔間距離によって規定される。上下方向の距離は前傾角によって決まる。すなわち，前傾角（θ）とレンズの光心の高さ（y）との関係は，頂点間距離（k），角膜―回旋点間距離（e）とすれば，

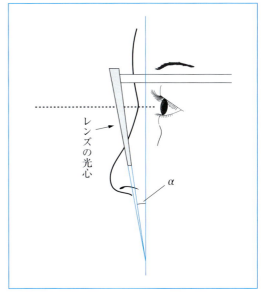

図 6A-23 ▶ 眼鏡レンズの傾斜角（α）

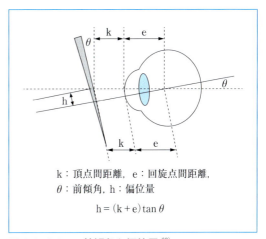

k：頂点間距離，e：回旋点間距離，
θ：前傾角，h：偏位量
$h = (k + e) \tan \theta$

図 6A-24 ▶ 前傾角と偏位量[63]

$$h = (k + e) \tan \theta \quad \cdots\cdots\cdots (9)$$

になる（図 6A-24）[63]。ここで，前傾角を5°とすると，レンズ光心位置は遠方をみるとこの視線下方 2.2 mm，前傾角 10°で 4.4 mm，15°で 6.7 mm になる（図 6A-25）。

c. そり角

そり角とは左右のレンズの光軸に直交する面の角度である。遠見では視線は平行であるが，

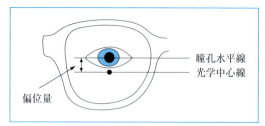

図 6A-25 ▶ 瞳孔水平線と光学中心線[63]

近見では輻湊する。左右の視線はレンズ面に直交することが望ましいので，レンズの光軸もわずかに内側に向けている。

文　献

1) 八木仁志：眼鏡フィッティングの理論と実際，132. コメディカルプログラム・視能訓練士プログラム，第 64 回日本臨床眼科学会抄録集，神戸，2010.11.14
2) Michaels DD：Visual optics and refraction, 201. A clinical approach 3rd. ed, The CV Mosby Co, St Louis, 1985
3) 大島祐之：眼前 15 mm に装用の眼鏡と不等像視. 臨眼 26：1423-1427, 1972
4) 有沢武士，黒坂大治郎，大島　剛，小口芳久：スポーツにおけるプラスチック製眼鏡レンズの安全性の検討―レンズの耐衝撃性実験．眼紀 50：525-529, 1999
5) Davis JK：Perspectives on impact resistance and polycarbonate lenses. Int Ophthalmol Clin 28：215-218, 1988
6) A joint statement of the American Academy of Pediatrics and the American Academy of Ophthalmology：Protective eyewear for young athletes. Ophthalmology 103：1325-1328, 1996
7) Wu J, Seregard S & Algvere PV：Photochemical damage of the retina. Surv Ophthalmol 51：461-481, 2006
8) Algvere PV, Marshall J & Seregard S：Age-related maculopathy and the impact of blue light hazard. Acta Ophthalmol Scand 84：4-15, 2006
9) West KE, Jablonski MR, Warfield B, Cecil KS, James M, Ayers MA et al：Blue light from light-emitting diodes elicits a dose-dependent suppression of melatonin in humans. J Appl Physiol 110：619-626, 2011
10) 丸尾敏夫，湖崎　克，所　敬，西信元嗣：屈折異常と眼鏡．第 2 版，144-145, 医学書院，東京，1985
11) 高橋文男：白内障用眼鏡レンズ．眼科 MOOK 18：178-190, 1982
12) Soll DB：More about the monocular aphakic myodisc lens, 424-426. Current concepts in cataract surgery, The CV Mosby Co, St Louis, 1976
13) 馬場　孝：斜視および弱視とプリズム．眼科 MOOK 10：207-212, 1979
14) 大島祐之：老視用眼鏡．眼科 19：33-40, 1977
15) 向山浩行，加藤一寿：内面累進多焦点レンズの光学性能．視覚の科学 19：89-93, 1998
16) 金井昭雄，湖崎　克：フレーム，109-120. 湖崎克，所　敬，西信元嗣（編），眼鏡ハンドブック，医学書院，東京，1990
17) 湖崎　克：眼鏡の問題点，解決法．日本の眼科 61：103-111, 1990
18) 須田和代，三谷広子：小児の眼鏡の装用状態について．眼臨医報 84：594-597, 1990
19) 酒井義生，中塚和夫，東　美香，山本佐知，古嶋正俊，矢野哲男：小児の眼鏡装用の実態について．眼臨医報 85：1696-1701, 1991
20) 濱村美惠子，野辺由美子，澤ふみ子，中村桂子，菅沢　淳，内海　隆：新しい小児のメタルフレームの検討．眼臨医報 85：1636-1641, 1991
21) 高橋文男：最近話題の眼鏡レンズ．日本眼光学学会誌 10（増刊号）：1-21, 1989
22) 高橋文男：眼鏡レンズ素材の最近の話題．視覚の科学 13：78-79, 1992
23) 高橋文男：眼鏡レンズの薄型化・軽量化―最近の非対面眼鏡レンズ．視覚の科学 14：59-61, 1993
24) 小杉悦代，林由美子，門井千春，長木康典，松本真幸，早坂征次：富山医薬大病院を初診した眼鏡常用者の所持眼鏡視力と眼鏡重量．眼臨医報 94：20-22, 2000
25) 眼鏡処方箋検討委員会答申：日本の眼科 62：557-559, 1991
26) 所　敬：軽度遠視に対する眼鏡矯正について．眼紀 35：1698-1703, 1984
27) 大塚　任：近視の原因並びに治療に関する研究．日眼会誌 71：1-212, 1967
28) 山地良一：偽近視の研究．日眼会誌 72：2083-2150,

1968

29) 所　敬，加部精一：近視の治療とその屈折要素の推移について，第2報，眼鏡の全矯正と低矯正．日眼会誌 69：140-144, 1965

30) 樋渡　亮：学校における視力対策―学校教育に必要な遠方視力．日眼会誌 67：930-939, 1963

31) 長谷部聡：調節ラグと近視．あたらしい眼科 19：1151-1156, 2002

32) 大島祐之，本村幸子：無水晶体眼における角膜乱視と矯正眼鏡レンズ，第2報，臨床的検討．臨眼 31：621-624, 1977

33) Duke-Elder S：Aniseikonia, 513-534. System of ophthalmology. Vol V, Ophthalmic optics and refraction, Henry Kimpton, London, 1970

34) 磯村悠宇子，粟屋　忍：Aniseikonia と両眼融像に関する研究．日眼会誌 84：1619-1628, 1980

35) 矢島保道，松岡久栄，百瀬隆行，中島　章：無水晶体眼の屈折矯正方法の分析―850名アンケート調査による．臨眼 31：631-638, 1977

36) 所　敬，佐藤百合子，山下牧子，岡嶋弘和，長谷川弘：軸性近視矯正による網膜像と不等像視．日本眼光学学会誌 1：13-18, 1980

37) Kitaguchi Y, Bessho K, Yamaguchi T, Nakazawa N, Mihashi T & Fujikado T：In vivo measurements of cone photoreceptor spacing in myopic eyes from images obtained by adaptive optics fundus camera. Jpn J Ophthalmol 51：456-461, 2007

38) 松本留美子，植村恭夫：小児における片眼高度近視と弱視．臨眼 33：765-772, 1979

39) 4人に1人が「見え具合が不満」で買い替え．眼鏡 8：40-44, 2016

40) 馬嶋　孝，半田喜久美：フレネル膜プリズムによる斜視治療．眼科 20：281-288, 1978

41) 西信元嗣：プリズム療法の最近の進歩．明日への眼科展望 75：139-143, 1973

42) 牧　幸：プリズム眼鏡による間歇性外斜視の治療について．眼臨医報 67：1088-1095, 1973

43) von Noorden GK：Paralytic strabismus, 353-378. Binocular vision and ocular motility, Second ed. The CV Mosby Co, St Louis, 1980

44) 高崎裕子，稲上宣子，武縄佳世子：輻湊不全を伴う眼精疲労の治療．日本視能訓練士協会誌 14：83-88, 1986

45) Duke-Elder S：The treatment of paralytic incomitant squint, 730-736. System of Ophthalmology Vol VI, Ocular motility and strabismus, Henry Kimpton, London, 1973

46) 小浦はるみ：頭頸部外傷症候群の治療における輻湊訓練の1つの試み，日本視能訓練士協会誌 14：76-79, 1986

47) 40歳以上のメガネユーザー調査．眼鏡 8：48-51, 2011

48) 丸尾敏夫：外眼筋疾患，497-537．水野勝義，植村恭夫（編），診療眼科学第2巻　治療編，金原出版，東京，1988

49) Reinecke RD, Simons K, Moss A & Morton G：An improved method of fitting resultant prism in treatment of two-axis strabismus. Arch Ophthalmol 95：1255-1257, 1977

50) Dell'Osso LF, Gauthier G, Liberman G & Stark L：Eye movement recordings as a diagnostic tool in a case of congenital nystagmus. Am J Optom Physiol Opt 49：3-13, 1972

51) 新居純子，内海　隆，綴木満子：Vergence-prisms による先天眼振の治療経験．臨眼 33：543-545, 1979

52) 広瀬勝子，藤山由紀子，若倉雅登，石川　哲：先天眼振（Jerky型）のプリズム治療―EOG による分析．眼臨医報 73：1162-1169, 1979

53) 大月　洋，渡辺好政，江本邦晃，平松美佐子，中山緑子，生田　全：異常頭位を伴う先天性眼振の治療．臨眼 39：658-659, 1985

54) Romayananda N, Wong SW, Elzeneiny IH & Chan GH：Prismatic scanning method for improving visual acuity in patients with low vision. Ophthalmology 89：937-945, 1982

55) 丸尾敏夫：プリズム眼鏡処方，97-98．水野勝義，植村恭夫（編），診療眼科学第2巻　治療編，金原出版，東京，1988

56) Hedges TR, Stunkard J & Twer A：Fresnel-Prismen-ihr Stellenwert in der Rehabilitation homonymer Hemianopsien. Kl Mbl Augenheilk 192：568-571, 1988

57) スラブ・オフ加工，Nikon 眼鏡レンズマニュアル，92-93, 1989. 1

58) 所　敬，山下牧子：Varilux II Preinformation System と Varilux II との比較．眼紀 32：809-823, 1981

59) 累進多焦点レンズについて．Nikon眼鏡レンズマニュアル，21-23, 1989. 1

60) Diamond S：Conjugate and oblique prism correction―For nonconcomitant ocular deviations. Am J Ophthalmol 58：89-95, 1964

61) 魚里　博，生野俊樹，磯野則子，久保照子，西信元嗣：眼鏡装用状態の簡便検査法について．眼紀 36：2120-2124, 1985

62) 治療用眼鏡の医療費控除について．日本の眼科 83：205-212, 2012

63) 金子　弘：レンズ加工と枠入れ，421-450．日本眼鏡学会眼鏡学ハンドブック編纂委員会編，眼鏡学ハンドブック，眼鏡光学出版，東京，2011

B コンタクトレンズ

1 コンタクトレンズの光学

a. コンタクトレンズと眼の光学系

コンタクトレンズを装用した状態ではレンズと角膜との間は涙液で満たされている。これを**涙液レンズ** liquid lens という（図6B-1a）。この涙液レンズの前面はコンタクトレンズの後面に，後面は角膜前面に相当する。

光がコンタクトレンズを装用している眼に入射した場合，光の屈折はコンタクトレンズ，涙液レンズと角膜で起こる。

涙液レンズの屈折力（D）は，

$$D = D_1 + D_2 - \frac{d}{n_2} D_1 D_2 \quad \cdots\cdots (1)$$

D_1（D）：涙液レンズ前面の屈折力，D_2（D）：涙液レンズ後面の屈折力，d（m）：涙液レンズの厚さ，n_2：涙液レンズの屈折率＝1.336（房水に相当）

で表される。

涙液レンズの d の値は 0.02 mm 程度であるので第3項を無視すれば，

$$D = D_1 + D_2 \quad \cdots\cdots (2)$$

になる。

コンタクトレンズの後面曲率半径（ベースカーブ）を r_1（mm），屈折率を n_1（1.49），角膜曲率半径を r_2（mm），屈折率を n_3（1.376）とすれば

$$D_1 = \frac{(n_2 - n_1) \times 10^3}{r_1}, \quad D_2 = \frac{(n_3 - n_2) \times 10^3}{r_2}$$
$$\cdots\cdots (3)$$

になるので，式（2）は，

$$D = \frac{(n_2 - n_1) \times 10^3}{r_1} + \frac{(n_3 - n_2) \times 10^3}{r_2} \quad \cdots (4)$$

ここでコンタクトレンズと眼の光学系をコンタクトレンズ，涙液層，角膜の3つに分けて考え，便宜上これらが無限に薄い空気の層（$n_0 = 1$）で分離されているとすると（図6B-1b），
$n_1 = n_3 = 1$ になるので，式（4）は，

$$D = \frac{(1.336 - 1) \times 10^3}{r_1} + \frac{(1 - 1.336) \times 10^3}{r_2}$$
$$\cdots\cdots (5)$$

になる。ここでコンタクトレンズのベースカーブを 7.5 mm，角膜曲率半径を 7.7 mm とすれば，涙液レンズの前面は 7.5 mm，後面は 7.7 mm の曲率半径をもっていることになるの

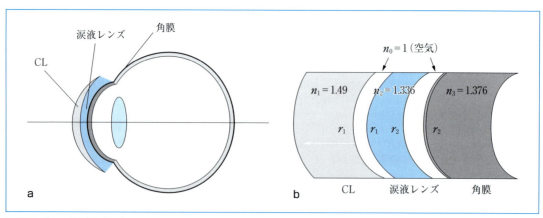

図6B-1 ▶ 涙液レンズ

で，式(5)から，

$$D = \frac{(1.336-1) \times 10^3}{7.5} + \frac{(1-1.336) \times 10^3}{7.7}$$

$$= 44.80 - 43.63$$

$$= +1.17 \text{ (D)} \quad \cdots\cdots (6)$$

になる。

コンタクトレンズのフィッティング fitting に際して，flat のレンズを入れると式(5)の r_1 が大きくなり，涙液レンズの屈折力は小さくなるため，矯正に必要な眼鏡の凹レンズ度は減少する。一方 steep の場合には r_1 が小さくなるため逆になる。

これは臨床上，flat にすると矯正眼鏡レンズ度の近視度は弱く，steep にすると近視度は強くなることの説明になる。

コンタクトレンズを装用したときの眼の光学系は，コンタクトレンズが空気と接し角膜は涙液にひたっていることになり，コンタクトレンズを入れないときに比べて角膜の影響は少ない。すなわち空気に角膜が接している場合には（角膜屈折率＝1.376），

$$D = \frac{(1.376-1) \times 10^3}{r} \quad \cdots\cdots (7)$$

なのに対して，涙液レンズに角膜が接している場合には，

$$D = \frac{(1.336-1.376) \times 10^3}{r} \quad \cdots\cdots (8)$$

になるからである*。

---

*球面の屈折は一般に
$$D = \frac{(n_2 - n_1) \times 10^3}{r}$$
で表されるが，空気に接している場合には $n_1 = 1$ になるため D の値は大きくなる。

したがって角膜乱視，特に角膜の不正乱視の場合には涙液が角膜前面の凹凸をほとんど消し，眼鏡では不可能であるが，コンタクトレンズでは良好な矯正視力を得ることができる。

このほか，コンタクトレンズは眼球運動とともに動くので，レンズの光心はほぼ瞳孔の中央

にある。したがって眼鏡レンズにみるようなプリズム効果や収差はほとんど無視できる程度である。またコンタクトレンズ装用による像の拡大縮小は，屈折性の屈折異常眼では眼鏡レンズに比べ少ないため，不同視の矯正も可能である。

b. 残余乱視

コンタクトレンズの領域でいわれている残余乱視 residual astigmatism とは，コンタクトレンズを装用した状態で起こる乱視をさしているので，本来の意味の残余乱視（全乱視—角膜前面乱視）とは異なる[1]（29，193頁参照）。

コンタクトレンズ装用時の残余乱視は，角膜乱視が矯正されるためこれを補正していた水晶体乱視が現れてくることが多い。角膜乱視は直乱視のことが多く，水晶体乱視はこれを補正しているため倒乱視が多い[2]。そこで残余乱視として倒乱視が現れる傾向がある。しかし水晶体乱視のみではなく，コンタクトレンズで十分に矯正されない角膜前面乱視，わずかであるが角膜後面の乱視[3]や網膜乱視[2]などの合成系として残余乱視は出現する。

ソフトコンタクトレンズ soft contact lens (SCL) では角膜に密接するため角膜乱視は十分に矯正されない。

残余乱視に対して truncated lens（垂直径より水平径を 1.5～2.2 mm 大にしたもの），prism ballast lens（横ゆれをとるためにレンズの下方を重くするために，下方でレンズを厚くしたり，エッジに鉛を入れたりする）などのトーリックレンズが用いられている[1]（296頁参照）。

c. コンタクトレンズ装用眼の調節

屈折異常をコンタクトレンズで屈折矯正した場合には，その眼が正視のときとほぼ同様の調節が行われる。しかし眼鏡の場合には眼からはなして装用しているので，**見かけの調節力**のために遠視では眼の実際の調節が多く，近視では少なくてすむ。したがって初老期の遠視眼鏡装

用者にコンタクトレンズを処方すると，近方視は良好となるが，近視眼鏡装用者の場合には，コンタクトレンズでは近くがみにくくなったと訴えることがある（248頁参照）。

眼鏡装用者は調節性輻湊のため，近方視にさいしては視線は眼鏡レンズの光心からズレた位置を通る。そこでレンズによるプリズム効果が生じる。凹レンズの場合には基底内方のプリズム効果を，凸レンズの場合には基底外方の効果を生じ，このプリズム度はPrenticeの公式から計算できる（284頁参照）。したがって，凹レンズの場合には輻湊が本来より少なくてすむが，凸レンズの場合には本来より余分の輻湊が必要となる。

一方，コンタクトレンズは眼と一緒に動くので，眼鏡レンズのようなプリズム効果は起こらない。そこで眼鏡をかけていた近視者がコンタクトレンズにすると，調節ばかりではなく輻湊も余計に行わなければならないことになる。

2 コンタクトレンズ素材の酸素透過性を示す指数

a. Dk値

Dk値とはレンズ自体を通る酸素量で表し，酸素透過係数と呼ばれている[4]。そして，これは材料中の酸素の拡散係数D（diffusion coefficient）と材料中への酸素の溶解度k（solubility）との積で表される[5]。単位は，

$$Dk = \frac{mL\,(O_2)\cdot cm}{cm^2\cdot sec\cdot mmHg} \times 10^{-11} \quad \cdots\cdots (9)$$

である。SCLの場合Dk値は含水量が大きいほど大きく，厚みが薄いほど大きい。酸素透過性はレンズの厚さに関係するので，Dk/l（lはレンズの中心厚である）が用いられる。シリコーンハイドロゲルレンズではシリコーンに対して含水量が少ないほうが酸素透過性は高い（292頁参照）。

b. EOP値

EOP（equivalent oxygen percentage）値とはレンズ材料の酸素透過性ではなく，実際に角膜にどの程度の酸素が供給されるかを示すものである。大気中（海面上）の酸素の容積21％を最大値として表示している。

EOPが0％ということは，レンズが大気中の酸素摂取を完全に遮断することを意味し，21％ということはレンズなしに角膜が大気中にふれていることを意味している。

夜間睡眠中の角膜（レンズのない場合）は，瞼結膜の毛細血管から酸素を摂取していて，EOPでは8〜10％である[6]。そこで酸素不足を起こさずにコンタクトレンズの連続装用を行うためには，最低この程度のEOPの値が必要になる[6]。

EOPはレンズの材料のDk値に大きく依存するが，同じ材質でもレンズのデザイン，装着状況，特にレンズの動き，涙の交換率などによっても異なる。

c. 連続装用に必要な酸素透過性

連続装用で夜間睡眠中にも装用している場合には酸素不足による角膜内皮細胞への影響が問題になる。就寝中には閉瞼しているために空気中から酸素を取り込むことはできない。そこで，主として結膜の血管からの酸素の供給になる。夜間睡眠中のEOPは8〜10％といわれている（海面上でのEOPは21％）。そこで，睡眠中の酸素供給は開瞼時の約半分と考えられる。したがって，コンタクトレンズの酸素透過性係数であるDk値が問題であるが，角膜への酸素透過にはコンタクトレンズの中心厚が関係するので，Dk/l（酸素透過率）の値が重要である。Holden[7]によれば，終日装用ではDk/lが24.1×10^{-9}（EOP＝9.9％）の場合は角膜浮腫は生じない。コンタクトレンズを装用しないときの睡眠中の角膜浮腫は4％以下であるので，この値を基準にすると連続装用可能なDk/lは87.0×10^{-9}（EOP＝17.9％）が必要である。また起床後

短時間で元の厚さに戻る 8% 以下の角膜浮腫を容認すると，34.3×10^{-9}（EOP＝12.1%）までは可能であると述べている（**表 6B-1**）。Harvitt ら[8]によれば，角膜上皮細胞に必要な酸素（角膜浮腫の起きない）量は開瞼時の Dk/l が 23×10^{-9}，閉瞼時が 89×10^{-9} であるが，角膜全体に酸素欠乏が起こらない Dk/l は開瞼時は 35×10^{-9}，閉瞼時は 125×10^{-9} と述べている（**表 6B-1**）。現在市販されている RGPCL（酸素透過性ハードコンタクトレンズ）の Dk/l はメニコン Z® で 167×10^{-9}（中心厚 0.13 mm），シリコーンハイドロゲルレンズである O$_2$ Optix®（CIBA Vision）は 175×10^{-9}（−3.00 D で中心厚 0.08 mm），Dailies Total 1®（Alcon）は 156×10^{-9}（−3.00 D で中心厚 0.109 mm）である。

3 コンタクトレンズの分類

a. 素材による分類

1) ハードコンタクトレンズ（HCL）

厚生労働省の CL 承認基準によると，レンズに含有している水の重量の割合が 10% 未満のレンズを HCL と規定している。

a) 酸素を透過しないもの

ハードコンタクトレンズは polymethyl methacrylate（PMMA）を素材とするもので，光学的によいこと，耐久性や加工性のよいこと，取り扱いが簡単なことなどから好んで使われていた。しかし酸素が通らないので長時間の装用には難があった。レンズのデザインを種々工夫しても角膜の必要とする酸素の供給は十分には行

表 6B-1 ▶ 連続装用に必要な酸素透過性

Holden (1984)	Dk/l	EOP	角膜浮腫
終日装用	24.1×10^{-9}	9.9%	0
連続装用	87.0×10^{-9}	17.9%	4% 以下
連続装用	34.3×10^{-9}	12.1%	8% 以下

（CL を装用しないときの睡眠中の角膜浮腫 4% 以下）
（8% 以下では起床後短時間で角膜は元の厚さに戻る）

Harvitt (1999)	角膜浮腫（−）の Dk/l	酸素欠乏（−）の Dk/l
開瞼時	23×10^{-9}	35×10^{-9}
閉瞼時	89×10^{-9}	125×10^{-9}

われず，装用時間に限界があり 12〜15 時間程度であった。現在ほとんど使用されていない。

b) 酸素を透過するもの（酸素透過性ハードコンタクトレンズ（RGPCL））

素材は methyl methacrylate（MMA）とフッ素やケイ素を含むエステル基をもったメタクリレートの共重合体である。現在の製品は Dk 値 30 以上の製品が多いが，20 以上の Dk 値の RGPCL では，レンズの動きによる涙液の交換率が高ければ連続装用の可能性があるといわれている[6]。海外では rigid gaspermeable lens（RGP レンズ）ともいわれている。最近では，RGPCL の Dk 値が 100 以上のものもあるが，水ぬれ性が悪く，レンズ表面に汚れが付着しやすい。そこで何らかの表面処理が必要になる。そのためには架橋剤の共重合，プラズマ処理やグラフト重合などがなされている。

2) ソフトコンタクトレンズ（SCL）

a) 含水性 SCL

1960 年に Wichterle が人体に無害で透明な弾

□ **コンタクトレンズの角膜内皮細胞への影響**[10〜12]

酸素透過性のない PMMA-HCL の長期装用によって角膜内皮細胞への影響があるとの報告が散見される。すなわち，角膜内皮の大小不同や多形性のほかに，細胞密度も減少するという。その原因の 1 つに慢性的な角膜への酸素供給不足や，それによる前房内の pH の変化が考えられている。角膜内皮細胞の障害の程度には個人差があるが，装用年数，装用時間，装用状態などが考えられる。SCL の連続装用者にも内皮細胞の変化を生じた報告もある。

表6B-2 ▶ SCL素材の分類法

グループ	含水性	イオン性
I	低（50％未満）	非イオン性
II	高（50％以上）	非イオン性
III	低（50％未満）	イオン性
IV	高（50％以上）	イオン性
V	高酸素透過性レンズ（シリコーン素材レンズ）	

力性，吸水性のある高分子材料hydroxy ethyl methacrylate（HEMA）の合成に成功した。そして，スピンキャスト法を考案し，これがSCLの開発に貢献した。このレンズは軟らかく異物感がほとんどなく装用感がよいこと，親水性のために酸素透過が可能なことから一気に普及した。すなわち，含水率が高いほど酸素透過性が高くなる。ポリビニールアルコールを主成分とすると高含水率のレンズが作製できる。FDAによるSCLの素材の分類法を**表6B-2**に示す。

b）シリコーンハイドロゲルレンズ

シリコーンは酸素をよく通す素材であることは知られている。これを用いて1978年に発売されたシリコーンラバーレンズは酸素を通す画期的レンズとして注目されたが，疎水性である

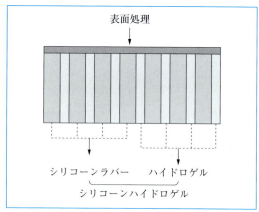

図6B-2 ▶ シリコーンハイドロゲルレンズ

シリコーンが角膜に密着して角膜障害を起こして発売中止になった苦い経験がある[5,9]。2003年米国で発売されたシリコーンハイドロゲルレンズのNight & Day®（CIBA Vision）（Dk/lは175×10⁻⁹）はシリコーンと水とを混合したレンズである（290頁参照）（**図6B-2**）。このレンズはちょうど，油と水を混ぜるようなもので，透明素材を得ることは困難であったが，これに成功して，FDAから1か月の連続装用が認可された。シリコーンと混合する水の割合から酸素透過性が決まる。すなわち，水の混合が多いほど酸素透過性は低くなる（**図6B-3**）[13]。

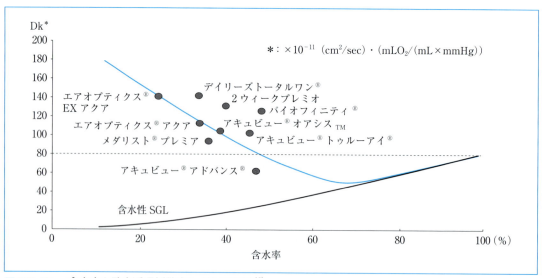

図6B-3 ▶ 含水率と酸素透過係数（Dk値）の関係[13]

B-3. コンタクトレンズの分類 293

表 6B-3 ▶ シリコーンハイドロゲルレンズ製品　頻回交換型

製品名	エアオプティクス® EX アクア	エアオプティクス® アクア	アキュビュー® オアシス™	バイオフィニティ®	メダリスト® フレッシュフィット® コンフォートモイスト®	ボシュロム アクアロックス®	2WEEK メニコンプレミオ
交換期間	1 カ月	2 週間	2 週間	2 週間	2 週間	2 週間	2 週間
製造会社	ALCON	ALCON	Johnson & Johnson	CooperVision	Bausch & Lomb	Bausch & Lomb	Menicon
直径	13.8	14.2	14.0	14.0	14.0	14.2	14.0
ベースカーブ (mm)	8.4, 8.6	8.6	8.4, 8.8	8.6	8.6	8.5	8.3, 8.6
球面度数 (D)	+5.00〜−10.00	+5.00〜−10.00	+5.00〜−12.00	−0.25〜−12.00	+3.00〜−12.00	+3.00〜−12.00	+5.00〜−13.00
中心厚 (mm)	0.08	0.08	0.07	0.08	0.07	0.07	0.08
含水率 (%)	24	33	38	—	36	46	40
酸素透過係数 (Dk 値)	140	110	103	128	91	114	129
酸素透過率 (Dk/L 値)	175	138	147	160	130	163	161
表面処理/親水化技術	プラズマコーティング	プラズマコーティング	うるおい成分添加	酸化プラズマ処理	親水性シリコーンマクロモノマー	親水性シリコーンマクロモノマー	酸化プラズマ処理
Modulus (MPa)	1.5	1	0.7	0.7	1.1	0.7	0.9
装用方法	終日装用・連続装用 (1 カ月)	終日装用	終日装用	終日装用	終日装用	終日装用	終日装用
FDA group	I	I	I	I	III	I	I
乱視用製品	無	有	有	有	有	無	有
遠近両用製品	無	有	無	有	有	無	有

　わが国では，同じレンズが O_2 Optix® の名称で終日装用で 1 か月の定期頻回交換レンズとして 2005 年に厚生労働省の認可を受け，さらに，2008 年 1 月 21 日には 1 か月の連続装用の認可が下りて第 4 世代の CL として注目された[14,15]。しかし，シリコーンは疎水性で粘着性があるので，何らかの表面処理がなされていないとシリコーンラバーレンズのような角膜障害を起こしてしまう。O_2 Optix® の表面処理には特殊な**メタンプラズマコーティング**がなされている。プラズマ化したガスがレンズ表面に化学結合，すなわちプラズマ重合して緻密に架橋された膜が形成され，表面を親水性にしている。このように，このメタンプラズマコーティングは化学結合であるので耐久性に優れている[16]。

　O_2 Optix® に次いで，2007 年に厚生労働省から認可されたシリコーンハイドロゲルレンズである Oasys® や Advance®（Johnson & Johnson）は表面処理はなく材質から親水性のハイドロゲル成分が溶出することによって，また，Pure Vision®（Bausch & Lomb）は部分的な酸化プラズマ処理によって，親水性がたもたれている（**表 6B-3, 4**）。

　現在，コンタクトレンズの市場は HCL（ガス

表6B-4▶　シリコーンハイドロゲルレンズ製品　1日使い捨て型

製品名	デイリーズ トータルワン®	マイデー®	ワンデーアキュ ビュー®オアシ ス®	1DAY メニコ ンプレミア
交換期間	1日使い捨て	1日使い捨て	1日使い捨て	1日使い捨て
製造会社	ALCON	CooperVision	Johnson & Johnson	Menicon
直径	14.1	14.2	14.3	14.2
ベースカーブ (mm)	8.5, 8.8	8.4	8.5, 9.0	8.4
球面度数(D)	−0.25〜−12.00	+6.00〜−10.00	+5.00〜−12.00	−0.25〜−10.00
中心厚(mm)	0.09	0.08	0.08	0.07
含水率(%)	33(コア) 80(表面)	54	38	56
酸素透過係数 (Dk値)	140	80	103	64
酸素透過率 (Dk/L値)	156	100	121	91
表面処理/ 親水化技術	ウォーターグ ラディエント	親水性シリコー ンマクロモノ マー	うるおい成分 添加	酸化プラズマ 処理
Modulus(MPa)	0.7/0.025 (表面)	0.4	0.7	0.4
装用方法	終日装用	終日装用	終日装用	終日装用
FDA group	I	II	I	II
乱視用製品	無	有	無	無
遠近両用製品	有	無	無	無

透過性ハードCLを含む)が10%, 従来のSCLが10%程度, 1日使い捨てと定期交換レンズが90%程度で, 1日使い捨てと定期交換レンズの市場が急速に拡大してきた。今後は使用法としては1日使い捨てレンズ・定期頻回交換レンズ・連続装用レンズ, 材質としてはシリコーンハイドロゲルが主流になると思われる。

このシリコーンハイドロゲルレンズの長所は, 酸素透過性が高い, 乾燥感が少ない, 充血が生じにくいなどである。しかし, 脂質汚れが付きやすい, 硬いなどの性質もある。したがって, superior epithelial lesions (SEALs)が起きやすい。また, 消毒薬との適合性も問題である。

b.　装用方法による分類

朝装用して夜外す終日装用法と, 就寝時にも装用できる連続装用法とがある。レンズを眼から外したら捨てるレンズを使い捨てレンズ (disposable lens)という。

c.　装用スケジュールによるSCLの分類
1)1日ディスポーザブルレンズ 1-day disposable SCL

毎日新しいレンズを使用する方法で理想的である。主なものに1-day Acuvue® (Johnson & Johnson), Dailies® (CIBA Vision)などがある。しかし, 1日使い捨てSCL装用者1,913名の40%が2日以上使用していたとのアンケート調査結果があるので, 注意が必要である[17]。最近では,

酸素透過性が高い1日使い捨てのシリコーンハイドロゲルレンズである TruEye®（Johnson & Johnson）や Dailies Total 1®（Alcon），MyDay®（CooperVision）が発売された。

2）2週間頻回交換レンズ frequent replacement SCL

終日装用で2週間毎に新しい CL に交換するシステムである。CL を外した後，洗浄，消毒後再装用する。従来型のレンズに比べて巨大乳頭結膜炎の発生率は減少する。しかし，アンケート調査では，5,629名中24.1％が15日以上使用している現状がある[17]。主なレンズは Acuvue® Oasys®（Johnson & Johnson），Air Optix® AQUA（Alcon），Biofinity®（CooperVision）などがある。

3）1か月または3か月定期交換レンズ planned replacement SCL

終日装用で1か月または3か月毎に新しい CL に交換するシステムである。主なものに Air Optix® EX（Alcon）などがある。

4）連続装用レンズ extended wear SCL

1991年10月から厚生省の認可を受けて1週間の連続装用レンズが発売された。連続装用では合併症が多く報告されているので，十分に注意しなければならない[18,19]。最近では終日装用と連続装用とを組み合わせて，2週間で使い捨てる Medalist Fresh Fit®（Bausch & Lomb）や30日間で使い捨てる Air Optix® EX（Alcon）などがある。米国で承認されている30日間連続装用のシリコーンハイドロゲルレンズの Night & Day®（CIBA Vision）の細菌性角膜炎の発生頻度は18/1万，3週間連続装用では11.6/1万であった[20]。

d．用途による分類

レンズのデザインによって，乱視矯正用（296頁参照），老視矯正用（遠近両用レンズ）（297頁参照），整容用（カラーレンズ），メディカルユース（299頁参照），その他（オルソケラトロジーレンズ（309頁参照）など）がある。

4 コンタクトレンズの形態とデザイン

角膜の球面領域は，角膜中央5〜6 mm[22]とか約7 mm といわれている[23]。そしてこの球面領域をすぎ周辺に向かうと，曲率半径は大きくなり角膜は扁平になる。また耳側と鼻側とを比べると鼻側が flat である[24]。そこでコンタクトレンズは角膜の形状に合わせるために中央のベー

❏ カラーコンタクトレンズ（カラー CL）

従来は虹彩欠損症や無虹彩症の治療用に使用されていた。しかし，近年はおしゃれ用に使用されるようになり，問題になっている。2009年2月4日に薬事法施行令の一部が改正され，これまで医療機器の範疇でなかった度なしカラー CL も高度管理医療機器として管理されることになった。また，これに伴って，視力補正用のカラー CL も発売されるようになった。色素はレンズ内部にサンドウィッチ状に存在するもの，レンズ表面に存在するがその上を薄くラミネートされているもの，などがある[21]。着色顔料の主成分は酸化鉄や酸性チタンが多い。レンズは SCL が多いが，シリコーンハイドロゲルレンズのものも出てきている。カラーレンズには角膜径を大きくみせるリング状（サークルタイプ）のものと，虹彩の色を変えるデザインのものがある。後者では，黄昏時の瞳孔径は5〜6 mm であるので，中央の透明部の大きさが問題になることがある。レンズ自体の問題のほか，扱い方の問題で，カラー CL による眼障害が多数報告されている。

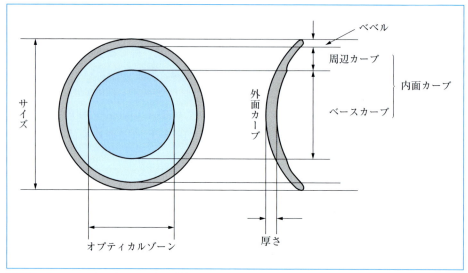

図 6B-4 ▶ コンタクトレンズの形状

スカーブと周辺カーブからできている（**図 6B-4**）。

HCL の直径は 8～9 mm であり，SCL の直径は 12～14 mm である．SCL では HCL に比べて直径は大きいが，これは異物感を少なくするためである．

SCL ではある程度の酸素が透過することや，瞬目によるレンズのたわみがポンプ作用となり，涙液が入れかわり酸素の角膜への供給が行われているので，直径が大きくとも比較的長時間装用が可能である．

SCL の欠点として，
① 瞬目によるレンズのたわみや解像力が低いため光学性がやや悪いこと
② レンズが軟らかいため角膜乱視の矯正が十分できないこと
③ レンズの汚染破損
④ レンズの消毒，保存が面倒なこと
⑤ 合併症が多いこと（300 頁参照）
などがある．

HCL では SCL に比べてコンタクトレンズの直径は小さく，瞬目や眼球運動でレンズは角膜上を動いている．そしてこの動きで角膜とレンズとの間の涙液層が入れかわり，酸素の供給がなされる．RGPCL による連続装用も行われている．

a. トーリックコンタクトレンズ

PMMA CL では 3.00 D 以下，RGPCL では 2.00 D 以下，SCL では 1.00 D 以下の角膜乱視は矯正可能であるが，これ以上になると残余乱視として残る．そこで，このような場合にはトーリックコンタクトレンズ toric contact lens（Tor-CL）の処方が必要になる（15 頁参照）．

トーリックコンタクトレンズの種類には，コンタクトレンズの前面にトーリック面のある前面トーリック，後面にある後面トーリックのほか，前後両面にあるバイトーリックなどがある[25]．コンタクトレンズは角膜上を移動・回転するためトーリックレンズの軸の固定が必要である．この固定法（**図 6B-5**）には，以下のような方法がある．

① **プリズムバラスト prism ballast 法**：レンズの下方を厚くして回転を防ぐ．すなわち基底下方のプリズムを入れた状態である．

② **トランケーション truncation 法**：レンズの下方を平らにしてこの部分を下眼瞼縁に位置させて回転を防ぐ．

③ **後面トーリック法**：角膜のトーリック面とレ

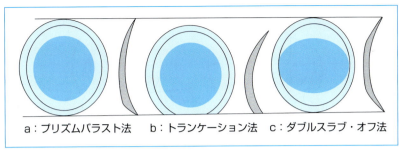

a：プリズムバラスト法　b：トランケーション法　c：ダブルスラブ・オフ法

図 6B-5 ▶　コンタクトレンズの固定法

ンズのトーリック面を合わせて回転を防ぐ。

④chamfering 法：レンズの下方縁を薄くして下眼瞼にくわえ込ませて回転を防ぐ方法である。これには上方縁も薄くして上下眼瞼の両方にくわえ込ませる double chamfering 法（**ダブルスラブ・オフ double slab-off 法**）もある。いずれも SCL に適用される。

プリズムバラスト法を用いた前面 Tor-HCL ではレンズの構造上，直乱視しか処方がむずかしいが，後面 Tor-HCL では，直乱視，倒乱視，斜乱視のいずれの症例に対しても処方可能である[26,27]。

b. 遠近両用コンタクトレンズ[28]

老視用の遠近両用コンタクトレンズには光学的機能面からは交代視型と同時視型に，形状の面からはセグメント型と同心円型に，焦点の面からは二重焦点と累進屈折力のものに分けられる[29]。

1）交代視型 alternating vision type

交代視型は眼鏡の二重焦点レンズと同じくレンズ上に遠用，近用の独立した専用の光学領域があり，視線の移動によって，遠方あるいは近方を使い分けるセグメントタイプであるが，現在ではほとんど使用されていない（**図 6B-6**）。HCL の同心円型では中心が遠用，周辺が近用で，視線移動により近方視では周辺部の近用部

❏ **Monovision technique**

単眼視法ともいうべき老視の矯正法である。一眼を遠用に，他眼を近用に処方し，できるだけ両眼視機能を保たせる程度にする方法である。CL のみばかりでなく，眼鏡，LASIK，白内障術後の IOL の度数決定にも用いられることがある。

通常，優位眼を遠用，非優位眼を近用にするほうが成功率は高い[30]。近用の度数は 1.50〜1.75 D を加えた程度にする。これ以上であると遠方視に際して，融像が困難になる。モノビジョンが成功するには，優位眼の眼優位性が弱いことが大切で，眼優位性の定量評価が重要である。眼優位性は一般に sighting dominance と sensory dominance に大別できる[31]。Sighting dominance は「単眼視下で習慣的に使用される眼」で，hole-in-card として臨床的に検出される。

一方，sensory dominance は「両眼視下でより長く知覚できる眼」であるが，臨床的には測定されることは少ない。北里式眼優位性チャートを用いた方法は優位眼に提示した図形のコントラストを変化させて，両眼の視野闘争を利用した装置であり[32]，眼優位性の強弱をより正確に測定でき，モノビジョンの適応の判定に役立つ。

モノビジョン法には両眼に単焦点 CL を使う場合と，片眼に二重焦点や累進屈折力 CL を用いるモディファイドモノビジョン modified monovision とがある。

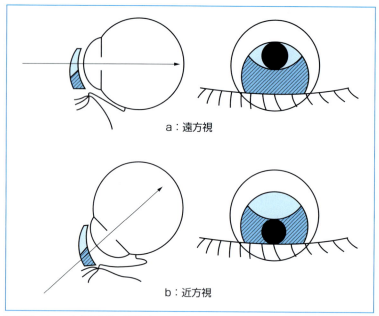

図 6B-6 ▶ 交代視型二重焦点レンズ

でみることができ，交代視型としても使用可能である。この使い方では光量の低下が少なく，また，見え方の質も落ちない。

2) 同時視型 simultaneous vision type

遠用部と近用部の屈折力が同心円状に配置されていて，中心遠用デザインと中心近用デザインとがある（**図 6B-7**）。このレンズでは遠近両方の光学部を通った光線が網膜上に同時に焦点を結び，どちらの像をみるかは脳が選択する。処方は比較的容易であるが，単眼視では見え方の鮮明さなどの質が低下するため，両眼視での見え方を重視して処方することが大切である。現在，遠近の移行部は累進屈折型が主流である。1日使い捨てや頻回交換型のレンズが愛用されている。装用者の多くが老視世代を迎えていることから，光学デザインに工夫が凝らされている。シリコーンハイドロゲルの1日使

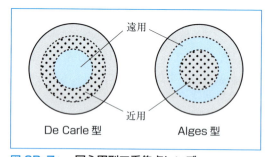

図 6B-7 ▶ 同心円型二重焦点レンズ

い捨て型や2週間頻回交換型なども処方可能である。

同時視型はいずれも屈折型である。遠近両用の眼内レンズでは回折型が多く使われているが，CL では回折型では見え方に問題があり発売されていない[33]。

❏ Piggy back lens

円錐角膜などでハードコンタクトレンズの装着が困難であったり，異物感が強く装用困難なときに，ソフトコンタクトレンズを装用した上にハードコンタクトレンズを装用させる方法である。

5 適応と禁忌

医学的適応と美容的に装用する場合とがある。以下には医学的適応について述べる。

a. HCL の医学的適応

1) 不同視

成人で 2.00 D 以上の屈折性不同視を眼鏡矯正すると，不等像視や側方プリズム効果のために装用できないことが多いが，コンタクトレンズでは網膜像の拡大縮小が少ないために使用可能である。そこで屈折性不同視の代表である片眼無水晶体眼では，コンタクトレンズは絶対的適応になる。この場合は SCL でもよい。軸性不同視の場合には，理論的には眼鏡のほうが不等像視は少ないが，実際上，成人ではコンタクトレンズ矯正のほうがよい[34] (228 頁参照)。

小児の不同視は大部分が軸性であり，3～4 D の不同視でも眼鏡矯正が可能である (201 頁参照)。

2) 円錐角膜

角膜が円錐状に突出するため，角膜の光学領が非球面になり不正乱視になる。そこで眼鏡では矯正不能であるが，コンタクトレンズでは非球面の部位を涙液レンズで満たし，比較的良好な矯正視力が得られる。また円錐角膜を HCL で矯正すると，円錐角膜の進行予防に役立つ。Piggy back lens を装用させることもある (298 頁参照)。

3) 強度近視

眼鏡に比べコンタクトレンズで矯正したほうが網膜像が大きく良好な矯正視力が得られる。

コンタクトレンズでは眼鏡枠やプリズム効果などがなく，視野は大きく，眼鏡レンズのような側方でのプリズム効果や収差が少なく，完全矯正も可能である。しかし近視の場合は近方視するための，眼の調節力は眼鏡レンズに比べて多い (248 頁カコミ記事「見かけの調節力」参照)。通常，強度近視のコンタクトレンズは，

エッジが厚く装用感が悪いため，SCL のほうが好まれる。

4) 強度乱視

眼鏡では両主経線の網膜像の大きさの差が大きく，物が歪んでみえて装用できないが，角膜乱視をハードコンタクトレンズで矯正した場合には，涙液レンズで矯正されるため矯正効果がよい。そこで，乱視が角膜に由来している場合には，完全矯正に近く処方できる。しかしコンタクトレンズ装用による残余乱視 (289 頁参照) には，気をつけなければならない。Tor-CL も試みてみる。角膜の不正乱視は眼鏡レンズでは矯正できず，コンタクトレンズが絶対的適応になる。

5) 眼 振

眼振のある眼に眼鏡を装用させると，眼鏡レンズの光心と眼の視軸とが一致していないことが多い。そこで眼振の振幅の大きいものではコンタクトレンズのほうがよい。

6) 無虹彩症

虹彩が痕跡をとどめる程度のみの先天異常や，外傷などで虹彩全部が脱出してしまったものでは，光が多量に眼内に入りまぶしい。そこで虹彩付コンタクトレンズを装用させると，光量が適当にコントロールされるとともに，焦点深度が深くなり視力も向上する。無虹彩症のほか白子眼に，まぶしさを防ぐ目的でカラーコンタクトレンズを使うことがある。

2009 年 2 月 4 日の薬事法施行令の一部改正により「度なしカラーレンズ」も高度管理医療用機器として扱われることになった。

7) 角膜白斑

精神的安定をはかるために，コンタクトレンズ義眼を用いることがある。

b. SCL の医学的適応 (メディカルユース)

以下のようなものが適応となる。

①HCL で異物感があり装用できない場合

②HCL で残余乱視が強く起こる場合に SCL

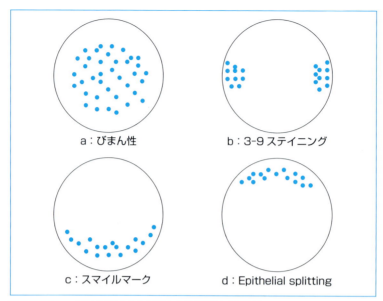

図 6B-8 ▶ コンタクトレンズによる角膜上皮障害

でよい場合がある
③HCL に比べレンズの下にゴミが入りにくいので，比較的ゴミの多いところで作業する人
④小児の先天白内障術後無水晶体眼の矯正
⑤medical use[35]：SCL のうち，HEMA を主体としたプラノ B4®（Bausch & Lomb）と O₂ Optix® が認可されている。
　ⓐ**包帯効果** bandage use：角膜上皮の保護を目的とした使い方で，再発性角膜びらん，遷延性上皮欠損，水疱性角膜炎，角膜潰瘍，角膜ヘルペスなどに用いられる。
　ⓑ**薬物放出システム** drug delivery system：含水量の高い SCL を利用して治療薬を浸透させ，薬物の持続的な眼局所への移行が考えられた。しかし，十分に薬物を浸透させることができず，また，短時間で放出されることから実用化が困難であった（308 頁カコミ記事「近未来のコンタクトレンズ」参照）。
　ⓒ**手術的利用** surgical use：角膜縫合糸の刺激やこれによる瘢痕を少なくする目的で使用する。角膜移植手術直後に使用する試みもある。包帯効果や手術的利用にはメダリスト® プラス（Bausch & Lomb）やエアオプティクス EX アクア®（Alcon）がある。

c. 合併症[36]
　点状表層角膜症，角膜びらん，角膜潰瘍，角膜感染症などがある。HCL では機械的刺激による 3 時-9 時 staining が起こることがある。SCL では **epithelial splitting**（角膜上方の輪部近傍に弧状の角膜上皮障害を認めるもの）や **pigmented spike**（角膜輪部の palisades of Vogt の延長線上に茶褐色の淡いスパイク状の色素沈着—酸素不足が原因[37]），**スマイルマーク点状表層角膜症**（ドライアイが原因）（**図 6B-8**）[37]，角膜への新生血管[38〜41]（慢性の低酸素と炎症が原因），**巨大乳頭結膜炎** giant papillary conjunctivitis[42]（HCL に比べて SCL では，レンズの表面が変性蛋白，細菌，粘液でコーティングされるのが原因），**上輪部角結膜炎** superior limbic keratoconjunctivitis[43]などがある。最近，SCL 装用時に発症する Lid-wiper epitheliopathy（LWE。瞬目時に上眼瞼とレンズ表面で生

じる摩擦による障害）により乾燥感などの眼不快感と関連することが知られている[44]。

感染症のうちでも SCL は**アカントアメーバ感染**が問題になっている[45, 46]。アカントアメーバは水道水中に棲息し，洗浄に水道水を使用すると感染する。SCL は HCL に比べて装用感はよいが，光学的に劣ること，消毒や保管の煩雑さ，耐久性の問題などで，合併症が多い傾向にある。SCL のうちでも，角膜感染症は終日装用に比べて，連続装用では 10 倍高い[9, 47~49]。

d. 禁　忌

①結膜や角膜に疾患のある場合
②涙液分泌量の少ない場合（乾性角結膜炎）[56]。あるいは BUT の悪い人*
③眼球運動や眼瞼の開閉運動に障害がある場合
④極端に神経質な場合

には禁忌である。

> *BUT は break up time の略で，フルオレセインで染めた涙液層が破れて角膜上皮層が露出するまでの時間をいう。通常，涙液中のムチンが減少すると短縮する。10 秒以下のときにはコンタクトレンズ装用には注意を要する。

このほか，SCL では医師の指示を守れない人，消毒管理のできない人は禁忌である。これはレンズ，あるいはレンズ保存液に細菌や，真菌やアカントアメーバなどの繁殖が起こり，感染症を起こすからである。

SCL の場合には角膜に密着するので，1~2 D 以上の角膜乱視のある場合には残余乱視を生じ，矯正視力の向上しないことがある。このような場合は Tor-CL を用いる。

6　コンタクトレンズの処方の実際

コンタクトレンズの装用頻度は 2012 年時点で中学生 7.3％，高校生 27.7％程度といわれている。

まず，眼にコンタクトレンズ装用の禁忌となるような疾患がないことを確かめる。

次いで他覚的屈折検査，自覚的屈折検査，オフサルモメータによる角膜曲率半径の測定を行う。測定された角膜曲率半径をもとにして，テスト用コンタクトレンズの**ベースカーブ** base curve，および**サイズ** size を決め，このレンズを装用した状態でフィッティング fitting の状態をみる。さらにこのレンズを装用した状態で，眼鏡テストレンズにより屈折矯正を行い，その追加眼鏡レンズ度からコンタクトレンズの**パワー** power を決める。

コンタクトレンズの処方箋には，
①レンズ後面曲率半径 base curve（BC）
②レンズの大きさ size

□ ハードコンタクトレンズによる眼瞼下垂

HCL（RGPCL を含む）の長期装用者に眼瞼下垂をみることがある[50~54]。この原因は，HCL の脱着時に外眼角部を牽引して，強く瞬目させるために起こる（上）眼瞼挙筋膜の離断あるいは後退，また，比較的エッジの厚い HCL を装用している強度近視眼に多いことから，眼瞼結膜に HCL のエッジが常に擦っていることが一因とも考えられる。Watanabe ら[55]は，平均 25.4 年観察された 26~59 歳の 15 名の HCL 装用者と 64~79 歳の加齢性眼瞼下垂の症例 15 名との 2 群間で，（上）眼瞼挙筋腱膜と瞼板筋とを組織学的に調べた。その結果，前者では瞼板筋の明白な線維化がみられ，後者では瞼板筋の中等度の線維化と（上）眼瞼挙筋腱膜と瞼板筋とに脂肪変性が認められた。そこで，HCL による眼瞼下垂は瞼板筋の線維化が主なる原因と考えている。

③屈折度 power

のほか，レンズの種類を記載する。

a．HCL のフィッティングと処方

1）球面 HCL の処方

HCL のサイズは，

①角膜直径

②瞳孔径

③瞼裂の大きさ

④眼瞼圧

などを参考に決めるが，通常は使いなれたサイズのものを使い，これで悪いときには変えるようにする。一般には，直径 8～9 mm のものが使われている。

ベースカーブは，オフサルモメータで測定された強弱主経線の角膜曲率半径の和の，1/2 のベースカーブをもつテスト用 HCL を装用させてみる。この状態で瞬目時および眼球運動時のレンズの動きをみる。

瞬目させるとレンズは上方へ移動し，その後ゆっくりと下降して一定の位置に止まる。この動きの速度およびレンズの光学領 optical zone が瞳孔領にあることが大切である。

次に水平眼球運動をさせる。眼球が耳側へ動くときにはレンズは鼻側に寄る。この移動距離はレンズの直径にもよるが，レンズ縁が角膜輪部から 1～2 mm 以下のズレにとどめるほうがよい。

最終的にフィッティングの状態をみるには，フルオレセインを点眼し，細隙灯顕微鏡の光路にブルーフィルタを入れ，角膜とレンズとの接着状態を観察する。

フルオレセインのパターンが，レンズ全面にわたって均等であれば parallel（optimum）であり，中央部が濃く周辺部が薄いときには steep（tight）の状態であり，中央が薄く周辺部が濃い場合は flat（loose）である（**図 6B-9**）。

Steep にすればレンズは動きが悪いので装用感はよいことが多いが，涙液の入れかわりが悪く角膜に障害を起こしやすい。

Flat にすれば涙液の交換はよいが，レンズははズレやすい。このように HCL のフィッティングは，レンズの動きと涙液交換のバランスが必要である。

パワーの決め方は，トライアルレンズ（屈折度はあらかじめ決まっている）を装用した状態での眼鏡矯正によるが，追加眼鏡レンズ度が ±4.00 D を超えたときには，眼鏡レンズ度を角膜頂点位置での度数に換算することが必要となる。すなわち，

$$A = \frac{L}{1 - kL} \quad \cdots\cdots\cdots (10)$$

A（D）：角膜頂点屈折力，L（D）：追加眼鏡レンズ度，k（m）：眼鏡レンズ後面から角膜頂点までの距離

である。

眼鏡レンズ度を角膜頂点屈折力に換算する換算表もあり便利である（**表 6B-5**）。

トライアルレンズ度に眼鏡レンズの角膜頂点屈折力への換算値を加えたものが HCL の最終屈折度になる。

追加眼鏡レンズ度をそのまま HCL の度に加算すると近視では強く遠視では弱くなる。

残余乱視がある場合には円柱レンズ度の 1/2 を球面レンズ度に加えて，網膜面に最小錯乱円をもってくるようにして処方するかトーリックレンズを用いる。

❑ソフトコンタクトレンズ装用眼の眼圧測定[57]

ソフトコンタクトレンズ装用眼と裸眼上の非接触型眼圧計の測定では，球面ソフトコンタクトレンズが低含水，高含水ともに裸眼のときと差がないという報告が多い。しかし，症例によっては大きな差が出ることがある。特に，乱視用の場合には注意が必要である。

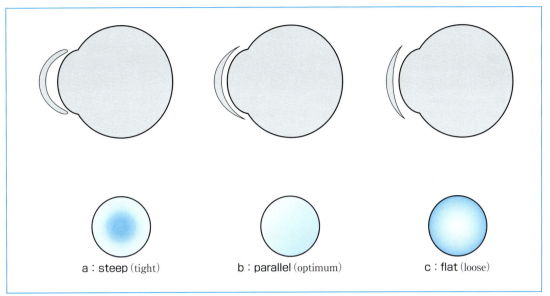

図 6B-9 ▶ コンタクトレンズのフィッティングの状態（フルオレセインのパターン）

2）トーリック HCL（Tor-HCL）の処方

プリズムバラストを用いた前面 Tor-HCL ではレンズの構造上，直乱視しか処方が難しいが，後面 Tor-HCL では直乱視，倒乱視，斜乱視のいずれの症例に対しても処方可能である[26]。後面 Tor-HCL の処方には，後面 Tor-HCL 処方用のトライアルレンズが必要である。第 1 選択のトライアル CL のベースカーブは「4 分の 1 法」で決める。すなわち，角膜の強弱主経線の曲率半径の中間値から強弱主経線の差の 1/4 を引いた値を強湾，加えた値を弱湾にもつトライアル Tor-HCL を選択すればよい[*27]。これを基に Tor-HCL を処方する。トライアル Tor-HCL が無い場合には，オフサルモメータで測定した角膜乱視の値をそのまま用いて処方する[25]。

*【例】強弱の角膜曲率半径を $k_1=7.7$（mm），$k_2=7.2$（mm）とすれば，中間値は
$$\frac{k_1-k_2}{2}=\frac{7.7-7.2}{2}=7.45\,(\text{mm})$$
である。強弱主経線の差の 1/4 は
$$\frac{k_1-k_2}{4}=\frac{7.7-7.2}{4}=0.13\,(\text{mm})$$
であるので，強湾の曲率半径は $7.45-0.13=7.32$（mm），弱湾は $7.45+0.13=7.58$（mm）になり，これらの値のトライアル Tor-HCL を選択する。

b．SCL のフィッティングと処方
1）球面 SCL の処方

処方の方法は基本的には HCL と同じである。しかし，フルオレセイン検査はできないので，フィッティングは主としてレンズの動きに注目して行う。SCL はサイズが大きいので角膜周辺を圧迫しないように，やや flat 気味に処方する。

❏ コンタクトレンズのベースカーブと角膜カーブとの関係

 Steep：コンタクトレンズのベースカーブが角膜カーブより小さい状態
 Flat： コンタクトレンズのベースカーブが角膜カーブより大きい状態
 Tight：瞬目により角膜上のコンタクトレンズの動きが悪い状態（固着など）
 Loose：瞬目により角膜上のコンタクトレンズの動きが大きい状態

304　第6章　屈折矯正

表6B-5 ▶ 換算表

	頂点間距離（10 mm）							
装用眼鏡レンズ度（D）	換算値		装用眼鏡レンズ度（D）	換算値		装用眼鏡レンズ度（D）	換算値	
	凹レンズ	凸レンズ		凹レンズ	凸レンズ		凹レンズ	凸レンズ
4.00	− 3.87	+ 4.12	9.00	− 8.25	+ 9.87	14.00	− 12.25	+ 16.25
4.25	− 4.12	+ 4.50	9.25	− 8.50	+ 10.25	14.25	− 12.50	+ 16.62
4.50	− 4.25	+ 4.75	9.50	− 8.62	+ 10.50	14.50	− 12.62	+ 17.00
4.75	− 4.50	+ 5.00	9.75	− 8.87	+ 10.87	14.75	− 12.87	+ 17.25
5.00	− 4.75	+ 5.25	10.00	− 9.12	+ 11.12	15.00	− 13.00	+ 17.75
5.25	− 5.00	+ 5.50	10.25	− 9.25	+ 11.37	15.25	− 13.25	+ 18.00
5.50	− 5.25	+ 5.75	10.50	− 9.50	+ 11.75	15.50	− 13.50	+ 18.25
5.75	− 5.37	+ 6.12	10.75	− 9.75	+ 12.00	15.75	− 13.62	+ 18.75
6.00	− 5.62	+ 6.37	11.00	− 9.87	+ 12.37	16.00	− 13.75	+ 19.00
6.25	− 5.87	+ 6.62	11.25	− 10.12	+ 12.62	16.25	− 14.00	+ 19.37
6.50	− 6.12	+ 7.00	11.50	− 10.37	+ 13.00	16.50	− 14.12	+ 19.75
6.75	− 6.37	+ 7.25	11.75	− 10.50	+ 13.37	16.75	− 14.37	+ 20.25
7.00	− 6.62	+ 7.50	12.00	− 10.75	+ 13.62	17.00	− 14.53	+ 20.48
7.25	− 6.75	+ 7.87	12.25	− 10.87	+ 14.00	18.00	− 15.25	+ 21.95
7.50	− 7.00	+ 8.12	12.50	− 11.12	+ 14.25	19.00	− 15.97	+ 23.46
7.75	− 7.25	+ 8.37	12.75	− 11.37	+ 14.62	20.00	− 16.67	+ 25.00
8.00	− 7.37	+ 8.75	13.00	− 11.50	+ 15.00			
8.25	− 7.62	+ 9.00	13.25	− 11.75	+ 15.25			
8.50	− 7.87	+ 9.25	13.50	− 12.00	+ 15.37			
8.75	− 8.00	+ 9.62	13.75	− 12.12	+ 16.00			

	頂点間距離（12 mm）							
装用眼鏡レンズ度（D）	換算値		装用眼鏡レンズ度（D）	換算値		装用眼鏡レンズ度（D）	換算値	
	凹レンズ	凸レンズ		凹レンズ	凸レンズ		凹レンズ	凸レンズ
4.00	− 3.87	+ 4.25	9.00	− 8.12	+ 10.12	14.00	− 12.00	+ 16.75
4.25	− 4.00	+ 4.50	9.25	− 8.25	+ 10.50	14.25	− 12.12	+ 17.25
4.50	− 4.25	+ 4.75	9.50	− 8.50	+ 10.75	14.50	− 12.37	+ 17.50
4.75	− 4.50	+ 5.00	9.75	− 8.75	+ 11.00	14.75	− 12.50	+ 18.00
5.00	− 4.75	+ 5.25	10.00	− 8.87	+ 11.37	15.00	− 12.75	+ 18.25
5.25	− 5.00	+ 5.62	10.25	− 9.12	+ 11.75	15.25	− 12.87	+ 18.75
5.50	− 5.12	+ 5.87	10.50	− 9.37	+ 12.00	15.50	− 13.00	+ 19.00
5.75	− 5.37	+ 6.12	10.75	− 9.50	+ 12.37	15.75	− 13.25	+ 19.37
6.00	− 5.62	+ 6.50	11.00	− 9.75	+ 12.75	16.00	− 13.50	+ 19.75
6.25	− 5.75	+ 6.75	11.25	− 9.87	+ 13.00	16.25	− 13.62	+ 20.25
6.50	− 6.00	+ 7.00	11.50	− 10.12	+ 13.37	16.50	− 13.75	+ 20.50
6.75	− 6.25	+ 7.37	11.75	− 10.25	+ 13.75	16.75	− 14.00	+ 21.00
7.00	− 6.50	+ 7.62	12.00	− 10.50	+ 14.00	17.00	− 14.12	+ 21.36
7.25	− 6.62	+ 8.00	12.25	− 10.62	+ 14.37	18.00	− 14.80	+ 22.96
7.50	− 6.87	+ 8.25	12.50	− 10.87	+ 14.75	19.00	− 15.47	+ 24.61
7.75	− 7.12	+ 8.50	12.75	− 11.12	+ 15.00	20.00	− 16.13	+ 26.32
8.00	− 7.25	+ 8.87	13.00	− 11.25	+ 15.50			
8.25	− 7.50	+ 9.12	13.25	− 11.50	+ 15.75			
8.50	− 7.75	+ 9.50	13.50	− 11.62	+ 16.12			
8.75	− 7.87	+ 9.75	13.75	− 11.87	+ 16.50			

サイズが 13～14 mm 程度のものでは，角膜直径より 2 mm 程度大きいものを選ぶ。ベースカーブはオフサルモメータの弱主経線値より約 1 mm 大きくする。このようなトライアルレンズを装用させて，フィッティングの状態を約 30 分後に調べる。これは SCL の外層からの軽度の脱水により挿入直後，より steep になる傾向があるためである。

瞬目あるいは眼球運動による SCL の動きは，HCL に比べて少なくてよい。0.5～1 mm 程度がよく，多くても 2 mm 以下におさえる。また下眼瞼を下に引くとレンズは下方輪部より 1～2 mm 下がるが，過度に下がりセンタリングの悪くなるものは flat である。

SCL では HCL に用いるフルオレセイン検査は，SCL の材質が吸水性のためレンズが着色してしまうので使用することはできない。Fluorexone という高分子量の色素を用いるとよいとの記載もあるが[61]，含水率の高い材料には吸着されるため使えない。使用できたとしても，

HCL のフィッティングのようには役立たない。そこで，細隙灯顕微鏡による観察が有用である。すなわち，これにより SCL のエッジによる強膜上の圧迫症状の有無，レンズ下の涙液交換の有無などを調べる。

レンズ下に涙液が出入りする現象として，強拡大でレンズ周辺部から気泡とともにレンズ下の涙液の移動するのが認められる。

このほか，補助的な方法としては，SCL を装用した状態でオフサルモメータの像を観察し，不正乱視の有無などを調べ（flat のことが多い），また検影器による眼底からの反射光にむらがないかどうかを調べて，フィッティングの状態をチェックする。

通常，1～2 D 以下の角膜乱視では SCL の処方は可能であるが，2.00 D 以上では不成功に終わることが多い。これはレンズが角膜に密着するために角膜乱視がそのまま残るからである。

一般に SCL のベストフィットの場合には，SCL 装用時の視力は，眼鏡レンズによる矯正視

❏ 日本人と米国人の角膜曲率半径の違い

日本人と米国人の角膜形状の違いについて，角膜曲率半径に違いがない報告[58]や日本人では角膜曲率半径が小さいとの報告[59]がある。糸井ら[60]による 20～56 歳の日本人 68 名 129 眼，米国人 91 名 142 眼を Computed Anatomy 社製の TMS-1 で測定した結果では，40 歳の男性群では日本人は米国人に比べて曲率半径は小さいが，他の年齢群の男女ともに日本人の角膜曲率半径は大きく flat であった（**表 6B-6**）。また，糸井ら[60]は日本人の角膜は米国人のそれに比較して，角膜の中央部のみならず周辺部の角膜も同様に flat であると述べている。このように日本人の角膜が flat になってきた原因としては，体格，食生活，生活様式などが関係すると述べているが，この点は不明である。

表 6B-6 ▶ 　年代別平均角膜曲率半径（日本人と米国人）（糸井，他[60]）

		20～29 歳	30～39 歳	40～49 歳
日本人	男性	7.96 ± 0.20 (28)	7.80 ± 0.23 (10)	7.77 ± 0.17 (9)
	女性	7.79 ± 0.21 (51)	7.73 ± 0.27 (18)	7.68 ± 0.08 (8)
米国人	男性	7.62 ± 0.21 (51)	7.66 ± 0.28 (31)	7.85 ± 0.28 (12)
	女性	7.50 ± 0.21 (20)	7.47 ± 0.23 (14)	7.58 ± 0.27 (13)

mm（眼数）

力値と同程度であり，これも1つの目安になる。

パワーの決定は，眼鏡レンズによる補正レンズ度によるが，±4.00 D以上の場合には換算が必要となるのはHCLの場合と同じである。

1日使い捨てレンズではベースカーブが2種類程度で処方は比較的簡単である。

2) トーリックSCL（Tor-SCL）の処方

3D未満の残余乱視が適応になる。ベースカーブは1～2種類であるので，選択の余地はないが，やや flat 気味がよい。

▌トーリックトライアルレンズの選択法

球面レンズ度は自覚的屈折矯正値が±4.00 D以上の場合には頂点間距離補正を行い，円柱レンズ度は低目の度数とし，円柱軸度は自覚的屈折矯正値に近似した値を選択する。このトライアルレンズでフィッティング状態を調べたうえで，軸度を正加反減則（成果半減則）*で補正を

行い[27]，これを基にTor-SCLを処方する。

> ＊正加反減則（成果半減則）[27]（**図6B-10**）
> 　Tor-SCLの軸の決定に用いる。自覚的屈折矯正値の円柱軸が10°の場合，装用したトライアルレンズの軸が時計回り20°のとき（a）は処方したいTor-SCLの軸方向は回転角を加えた軸度（10＋20＝30°），反時計回り30°のとき（b）は処方したい軸方向は回転角を減じた軸度（10－30＝－20°＝160°）になる。
> 　処方したTor-SCLのガイドマークは軸度の30°，160°に一致していないので注意が必要である（Tor-SCLのガイドマークは通常，水平，垂直になっている）。

c. 老視に対するコンタクトレンズ処方[28]

以下に処方のポイントを示す。

①遠視度を強めに，近視度を弱めに処方する。

②monovision technique を用いる（一眼を遠用に，他眼を近用に処方）（297頁参照）。

❏コンタクトレンズの水濡れ性

　水濡れ性を決定する要因には，涙液の表面張力，レンズの表面張力ならびに涙液とレンズとの間の界面張力などがある[62]。

❏コールド消毒[63]

　1972年，厚生省からSCLの使用許可が出てから，SCL使用後に煮沸による消毒が義務づけられている。しかし，煮沸消毒は器具が必要であったり，操作が面倒であったりして実施されないことも多い。また旅行先などで煮沸消毒ができないこともある。さらに，熱によるSCLの素材の劣化や変性が起こるとの報告もいくつかある。そこで，加熱によらないいわゆるコールド滅菌として過酸化水素などによる消毒法が用いられるようになった（コンセプトF®，1991；エーオーセプト®，1996）。

　通常は3％過酸化水素溶液に10分間浸漬した後，中和剤としての0.5％チオ硫酸ナトリウム液に2時間から1晩浸した後，生理食塩水で洗浄後使用する。

　多くの微生物は殺菌され，AIDSウイルスも10分後に死滅するといわれている[64,65]。

　一方，真菌やアカントアメーバに対しては十分とはいえない。しかし，生理食塩水などによる物理的洗浄（こすり洗い）を併用することによってかなりの効果が期待できるといわれている[64]。最近は中和剤を必要としない洗浄，すすぎ，消毒，保存の効能を有するワンボトルタイプ（マルチパーパスソリューション）の新しいSCL用コールド消毒液（オプティ・フリー®，コンプリート®，レニュー®）も発売されている[66,67]が，薬剤アレルギーの報告もある[68]。

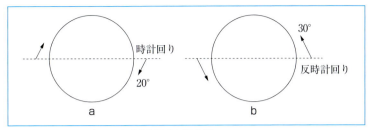

図 6B-10 ▶ 正加反減則（成果半減則）[27]

③遠近両用コンタクトレンズを処方する。
④modified bifocal CL
　ⓐ1眼に単焦点レンズ，他眼に遠近両用レンズを使う。
　ⓑ加入度の違う遠近両用レンズを左右眼で使う。
⑤hybrid bifocal CL
　1眼に遠用・中間距離用，他眼に中間距離・近用レンズを用いる。

7 コンタクトレンズと点眼薬

CLを装用した状態で，点眼薬を使用すると，点眼薬に含まれている防腐剤がレンズに吸着，蓄積されて，CL自体が変性したり，吸着した防腐剤が角結膜を障害したりする危険が指摘されている。しかし，臨床上，余儀なく点眼薬を使用せざるを得ないことがある。小玉[69]は1日使い捨てソフトコンタクトレンズ装用眼に塩酸レボカバスチン点眼薬（0.025％リボスチン®）を点眼した結果では，角結膜障害を示した症例は認められなかったことから，この点眼薬は1日使い捨てのSCLには眼科医の管理のもとに定期検査を十分に行えば比較的安全に使用可能と結論している。また，眼科医の管理下にあれば，SCL装用上において点眼薬を使用する場合，1日3〜4回程度の点眼回数であれば問題はないとも述べている[70]。

近年，防腐剤の種類を変えたアレルギーやドライアイの点眼薬が発売され，コンタクトレンズを外さずに点眼が可能になってきている。

❏ プッシュアップテスト

　正面視の状態で，人差し指を下眼瞼に当てて，眼瞼縁部でレンズエッジ部を軽く押し上げ，レンズの上方への移動状態を観察，次いで，下眼瞼を下に戻しレンズの下方への戻り方も同じく観察する。

❏ 涙液層について

　涙膜は表層の油層，中間層の水層，最内層の粘液（ムチン）層の3層からなるといわれていたが，最近では水層と粘液層の間には明確な境界がなく，油層と液層の2層と考えられている。液層は水分だけでなく，結膜の杯細胞から分泌される分泌型ムチンが濃度勾配をもち角膜および結膜上皮細胞から発現している角膜側に分布する膜型ムチンに移行している。油層の厚さは0.1 μm程度，液層の厚さは約7 μmである。

8 装用者の頻度

コンタクトレンズの装用者は全国で約1,600万人である（2008年現在）。このうち，小学生では2000年時点では0.2%，中学生では4.6%，高校生では21.9%であったが，2012年には0.2%，7.3%，27.7%と増加している[74]。現在はソフトコンタクトレンズが主流であり，このうち，2週間頻回交換ソフトレンズの頻度が高いが，近年，1日使い捨てソフトレンズの使用者が増加してきている。また，カラーコンタクトレンズの眼障害が問題になっている。

9 管理と指導

コンタクトレンズは角膜に直接接触しているため，取り扱いには十分に注意させることが必要である。

1984年に無水晶体眼に対して，1985年に近視に対して，連続装用の認可が厚生省よりおりた。しかし認可に際しては，

①1か月に1度医師の定期検査をうける
②医師と装用者の間で「連続装用の覚書」を取り交わす
③日本眼科医会発行の「管理手帳」の交付をうける

を条件にしている[6]（**図6B-11**）。

❏ コンタクトレンズと涙液層

CLの厚さは約$100\,\mu m$で，これが約$7\,\mu m$の涙液層に挿入された場合，CLの厚さに対して涙液層の厚さは約1/10程度である。この状態ではレンズの前面の涙液層PLTF（Pre-lens Tear Film）は油層の厚さを含めて$2\sim6\,\mu m$，レンズ後面の涙液層PoLTF（Post-lens Tear Film）の厚さは$1\sim3\,\mu m$と測定されている[71]。CLを装用した直後には涙液の反射性分泌のために，PLTFは$6\,\mu m$程度に，PoLTFは$3\,\mu m$程度に増加するが，約3分後には元に戻る[72]。また，人工涙液を点眼するとPLTFは約$30\,\mu m$に増加し，眼瞼とCLの摩擦が減少するのでドライアイの症状は軽快するが，約10分後には元に復してしまうと報告されている[73]。

❏ 近未来のコンタクトレンズ

コンタクトレンズ（以下CL）は視力矯正用に使われているが，装用しているだけで病気の診断，経過観察や治療ができる付加価値のあるCLが使われるようになると思われる。

（株）アルコンから発表されたスマートレンズはCLに超小型センサーを内蔵していて，得られた涙液中のグルコース値を常時無線でスマートフォンなどの外部機器に伝える装置で，糖尿病の診断治療に使用されることが期待される。同じくCLに超小型センサーを埋没させて眼圧による角膜のヒズミから眼圧の変動を持続的に測定する方法が発表されている[75]。このほか，CLにしみ込ませた薬物を持続的に徐放させるdrug delivery systemの実現は困難だったが，最近の研究では，薬物を封入したナノカプセルをSCLに重合する方法[76]，体積相転移現象を利用した高分子ゲルの利用[77]，ナノテクノロジーや電気流体力学的噴霧などを用いた方法[78]などが進められている。これらのシステムでは持続性薬物徐放の可能性があり実現に期待したい。

このほか，調節時の毛様体筋の動きを強膜上で感知できれば，屈折率可変の材料で作られたCLを操作して老視用のCL作成の可能性も考えられる。

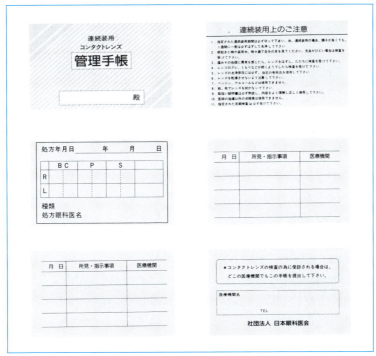

図 6B-11 ▶ 日本眼科医会発行の「管理手帳」

付．オルソケラトロジー Orthokeratology

　特殊なデザインの酸素透過性ハードコンタクトレンズ（RGPCL）（オルソ-K®；アルファコーポレーション）を用いて角膜の曲率を扁平化させて屈折異常を矯正する方法である[79, 80]。オルソ-K® レンズはベースカーブのほか，リバースカーブとアラインメントカーブから成り立っている。第1面は，中心の曲率の幅は約 6 mm で角膜中央を扁平化するために flat になっている。第3面は角膜に付着する面で，幅は約 1.00～1.30 mm レンズの centering に重要な面である。第2面は第1面と3面をつなぐ面で，その幅は約 0.6 mm で涙を貯留する構造になっている。第4面は，0.40 mm でやや flat でレンズの動きやレンズ下の涙液の交換などに関与する構造である（図 6B-12）[81, 82]。このレンズにより角膜中央の角膜上皮層は薄くなり，中間の角膜上皮層は厚くなる上皮再配分が近視軽減の効果であると

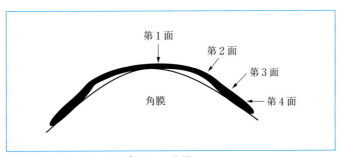

図 6B-12 ▶ オルソ-K® レンズ [81, 82]

表 6B-7 ▶　オルソケラトロジーによる近視進行抑制効果（眼軸長の変化）

文献	年齢，被験者数	オルソケラトロジー群	対照群	有意差	観察年数
Kakita et al（2011）[92]	8〜16歳，45＋60名	0.39 ± 0.27 mm	0.61 ± 0.24 mm	P＜0.0001	2年
Cho et al（2012）[95]	6〜10歳，37＋41名	0.36 ± 0.24 mm	0.63 ± 0.26 mm	P＜0.01	2年
Hiraoka et al（2012）[96]	8〜12歳，21＋22名	0.99 ± 0.47 mm	1.41 ± 0.68 mm	P＝0.0236*	5年

＊1年ごとの有意差（5年間）
　1年目：P＝0.0002，2年目：P＝0.0476，3年目：P＝0.0385，4年目：P＝0.0938，5年目：P＝0.8633

いわれている。

　主として近視眼が適応になり裸眼視力の向上や屈折度の減弱がみられる。通常，第3世代のオルソ-K®レンズでは4〜5Dの近視化が得られるが，装用を中止するともとに戻る傾向があり永続的効果は期待できない。しかし，角膜の変形を長期に持続させる方法も研究されている[83]。

　一般的使用法としては，就寝中にオルソ-K®レンズを装用させて，昼間は裸眼で過ごす方法が用いられている。昼間良好な裸眼視力を得るには毎晩のレンズ装用が必要である。2009年4月28日に厚生労働省からオルソケラトロジー用のオルソ-K®レンズが認可された。そして，日本眼科学会からガイドラインが出された[84]。これによると，

　①年齢が20歳以上であること
　②近視度数が−1.00〜4.00D以下であること
　③乱視度−1.50D以下であること
　④眼科専門医の適切な検査結果から適切と判断された人

などとなっている。また，日本眼科学会指定の講習会およびオルソ-K®レンズ販売会社の講習会を受けることになっている。

　2017年には，一定数の市販後調査の結果からオルソケラトロジーガイドライン第2版が出された[85]。主な改訂点は，適応年齢は原則として20歳以上とし，未成年者への処方に対しては慎重処方としている。また，角膜感染症対策として，界面活性剤によるこすり洗いと，ポビドンヨード剤による消毒を，そして，水道水によるレンズケースの洗浄，すすぎ，その後の乾燥と定期的交換を奨励していることである。

　裸眼視力は改善するが，高次収差は増加し，wavefront guided LASIKに比べて視力の質は劣るといわれている[86, 87]。15%程度が治療を中断するが，中断の理由は，早期では複視，羞明，不十分な視力改善であり，後期では角膜びらん，レンズの汚染や変形による効果の低下，装用時間の減少による効果の低下によることが多い[88]。角膜感染症には十分に注意しなければならない。警察庁交通局運転免許課からの通達では，オルソ-K®レンズの使用者は，運転免許取得，更新時の視力検査に裸眼で合格しても，運転免許証の「免許の条件等」には「眼鏡等」と記載される。また，視力検査時にはオルソ-K®使用の申告をしなければならない[89]。

　最近では小児に対して眼軸延長に対する抑制効果から近視進行抑制効果があるとの報告がある（**表6B-7**）[90〜92, 95, 96]。この要因として，周辺部網膜での遠視性焦点ズレの改善やコマ収差の増加[93]が考えられている。

　このほか，10歳から17歳の26名によるクロスオーバー試験の報告がある[94]。オルソ-K®と通常のCLを一定期間交互に装用させた結果，オルソ-K®を装用した期間には3か月，6か月の時点で有意

な眼軸延長は認めず，通常の CL 装用した期間に眼軸延長が認められた．再び，オルソ-K® を装用した期間には眼軸延長が止まるとの結果が出ている．

Hiraoka らは 5 年間の経過観察の結果，5 年間で眼軸延長への抑制効果はみられたが[95, 96]（**表 6B-6**），対照群との有意差は 3 年までで，4 年以降は有意差がみられていない．したがって，この方法による眼軸延長抑制効果は低年齢児にみられる効果であり，その後の効果に検討が必要であり，さらには，この治療を中止して後の経過観察も必要と思われる．なお，小児に使用するので，感染特にアメーバの感染には注意が必要である[97]．

一方，この眼軸抑制効果について，オルソ-K® 治療中の脈絡膜の厚さの測定で厚くなる報告があり，これが眼軸抑制効果に関係する可能性がある[98]．

文 献

1) 保坂明郎：コンタクトレンズの光学的知識．眼科 MOOK 2：1-18, 1978
2) 所　敬，林　一彦，武藤政春，浅原典郎：角膜と全乱視，第 1 報，全乱視のない症例について．眼紀 27：65-69, 1976
3) 所　敬，林　一彦，武藤政春，浅原典郎：角膜後面曲率半径の測定．臨眼 30：1209-1213, 1976
4) 曲谷久雄，平野　東，松村忠志，亀田信雄：コンタクトレンズ連続装用への道，続 Dk 値と EOP．日コレ誌 25：162-177, 1983
5) 水谷　豊：最近のコンタクトレンズ情報．眼科 26：811-817, 1984
6) 曲谷久雄：コンタクトレンズの最近の話題，157-173．糸井素一，他（編），眼鏡，メディカル葵出版，東京，1986
7) Holden BA & Mertz GW：Critical oxygen levels to avoid corneal edema for daily and extended wear contact lenses. Invest Ophthalmol Vis Sci 25：1161-1167, 1984
8) Harvitt DM & Bonarnno JA：Re-evaluation of the oxygen diffusion model for predicting minimum contact lens Dk/t values needed to avoid corneal anoxia. Optom Vis Sci 76：712-719, 1999
9) 八木　孝，石橋康久，所　敬：ソフトコンタクトレンズによる緑膿菌性角膜潰瘍の 1 例．眼臨医報 73：1017-1020, 1979
10) 糸井素純，百瀬隆行，伊東延子，曲谷久雄，金井淳，渡部保男，他：10 年以上のソフトコンタクトレンズ連続装用者の角膜内皮細胞の経時変化．日コレ誌 35：42-47, 1993
11) 桐村麻里，小橋俊子，金山るり，細谷知子，東　郁郎：20 年間のハードコンタクトレンズ装用による角膜内皮の変化．日コレ誌 36：35-39, 1994
12) 河合礼子，宇津見義一，中野間旬子，真島行彦，小口芳久，大島　崇：20 年以上 Polymethylmetacry-

late 製のハードコンタクトレンズ装用による角膜内皮への影響．日コレ誌 36：216-221, 1994
13) Efron N, Morgan PB：Oxygen Permeability and Water Content of Silicone Hydrogel Contact Lens Materials. Optom Vis Sci 84：e328-e337, 2007
14) 宮本裕子：次世代のコンタクトレンズ—シリコーンハイドロゲルレンズを中心として．あたらしい眼科 21：757-760, 2004
15) 保坂幸一：O_2 オプティクスの紹介．日コレ誌 47：77-80, 2005
16) 松沢康夫：長期連続装用コンタクトレンズの表面の役割．日コレ誌 46：S27-S29, 2004
17) 和田浩卓，西崎律子，塩田朋子，松田智子，弥永圭介，飛松淳子，他：使い捨てコンタクトレンズ使用者のアンケート調査．臨眼 59：1981-1986, 2005
18) Matthews TD, Frazer DG, Minassian DC, Radford CF & Dart JKG：Risk of keratitis and patterns of use with disposable contact lenses. Arch Ophthalmol 110：1559-1562, 1992
19) 水谷由紀夫：コンタクトレンズ最新情報—ディスポーザブルソフトコンタクトレンズ．日コレ誌 37：18-22, 1995
20) Schern OD, McNally JJ, Katz J, Chalmers RL, Tielsch JM, Alfonso E et al：The incidence of microbial ketratitis among wearers of a 30-day silicone hydrogel extended-wear contact lens. Ophthalmology 112：2172-2179, 2005
21) 江口　洋，岩田明子：カラーコンタクトレンズによる角膜障害の基礎的見地からの検討．日コレ誌 57：82-86, 2015
22) Louis JG：Corneal contact lenses, 65-92. The CV Mosby Co, St Louis, 1970
23) 長谷川滋，増田憲子，寺尾直道，稲富昭太：フォトケラトグラムよりの角膜形状—2，中央球面領域の観察．日コレ誌 24：224-227, 1982

24) 長谷川滋, 増田憲子, 寺尾直道, 稲富昭太：フォトケラトグラムよりの角膜形状―3. 中央球面領域の位置. 日コレ誌 24：228-232, 1982

25) 山本 節：角膜乱視とコンタクトレンズ. 日コレ誌 28：133-138, 1986

26) 山本 節：後面（内面）トーリックコンタクトレンズについて. 日コレ誌 31：237-240, 1989

27) 梶田雅義：トーリックコンタクトレンズの適応と処方. 眼科 47：693-702, 2005

28) 塚本光雄, 西信元嗣：老視用コンタクトレンズ. 日コレ誌 40：120-128, 1998

29) 曲谷久雄：老視用2焦点コンタクトレンズ. 眼科 31：1421-1427, 1989

30) Wright KW, Guemes A, Kapadia MS & Wilson SE：Binocular function and patient satisfaction after monovision induced by myopic photorefractive keratectomy. J Cataract Refract Surg 25：177-182, 1999

31) Porac C & Coren S：The dominant eye. Psychol Bull 83：880-897, 1976

32) 半田知也, 魚里 博：眼優位性検査法とその臨床応用. 視覚の科学 27（3）：50-53, 2006

33) 深川和弘, 始田みどり, 所 敬, 岩崎和佳子, 浜野光, 曲谷久雄, 他：二重焦点レンズ（DIFFRAX®）の臨床使用経験. 日コレ誌 32：270-275, 1990

34) 所 敬, 佐藤百合子, 山下牧子, 岡嶋弘和, 長谷川弘：軸性近視矯正による網膜像と不等像視. 日本眼光学学会誌 1：13-18, 1980

35) 谷島輝雄：ソフトコンタクトレンズのメディカルユース. 日本の眼科 51：931-932, 1980

36) 岩崎 隆, 稲田純子, 澤 充：コンタクトレンズ障害による救急外来受診状況. 眼科 40：721-726, 1998

37) 小玉裕司：コンタクトレンズの角膜への影響. 日本の眼科 70：1407-1410, 1999

38) 百瀬隆行, 中島 章：ソフトコンタクトレンズ連続装用時の問題点. 日コレ誌 20：167-173, 1978

39) 原田 清：ソフトコンタクトレンズ長期使用中に発生した角膜血管新生症例. 日コレ誌 20：139-142, 1978

40) 郡 千栄：ソフトコンタクトレンズ装用時の角膜新生血管に関する研究. 眼紀 30：154-163, 1979

41) Weinberg RJ：Deep corneal vascularization caused by aphakic soft contact lens wear. Am J Ophthalmol 83：121-122, 1977

42) 百瀬隆行, 伊東延嗣, 石井るみ子, 中島 章：Giant Papillary conjunctivitis の治療について. 日コレ誌 28：30-34, 1986

43) 不二門尚, 大橋裕一, 下村嘉一, 浜野 孝, 真鍋礼三：ソフトコンタクトレンズ装用者にみられた上輪部角結膜炎 superior limbic keratoconjunctivitis の1例. 臨眼 40：1290-1291, 1986

44) Korb DR, Greiner JV, Herman JP, Hebert E, Finnemore VM, Exford JM et al：Lid-wiper epitheliopathy and dry-eye symptoms in contact lens wearers. CLAO J 28：211-216, 2002

45) 石橋康久：コンタクトレンズとアカントアメーバ. 日コレ誌 38：237-242, 1996

46) 中川 尚：アカントアメーバ角膜炎とコンタクトレンズ. 日コレ誌 49：76-79, 2007

47) Cooper RL & Constable IJ：Infective keratitis in soft contact lens wearers. Br J Ophthalmol 61：250-254, 1977

48) Krachmer JH & Purcell JJ：Bacterial corneal ulcers in cosmetic soft contact lens wearers. Arch Ophthalmol 96：57-61, 1978

49) 吉村長久, 荻野誠周, 浅山邦夫：いわゆるソフトコンタクトレンズ装用眼にみた細菌性角膜潰瘍の2例. 眼臨医報 74：383-386, 1980

50) Fonn D & Holden BA：Extended wear of hard gas permeable contact lenses can induce ptosis. CLAO J 12：93-94, 1986

51) Thean JHJ & McNab AA：Blepharoptosis in RGP and PMMA hard contact lens wearers. Optometry 87：11-16, 2004

52) van den Bosch WA & Lemij HG：Blepharoptosis induced by prolonged hard contact lens wear. Ophthalmology 99：1759-1765, 1992

53) Keraten RC, de Conciliis C & Kulwin DR：Acquired ptosis in the young and middle-aged adult population. Ophthalmology 102：924-928, 1995

54) Jupiter D & Karesh J：Ptosis associated with PMMA/rigid gas permeable contact lens wear. CLAO J 25（3）：159-162, 1999

55) Watanabe A, Araki B, Noso D, Kakizaki H & Kinoshita S：Histopathology of blephar-optosis induced by prolonged hard contact lens wear. Am J Ophthalmol 141：1092-1096, 2006

56) 宇津見義一：ドライアイとコンタクトレンズ. あたらしい眼科 16：647-648, 1999

57) 稲葉昌丸：非接触眼圧計によるソフトコンタクトレンズ装用眼の眼圧測定値. 日コレ誌 50：247-251, 2008

58) Matsuda LM, Woldorff CL, Kame RT & Hayashida JK：Clinical comparison of cor-neal diameter and curvature in Asian eyes with those of Caucasian eyes. Optometry and Vision Science 69：51-54, 1991

59) 秋山晃一郎：日本人と米国人とにおける角膜前面曲率半径と自覚的屈折度との相関の相異について. 臨眼 16：91-95, 1962

60) 糸井素純, 西巻賢一, 小渕輝明, 金井 淳：日本人と米国人の角膜形状の比較. 日コレ誌 38：9-13, 1996

61) 柴田博彦：近視, 遠視, 乱視とコンタクトレンズ. 眼科 MOOK 2：165-182, 1978

62) 小島忠雄, 岡崎咲穂：コンタクトレンズの水濡れ性. 日コレ誌 40：116-119, 1998

63) 所 敬：過酸化水素によるソフトコンタクトレンズ

の消毒法. 眼科 33：565, 1991

64) 周藤昌行，崎元　卓，北野周作，高山忠征，岩崎和佳子，朝蔭博史，他：ソフトコンタクトレンズに対する過酸化水素消毒システムの臨床試験について（BH-300 の多施設臨床評価）. 日コレ誌 31：281-292, 1989

65) 笹井章子，渡辺千恵美，富吉喜子，宮永嘉隆，小林正規，竹内　勤：ソフトコンタクトレンズ化学消毒システム（BH-300）の病原微生物に対する効果. 日コレ誌 31：308-313, 1989

66) 東　郁郎：Polyquad を用いた新しいソフトコンタクトレンズ消毒法の臨床的検討. 日コレ誌 36：265-274, 1994

67) 東　郁郎：ソフトコンタクトレンズ消毒—PD 1230 消毒と煮沸消毒との比較試験. 日コレ誌 36：374-381, 1994

68) 植田喜一：塩化ポリドロニウム（Polyquad®）による角結膜障害が疑われた 1 例. 日コレ誌 42：164-166, 2000

69) 小玉裕司：塩酸レボカバスチン点眼液（リボスチン®点眼液 0.025%）の毎日交換ディスポーザブル・ソフトコンタクトレンズ（daily DSCL）装用眼における角結膜に及ぼす影響. あたらしい眼科 22：231-234, 2005

70) 小玉裕司：コンタクトレンズと点眼薬. 日コレ誌 49：268-271, 2007

71) Craig JP, Willcox MD, Argüeso P, Maissa C, Stahl U, Tomlinson A et al：The TFOS International Workshop on Contact Lens Discomfort：report of the contact lens interactions with the tear film subcommittee. Invest Ophthalmol Vis Sci 54：TFOS123-156, 2013

72) Wang J, Fonn D, Simpson TL & Jones L：Precorneal and pre- and postlens tear film thickness measured indirectly with optical coherence tomography. Invest Ophthalmol Vis Sci 44：2524-2528, 2003

73) Chen Q, Wang J, Tao A, Shen M, Jiao S & Lu F：Ultrahigh-resolution measurement by optical coherence tomography of dynamic tear film changes on contact lenses. Invest Ophthalmol Vis Sci 51：1988-93, 2010

74) 宇津見義一，宮浦　徹，柏井真理子，他：平成 24 年度学校現場でのコンタクトレンズの使用状況調査. 日本の眼科 85：346-360, 2014

75) Poznański Z, Krzyżanowska-Berkowska P, Karasińska A & Przeździecka-Dołyk J：Telesensoric contact lenses -new possibilities in intraocular pressure diagnostics. Polim Med 44：83-8, 2014

76) Gulsen D & Chauhan A：Ophthalmic Drug Delivery through Contact Lenses. Invest Ophthalmol Vis Sci 45：2342-2347, 2004

77) 平谷治之，佐野研二：スマートハイドロゲルとドラッグデリバリーシステム. 日コレ誌 57：148-153, 2015

78) Mehta P, Justo L, Walsh S, Arshad MS, Wilson CG, Ciara K et al：New platforms for multi-functional ocular lenses：engineering double-sided functionalized nano-coatings. J Drug Target 23：305-310, 2015

79) Matsubara M, Kamei Y, Takeda S, Mukai K, Ishii Y & Ito S：Histological and histochemical changes in rabbit cornea produced by an orthokeratology lens. Eye Contact Lens 30：198-204, 2004

80) 松原正男，武田桜子：オルソケラトロジーの適応について教えてください. あたらしい眼科 23（臨増）：224-227, 2006

81) Caroline PJ：Contemporary Orthokeratology. Contact lens and anterior eye 14：41-46, 2001

82) Swarbrick HA：Orthokeratology review and update. Clin Exp Optom 89：124-143, 2006

83) 所　敬：オルソケラトロジー. 眼科 44：344, 2002

84) オルソケラトロジー・ガイドライン委員会：オルソケラトロジー・ガイドライン. 日眼会誌 113：676-679, 2009

85) 日本コンタクトレンズ学会　オルソケラトロジー委員会：オルソケラトロジーガイドライン. 日眼会誌 121：936-938, 2017

86) 村上順子，杉田　達：オルソケラトロジーによる高次収差変化と患者満足度および wavefront LASIK との比較. 日眼紀 56：7-10, 2005

87) Hiraoka T, Matsumoto Y, Okamoto F, Yamazaki T, Hirohara Y, Mihashi T et al：Corneal high-order aberrations induced by overnight orthokeratology. Am J Ophthalmol 139：429-436, 2005

88) 前谷　悟，曽根隆志，相田　潤，前谷満寿：オルソケラトロジー治療の長期観察結果と問題点. 臨眼 61：991-995, 2007

89) 吉野健一：オルソケラトロジーとは—総論. IOL & RS 25：344-350, 2011

90) Cho P, Cheung SW & Edwards M：The longitudinal orthokeratology research in children（LORIC）in Hong Kong：A pilot study on refractive changes and myopic control. Curr Eye Res 30：71-80, 2005

91) Walline JJ, Jones LA & Sinnot LT：Corneal reshaping and myopic progression. Br J Ophthalmol 93：1181-1185, 2009

92) Kakita T, Hiraoka T & Oshika T：Influence of overnight orthokeratology on axial elongation in childhood myopia. Invest Ophthalmol Vis Sci 52：2170-2174, 2011

93) Hiraoka T, Kakita T, Okamoto F & Oshika T：Influence of ocular wavefront aberrations on axial length elongation in myopic children treated with overnight orthokeratology. Ophthalmology 122：93-100, 2015

94) Swarbrick HA, Alharbi A, Watt K, Lum E & Kang

P : Myopia control during orthokeratology lens wear in children using a novel study design. Ophthalmology 122 : 620-630, 2015

95) Cho P & Cheung SW : Retardation of myopia in Orthokeratology (ROMIO) study : a 2-year randomized clinical trial. Invest Ophthalmol Vis Sci 53 : 7077-7085, 2012

96) Hiraoka T, Kakita T, Okamoto F, Takahashi H & Oshika T : Long-term effect of overnight orthokeratology on axial length elongation in childhood myopia : a 5-year follow-up study. Invest Ophthalmol Vis Sci 53 : 3913-3919, 2012

97) Cope JR, Collier SA, Schein OD, Brown AC, Verani JR, Gallen R et al : Acanthamoeba keratitis among rigid gas permeable contact lens wearers in the united states, 2005 through 2011. Ophthalmology 123 : 1435-1441, 2016

98) Chen Z, Xue F, Zhou J, Qu X & Zhou X : Effects of Orthokeratology on Choroidal Thickness and Axial Length. Optom Vis Sci 93 : 1064-1071, 2016

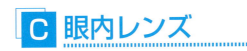

C 眼内レンズ

眼内レンズ（人工水晶体）intraocular lens (**IOL**), artificial lens, pseudophakos とは，欠損した水晶体に近い位置に挿入される人工のレンズのことであり，眼の屈折状態は有水晶体のときと類似している。

1949 年，Ridley[1]が眼内レンズを臨床的に応用して以来，眼内レンズの材質，形状，固定法，手術術式などの改良がみられ，現在では白内障術後の眼内レンズ挿入は一般的手術法になっている。

1 眼内レンズの光学

理想的な眼内レンズの位置は水晶体の光学的中心にあり，しかもこのレンズの光軸が眼の視軸に一致していることである。眼内レンズの光学部は直径 5.5〜6.0 mm，支持部を含む全長は約 13〜14 mm で中心厚は約 0.8 mm 前後である。術前正視眼の房水中に置かれた眼内レンズの屈折力は約 +19 D である。眼鏡，コンタクトレンズに比べて不等像視は小さい。Girard ら[2]は，片眼無水晶体眼の矯正後の不等像視はコンタクトレンズでは 6.99% に比し，眼内レンズでは 1.92% と少なく，また，立体視可能な症例は前者では 46%，後者では 82% と眼内レンズで優れていると述べている（201 頁，**表 4D-1** 参照）。小森ら[3]の報告でも不等像視は 0.26〜6.25%（平均 2.24%）であり，±2〜4% 程度と考えて差し支えない[4]。

眼内レンズの解像力としては，約 200 lines/mm 以上あれば[5]，眼の分解能では視角 0.5 分（視力 2.0）に相当する。通常，角膜は正の球面収差をもち，水晶体は負の球面収差をもち，眼球光学系では球面収差を減少している（9, 30 頁参照）。そこで，眼内レンズに負の球面収差をもたせた非球面眼内レンズもある。

眼内レンズの屈折率は PMMA 1.49，アクリルソフト 1.55，シリコーン 1.41 である。

2 眼内レンズの材質と種類

レンズの材質には硬い polymethyl metacrylate (PMMA) のほかに，軟らかい hydroxyethyl methacrylate (HEMA), hydrogel, silicone, acryl などが用いられている。**シリコーン眼内レンズ**に比べて，**アクリル眼内レンズ**（AcrySof®；Alcon）では眼内挿入 1〜2 か月後にレンズ光学部に 1〜20 μm の大きさの小輝点 glistening を生じ，グレアやコントラスト感度の低下の原因になることがある[6,7]。また，これより小さい 100 nm の輝点が眼内レンズの光学部浅層に無数に発生していることがあるが，これは whitening といわれている[8]。いずれの原因も生体内の温度上昇により生じポリマー内の含水率が増加するが，温度が下がるとポリマー内の空洞の中に水分が貯留して水と材質が分離した水相分離現象の状態になるためと考えられている。そして，これに光が反射・散乱して白濁したようにみえるが，これらは視機能を障害することは少ないといわれている。この glistening とは別に，術後長期に眼内レンズの表面散乱が増加する症例が報告されている[9]。

シリコーンやアクリル眼内レンズでは特殊な摂子あるいは専用の injector を用いてレンズを折りたたんだ状態で水晶体超音波乳化吸引術 phacoemulsification aspiration (PEA) 後の小切開創から挿入できる（**foldable IOL**）。水晶体は紫外線を吸収するので，紫外線や青色光を吸

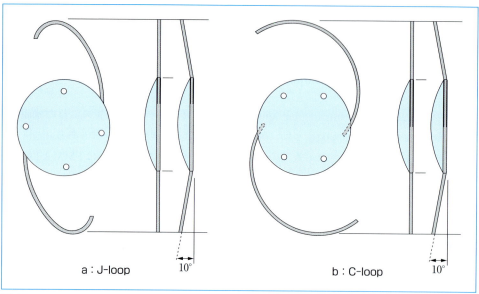

図 6C-1 ▶ 後房レンズの支持部の形状

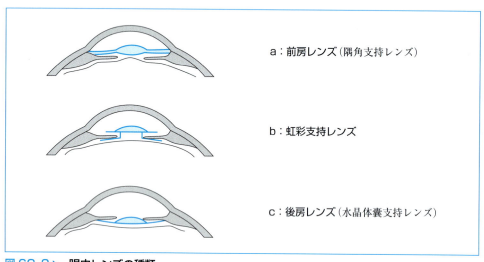

図 6C-2 ▶ 眼内レンズの種類

収する物質を入れた眼内レンズもある[10]。また，表面処理技術の進歩により，疎水性，疎油性が高まって，蛋白，脂肪，遊離細胞が付着しにくくなっている[11,12]。

支持部の形状からJ-loop, modified J-loop, C-loop, modified C-loopなどがある（図 6C-1）。支持部の材質はpoly-propylene (prolene®), poly-vinylidene fluorideおよびPMMAなどが用いられている[5]。光学部と支持部とが一体化したワンピース型もある。

レンズ部と支持部とが水平の場合と5〜10°の角度のついているものとがある。角度をつけることによって虹彩との接触を少なくして炎症を防止している。また，後発白内障を抑制するともいわれている。

眼内レンズはその支持される部位により，
①前房レンズ
②虹彩支持レンズ

③後房レンズ

に分けられる（**図6C-2**）。現在は後房レンズが主流である。

3 眼内レンズの形態とデザイン

レンズの形状は凸平（convexo-plano）レンズ，両凸（biconvex）レンズ，両等屈折力凸（equi-convex）レンズ，メニスカスレンズなどがある。後面が凸のほうが後発白内障が少ないといわれている。以上3者のうち，両凸レンズは球面収差とレンズからの反射は少なく，中心の軸ズレやレンズの傾きに対しても像の劣化が少ないといわれている。球面レンズのほか，非球面レンズ，トーリックレンズ，多焦点レンズ，調節可能なレンズなどがあるが，軸ズレや眼内レンズの傾きに対しては問題がある。

a. 非球面眼内レンズ

通常，角膜は正の球面収差，水晶体は負の球面収差をもっている（9，30頁参照）。そこで，白内障術後の眼内レンズは負の球面収差をもつ非球面眼内レンズを使うと眼球全体の球面収差を軽減させる効果が期待できる[14]。

b. トーリック眼内レンズ

乱視矯正用の眼内レンズであるが，レンズの軸ズレや，中心固定が悪いときや手術による惹起乱視が発生するという問題点がある[15,16]。最近では小切開創からの白内障手術が可能になり，手術による惹起乱視が抑えられてきた。この手術の成功には術前の軸のマーキングと手術手技とが大切である。2009年からわが国でも使用可能になった。トーリック眼内レンズの弱主経線上に軸マークがあり（眼内レンズはプラスレンズ），この軸マークを角膜乱視の強主経線方向に固定することで眼全体の乱視の軽減を図る。しかし，軸が1°ずれるごとに矯正効果は約3.3%軽減し，30°ずれると矯正効果がなくなるといわれている[17]。トーリック眼内レンズの度数の決定は，球面の眼内レンズ度数を決定後，角膜曲率半径と乱視軸からメーカーのウェブサイト上で提供されているカリキュレーターで決定する。

c. 遠近両用眼内レンズ

多焦点眼内レンズ multifocal IOL，累進屈折力眼内レンズ progressive power IOL などがある[18,19]。同時視型が多いが，コントラスト感度の低下，グレア，ハローの問題がある[20]。2007年6月に ReZoom®（AMO）と ReSTOR™（Alcon）が厚生労働省から認可された。そして，2008年7月から先進医療に承認された。従来の遠近両用レンズに比べてデザインの改良や小切開による手術法の進歩により期待がもたれている。しかし，術前に十分なインフォームドコンセントが必要である。このほか，調節眼内レンズ accommodating IOL がある[21]。

1）多焦点眼内レンズ[22]
a）屈折型レンズ refractive IOL[23]

中心部が近用，周辺部が遠用または，中心部が遠用，周辺部が近用となっている。以上のほかに，近用部と遠用部とが交互に配置されている3〜5ゾーン型がある。いずれも瞳孔径やレンズ偏位の影響を受けやすい。回折型に比べて近方視力は劣るが遠方，中間視力は良好である

❏**Piggy back IOL**

2枚の眼内レンズを挿入する眼内レンズをいう。これには眼軸長の短い小眼球などに初めから挿入する primary piggy back と，術後の度数誤差を修正する目的で追加挿入する secondary piggy back とがある[13]。

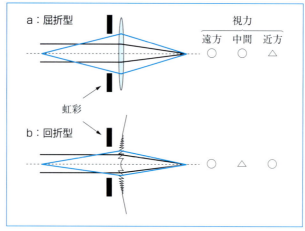

図 6C-3 ▶ 屈折型と回折型多焦点眼内レンズの光路図

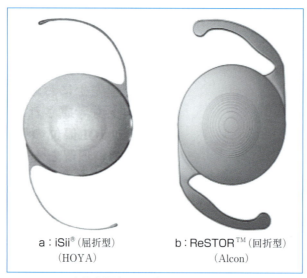

図 6C-4 ▶ 多焦点眼内レンズ

(**図 6C-3a**)[24]。代表的なものでは ReZoom® があったが，2012 年 4 月に販売中止となり，2012 年 11 月に HOYA 社から iSii® が発売された(**図 6C-4a**)。

以上は同心円型であるが，眼鏡の二重焦点レンズと同様のデザインの屈折型レンズ LENTIS® MPlus（Oculentis 社）が欧州で発売されている(**図 6C-5**)。このレンズは光学面積の 65% が遠用ゾーンで，かつ光学部の中央に半島状に遠用ゾーンを置きながら，中心にごく近い部分に近用ゾーンを配置させている。そこで，小瞳孔でも近用部を使用することができる構造になっている[25]。

b) 回折型レンズ diffractive IOL

レンズの後面に同心円のリング状の溝が約 30 本刻まれていて，この部分で回折を起こす。1 次回折像を近用に，溝のない部分を通過した屈折像（0 次回折像）を遠用に使用するレンズである。入射光の 41% が遠用焦点，41% が近用焦点に利用されているので，遠用，近用ともに明度が半分程度である。回折原理を用いているため，瞳孔径の大きさやレンズの偏心に依存し

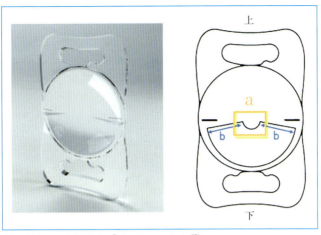

図 6C-5 ▶ LENTIS® MPlus（大内[25]）

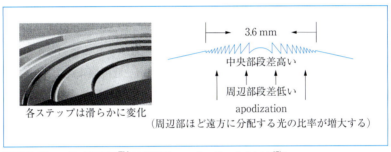

図 6C-6 ▶ ReSTOR™ の構造（apodization）（中村[27]）

ないといわれている。屈折型に比べて近方視力が良好である（**図 6C-3b**）。

しかし，中間視が劣る。これを解決する方法として，中間視からの光も網膜に集光するように回折縞をデザインした3焦点 trifocal IOL もある[26]。

代表的なものには，AMO 社の Tecnis™ multifocal IOL や ReSTOR™ がある（**図 6C-4b**）。前者は回折デザインの段差がレンズ全面で均等なもので，後者のように周辺に向かうに従って段差を低くしている apodization（**図 6C-6**）という構造になっているものとがある[27]。したがって，ReSTOR™ の場合は，後者のデザインで瞳孔径が小さいときは遠方と近方とが均等に光配分されているが，夜間など瞳孔径が大きくなった状態では，遠方にエネルギーがより配分される。そこで，暗い所で瞳孔径が大きくなった場合，コントラスト感度の低下が少なくなる利点はあるものの，近方の見え方が劣る欠点もある。

単焦点眼内レンズと多焦点眼内レンズである屈折型眼内レンズ（ReZoom®）と回折型眼内レンズ（ReSTOR™）のコントラスト感度を比較した報告がある。これによると，すべての空間周波数では3者に有意差はないが，単焦点眼内レンズの感度が高く，屈折型眼内レンズでは高周波領域で感度低下の傾向がみられている[28]。また，高次収差である球面様収差は解析径（optical zone）と関係があり，解析径が増えると単焦点眼内レンズと屈折型眼内レンズでは増加するが，回折型眼内レンズでは解析径 5.6 mm では減少するとの報告がある[28]。屈折型と回折型の特徴は表のごとくである（**表 6C-1**）。

いずれも見え方に欠点があるので，近年，回

表 6C-1 ▶ 屈折型と回折型多焦点眼内レンズの特徴

種　類	瞳孔径（依存）	遠方視	中間視	近方視	グレア・ハロー	コントラスト感度
屈折型 ReZoom®（AMO）	+	+	++	±	+	±
回折型 ReSTOR™（Alcon） Tecnis™ Multifocal（AMO）	±	+	±	+	±	± +〜± （非球面）

折型の三重焦点眼内レンズが発売されているが，わが国では未承認である[29]。一方，中間距離に関しては2焦点タイプの屈折型レンズに比べて良好な視力が期待できるが，現状では遠方と近方に対しては2焦点タイプに比べて視機能は不良といわれている[30]。

c）多焦点トーリック眼内レンズ multifocal toric IOL

多焦点眼内レンズで遠近ともに良好な視力を得るためには術後の屈折誤差を小さく抑える必要があり，大きな乱視の矯正が重要になる。このために多焦点トーリック眼内レンズとして，わが国では2014年1月に多焦点トーリック眼内レンズである AcrySof® IQ ReSTOR®（Alcon）が厚生労働省の承認を得て販売されている。

2）EDOF（Extended depth of focus）または EROV（extended range of vision）眼内レンズ

多焦点眼内レンズとは異なり，単焦点眼内レンズより焦点深度の深いレンズである。多焦点眼内レンズに比べて近方視は劣るが，焦点深度が深いために単焦点眼内レンズより比較的近くもみえるレンズをいう。2017年1月に承認された AMO 社の TECNIS Symfony® はこの種のレンズである[31]。しかし，このレンズは両凸レンズで前面は非球面デザインで後面は色収差のない特殊なデザイン（Echellette design）の回折をもつ面で構成されていて，回折型レンズとも考えられる。

このほかに，正の球面収差と負の球面収差を用いて，焦点深度を深くした眼内レンズ[32]，

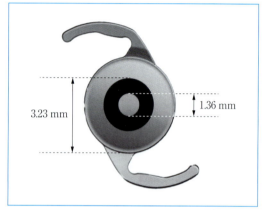

図 6C-7 ▶ IC-8 レンズ（Grabner et al[33]）

Small aperture をもつ IC-8 レンズなどがある。IC-8 レンズは，3.23 mm の不透明帯の中央に 1.36 mm の透明部があるもので（図 6C-7）[33, 34] 老視治療に有用であると述べられているが，散瞳が必要な黄昏時には問題があると思われる。

3）調節眼内レンズ

毛様体筋の収縮によって，眼内レンズが前方に移動して近方がみえるというレンズで，単焦点レンズより良好との報告がある（Crystalens；Bausch & Lomb）[35]（図 6C-8）。しかし，移動による屈折力の変化はそれほど大きなものではない[36, 37]。2枚のレンズを組み合わせて，調節時に前面のレンズが前方に移動する Synchrony®（Abbott Medical Optics Inc）[23]，レンズ内の液体が移動する fluid type や電気的に変形する electronic type などがある。

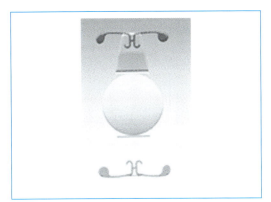

図 6C-8 ▶ 調節眼内レンズ Crystalens
（Bausch & Lomb）

4 適応と禁忌

術式の進歩、眼内レンズの材質やデザインの進歩によって安全性が高まってきている。日本眼科学会からの要望もあり、2011年7月20日に厚生労働省医薬食品局安全対策課から次のような「眼内レンズに係る使用上の注意の改訂等について」が出された。

a. 禁忌と禁止
2歳未満の小児で特に必要な場合には、慎重に適用する。

b. 使用上の注意
①2歳以上の小児（325頁参照）
②角膜内皮障害
③緑内障
④ぶどう膜炎
⑤糖尿病網膜症
⑥網膜剝離
⑦先天性眼異常
⑧虹彩血管新生
⑨重篤な術中の有害事象発生症例
などが使用上の注意症例としてあげられている。

5 眼内レンズの度数の決め方

水晶体摘出後、正視にするための眼内レンズの度数は、眼軸長、角膜屈折力、前房深度で決定される。この計算式には2つの方式がある。第1は実際の症例から回帰法を用いて作成した経験式（SRK式[38〜40]、SRK Ⅱ式[41,42]など）、第2は光学モデル眼から計算した理論式（SRK/T式、Holladay Ⅱ式、Hoffer Q式など）である。

a. 回帰法を用いた経験式（SRK式とSRK Ⅱ式）
Sandersら[38]やRetzlaff[39,40]は、計算で得られた眼内レンズの屈折力と術後の屈折度を分析して経験的に1つの回帰式を見出し、これをSRK式（第1世代）と称している。すなわち、

$$P = A - 2.5L - 0.9K \quad \cdots\cdots (1)$$

P(D)：正視にするための眼内レンズの屈折度、A：眼内レンズのタイプで決まっている常数（114〜117位の値が使われている）、L(mm)：眼軸長、K(D)：強弱主経線上の角膜屈折力の平均値

この式は計算が簡単で臨床的に利用度が高い式であるが、眼軸長が極端に長いものや短いものでは予想が大きくはずれることがある。そこで、SRK Ⅱ式（第2世代）が考案された[41,42]。すなわち、

$$P = A_1 - 2.5L - 0.9K \quad \cdots\cdots (2)$$

A_1：眼軸長（L）によるSRK式のA常数の修正値
$L < 20.0$ mm のときには $A_1 = A + 3$
$20.0 \leq L < 20.0$ mm $\quad A_1 = A + 2$
$21.0 \leq L < 22.0$ mm $\quad A_1 = A + 1$
$22.0 \leq L < 24.5$ mm $\quad A_1 = A$
$24.5 \leq L \quad\quad\quad\quad\quad A_1 = A - 0.5$
の補正が必要になる。

b. 光学モデルを用いた理論式
1) Binkhorstの式
1975年にBinkhorst[43]は、白内障術後に挿入

する眼内レンズ度を術前に予想する式を発表した．すなわち，

$$D = \frac{1000n(4r-l)}{(l-d)(4r-d)} \quad \cdots\cdots (3)$$

D(D)：眼内レンズの屈折度，n：房水および硝子体の屈折率(1.336)，r(mm)：強弱主経線上の角膜曲率半径の平均値，d(mm)：前房深度，l(mm)：眼軸長（図6C-9）

その後，Binkhorstの式では前房深度に，術後に推定される角膜頂点から眼内レンズ前面までの距離を考慮に入れたBinkhorstⅡが発表された[44]．この3つの因子が眼内レンズの度数決定にどの程度の影響を与えているかをみると，

$$\Delta D = 7.67\Delta r + 1.29\Delta d - 3.12\Delta l \quad \cdots\cdots (4)$$

であり[45]，眼軸長の測定精度に比べて角膜曲率半径は約2倍の精度で，前房深度は1/2〜1/3の精度の測定でよいことがわかる．しかし，角膜曲率半径はオフサルモメータで比較的高い精度で測定されているため，眼軸長の測定精度（24頁参照）が眼内レンズの度数決定に大きく影響することになる．

従来，眼軸長は超音波による測定が用いられてきたが，近年，光学的に非接触的に眼軸長を測定できるIOL Master™が使用されている（25頁参照）．眼内の屈折率に影響されるが，予想屈折度精度は，超音波で測定した眼軸長を用いた場合より，Holladay式，SRK/T式で有意に良好であったとの報告がある[46]．

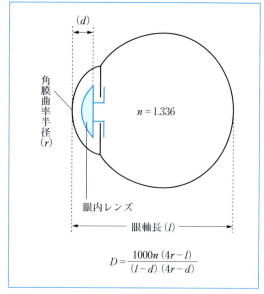

図6C-9▶　**眼内レンズの計算式**（Binkhorst[43]）

2）SRK/T式など（第3世代）

1990年にRetzlaffら[48]は理論式を基に，SRK/T式を考案した．複雑な式であるが，術後の前房深度を角膜曲率半径と眼軸長から予測した点に特徴がある．

このほか，A常数の代わりにpersonal anterior chamber depth（PACD）を用いたHoffer Q式[49]，surgeon factor（SF）を用いたHolladay Ⅱ式[50]などの眼内レンズの計算式がある．Haigis式[51]は，術前の前房深度の予測に角膜前面の曲率半径を用いないで，これと眼軸長の重回帰式から術後の眼内レンズの位置を予測する方法である．一般に，経験式より理論式のほうが精度

▫ 眼内レンズ挿入眼の超音波眼軸長測定

現在使われている超音波による眼軸長測定装置は，眼内を一定の音速（等価音速値）として眼軸長を求めている．通常，有水晶体眼では1,550 m/秒，無水晶体眼では1,532 m/秒 が用いられている．しかし，有水晶体眼でも白内障になれば，水晶体の音速は通常速くなる．また水晶体摘出後に眼内レンズを挿入した場合にはレンズの材質により音速は異なる．ポリメチルメタクリレート（PMMA）の音速は2,718 m/秒，シリコーンの音速は1,049 m/秒である．眼内レンズ挿入眼の眼軸長測定では，眼内レンズの厚さは1 mm程度であるが，音速1,532 m/秒を使用すれば誤差を生じるので，正確には補正が必要である[47]．

が高いといわれている。これら第 3 世代計算式はアクリルソフトレンズを用いた小切開白内障手術において高い精度がある[52]。

通常，術後の屈折度は -1.00 D 程度の近視に設定するのがよいといわれている。これは測定誤差などによって術後遠視になるよりも，術後近視のほうが少なくとも近くが明視できるからである。しかし，最近は術後予想精度が高くなり，正視に設定することが多くなっている。

c. 術後正視に矯正したくない場合

SRK 式で得られた度数から次の式で計算して挿入眼内レンズの度数を求める。

$$P' = \frac{R - 0.67P}{-0.67} \quad \cdots\cdots (5)$$

P' (D)：挿入する眼内レンズの屈折度，R (D)：術後に希望する屈折度，P (D)：SRK 式で計算された正視を得るための眼内レンズ度

【例】SRK 式で計算した正視を得るための眼内レンズ $P = 19.0$ D とすると，術後の屈折度を -1.00 D にしたい場合に挿入する眼内レンズ度 P' を求めると

$$P' = \frac{(-1.00) - 0.67 \times 19.0}{-0.67} = 20.49 \text{ (D)}$$

になる。

$$P' = P - (0.0875A - 8.55) R \quad \cdots\cdots (6)$$

P', R, P：式(5)と同じ，A：A 常数

【例】SRK 式で計算した正視を得るための眼内レンズ度 $P = 19.0$ D とすると，術後の屈折度を -3.00 D にしたい場合に挿入する眼内レンズ度 P' は，A 常数を 117 とすると，

$$P' = P - (0.0875A - 8.55) \times (-3.00) = 24.06 \text{ (D)}$$

になる。

d. 屈折矯正手術後の眼内レンズの度数計算で誤差の出る原因

主な原因は角膜屈折力の推定にある。オフサルモメータは角膜曲率半径を求める装置であり，角膜屈折力は標準の換算屈折率 1.3375 を用いて計算で求めている。この換算屈折率は標準的な表面曲率半径（7.80 mm）と角膜前後面比（7.8/6.8）を有する場合に限られているためである。近視矯正後の flat な角膜では過大評価され遠視矯正後の steep な角膜では過小評価される。また，前房深度予測誤差も関与している[53]。そこで，近視矯正手術の場合には眼内レンズ挿入後の屈折度は予想より大幅に遠視になる[54]。したがって，近視矯正手術前の角膜屈折力が必要になる。しかし，この値を必要としない nomogram の発表もある[55]。Srivannaboon ら[56]によると，中央半径 2 mm の角膜前面および後面の平均屈折力を合わせた角膜全屈折力は LASIK 手術効果を正確に反映しているという。前田ら[57]は，中央 2 mm の角膜後面を考慮に入れた角膜全屈折力は LASIK の手術効果をケラトメータ

❏ A 常数

レンズのタイプによって変化する常数である。すなわち，レンズの主点位置によって変わる数値である。眼内レンズの光学部のデザインには平凸（convex-plano），バイコンベックス（bi-convex），イクイコンベックス（equiconvex）などがある。同一モデルで異なる度数のレンズを作製するときには，平凸レンズでは片側，バイコンベックスでは両側で度数を変えることができる。しかし，一般にバイコンベックスの場合は，前面で度数を調整している（イクイコンベックスでは両面で調整）ので度数に誤差を生じる。したがって，強い屈折度の場合は A 常数を変える必要がある。そこで，SRK Ⅱ式では屈折度を左右する眼軸長によって A 常数を変えている。

値より正確に示し，正確な眼内レンズ度数計算を可能にすると述べている。

e. LASIK 術後眼の眼内レンズ度数計算

LASIK では眼内レンズ挿入前の角膜屈折力の評価誤差と前房深度の予測誤差で，術後に遠視になることが指摘されている。すなわち，K値の過大評価と白内障手術後の前房深度の過小評価があげられる。LASIK 術後眼の眼内レンズ度数計算に関する総説が参考になる[58]。

f. 眼内レンズの合併症

眼内レンズの3大合併症としては，
　①角膜内皮障害
　②術後眼内レンズの脱臼
　③嚢腫様黄斑浮腫
がある。しかし，第1の角膜内皮障害に対してはヒーロン Healon® の使用により軽減され，第2の支持部の固定も in the bag に正確に固定することでほとんどなくなり，第3の嚢腫様黄斑浮腫もレンズが虹彩に接触することが少なくなり，この合併症も減少する方向にある。長期間異物が眼内に存在することによる影響は現在ではほとんど無視できる。術後眼内レンズ脱臼，嚢胞様黄斑変性などの報告があるが，現在は減少傾向にある。

このほか挿入された眼内レンズが上下に偏位することで両眼視機能が障害された例の報告も

ある[59]。

g. 眼内レンズとソフトコンタクトレンズ長期連続装用との比較

眼内レンズとソフトコンタクトレンズの連続装用との比較では，眼内レンズの眼内炎症を除外すれば，ソフトコンタクトレンズの長期連続装用と優劣はつけがたいという報告[60]や，両眼視機能面や患者の満足度からは，眼内レンズのほうが優れているとの報告[61]などがある。現在は，白内障手術後の矯正は眼内レンズが一般的である。

h. 水晶体の調節を快復させる方法

眼内レンズ挿入眼には偽調節（241頁参照）があるといわれている。一方，白内障手術後に調節力のある水晶体を復元しようとする試みがある。すなわち，高齢になっても毛様体筋の収縮力は残存し若年者よりかえって増強しているとの報告もある[62]ので，これを利用する方法である。手術的に混濁の起こらない水晶体嚢だけを残して，混濁した水晶体皮質と核を取り除いて，その後に弾性のある物質を注入する[63,64]。しかし現在のところ，注入物質の毒性，漏出，正確な度数の決定などに問題があり実用にはいたっていない。このほか，2枚のレンズと4本のフレキシブルの支持部をもつ眼内レンズを挿入することにより，毛様体筋の収縮による水晶体嚢

❑ 度数調節レンズ

眼内レンズを眼内に挿入してから近紫外線を照射して度数を変更できるレンズであり，Light-adjustable lens (Calhoun Vision) と呼ばれている[69,70]。14名14眼に用いた結果，1.50 D の残余乱視の改善に有用であった[71]。

❑ 白内障術後乱視

近年，超音波水晶体乳化吸引術の普及と相俟って術後乱視を少なくするために小切開無縫合白内障手術 sutureless cataract surgery が行われている[69,72]。

の収縮で2枚のレンズの間隔が変わり，屈折度を変化させるという発表もある[65]。いずれも実用化されていないが，水晶体の混濁がとれ，しかも調節力が回復することは理想であり将来の発展がまたれる。現時点では，多焦点眼内レンズや調節眼内レンズの利用のみ可能である（320頁参照）。

6　眼内レンズ挿入後の問題点

　白内障術後眼内レンズ装用眼では球面収差，グレア，ハローが起こることがある。球面収差に関しては負の球面収差をもつ非球面眼内レンズを挿入することで軽減してきている。また，挿入された眼内レンズの傾きや偏心があるとコマ様収差が起こり，術後，患者は不満を訴えることがある[66]。また，眼内レンズ表面からの全反射で網膜上にグレアが投影される異常な光視症 positive dysphotopsia と，眼内レンズのエッジに光が投射された場合に光の当たらない部分ができる negative dysphotopsia の報告がある[67]。眼内レンズが水晶体嚢内に圧縮固定された場合，支持部の反発力により，光学部が変形する可能性がある。これにより，結像特性の低下を生じることがあり得る[68]。

7　小児の眼内レンズ

　1987年に眼内レンズ適応検討委員会の日本眼科学会理事長への答申では，小児への眼内レンズの挿入は禁忌であったが，2007年の眼内レンズ適応再検討ワーキンググループの答申で

は，前回の答申の禁忌の項から小児を除外している[73]。2011年には厚生労働省[74]から，2歳以上の小児で特に必要な場合には慎重に適用すること，さらに2歳未満の小児では原則禁忌であるが，特に必要とする場合には慎重に適用すること，との発表がなされ適応が拡大された。しかし，長期使用の安全性の問題，乳幼児では水晶体屈折力が強いが，成長とともに減少するため適切なレンズ度を決定するのが困難なこと，角膜内皮細胞の減少などの問題がある。しかし一方では，視力の発達には眼鏡やコンタクトレンズより有用である。近年，わが国でも小児の先天性や外傷性白内障に対して積極的に眼内レンズ挿入が行われるようになってきている[75〜78]。小児白内障眼内レンズ挿入眼の成長に伴う屈折度の変化については，若年者ほど近視化が強い傾向がみられている[79]。そこで，挿入する眼内レンズの度数については

　①将来の近視化を考えて遠視側に設定する

　②正視に近く設定する

　③①と②の中間値をとる

などの方法がある。また，挿入した眼内レンズの度数によって将来の屈折度を大まかに予測できるとの報告もある[80]。永本[81]によると小児で無水晶体眼にした場合の屈折度は，生後1か月では30〜35D，1歳では20〜25D，2歳では18〜20Dであるが，28Dの眼内レンズを挿入した場合は，生後1か月で10〜15D，1歳では3〜6D，2歳では1〜4Dで術後矯正は容易であり，弱視治療には眼内レンズは圧倒的に有利である。

　一方，生後7か月未満で手術された眼内レンズ移植眼の術後合併症は，無水晶体眼に比べて

❏多焦点眼内レンズ挿入眼でのオートレフラクトメータ

　多焦点眼内レンズには屈折型と回折型とがある。屈折型のオートレフラクトメータの値は，瞳孔径に大きく依存する。回折型では測定結果はある程度参考にできるが，円柱度数は自覚的屈折度と大きく異なることがある。そこで，測定器の信頼係数を参考にするとよい[85]。しかし，軸ズレがないことが前提である。

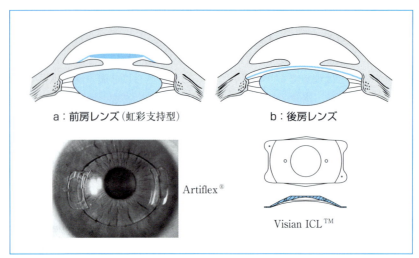

図6C-10▶ 有水晶体眼内レンズ

多く[82,83]、一次移植でなく、6歳前後での二次移植という方法も考えられる[84]。小児眼内レンズ挿入513眼の長期予後について、稲富らの報告がある[78]。これによると、角膜内皮細胞密度にも大きな変化はなく、成人と同様に小児への眼内レンズ挿入は有用であると述べている。

8 有水晶体眼内レンズ Phakic intraocular lens (Phakic IOL)（図6C-10）

有水晶体の強度近視眼にマイナス度数の眼内レンズを挿入する方法である。前房レンズと後房レンズとがある。代表的な前房レンズは虹彩をはさみ込んで固定する**虹彩支持型**として、Artisan® phakic IOL[86,87]、フォールダブルのArtiflex® phakic IOL（Ophtec BV）[88]、また隅角支持型として AcriSof Cachet phakic IOL（Alcon）[89]があり、**後房レンズ**には Visian Implantable Collamer Lens（ICL）（STAAR®：Surgical）[90,91]、PRL™（phakic refractive lens）（Medennium）[92]がある。ICLには付属のインジェクタがあり、これが使われる。前房レンズと後房レンズでは一長一短があるが、角膜内皮細胞への影響が少ないことや、たとえ白内障になっても多焦点眼内レンズの登場である程度対処できることから後房レンズに有意性があるとの報告がある[93]。

瞳孔面上で矯正するため網膜像の倍率変化がほとんどなく、調節力も温存可能である。また、wavefront-guided LASIKに比べて、術後の高次収差は少ない[92]。一方、欠点としては術後合併症として、白内障、角膜内皮細胞密度低下、眼圧上昇（瞳孔ブロックを含む）、網膜剝離、眼内炎などがある。78名133眼に後房型のCollamer lensを挿入して10年間の経過をみた報告によると、白内障で手術に至った症例は15.3％で、眼圧上昇で点眼治療を行った症例は13％であった[94]。

2012年Shimizuら[95,96]は術後白内障の発症や瞳孔ブロックを起こさないことを目的に、レンズ中央に直径0.36 mmの孔をもった孔付き有水晶体眼内レンズ（Hole ICL）を考案し有効性を確認している。また、レンズ中央の孔は光学的に問題はないと述べている。このレンズはわが国でも2014年厚生労働省から認可を受け現在広く使われている[97]。また、トーリックレンズも発売されてきている。−6.00〜−15.00 Dがよい適応とされている。Artisan®/Verisyse™ phakic IOLの内皮障害は3年間で5.0％、1年では1.8％程度であり[98]、この方法の適応を角膜内皮細胞

が 2,000 cell/mm^2 以上とすることには再考の余地があるとの報告もある[99]。第 6 次屈折矯正手術のガイドラインによると，術前等価球面度数が－6.00～－15.00 D（－15.00 D 以上は慎重に対応）になっている。その他の適応についてはガイドライン[100]を参照願いたい。

後房型眼内レンズ術後の変化をみると，眼軸延長のために近視化する症例がみられる[101]。

2010 年 2 月 2 日に球面レンズが，2011 年 11 月 24 日にはトーリックレンズが有水晶体後房レンズとして厚生労働省から認可を受けた。

文　献

1) Ridly（早野三郎：人工水晶体移植術．眼科 MOOK 17：206-220, 1982 より）

2) Girard LJ, Friedman B, Moore CD, Blau RI, Binkhorst CD & Gobin MH：Intraocular implants and contact lenses. Arch Ophthalmol 68：762-775, 1962

3) 小森敏郎，鬼頭錬次郎，早野三郎：人工水晶体移植眼（偽水晶体眼）の屈折について．日眼会誌 83：1271-1276, 1979

4) Michaels DD：Visual optics and refraction, 509-527. A clinical approach. Third ed. The CV Mosby Co, St Louis, 1985

5) 早野三郎：人工水晶体．眼科 MOOK 18：191-202, 1982

6) 大鹿哲郎：アクリルソフト眼内レンズ術後 2 年の臨床成績．臨眼 48：1463-1468, 1994

7) 南　八興，鳥井康司，広井佳野，風間成泰：アクリル眼内レンズに発生する混濁．臨眼 53：991-994, 1999

8) Nishihara H, Yaguchi S, Onishi T, Chida M & Ayaki M：Surface scattering in implanted hydrophobic intraocular lenses. J Cataract Refract Surg 29：1385-1388, 2003

9) Miyata K, Ohtani S, Nejima T, Samejima T, Honbo M, Minami S et al：Comparison of postoperative surface light scattering of different intraocular lenses. Br J Ophthalmol 93：684-687, 2009

10) 柳　靖雄：折りたたみ（Foldable）着色眼内レンズ．眼科手術 20：201-204, 2007

11) 臼井正彦：表面ヘパリン加工眼内レンズ．IOL 6：125-130, 1992

12) 稲富　誠：眼内レンズの表面処理．眼科 35：561-568, 1993

13) 今村明香：短眼軸長眼に対する Piggyback IOL 法．あたらしい眼科 17：1523-1524, 2000

14) Ohtani S, Miyata K, Samejima T, Honbon M & Ohshika T：Intraindividual comparison of aspherical and spherical intraocular lenses of same material and platform. Ophthalmology 116：869-901, 2009

15) 清水公也：最近の眼内レンズ．臨眼 49：1293-1296, 1995

16) 天野理恵：トーリック眼内レンズ．IOL & RS 21：477-480, 2007

17) Novis C：Astigmatism and toric intraocular lenses. Curr Opin Ophthalmol 11：47-50, 2000

18) 馬嶋慶直，別当京子：多焦点眼内レンズ．眼科 32：1183-1190, 1990

19) 池澤暁子，清水公也：多焦点眼内レンズについて．あたらしい眼科 8：339-341, 1991

20) 根岸一乃：Refractive lens exchange（多焦点眼内レンズを用いる場合）．IOL & RS 21：206-208, 2007

21) Marchini G, Mora P, Pedrotti E, Manzotti F, Aldigeri R & Gandolfi SA：Runctional assessment of two different accommodative intraocular lenses compared with a monofocal intraocular lens. Ophthalmology 114：2038-2043, 2007

22) 茨木信博：多焦点眼内レンズの最近の進歩，多焦点眼内レンズの素材．臨床眼科 62：1035-1039, 2008

23) Ossma IL, Galvis A, Vargas LG, Trager MJ, Vagefi MR & McLeod SD：Synchrony dual-optic accommodating intraocular lens. Part 2：Pilot clinical evaluation. J Cataract Refract Surg 33：47-52, 2007

24) 根岸一乃：多焦点眼内レンズ―屈折型．眼科手術 21：293-296, 2008

25) 大内雅之：セクター型屈折型多焦点眼内レンズ（MPlusR：Oculentis 社）．眼科手術 26：403-407, 2013

26) Gatinel D, Pagnoulle C, Houbrechts Y & Gobin L：Design and qualification of a diffractive trifocal optical profile for intraocular lenses. J Cataract Refract Surg 37：2060-2067, 2011

27) 中村邦彦：多焦点眼内レンズ―回折型．眼科手術 21：297-302, 2008

28) 山村　陽，稗田　牧，中井義典，木下　茂：多焦点眼内レンズ挿入眼の高次収差．あたらしい眼科 27：1449-1453, 2010

29) 根岸一乃，常吉由香里：多焦点 IOL．IOL & RS 29：476-480, 2015

30) Madrid-Costa D, Ruiz-Alcocer J, Ferrer-Blasco T,

García-Lázaro S & Montés-Micó R：Optical quality differences between three multifocal intraocular lenses：bifocal low add, bifocal moderate add, and trifocal. J Refract Surg 29：749-54, 2013

31）根岸一乃：付加機能つき眼内レンズによる屈折矯正. 日本の眼科 88：688-692, 2017

32）Bellucci R & Curatolo MC：A new extended depth of focus intraocular lens based on spherical aberration. J Refract Surg 33：389-394, 2017

33）Grabner G, Ang RE & Vilupuru S：The Small-Aperture IC-8 Intraocular Lens：A New Concept for Added Depth of Focus in Cataract Patients. Am J Ophthalmol 160：1176-1184, 2015

34）Dick HB, Piovella M, Vukich J, Vilupuru S & Lin L；Clinical Investigators：Prospective multicenter trial of a small-aperture intraocular lens in cataract surgery. J Cataract Refract Surg 43：956-968, 2017

35）Pepose JS, Qazi MA, Davies J, Doane JF, Loden JC, Sivalingham V et al：Visual performance of patients with bilateral vs combination Crystalens, Re-Zoom, and ReSTOR intraocular lens implants. Am J Ophthalmol 144：347-357, 2007

36）Nawa Y, Ueda T, Nakatsuka M, Tsuji H, Marutani H, Hara Y et al：Accommodation obtained per 1.0mm forward movement of a posterior chamber intraocular lens. J Cataract Refract Surg 29：2069-2072, 2003

37）Preussner PR, Wahl J, Lahdo H, Dick B & Findl O：Ray tracing for intraocular lens calculation. J Cataract Refract Surg 28：1412-1419, 2002

38）Sanders DR & Kraff MC：Improvement of intraocular lens power calculation using empirical data. Am Intraocul Implant Soc J 6：263-267, 1980

39）Retzlaff J：A new intraocular lens calculation formula. Am Intraocular Implant Soc J 6：148-152, 1980

40）Retzlaff J：Posterior chamber implant power calculation：Regressive formula. Am Intraocular Implant Soc J 6：268-270, 1980

41）Sanders DR, Retzlaff J & Kraff MC：Comparison of the SRK IITM formula and other second generation formulas, J Cataract Refract Surg 14：136-141, 1988

42）Dang MS & Raj PPS：SRK II formula in the calculation of intraocular lens power. Br J Ophthalmal 73：823-826, 1989

43）Binkhorst RD：The optical design of intraocular lens implants. Ophthalmic Surg 6：17-31, 1975

44）Binkhorst RD：Intraocular lens power calculation manual. A guide to the author's TI 58/59 IOL power module, 2nd ed, Binkhorst RD, New York, 1981

45）所　敬：眼科領域の超音波による生体計測. 臨眼 35：1391-1403, 1981

46）山本真由，高良由紀子，野田敏雄，深井寛伸，稲富誠，小出良平：IOLマスターによる眼軸長値を用いた眼内レンズパワー計算式の検討. 臨眼 58：2301-2305, 2004

47）魚里　博，牧野弘之：眼内レンズ移植眼の超音波眼軸長測定における等価音速値. 日眼会誌 97：933-938, 1993

48）Retzlaff J, Sanders DR & Kraff MC：Development of the SRK/T intraocular lens implant power calculation formula. J Cataract Refract Surg 16：333-340, 1990

49）Hoffer KJ：The Hoffer Q formula：A comparison of theoretic and regression formulas. J cataract Refract Surg 19：700-712, 1993

50）Holladay JT, Prager TC, Chandler TY, Musgrove KH, Lewis JW & Ruiz RS：A three-part system for refining intraocular lens power calculations. J cataract Refract Surg 14：17-24, 1988

51）Haigis W：The Haigis formula. Intraocular lens power calculations. IOL power (Shammas HJ) 41-57, SLACK Incorporated, NJ. 2004.（比嘉利沙子：眼軸長測定と眼内レンズ度数計算. あたらしい眼科 32：1231-1237, 2015 から引用）

52）鈴木聡志，小出良平，陰山俊之，大西健夫，谷口重雄，高良由紀子：第3世代眼内レンズ計算式の精度. 臨眼 55：339-344, 2001

53）大鹿哲郎：屈折矯正手術後の眼内レンズ（IOL）手術—度数計算. あたらしい眼科 20：1533-1543, 2003

54）魚里　博：屈折矯正手術後眼の眼内レンズ度数計算. あたらしい眼科 15：665-666, 1998

55）Feiz V, Moshirfar M, Mannis MJ, Reilly CD, Garcia-Ferrer F, Caspar JJ et al：Nomogram-based intraocular lens power adjustment after myopic photorefractive keratectomy and LASIK：A new approach. Ophthalmology 112：1381-1387, 2005

56）Srivannaboon S, Reinstein DZ, Sutton HF & Holland SP：Accuracy of orbscan total optical power maps in detecting refractive change after myopic laser in situ keratomileusis. J Catact Refract Surg 25：1596-1599, 1999

57）臼井憲一，前田直之，池田欣史，後藤浩也，西田幸二，田野保雄，他：日眼紀 56：488-493, 2005

58）中村友昭：LASIK術後眼のIOL度数計算. IOL & RS 24：609-615, 2010

59）湖崎　淳，杉本多依子，根本　昭：眼内レンズの偏心による両眼視機能への影響. 臨眼 46：1369-1372, 1990

60）Stark WJ, Kracher GP, Cowan CL, Taylor HR, Hirst LW, Oyakawa RT et al：Extended-wear contact lenses and intraocular lenses for aphakic correction. Am J Ophthalmol 88：Part II. 535-542, 1979

61) 馬嶋慶直：無水晶体の視力管理としての連続装用 CL と IOL について. 日コレ誌 27：1-27, 1985

62) Fisher RF：The force of contraction of the human ciliary muscle during accommodation. J Physiol 270：51-74, 1977

63) Haefliger E, Parel JM, Fantes F, Norton EW, Anderson DR, Forster RK et al：Accommodation of an endocapsular silicone lens (Phaco-Ersatz) in the nonhuman primate. Ophthalmology 94：471-477, 1987

64) 西 起史：調節のできる眼内レンズ. 眼科 35：555-560, 1993

65) 原 孜, 原たか子, 安田章広, 山田義浩：スプリング作用を有する調節性眼内レンズ（スプリング IOL）―レンズのデザイン, 光学理論および摘出眼での実験. 眼臨医報 83：2217-2224, 1989

66) Oshika T, Sugita G, Miyata K, Tokunaga T, Samejima T, Okamoto C et al：Influence of tilt and decentration of scleral-sutured intraocular lens on ocular higher-order wavefront aberration. Br J Ophthalmol 91：185-188, 2007

67) 安間哲史：Negative dysphotopsia. 日本の眼科 86：600-601, 2015

68) 魚里 博, 川守田拓志：嚢内に圧縮固定された眼内レンズの光学的特性変化. 眼科手術 19：541-545, 2006

69) 大鹿哲郎：近未来の眼内レンズ. あたらしい眼科 20：611-614, 2003

70) Schwartz DM：Light-adjustable lens. Trans Am Ophthalmol Soc 101：417-436, 2003

71) Chayet A, Sandstedt C, Chang S, Rhee P, Tsuchiyama B, Grubbs R et al：Correction of myopia after cataract surgery with a light-adjustable lens. Ophthalmology 116：1432-1435, 2009

72) 所 敬：無縫合白内障手術と眼内炎. 眼科 34：275, 1992

73) 眼内レンズ適応再検討ワーキンググループ：眼内レンズ適応再検討に関する答申（日本眼科学会理事長宛て 平成 19 年 6 月 6 日）, 厚生労働省医薬食品局安全対策課あての眼内レンズの添付文書における禁忌事項の見直しについて（要望）平成 22 年 4 月 15 日

74) 厚生労働省医薬食品安全対策課：眼内レンズに係わる使用上の注意の改訂等について. 平成 23 年 7 月 20 日

75) 山本 節：小児眼内レンズ挿入症例の長期観察. 眼科手術 13：39-43, 2000

76) 所 敬：屈折異常の病態―治療と対策, 第 17 回日本弱視斜視学会講習会記録. 日本弱視斜視学会報 38：3-8, 2002

77) 田淵昭雄：小児の IOL 手術の動向. 眼紀 41：1077-1084, 1990

78) 稲富 誠, 高良由紀子, 山本 節, 馬嶋慶直：小児（15 歳以下）眼内レンズ挿入例の遠隔成績. IOL & RS 21：76-85, 2007

79) 石井祐子, 永野雅子, 徳田芳浩, 若倉雅登, 井上治郎：小児白内障 IOL 眼の屈折変化. 眼臨紀 4：363-367, 2009

80) McClatchey SK & Hofmeister EM：The optics of aphakic and pseudophakic eyes in childhood. Surv Ophthalmol 55：174-182, 2010

81) 永本敏之：小児白内障周術期対策. ILO & RS 27：323-327, 2013

82) Plager DA, Lynn MJ, Buckley EG, Wilson ME, Lambert SR & Infant Aphakia Treatment Study Group：Complications in the first 5 years following cataract surgery in infants with and without intraocular lens implantation in the Infant Aphakia Treatment Study. Am J Ophthalmol 158：892-898, 2014

83) Infant Aphakia Treatment Study Group, Lambert SR, Lynn MJ, Hartmann EE, DuBois L, Drews-Botsch C, Freedman SF et al：Comparison of contact lens and intraocular lens correction of monocular aphakia during infancy：a randomized clinical trial of HOTV optotype acuity at age 4.5 years and clinical findings at age 5 years. JAMA Ophthalmol 132：676-682, 2014

84) 田中三知子：IOL の適応をどうするか？小児の IOL 移植. IOL&RS 30：181-184, 2016

85) ビッセン宮島弘子：多焦点眼内レンズ挿入後のオートレフラクトメータ. あたらしい眼科 28：239-240, 2011

86) Pop M, Mansour M & Payette Y：Ultrasound biomicroscopy of the iris-claw phakic intraocular lens for high myopia. J Refract Surg 15：632-635, 1999

87) Alexander L, John M, Cobb L, Noblitt R & Barowsky RT：US clinical investigation of the Artisan myopia lens for the correction of high myopia in phakic eyes. Report of the results of phases 1 and 2, and interim phase 3. Optometry 71：630-642, 200

88) 荒井宏幸：Artiflex® レンズ. あたらしい眼科 24：333-334, 2007

89) 荒井宏幸：有水晶体眼内レンズの種類と適応. 眼科手術 25：46-51, 2012

90) Sanchez-Galeana CA, Smith RJ, Sanders DR, Rodriguez FX, Litwak S, Montes M et al：Lens opacities after posterior chamber phakic intraocular lens implanation. Ophthalmology 110：781-785, 2003

91) ICL in Treatment of Myopia (TM) study Group：United States Food and Drug Administration clinical trial of the implantable Collamer lens (ICL) for moderate to high myopia. Three-year follow-up. Ophthalmology 111：1683-1692, 2004

92) 相沢大輔, 清水公也：Phakic IOL（後房型）. IOL & RS 19：141-144, 2005

93) 中村友昭：有水晶体眼内レンズ（Phakic IOL）前房

型と後房型の比較. IOL & RS 21：195-198, 2007

94) Guber I, Mouvet V, Bergin C, Perritaz S, Othenin-Girard P & Majo F：Clinical Outcomes and Cataract Formation Rates in Eyes 10 Years After Posterior Phakic Lens Implantation for Myopia. JAMA Ophthalmol. 134 (5)：487-494, 2016

95) Shimizu K, Kamiya K, Igarashi A, & Shiratani T：Early clinical outcomes of implantation of posterior chamber phakic intraocular lens with a central hole (Hole ICL) for moderate to high myopia.Br J Ophthalmol. 96：409-412, 2012

96) Shimizu K, Kamiya K, Igarashi A & Shiratani T：Intraindividual comparison of visual performance after posterior chamber phakic intraocular lens with and without a central hole implantation for moderate to high myopia.Am J Ophthalmol. 154：486-494, 2012

97) 北澤世志博：軽度・中等度近視の症例に対する Implantable Collamer Lens (ICL) ～日本の実情と海外

の報告. IOL & RS 31：182-189, 2017

98) Stulting RD, John ME, Maloney RK, Assil KK, Arrowsmith PN & Tompson VM：Three-year results of Artisan/Verisyse phakic intraocular lens implantation：Results of United States Food and Drug Administration Clinical Trial. Ophthalmology 115：464-472, 2008

99) Saxena R, Boekhoorn SS, Mulder PGH, Noordzij B, van Rij G & Luyten GPM：Long-term follow-up of endothelial cell change after Artisan phakic intraocular lens implantation. Ophthalmology 115：608-613, 2008

100) 日本眼科学会矯正手術に関する委員会：屈折矯正手術のガイドライン. 日眼会誌 114：692-694, 2010

101) Kamiya K, Shimizu K, Igarashi A & Kobashi H：Factors influencing long-term regression after posterior chamber phakic intraocular lens implantation for moderate to high myopia. Am J Ophthalmol 158：179-184, 2014

D 手術的療法

屈折異常の手術的療法の場としては，角膜，水晶体，および強膜がある。角膜と水晶体は眼のレンズ系を形成しているが，角膜は空気と接しているため，水晶体より屈折力は強い。したがって，角膜前面曲率半径をごくわずか変化させても眼屈折力は大きく変わる。そこで，屈折異常矯正の手術の場として角膜が最もよく使われる。

主流である。

> ＊エキシマ excimer とは excited dimer（励起2量子）を語源とした人造語である。Laser は **L**ight **A**mplification by **S**timulated **E**mission of **R**adiation の頭文字を組み合わせたものである。眼科領域では主にフッ化アルゴンを媒質とした波長 193 nm のエキシマレーザーが使用されている。この 193 nm のエキシマレーザーは組織の分子間の結合を破壊して鋭利に組織を切断あるいは切除できる。213 nm の solid-state レーザーも実験的に使われている[1]。193 nm のエキシマレーザーは核酸の吸光スペクトルを外れていて発癌性を示さないといわれているが，248 nm では細胞変異がみられるとの報告もあり，検討が必要である[2,3]。

1 角膜に対して

a. レーザーを用いる方法

最近は，エキシマレーザー＊を用いる方法が

□ 眼科用エキシマレーザー装置の歴史

最初の報告は 1983 年の Trokel ら[4]によるもので，角膜を線状に切断して radial keratotomy（RK）に使う目的であったが，エキシマレーザーによる切開創は瘢痕ができにくく RK 手術への応用は断念された。1986 年には Marshall ら[5]が動物眼で，1989 年には Taylor ら[6]が失明眼で角膜切除術（PRK）を行った。そして，1988 年に L'Esperance ら[7]によって 10 眼の人眼に PRK が施行された。その後，1990 年代に欧米で屈折矯正手術として行われるようになった。わが国では正常な角膜の中央に侵襲を加え，しかも不可逆的であることから，予後に対して懐疑的であり慎重に評価された。そのため，日本眼科学会では屈折矯正手術適応検討委員会を設け，1993 年 6 月 18 日に日本眼科学会理事長あてに答申が提出された[8]。1995 年 10 月 1 日に第 2 次答申[9]，その後，臨床試験がすすみ 2000 年 1 月 28 日に厚生省から 193 nm の眼科用エキシマレーザー装置が医療用具として使用承認されたが，基本的には PRK に限るものであった。しかし，海外ではエキシマレーザー装置を用いた Laser in situ keratomileusis（LASIK）手術が主流になりつつあることから，エキシマレーザー屈折矯正手術ガイドライン起草委員会は 2000 年 5 月 12 日に LASIK を含めたガイドラインを答申した[10]。その後，わが国においても LASIK 手術が屈折矯正手術の第一選択手技として普及してきたので，2004 年 2 月 13 日に実情に沿った LASIK に対するガイドラインが作成され答申された[11]。

その後，2006 年 10 月に LASIK に使用可能な眼用エキシマレーザー装置が厚生労働省から認可された。同年 10 月 25 日に近視矯正 LASIK が，2008 年 12 月 22 日には遠視矯正 LASIK が正式に認可されたのを踏まえ，2009 年 7 月 10 日に第 5 次答申がなされた[12]（次項）。改正点としては，適応年齢を 18 歳以上としたこと，わが国における治験成績を踏まえ手技別の矯正量を改めて示したこと，手術にあたっての基本的事項を再確認したことなどがあげられている。

第5次エキシマレーザー屈折矯正手術ガイドラインの主な点

第5次の「エキシマレーザー屈折矯正手術ガイドライン」の主な点は以下のごとくである。

(1) 術者

日本眼科学会認定医であり，日本眼科学会の指定する屈折矯正手術講習会および製造業者が実施する設置時講習会の両者を受講する必要がある。

(2) 適応

眼鏡あるいはコンタクトレンズの装用が困難な場合，医学的あるいは他の合目的な理由が存在する場合

1) 年齢――18歳以上とする。未成年者は親権者の同意を必要とする。
2) 対象――屈折値が安定しているすべての屈折異常（遠視，近視，乱視）
3) 屈折矯正量
   ① 近視 PRK――矯正量は原則として6D（等価球面値）とする。この基準を超える場合には10Dを超えない範囲で実施する。
   ② 近視 LASIK――近視 PRK に準じる。ただし術後に十分な角膜厚が残存すること。
   ③ 遠視 LASIK――矯正量の限度を6Dとする。

(3) 実施が禁忌あるいは慎重を要するもの

1) 実施が禁忌とされるもの
   ① 活動性の外眼部炎症
   ② 円錐角膜
   ③ 白内障（核性近視）
   ④ ぶどう膜炎や強膜炎に伴う活動性の内眼部炎症
   ⑤ 重症の糖尿病や重症のアトピー性疾患など，創傷治癒に影響を与える可能性の高い全身性あるいは免疫不全疾患
   ⑥ 妊娠中または授乳中の女性
2) 実施に慎重を要するもの
   ① 向精神薬（プチロフェノン系向精神薬など）の服用者

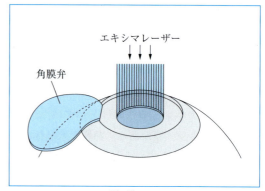

図 6D-1 ▶ LASIK[13)～15)]

   ② 緑内障
   ③ 全身性の結合組織疾患
   ④ 乾性角結膜炎
   ⑤ 角膜ヘルペスの既往
   ⑥ 屈折矯正手術の既往

(4) 合併症

1) 疼痛
2) 角膜感染症
3) ハロー・グレア
4) 不正乱視
5) ステロイド緑内障
6) 上皮下混濁（主として PRK，LASEK）
7) introgenic keratectasia
8) フラップ異常（LASIK）
9) diffuse lamellar keratitis（LASIK）
10) ドライアイ

1) Laser in situ keratomileusis (LASIK)

自己角膜を，microkeratome（手動式，電動式，使い捨てのもの）やフェムトセカンドレーザーで角膜の厚さ250 μm 以上を残し（130～160 μm 程度の切開），直径約8 mm の角膜弁を作成，反転する。露出した角膜実質をエキシマレーザーで直径6～7 mm 蒸散し，その後，弁状に剝離した角膜弁をもとの位置に戻し，縫合しない方法である[13)～15)]（**図 6D-1**）。この方法は角膜上皮や Bowman 膜は障害されず，角膜上皮下混濁も少なく，photorefractive keratectomy

（PRK）にみられる術後の激痛もない（333頁参照）。術後の角膜厚は最低400 μm以上が安全基準とされている[16]。

合併症としては，角膜弁の消失，角膜弁の皺[17]，層間内の残渣[18]，epithelial ingrowth[19~21]，角膜弁の融解，不正乱視の発生，高次収差の増加，残された角膜厚が250 μm以下，または術前の角膜厚が500 μm以下のときには角膜膨隆keratoectasiaの可能性[22~24]，感染[25,26]，マイクロケラトーム装着時の加圧による視神経症[27,28]，角膜知覚低下[29]（術後3か月頃から回復を始める），ドライアイ[29]，黄斑円孔の発生[30]，非炎症性の中心部実質の混濁（central toxic keratopathy）[18]などがある。夜間には瞳孔が拡大することにより高次収差の増加によるグレア，瞳孔中心の変化（縮瞳時には瞳孔中心は上鼻側へ偏位していることが多い）により，夜間にみえにくいことが多い[31]。術後の10年後の近視化について，術前−10 D以上で−1.04 ± 1.73 D[32]；術前−10 D以下で−1.83 ± 2.22 D[33]と報告されていて，矯正量が多いほどレグレッションは大きい。この原因として，角膜上皮の過形成や角膜曲率の急峻化があげられる。

LASIK術後7か月後に網膜剝離の手術時に角膜弁が剝離した症例の報告もあり，血管のない角膜の創傷治癒の遅延が考えられる[34]。術後感染症は0.1[35]～0.2%[36]と報告されているので，十分な注意が必要である[37]。しかし，2000～2003年に米国の陸軍軍人16,000名にLASIKを行った結果は良好であった[38]。

LASIK後に眼圧を圧平眼圧計で測定すると，術前の眼圧値より低く測定される。この理由として，術前より術後の角膜が薄く，平坦になることによる。そこで，LASIK術後，正確に眼圧を測定できる眼圧計の開発が進められている。1つは角膜以外で眼圧を測定する方法，2つ目は角膜形状や角膜硬性などの影響を受けない眼圧計の開発である[39]。

最近ではレーザー照射中の眼の動きを追跡するアイトラッキングや，眼球の高次波面収差を矯正するwavefront-guided LASIK[40]が行われるようになってきた。しかし照射ズレが起こると新しい収差が発生する危険がある。主として近視に使われその評価方法としては，安全係数（平均術後矯正視力/平均術前矯正視力），有効係数（平均術後裸眼視力/平均術前裸眼視力）などが用いられる[41]。LASIK術後に高次収差は増加するが，術後1か月以降7年[42]まで，術後1年以降10年[43]までの経過観察では統計的に有意の差は認められていない。2017年に発表された多施設前向き研究による15,011眼の検討結果では，術後の平均裸眼視力は1.41，目標矯正度数に対して±1.0 D以内が96%で有効性が高く，かつ安全性も高いと報告がある[44]。

遠視眼にLASIKを行い5年間の経過を観察した結果，遠視化する症例が多い[45]との報告がある。最近は老視対策用にmultifocal LASIKも考慮されている[46]。小児の屈折矯正手術は高度の不同視あるいは両眼の強度の屈折異常が考えられる[47]。

〔適応〕近視[13,14]，遠視[48,49]，乱視，老視[50]

2）Photorefractive keratectomy（PRK）

この手術は，角膜中央部の上皮層を剝離後，波長193 nmのエキシマレーザーでBowman膜，さらには実質層を蒸散して，光学領にあたる部分の角膜屈折力を変化させるものである。最近では角膜上皮上からレーザーを照射するtransepithelial PRK（T-PRK）が行われるようになっている[60]。

▌PRKの術後経過と術後の問題点

術後1～2週間で術前の予測値より遠視側（過矯正）になり，徐々に近視側に戻り，3か月後にほぼ安定して目標とした屈折値に近づく[61]。PRKではこのように視力安定に長期間を要することと術後当日の激しい疼痛などにより，現在はLASIKに変わりつつある。

術後の問題点としては合併症があげられる。特に，感染は問題であるが，米国のArmyと

Navy での多数例の報告（25,337眼）では，PRK 施行で 0.1％の感染が報告されている[62]。

術後は角膜厚が薄くなることと角膜曲率半径の変化によって，術後の眼圧は見かけ上 2〜3 mmHg 低く表示される[63]。そこで，緑内障の経過観察には注意を要する[64,65]（LASIK の項参照）。PRK 術後の角膜内皮には著変はないといわれているが[66]，術後に前房中のフレア値の上昇がみられたり[67]，電子顕微鏡で PRK 施行後に角膜内皮から高分子蛋白と思われる分泌物が

みられ，時間とともに角膜上皮側に移動していく像がみられたりしている[68]。これは，レーザーによる shock wave が原因と考えられているが，詳細は不明である。

PRK 術後の矯正不足に酸素透過性ハードコンタクトレンズを装用した場合，涙液レンズは凸レンズになるので，屈折矯正手術で近視が軽減しているのにもかかわらず，コンタクトレンズの度数は術前と変わらない場合もある。術後にコンタクトレンズを処方する場合，術前の角

❑Intra LASIK

　マイクロケラトームでなく，フェムトセカンド femtosecond レーザー（波長 1,053 nm の赤外線レーザー）を用いて角膜実質中で photodisruption（光切断）した点を連続させて線を作り，この線を連続させることで，面の切除を行う。マイクロケラトームに比べて精度がよいといわれている[51]。また，角膜の波面高次収差やコントラスト感度にも優れているという報告もある[52]。一方，視力，コントラスト感度，光の反射などに両者間に差がないとの報告もある[53]。

❑Pre Vue® レンズ

　Wavefront-guided LASIK での実際の照射予定のパターンを PMMA 製のレンズに照射した検眼用のレンズで，これを装用して術前に術後の LASIK の見え方を模擬体験することができるレンズである[54]。

❑医原性角膜拡張症 iatrogenic keratectasia

　主として LASIK 術後に進行性に角膜前方が突出する合併症で発生頻度は約 0.04％といわれている。平均発症期間は術後 15.3 か月，術後 3 か月の発症は 25％，術後 1 年以内でも 50％である[55]。発症の危険因子としては，術前の角膜形状異常で，円錐角膜，ペルーシド角膜変性，円錐角膜の疑い[56]などである。角膜形状解析装置に円錐角膜を自動診断するプログラムを搭載している機器もある。このほか，残余角膜厚は 250 μm 必要といわれている。残余角膜厚とは中央の角膜厚からフラップ厚，矯正に必要な切除深度を引いた残りの角膜厚をいう。治療はハードコンタクトレンズが使用可能であれば，これを用いる。また，INTACS® を用いることもある（339 頁参照）。最終的には角膜移植になる。

　この医原性角膜拡張症の治療に角膜クロスリンキング（174 頁参照）の試みがある[57]。LASIK に反して，表面切除である PRK や LASEK（術前 −2〜−14 D）では，500 μm 以下の中心角膜厚でも 10 年の経過観察で有効性，安全性が認められている[58,59]。

膜曲率半径を使用すればflatに，術後のものを使用すればsteep（約0.2 mm）に処方するとよい。ソフトコンタクトレンズがsteepであると，中心に涙液がたまり低酸素状態になり，flatであるとレンズの中心ズレ傾向が起こり，視力が安定しない。

PRK装置＊は切除モードやアタッチメントを変えることで，遠視[69]や乱視[70]矯正（photoastigmatic keratectomy：PAK）にも使用可能である。

〔適応〕近視，遠視，乱視

＊この眼科用エキシマレーザー装置は角膜表層に混濁のある疾患，たとえば，顆粒状角膜ジストロフィ，帯状角膜変性などの混濁の切除の目的に用いる治療的表層角膜切除術 phototherapeutic keratectomy（PTK）にも使用される。

3) Epipolis＊ laser in situ keratomileusis (Epi-LASIK)

2003年にPallikarisらによって報告された術式である[71,72]。Epikeratomeにより，Bowman膜から角膜上皮層と基底膜を分離した上皮フラップを作り，その下のBowman膜より深層の角膜組織をレーザー照射した後に角膜表面上

◻眼科用エキシマレーザー装置の照射方式

眼科用エキシマレーザー装置には3種の照射方式がある。すなわち，一括照射（large area）方式，scanning slit方式，flying spot方式である（**図6D-2**）。これらの方式には一長一短がある。近視治療の場合には，レーザー照射中に被照射眼とレーザー発振装置との間に絞りがあり，これが漸次狭くなることによって，中央部が深く切除される。これによって，角膜は凹面に切除され近視が矯正される（**図6D-3**）。

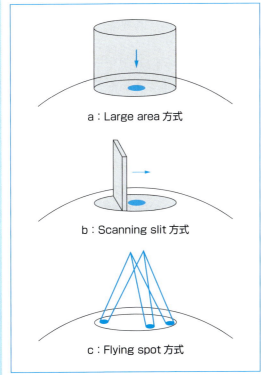

図6D-2 ▶ PRKの切除方式

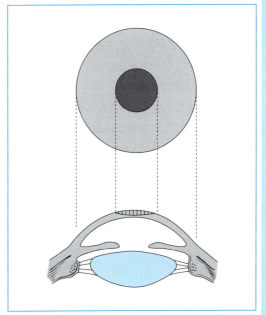

図6D-3 ▶ エキシマレーザーによる角膜切除法

に上皮フラップを戻す。LASIKに比べて，術後の高次収差に対しては有利であるが[73]，術後の疼痛，視力回復，上皮フラップの生着率などには問題がある[74]。

> *Epipolisとは，ギリシャ語でsuperficial（表層）を意味する。

4）Laser-assisted subepithelial keratectomy（LASEK）

角膜上皮層に20％のエチルアルコールを30秒間作用させ，一定の大きさの円形シートとして剝離反転させて，露出したBowman膜の上からエキシマレーザー照射を行った後に，シート状に剝離した角膜上皮を元に戻す方法である[75]。アルコールの影響で上皮下混濁の出現頻度が高いといわれている。このほかの角膜上皮剝離法には，epikeratomeを用いる方法やフェムトセカンドfemtosecondレーザーを用いる方法がある（334頁参照）。

5）Laser thermal keratoplasty（LTK）

Holmium YAG laserで角膜を輪状に8発程度照射する（図6D-4）。熱によって角膜コラーゲン線維を収縮させて屈折力を変える方法である[76,77]。熱凝固するリングの直径を小さくすると遠視矯正効果が大になる。凝固する位置によって近視矯正にも利用可能である。最近では乱視矯正に使われている[78]。

Holmium YAG laserの波長は2,060 nmであるので，角膜上皮に明らかな熱障害を起こすことなく，角膜実質層が熱凝固されるといわれている。最近は低エネルギー高周波電流で角膜のコラーゲン組織を収縮させ，角膜中央部を急峻化させて遠視を治療する熱伝導角膜形成術conductive keratoplasty（CK）がある。

〔適応〕遠視，近視，乱視

6）Intrastromal ablation

Nd-yttrium lithium fluoride picosecond laserを用いて，角膜上皮やBowman膜に障害を与えることなく，角膜実質を切開するという画期

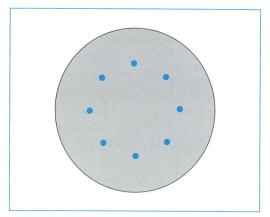

図6D-4 ▶ LTK

的な方法である[79〜81]。まだ実験的段階である。

7）Refractive lenticule extraction（ReLEx）[82,83]

ReLExとはfemtosecond lenticular extraction（FLEx）およびsmall incision lenticular extraction（SMILE）の総称である。角膜の一部をレンズ状の切片（レンチクル）として抜去する部分は共通している。FLFxはフラップを作成，後者は作成しない。前者はフェムトセカンドレーザーを用いてフラップとレンチクルを作成した後にレンチクルを抜去してフラップを戻す。一方，SMILEはレンチクルを作成した後，角膜を3〜5 mm程度弧状に切開して，この部からレンチクルを引き出す方法で，Keratomileusis（338頁参照）の応用である。

b．レーザーを用いない方法

1）角膜前面放射状切開術 radial keratotomy（RK）

1977年，Fyodorovら[84]によって始められた術式で，角膜の上皮側を角膜中心の光学域（約3 mm）を除いて，放射状に4〜8本の切開を行うことで角膜中央の曲率を扁平化して近視を矯正する方法である[85]（図6D-5）。この光学域の大きさ，切開の数と深さによって効果を加減することが可能である。効果は認められるが，種々の合併症が報告されている。すなわち，術

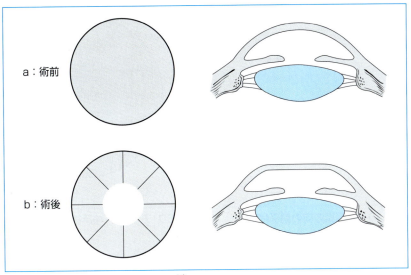

図 6D-5 ▶ Radial keratotomy[84]

中の角膜穿孔，術後のグレア，視力の動揺，高所での遠視化，角膜の脆弱性（眼球破裂の危険），細菌や真菌の感染，術後長期の遠視化，不正乱視，内皮細胞の障害，コントラスト感度低下，血管の切開創内への侵入，矯正視力の低下などである。

この術式が参考にした方法は，1952年に佐藤[86]により角膜両面放射状切開術として発表されているが，10〜20年後に重篤な合併症として角膜内皮細胞障害による水疱性角膜症を起こしている[87,88]。すなわち，1950〜1957年の間に681眼に施行され，そのうち103例170眼（25％）が長期観察された。この170眼中121眼（71.2％）に水疱性角膜症の発生がみられた。この数は全数681眼に対して，17.8％に相当する。したがって，水疱性角膜症の発生は20〜70％と考えられる。また，発症年齢はすべて40歳以上であった。

この方法で惹起された水疱性角膜症に対して，従来，全層角膜移植術（PRP）が施行されていたが，近年はDescemet's stripping automated endothelial keratoplasty（DSAEK）が主流になりつつある[89]。

最近では，角膜前面放射状切開術はほとんど行われなくなった。術後の屈折異常の矯正にSCLの長期装用で切開線への血管新生が起こる可能性がある。

2）Astigmatic keratotomy（AK）

乱視軸に平行，すなわち強主経線と直角方向の切開を，角膜輪部から2〜3 mm，長さ4〜5 mm，深さは角膜の厚さの90％を目標で行う。この方法によると切開線1本で1.50 D程度，1対で1.75 D程度の角膜乱視が矯正できる[90]。切開部は眼圧によって前方に突出し，強主経線方向の角膜は扁平化して乱視は軽減する（図6D-6）。この切開をT（transverse）切開あるいは角膜輪部減張切開術 limbal relaxing incisions ともいう。直線切開と弓状切開とがある（図6D-7）[91]。最近では浅く広く切開する方法もある[92]。また，この方法では強主経線の方向の角膜は扁平化するが，弱主経線の方向の角膜形状は多少急峻化するので，結果として，等価球面屈折度はやや遠視化する[93]。

〔適応〕乱視，特に白内障術後乱視

3）Keratophakia

Barraquerの始めた方法で，ドナーの角膜を冷凍させたうえで計算に基づき旋盤で削り移植するという高度の技術を必要とするものであ

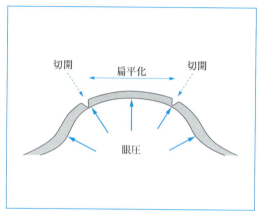

図 6D-6 ▶ AK での強主経線方向の扁平化

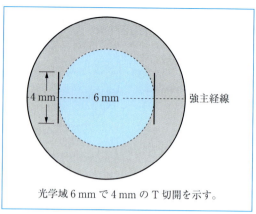

図 6D-7 ▶ AK の手術法（直線切開）

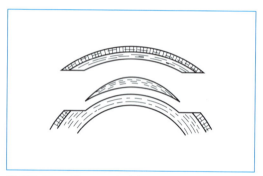

図 6D-8 ▶ Keratophakia

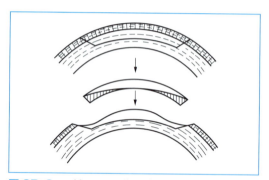

図 6D-9 ▶ Keratomileusis

る[94〜96]（図 6D-8）。主として無水晶体眼に用いられた。最近，ReVision Optics Inc（Lake Forest, California, USA）から PermaVision intracorneal lens が発売された。このレンズは高含水率（70％以上）の親水性レンズで窓構造をもち，従来のレンズより約 10 倍のグルコースを通過させる。屈折率は角膜と同程度であり，厚さを 15〜45 μm に加減することで 6 D までの遠視が矯正できる[97]。

〔適応〕無水晶体眼

4）Keratomileusis

Barraquer の始めた方法で，自己角膜を層状に剝離して凍結後，手術用旋盤で指定された凹レンズに削り，再移植することによって角膜屈折力を弱め近視を矯正する手術である[94〜96]。また，凸レンズに削り再移植すれば遠視の矯正法にも使用できる（図 6D-9）。しかし，設備と熟練を要する手術である。Keratophakia と keratomileusis に対して American Academy of Ophthalmology（AAO）から有効性，安全性などの評価が発表されている[98]。

〔適応〕近視，遠視

5）Keratomileusis in situ

自己角膜を層状に剝離後，内皮側の実質を切除し，その上に層状に剝離した角膜をのせて縫合する方法である[99]（図 6D-10）。角膜を層状に剝離するのに自動の microkeratome を使用する方法を **automated lamellar keratoplasty（ALK）**[100〜102] という。

〔適応〕近視，遠視

6）Epikeratomileusis（living contact lens）

Kaufman によって始められた術式である[103]。角膜上皮を剝離後，実質に切れ込みを作り，ドナーの lenticle をその部位で縫合する方法で，

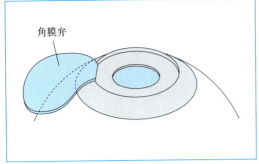

図 6D-10 ▶ Keratomileusis in situ[99]

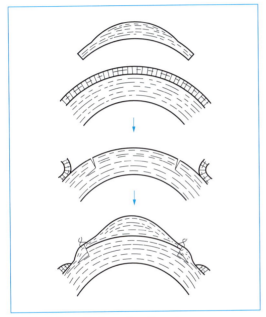

図 6D-11 ▶ Epikeratomileusis

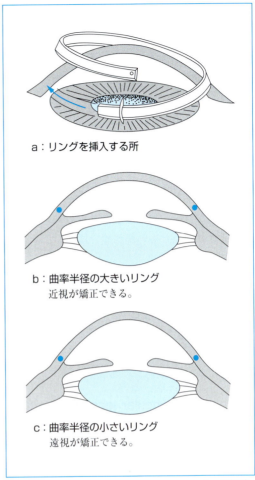

図 6D-12 ▶ Intrastromal corneal ring[106,107]

ちょうどコンタクトレンズを角膜上に装用させた状態と類似しているので living contact lens ともいわれる（**図 6D-11**）。Lenticle を凹レンズにすれば近視の矯正も可能である。しかし，術後の上皮の創傷治癒の問題，predictability，術後乱視や操作の複雑さなどの点から現在は使われなくなっている。

〔適応〕無水晶体眼，近視

7) Intrastromal corneal ring

Intrastromal corneal ring（ICR®）は内径 6.8 mm，外径 8.1 mm，厚さ 0.21～0.45 mm の PMMA 製のリングで弱度近視が矯正可能である[104]。AAO の報告でも −1.0～−3.0 D の弱度近視で乱視度が 1.0 D 未満に効果があるが，長期観察が必要であるとしている[105]。このリングを角膜周辺部実質内に挿入することで角膜を扁平化して近視矯正を行う方法である[106,107]（**図 6D-12**）。最近では半円周状のセグメントを角膜周辺部の実質層間に 2 個挿入する方法がとられている[108]。この方法は米国や欧州では臨床応用が認可され「インタクス®（INTACS®）」（KeraVision Inc，USA）の商品名で使用されている[109]（**図 6D-13**）。何らかの事情でリングを摘出された場合の視力は 2 段階以上を超える低下はなく，屈折度，乱視度も 1 D を超える変化はないといわれている[110]。

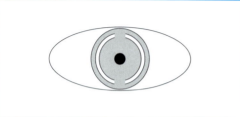

図 6D-13 ▶ INTACS®（Kera Vision Inc）

　この術式は，角膜にとってかなり大きなリングを実質に入れることには疑問が残る．しかし，摘出が容易で角膜曲率に対する効果が可逆的なことは利点ともいわれている[111]．

〔**適応**〕遠視，近視

2 水晶体に対して

a. 眼内レンズ（315頁参照）
〔**適応**〕無水晶体眼，有水晶体眼

b. Phakic intraocular lens（Phakic IOL）
（326頁参照）

c. Fukala の手術
　混濁していない水晶体を摘出する方法であり－16D 以上の近視眼に適用になるが，術後調節力がなくなること，および網膜剥離を起こしやすいことからほとんど行われていなかった．しかし，最近，手術法の進歩によって計画的水晶体嚢外摘出術や超音波白内障手術が開発され，この方法も見直されてきている．一般集団における水晶体摘出後の網膜剥離の頻度は 1～3％であるが[112]，水晶体嚢外摘出に限ると 1％以下である[112,113]．病的近視になるとその頻度は 5.5～8％になり[114～117]，水晶体嚢外摘出術に限れば 0.66～2.17％と 1/5～1/8 になる[114]．しかし，超音波乳化吸引術と眼内レンズを用いた方法でも長期観察で網膜剥離の頻度は 2％（4年）～8.1％（7年）で経過観察が必要である[118]．また，後発白内障に対して YAG レーザーを用

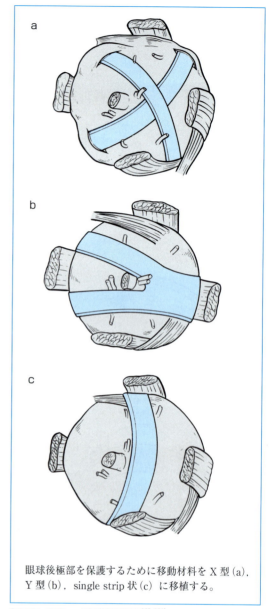

眼球後極部を保護するために移動材料を X 型（a），Y 型（b），single strip 状（c）に移植する．

図 6D-14 ▶ **強膜補強術**[125,126]

いる場合と観血的に切開する場合の網膜剥離の頻度は 11：5.5％で YAG レーザーを用いたほうが 2 倍の高頻度である[114]．
　近年は後房レンズの普及により網膜剥離の頻度は低下したとの報告もある[119,120]．また，強度近視眼の白内障手術後眼内レンズ挿入後の屈折度は－5.0D 程度がよいといわれている[121]．

〔**適応**〕強度近視

3 強膜に対して

a. 黄斑プロンベ

強度近視眼の網膜分離症や黄斑円孔のない黄斑部網膜剥離は進行する可能性がある[122]。これらの症例に網膜硝子体手術を行うより黄斑プロンベ[123]を使うほうが合併症も少なく視力の向上もみられる症例もある[124]。

b. 強膜短縮術

眼軸長を短くする目的で行われたこともあったが効果は少ない。

〔適応〕強度近視

c. 強膜補強術

大腿広筋膜，保存強膜や Lyodura などを用いて眼球後極部を眼軸延長から保護する目的で行う。Snyder らによって 1958 年に始められ，移植片は X 型，Y 型，single strip 状などに改良されてきている[125,126]（**図 6D-14**）。Xue ら[127]は，4～15 歳の 30 名の強度近視者の片眼に single strip 状のアイバンクアイの強膜を眼球後極部を補強するために移植し，平均 2.5 年間の経過観察の結果，眼軸延長をある程度抑制できたが，その程度はわずかであった。使用した強膜片は数か月で吸収されることも原因と考えられる。また，後部ぶどう腫に対しては，効果が菲薄であった。これは advanced stage のためと考えられている。しかし，後極部には短後毛様動脈や視神経などの重要組織があり，基礎的検討が十分に行われてから臨床に応用されるべき方法である。

〔適応〕病的（変性）近視

実験的試みとして，ラットの強膜直上へのヒト線維芽細胞移植実験で，近視化と眼軸延長が 40％抑制された報告がある[128]。

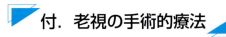

付．老視の手術的療法

1. Schachar の方法（252 頁参照）
    a. 前毛様体強膜切開（ACS）（Thornton 法）
    b. 強膜伸展バックル法（Schachar 法）
2. Conductive keratoplasty（CK）（253 頁参照）
3. 老視用 LASIK（253 頁参照）
4. 老視矯正リング（AcuFocus Ring）（253 頁参照）
5. IntraCOR（253 頁参照）
6. 遠近両用眼内レンズ（317 頁参照）

文 献

1) Ren Q, Simon G, Legeais J, Parel J, Culbertson W, Seh J et al：Ultraviolet solid-state laser (213 nm) photorefractive keratectomy. In vivo study. Ophthalmology 101：883-889, 1994
2) Green H, Boll J, Parrish JA, Kochevar IE & Oseroff AR：Cytotoxicity and mutagenicity of low intenisity, 248 and 196 nm excimer laser radiation in mammalian cells. Cancer Res 47：410-413, 1987
3) Green HA, Margolis R, Boll J, Kochevan IE, Parrish JA & Oseroff AR：Unscheduled DNA synthesis in human skin after in vitro ultraviolet-excimer laser ablation. J Invest Dermatol 89：201-

204, 1987

4) Trokel SL, Srinivasan R & Braren B：Excimer laser surgery of the cornea. Am J Ophthalmol 96：710-715, 1983

5) Marshall J, Trokel S, Rothery S & Krueger RR：A comparative study of corneal incisions induced by diamond and steel knives and two ultraviolet radiations from an excimer laser. Br J Ophthalmol 70：482-501, 1986

6) Taylor（Thompson FB & McDonnell PJ：Color atlas/Text of excimer laser surgery. Igaku-Shoin, New York, Tokyo, 1993 より）

7) L'Esperance FA Jr, Taylor DM, Del Pero RA, Roberts A, Gigstad J, Stokes MT et al：Human excimer laser corneal surgery：preliminary report. Trans Am Ophthalmol Soc 86：208-275, 1988

8) 屈折矯正手術の適応について―屈折矯正手術適応検討委員会答申. 日眼会誌 97：1087-1089, 1993

9) 屈折矯正手術の指針：日眼会誌 100：95-98, 1996

10) エキシマレーザー屈折矯正手術のガイドライン―エキシマレーザー屈折矯正手術ガイドライン起草委員会答申. 日眼会誌 104：513-515, 2000

11) エキシマレーザー屈折矯正手術のガイドライン―エキシマレーザー屈折矯正手術ガイドライン検討委員会答申. 日眼会誌 108：237-239, 2004

12) エキシマレーザー屈折矯正手術ガイドライン―ガイドライン答申. 日眼会誌 113：741-742, 2009

13) Salah T, Warning III GO, Maghraby AE, Moadel K & Grimm S：Excimer laser in situ keratomileusis under a corneal flap for myopia of 2 to 20 diopters. Am J Ophthalmol 121：143-155, 1996

14) Güell JL & Muller A：Laser in situ keratomileusis（LASIK）for myopia from-7 to-18 diopters. J Refract Surg 12：222-228, 1996

15) 桧垣史郎, 下村嘉一：角膜屈折矯正. あたらしい眼科 13：487-492, 1996

16) 堀　好子：Laser in situ Keratomileusis（LASIK）の適応と長期成績. 眼科手術 19：141-144, 2006

17) Gimbel HV：Flap complications of lamellar refractive surgery. Am J Ophthalmol 127：202-204, 1999

18) Sonmez B & Maloney RK：Central toxic keratopathy：Description of a syndrome in laser refractive surgery. Am J Ophthalmol 143：420-427, 2007

19) 伊藤光登志：欧米における LASIK の流れについて. 眼科手術 9：319-325, 1996

20) Perez-Santonja JJ, Ayala MF, Sakla HF, Ruiz-Moreno M & Alió JL：Retreatment after laser in situ keratomileusis. Ophthalmology 106：21-28, 1999

21) 名和良晃, 増田紀子, 枡田浩三, 櫻井一郎, 竹谷太, 原　嘉昭, 他：ALK, LASIK 直後の角膜組織の観察, IOL & RS 10：267-270, 1996

22) Wang Z, Chen J & Yang B：Posterior corneal surface topographic changes after laser in situ keratomileusis are related to residual corneal bed thickness. Ophthalmology 106：406-410, 1999

23) Holland SP, Srivannaboon S & Reinstein DZ：Avoiding serious corneal complications of laser assisted in situ keratomileusis and photorefractive keratectomy. Ophthalmology 107：640-652, 2000

24) Seitz B, Torres F, Langenbucher A, Behrens A & Suarez E：Posterior corneal curvature changes after myopic laser in situ keratomileusis. Ophthalmology 108：666-672, 2001

25) Kouyoumdjian GA, Forstat SL, Durairaji VD & Damiano RE：Infectous keratitis after laser refractive surgery. Ophthalmology 108：1266-1268, 2001

26) Llovet F, de Rojas V, Interlandi E, Martin C, Cobo-Soriano R, Ortega-Usobiaga J et al：Infectious keratitis in 204 586 LASIK procedures. Ophthalmology 117：232-238, 2010

27) Cameron BD, Saffra NA & Strominger MB：Laser in situ keratomileusis induced optic neuropathy 108：660-665, 2001

28) Lee AG, Kohnen T, Ebner R, Bennett JL, Miller NR, Carlow TJ et al：Optic neuropathy associated with laser in-situ keratomileusis. J Cataract Refract Surg 26：1581-1584, 2000

29) 熊野祐司：角膜屈折矯正手術後の角膜知覚. 臨眼 56：1228-1231, 2002

30) Arevalo JF, Mendoza AJ, Velez-Vazquez W, Rodriquez FJ, Rodriquez A, Rosales-Meneses JL et al：Full-thickness macular hole after LASIK for the correction of myopia. Ophthalmology 112：1207-1212, 2005

31) 中村友昭：夜間視機能とその評価―ナイトビジョンテスターを中心として. あたらしい眼科 24：907-908, 2007

32) Alió JL, Muftuoglu O, Ortiz D, Pérez-Santonja JJ, Artola A, Ayala MJ et al：Ten-year follow-up of laser in situ keratomileusis for myopia of up to-10 diopters. Am J Ophthalmol 145：46-54, 2008

33) Alió JL, Muftuoglu O, Ortiz D, Pérez-Santonja JJ, Artola A, Ayala MJ et al：Ten-year follow-up of laser in situ keratomileusis for high myopia. Am J Ophthalmol 145：55-64, 2008

34) Sakurai E, Okuda M, Nozaki M & Ogura Y：Late-onset laser in situ keratomileusis（LASIK）flap dehiscence during retinal detachment surgery. Am J Ophthlmol 134：265-266, 2002

35) Lin RT & Maloney RK：Flap complications associated with lamellar refractive surgery. Am J Ophthalmol 127：129-136, 1999

36) Slade SG：LASIK complications and their management, 359-368. Machat JJ（Ed）, Excimer Laser

Refractive Surgery. Practical and Principles, Thorofare, NJ, 1996

37）堀　裕一，渡辺　仁：LASIK 術後の感染症，あたらしい眼科 9：1579-1580, 2002

38）Hammond MD, Madigan WP & Bower K：Refractive surgery in the United States Army, 2000～2003. Ophthalmology 112：184-190, 2005

39）成瀬繁太：屈折矯正手術と眼圧測定. IOL & RS 19：220-222, 2005

40）Mrochen M, Kaemmerer M & Seiler T：Clinical results of wavefront-guided laser in situ keratomileusis 3 months after surgery. J Cataract Refract Surg 27：201-207, 2001

41）鈴木高佳，ビッセン宮島弘子：強度近視眼に対する屈折矯正手術，Wavefront-guided LASIK vs 有水晶体眼内レンズ. あたらしい眼科 22：1225, 2005

42）Ivarsen A & Hjortdal J：Seven-year changes in corneal power and aberrations after PRK or LASIK. Invest Ophthalmol Vis Sci 53：6011-6016, 2012

43）粥川佳菜絵，稗田　牧：LASIK 術後 10 年の高次収差. あたらしい眼科 33：265-266, 2016

44）Kamiya K, Igarashi A, Hayashi K, Negishi K, Sato M, Bissen-Miyajima H：Survey Working Group of the Japanese Society of Cataract and Refractive Surgery. A Multicenter Prospective Cohort Study on Refractive Surgery in 15 011 Eyes. Am J Ophthalmol 175：159-168, 2017

45）Jaycock PD, O'Brart DP, Rajan MS & Marshall J：5-year follow-up of LASIK for hyperopia. Ophthalmology 112：191-199, 2005

46）堀　好子：LASIK による老視対策. あたらしい眼科 22：185-188, 2005

47）Daoud Y, Hutchinson A, Wallace DK, Song J & Kim T：Refractive surgery in children：Treatment options, outcomes and controversies. Am J Ophthalmol 147：573-582, 2009

48）Argento CJ & Cosentino MJ：Laser in situ keratomileusis for hyperopia. J Cataract Refract Surg 24：1050-1058, 1998

49）Davidorf JM, Eghbali F, Onclinx T & Maloney RK：Effect of varying the optical zone diameter on the results of hyperopic laser in situ keratomileusis. Ophthalmology 108：1261-1265, 2001

50）戸田郁子：LASIK による老視治療，あたらしい眼科 22：1055-1059, 2005

51）北澤世志博：フェムトセカンドレーザーによるフラップ作製：手技と初期成績. あたらしい眼科 21：623-624, 2004

52）Montés-Micó R, Rodríguez-Galietero A & Alió JL：Femtosecond laser versus mechanical keratome LASIK for myopia. Ophthalmology 114：62-68, 2007

53）Patel SV, Maguire LJ, McLaren JW & Hodge DO：Femtosecond laser versus mechanical microkeratome for LASIK. A randomized controlled study. Ophthalmology 114：1482-1490, 2007

54）中村匡志，ビッセン宮島弘子，鈴木高佳，菊池志：Wavefront-guided LASIK における Prevue lens の有用性. 臨眼 58：703-706, 2004

55）稗田　牧：ケラテクタジアの疫学. IOL & RS 22：146-151, 2008

56）Rabinowitz YS & McDonnell PJ：Computer-assisted corneal topography in keratoconus. Refract Corneal Surg 5：400-408, 1989

57）Kymionis GD, Diakonis VF, Kalyvianaki M, Portaliou D, Siganos C, Kozobolis VP et al：One-year follow-up of corneal confocal microscopy after corneal cross linking in patients with post laser in situ keratomileusis ectasia and keratoconus. Am J Ophthalmol 147：774-778, 2009

58）Benito-Llopis LD, Alió JL, Ortiz D, Tens MA & Artola A：Ten-year follow-up of excimer laser surface ablation for myopia in thin corneas. Am J Ophthalmol 147：768-773, 2009

59）Alió JL, Muftuoglu O, Ortiz D, Pérez-Santonja JJ, Artola A, Ayala MJ et al：Ten-year follow-up of laser in situ keratomileusis for myopia of up to -10 diopters. Am J Ophthalmol 145：46-54, 2008

60）河野明美，稗田　牧：Photorefractive Keratectomy (PRK) の適応と長期成績. 眼科手術 19：145-149, 2006

61）Seiler T, Holschbach A, Derse M, Jean B & Genth U：Complications of myopic photorefractive keratectomy with the excimer laser. Ophthalmology 101：153-160, 1994

62）Wroblewski KJ, Pastermak JF, Bower KS, Schallhorn SC, Hubickey WJ, Harrison CE et al：Infectious keratitis after PRK in the United States Army and Navy. Ophthalmology 113：520-525, 2006

63）魚里　博：LASIK 後の眼圧評価. 臨眼 56（増刊号）：19-21, 2002

64）千原悦夫：LASIK 後の眼圧. 日本の眼科 73：531-534, 2002

65）千原悦夫，西川まき，朴真紗美，岡崎一白：レーザー角膜内切削形成（LASIK）後の眼圧評価について. 眼紀 53：282-286, 2002

66）Carnes F, Brancato R, Venturi E & Morico A：The corneal endothelium after myopic excimer laser photorefractive keratectomy, Arch Ophthalmol 112：920-924, 1994

67）Tomas-Barberan S & Fagerholm P：Anterior chamber flare after photorefractive keratectomy. J Refract Surg 12：103-107, 1996

68）伊藤清治，新妻卓也，伊藤退助，石井康雄，林

正泰, 普天間稔：エキシマレーザーの臨床応用と問題点. 日本の眼科 64：651-656, 1993

69) Carones F, Gobbi PG, Vigo L & Brancato R：Photorefractive keratectomy for hyperopia：Long-term nonlinear and vector analysis of refractive outcome. Ophthalmology 106：1976-1983, 1999

70) 木下　茂, 加藤恵利子, 下村嘉一, 田野保雄, 水流忠彦, 増田寛次郎：エキシマレーザーによる角膜乱視矯正術の臨床成績. あたらしい眼科 15：1629-1638, 1998

71) Pallikaris IG, Naoumidi II, Kalyvianaki MI & Katsanevaki VJ：Epi-LASIK：comparative histological evaluation of mechanical and alcohol-assisted epithelial separation. J Cataract Refract Surg 29：1496-1501, 2003

72) Pallikaris IG, Katsanevaki VJ, Kalyvianaki MI & Naoumidi II：Advances in subepithelial excimer refractive surgery techniques：Epi-LASIK. Curr Opin Ophthalmol 14：207-212. Review. 2003

73) 中井義典, 稗田　牧：Epi-LASIK の成績. IOL & RS 20：364-366, 2006

74) Tanioka H, Hieda O, Kawasaki S, Nakai Y & Kinoshita S：Assessment of epithelial integrity and cell viability in epithelial flaps prepared with epi-LASIK procedure. J Cataract Refract Surg 33：1195-1200, 2007

75) 北澤世志博：新しい屈折矯正手術 Laser Epithelial Keratomileusis (LASEK). あたらしい眼科 20：349-350, 2003

76) Koch DD, Abarca A, Villarreal R, Menefee R, Kohnen T, Vassiliadis A et al：Hyperopia correction by noncontact holmium：YAG laser thermal keratoplasty. Ophthalmology 103：731-740, 1996

77) Ariyasu RG, Sand B, Menefee R, Hennings D, Rose C, Berry M et al：Holmium laser thermal keratoplasy of 10 poorly sighted eyes J Refract Surg 11：358-365, 1995

78) Cherry PMH：Holmium：YAG laser to treat astigmatism associated with myopia or hyperopia. Suppl J Refract Surg 11：S349-S357, 1995

79) Habib MS, Speaker MG, Kaiser R & Juhasz T：Myopic intrastromal photorefractive keratectomy with the Neodymium-Yttrium lithium fluoride picosecond laser in the cat cornea. Arch Ophthalmol 113：499-505, 1995

80) Habib MS, Speaker MG, Tello C, Liebmann J & Ritch R：Ultrasound biomicroscopy of intrastromal photorefractive keratectomy with the Nd：YLF picosecond laser. J Refract Surg 11：448-452, 1995

81) Habib MS, Speaker MG, McCormick SA & Kaiser R：Wound healing following intrastromal photorefractive keratectomy. J Refract Surg 11：442-447, 1995

82) 神谷和孝：Refractive Lenticule Extraction (ReLFx)—エキシマレーザーを必要としない新たな屈折矯正手術. IOL & RS 24：616-620, 2010

83) Sekundo W, Kunert KS & Blum M：Small incision corneal refractive surgery using the small incision lenticule extraction (SMILE) procedure for the correction of myopia and myopic astigmatism：results of a 6 month prospective study. Br J Ophthalmol 95：335-339, 2011

84) Fyodorov SN & Durnev VV：Operation of dosaged dissection of corneal circular ligament in cases of myopia of mild degree. Ann Ophthalmol 11：1885-1890, 1979

85) Waring GO 3rd, Lynn MJ, Gelender H, Laibson PR, Lindstrom RL, Myers WD et al：Results of the prospective evaluation of radial keratotomy (PERK) study. One year after surgery. Ophthalmology 92：177-198, 1985

86) Sato T, Akiyama K & Shibata H：A new surgical approach to myopia. Am J Ophthalmol 36：823-829, 1953

87) 田中　稔, 石井るみ子, 山口達夫, 金井　淳, 中島　章：近視術後の水疱性角膜炎—臨床的考察. 日眼会誌 84：2068-2074, 1980

88) 中安清夫, 後藤淑子, 金井　淳, 中島　章：近視術後の水疱性角膜症について. 日眼会誌 86：1757-1765, 1982

89) 中川紘子：角膜前後面放射状切開術後の水疱性角膜症に対する DSAEK. あたらしい眼科 29：787-788, 2012

90) 一井泰孝, 桑原敦子, 愛川裕子, 松岡美紀子, 橋添元胤, 季　薫, 他：白内障術後乱視の矯正法としての角膜切開. 眼臨医報 87：1437-1439, 1993

91) Price FW Jr, Grene RB, Marks RG & Gonzales JS (ARC-T Study Group. Astigmatism Reduction Clinical Trial)：Arcuate transverse keratotomy for astigmatism followed by subsequent radial or transverse keratotomy. J Refract Surg 12：68-76, 1996

92) 飽浦淳介：Super Relaxing Incision を用いた白内障手術時の乱視矯正. IOL & RS 22：96-98, 2008

93) 南慶一郎, 宮田和典：角膜輪部減張切開術による乱視の矯正. 臨眼 65：1865-1869, 2011

94) Kaufman HE：The correction of aphakia. Am J Ophthalmol 89：1-10, 1980

95) Ainslie D：The surgical corretion of refractive errors by keratomileusis and keratophakia. Ann Ophthalmol 8：349-367, 1976

96) Barraquer JI：Keratophakia. 日眼会誌 78：1297-1303, 1974

97) Verity SM, McCulley JP, Bowman RW, Cavanagh HD & Petroll WM：Outcomes of PermaVision in-

tracorneal implants for the correction of hyperopia. Am J Ophthalmol 147：973-977, 2009

98) American Academy of Ophthalmology：Keratophakia and Keratomileusis (Ophtahlmic procedures assessment). Ophthalmology, Instrument and book supplement：65-70, 1988

99) 百瀬　皓：Keratomileusis in situ の紹介. 眼科 33：671-678, 1991

100) American Academy of Ophthalmology：Antomated lamellar keratoplasty. Ophthalmology 103：852-861, 1996

101) Ibrahim O, Waring GO 3rd, Salah T & el Maghraby A：Automated in situ keratomileusis for myopia. J Refract Surg 11：431-441, 1995

102) Price Jr FW, Whitson WE, Gonzales JS, Gonzales CR & Smith J：Automated lamellar keratomileusis in situ for myopia. J Refract Surg 12：29-35, 1996

103) 植村恭夫：先天白内障の手術の適応の時期. 眼科 21：1436-1468, 1979

104) Holmes-Higgin DK & Burris TE (The INTACS study Group)：Corneal surface topography and associated visual performance with INTACS for myopia：phase III clinical trial results. Ophthalmology 107：2061-2071, 2000

105) A report by the American Academy of Ophthalmology：Intrastromal corneal ring segments for low myopia. Ophthalmology 108：1922-1928, 2001

106) Assil KK, Barrett AM, Fouraker BD & Schanzlin DJ (Intrastromal corneal ring study group)：One-year result of the intrastromal corneal ring in nonfunctional human eyes. Arch Ophthalmol 113：159-167, 1995

107) Nosé W, Neves R, Belfort Jr R, Crockett-Billing D & Schanzlin DJ：The ICR (Intrastromal ring)：Reversibillity of refractive effect in the Brazillian sighted eye study. Invest Ophthalmol Vis Sci 36 (suppl)：988, 1995

108) Schanzlin DJ, Abbott RL, Asbell PA, Assil KK, Burris TE, Durrie DS et al：Two-year outcomes of intrastromal corneal ring segments for the correction of myopia. Ophthalmology 108：1688-1694, 2001

109) Nosé W, Neves RA, Burris TE, Schanzlin D J & Belfort Jr R：Intrastromal corneal ring：12-month sighted myopic eyes. J Refract Surg 12：20-28, 1996

110) Clinch TE Lemp MA, Foulks GN & Schanzlin DJ：Removal of INTACS for myopia. Ophthalmology 109：1441-1446, 2002

111) 伊藤光登志, Schanzlin DJ (The ICR study group)：Intrastromal corneal ring (ICR®) の将来性. あたらしい眼科 11：179-183, 1994

112) Jaffe N, Clayman H & Jaffe M：Retinal detachments in myopic eyes after intracapsular and extracapsular cataract extration. Am J Ophthalmol 97：48-52, 1984

113) Davidson JA：Retinal tears and detachments after extracapsular surgery. J Cataract Refract Surg 14：624-632, 1988

114) Barraquer C, Cavelier C & Mejia LF：Incidence of retinal detachment following clearlens extraction in myopic patients. Retrospective analysis. Arch Ophthalmol 112：336-339, 1994

115) Clayman H, Jaffe N, Light D, Jaffe M & Cassady J：Intraocular lenses, axial length, and retinal detachment. Am J Ophthamol 92：778-780, 1981

116) Ruben M & Rajpurohit P：Distribution of myopia in aphakic retinal detachments. Brit J Ophthalmol 60：517-521, 1976

117) Irvine A：The pathogenesis of aphakic retinal detachment. Ophthalmic Surg 16：101-107, 1985

118) Colin J, Robinet A & Cochener B：Retinal detachment after clear lens extraction for high myopia. Seven-year follow-up Ophthalmology 106：2281-2285, 1999

119) 三宅養三, 深津康博, 林　博文, 池間　毅, 三宅謙作：IOL 眼の裂孔原性網膜剥離—ICCE 眼との比較. 眼臨医報 84：1884-1886, 1990

120) Wollensak J, Zeisberg B & Pham Duy T：Netzhautlösung nach Implantation einer Hinterkammerlinse. Klin Monatsbl Augenheilkd 192：1-5, 1988

121) 鳥居良彦, 長坂智子, 河合卓哉, 笹野久美子, 福本勝也, 安藤文隆：高度近視白内障手術時の術後目標近視度と患者の満足度. 臨眼 48：869-872, 1994

122) Shimada N, Ohno-Matsui K, Baba T, Futagami S, Tokoro T, Mochizuki M：Natural course of macular retinoschisis in highly myopic eyes without macular hole or retinal detachment. Am J Ophthalmol 142：497-500, 2006

123) Ando F：Use of a special macular explant in surgery for retinal detachment with macular hole. Jpn J Ophthalmol 24：29-34, 1980

124) Baba T, Tanaka S, Maesawa A, Teramatsu T, Noda Y, Yamamoto S：Scleral buckling with macular plombe for eyes with myopic macular retinoschisis and retinal detachment without macular hole. Am J Ophthalmol 142：483-487, 2006

125) 大塚　任：近視, 418-592. 大塚　任, 鹿野信一 (編), 臨床眼科全書2.2, 視機能, 金原出版, 東京, 1990

126) Snyder AA & Thompson FB：A simplified technique for surgical treatment of degenerative myopia. Am J Ophthalmol 74：273-277, 1972 (Borley WE & Snyder AA：Surgical treatment of degen-

erative myopia ; the combined lamellar scleral resection with scleral reinforcement using donor eye. Trans Pac Coast Otoophthalmol Soc Annu Meet 39 : 275-291, 1958 より)

127) Xue A, Bao F, Zheng L, Wang Q, Cheng L & Qu J : Posterior scleral reinforcement on progressive high myopic young patients. Optom Vis Sci 91 : 412-418, 2014

128) Shinohara K, Yoshida T, Liu H, Ichinose S, Ishida T, Nakahama KI et al : Establishment of novel therapy to reduce progression of myopia in rats with experimental myopia by fibroblast transplantation on sclera. J Tissue Eng Regen Med 12 : e451-e461, 2017

付録 I	主要な数式

1. 屈折の法則（Snell's law）　　　$n_1 \sin i = n_2 \sin r$

    n_1：第一媒質の屈折率

    n_2：第二媒質の屈折率

    i：入射角

    r：屈折角

2. レンズの屈折力と焦点距離　　　$D = \dfrac{n}{f}$

    D (D)：レンズの屈折力

    f (m)：レンズの焦点距離

    n：レンズ周囲の屈折率（空気中に置かれているときは $n = 1$）

3. Prentice の公式　　　$P = \dfrac{hD}{10}$

    P (Δ)：プリズムジオプトリ

    h (mm)：レンズの光心からの偏位量

    D (D)：眼鏡レンズ度

4. 等価球面屈折度　　　$SE = Sph + \dfrac{1}{2} Cyl$

    SE (D)：等価球面屈折度

    Sph (D)：球面レンズ屈折度

    Cyl (D)：円柱レンズ屈折度

5. 眼鏡レンズによる網膜像の拡大　　　$SM = \left(\dfrac{1}{1 - dL} \right) \left(\dfrac{1}{1 - \frac{t}{n}L_1} \right)$

    SM：眼鏡レンズによる拡大率

    d (m)：眼鏡レンズ後頂点から入射瞳までの距離

    L (D)：レンズの後頂点屈折力

    L_1 (D)：レンズの前面屈折力

    t (m)：レンズの厚さ

    n：レンズの屈折率

  眼鏡レンズによる網膜像の拡大（簡略式）　　　$SM \fallingdotseq dL$

    SM (%)：眼鏡レンズによる拡大

    d (cm)：眼鏡レンズ後頂点から入射瞳までの距離

    L (D)：レンズの後頂点屈折力

6. ルーペによる拡大 $\quad Ms = \dfrac{D}{L}$

      Ms：ルーペの拡大率

      D（D）：ルーペの度数

      L（D）：使用距離の屈折力（基準距離 25 cm の場合には 4 D）

7. 望遠鏡による拡大 $\quad Mt = \dfrac{De}{Do}$

      Mt：望遠鏡の拡大率

      De（D）：望遠鏡の接眼レンズ度

      Do（D）：望遠鏡の対物レンズ度

8. 倒像眼底検査による拡大 $\quad Mi = \dfrac{D_A}{D}$

      Mi：倒像検眼鏡での像の拡大率

      D_A（D）：眼の全屈折力

      D（D）：使用したレンズの屈折力

9. 球面での屈折 $\quad D = \dfrac{n_2 - n_1}{r}$

      D（D）：球面の屈折力

      n_1：入射面の屈折率（球面が空気中に置かれているときは $n_1 = 1$）

      n_2：屈折面の屈折率

10. 主点屈折力 $\quad A = \dfrac{L}{1 - (k + h)L}$

      A（D）：眼の主点屈折力

      L（D）：眼鏡レンズ度

      k（m）：眼鏡レンズ後頂点と角膜頂点間距離

      h（m）：角膜頂点から眼の前主点までの距離

11. 角膜頂点屈折力 $\quad A' = \dfrac{L}{1 - kL}$

      A'（D）：眼の角膜頂点屈折力

      L（D）：眼鏡レンズ度

      k（m）：眼鏡レンズ後頂点と角膜頂点間距離

12. レンズの合成系 $\quad D = D_1 + D_2 - \dfrac{d}{n} D_1 \cdot D_2$

      D（D）：全屈折力

      D_1（D）：第1のレンズの屈折力

      D_2（D）：第2のレンズの屈折力

      d（m）：第1と第2のレンズ間距離

      n：レンズ間の屈折率

13. 眼内レンズ度数の計算（SRK 式） $\quad P = A - 2.5L - 0.9K$

      P（D）：正視にするための眼内レンズの屈折度

      A：眼内レンズの常数

      L（mm）：眼軸長

      K（D）：強弱主経線上の角膜屈折力の平均値

14. 網膜の輝度　　　　　　$T = L \times S$

　　　　　T：トローランド troland
　　　　　$L\,(cd/m^2)$：輝度
　　　　　$S\,(mm^2)$：瞳孔面積

15. 円柱レンズの回転による有効度数　　　　$E = C \sin^2 \alpha$

　　　　　$E\,(D)$：レンズの有効度数
　　　　　$C\,(D)$：円柱レンズ度
　　　　　α（度）：円柱レンズの軸ずれ

16. 反射率　　　　$R = \dfrac{(n_1 - n_2)}{(n_1 + n_2)}$

　　　　　R：反射率
　　　　　n_1：第1媒質の屈折率
　　　　　n_2：第2媒質の屈折率

17. 屈折率　　　　$n = \dfrac{V_1}{V_2}$

　　　　　n：屈折率
　　　　　$V_1\,(km/s)$：真空中の光の速度
　　　　　$V_2\,(km/s)$：媒質中の光の速度
　　　　　　（真空中の光の速度　300,000 km/s）

付録 II

眼球の主要な数値

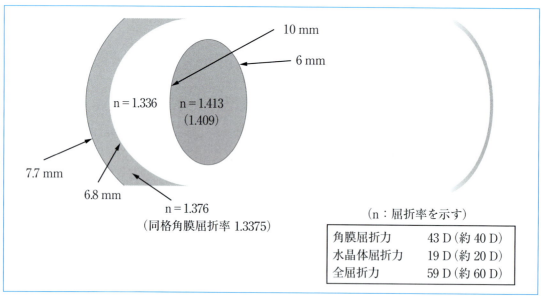

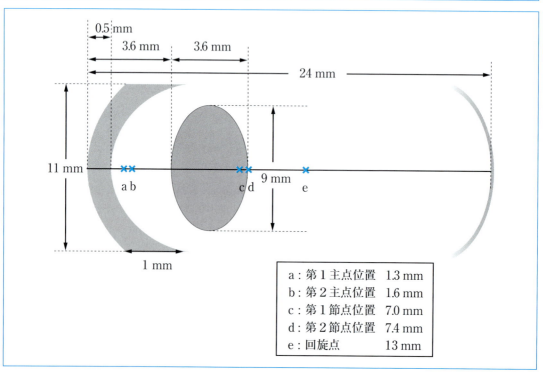

付録 III-1　身体障害者福祉法 「視覚障害認定基準」 平成30年7月1日実施

級	基準
1級	視力の良い方の眼の視力（万国式試視力表によって測ったものをいい，屈折異常のある者については，矯正視力について測ったものをいう。以下同じ）が0.01以下のもの
2級	1　視力の良い方の眼の視力が0.02以上0.03以下のもの 2　視力の良い方の眼の視力が0.04かつ他方の眼の視力が手動弁以下のもの 3　周辺視野角度（I/4視標による。以下同じ）の総和が左右眼それぞれ80度以下かつ両眼中心視野角度（I/2視標による。以下同じ）が28度以下のもの 4　両眼開放視認点数が70点以下かつ両眼中心視野視認点数が20点以下のもの
3級	1　視力の良い方の眼の視力が0.04以上0.07以下のもの（2級の2に該当するものを除く） 2　視力の良い方の眼の視力が0.08かつ他方の眼の視力が手動弁以下のもの 3　周辺視野角度の総和が左右眼それぞれ80度以下かつ両眼中心視野角度が56度以下のもの 4　両眼開放視認点数が70点以下かつ両眼中心視野視認点数が40点以下のもの
4級	1　視力の良い方の眼の視力が0.08以上0.1以下のもの（3級の2に該当するものを除く） 2　周辺視野角度の総和が左右眼それぞれ80度以下のもの 3　両眼開放視認点数が70点以下のもの
5級	1　視力の良い方の眼の視力が0.2かつ他方の眼の視力が0.02以下のもの 2　両眼による視野の2分の1以上が欠けているもの 3　両眼中心視野角度が56度以下のもの 4　両眼開放視認点数が70点を超えかつ100点以下のもの 5　両眼中心視野視認点数が40点以下のもの
6級	視力の良い方の眼の視力が0.3以上0.6以下かつ他方の眼の視力が0.02以下のもの

[注]
1. 視力は従来の両眼の視力の和でなく，良い方の眼の視力で判定する。
2. logMAR値は小数視力に換算して判定する。
3. 視野は自動視野計での判定も可能になった。

	ゴールドマン型視野計		自動視野計	
	Ⅰ/4 視標	Ⅰ/2 視標	両眼開放エスターマンテスト視認点数	10-2 プログラム両眼中心視野視認点数
2 級	周辺視野角度の総和が左右眼それぞれ80 度以下	両眼中心視野角度28 度以下	70 点以下	20 点以下
3 級		両眼中心視野角度56 度以下		40 点以下
4 級				
5 級	両眼による視野が2 分の1 以上欠損	両眼中心視野角度56 度以下	100 点以下	40 点以下

[注]

1. ゴールドマン型視野計
   - 周辺視野評価にはⅠ/4 視標，中心視野評価にはⅠ/2 視標を用いる。中心 30 度内は適宜矯正レンズを使用し，30 度外は矯正レンズを装用せずに測定する。
   - 周辺視野の総和とはⅠ/4 視標による上，下，内，外，内上，内下，外上，外下の 8 方向の和である。
   - 両眼中心視野の総和とはⅠ/2 視標による 8 方向の和である。
2. 自動視野計
   - 周辺視野は両眼開放エスターマンテストにて 120 点測定し，視認点数を数える。
   - 中心視野は 10-2 プログラムで左右眼それぞれの中心視野視認点数を求め，計算式で両眼中心視野視認点数を算出する。
3. 詳細は「視覚障害認定基準の手引き」（日眼会誌 122 (6)：307-316, 2018，または，日本の眼科 80 (5)：2018 付録）参照のこと。

索　引

和文・数字索引

あ

アカントアメーバ感染	301
アクリル眼内レンズ	315
アコモドポリレコーダ	242
アッベ数	**33**, 260
アトロピン点眼	98
――――――の副反応	222
アベロメータによる屈折度の測定	95
厚いレンズによる光の屈折	6
暗順応	49

い

医学的弱視	51, 210
医原性角膜拡張症	334
位置の色収差	11
異型コーヌス	126
異常トーヌス	254
石原式近点距離計	242
一般住民の近視の頻度	120
色収差	**11**, 31

う

薄いレンズによる光の屈折	5
雲霧	76
――法	97

え

エキシマレーザー	331
エグゼクティブ型	274
エンドセリン受容体阻害薬	136
円孔板	**57**, 98
円錐角膜	174
――水晶体	175
円柱レンズ	**15**, 70
遠近両用コンタクトレンズ	297
――――眼内レンズ	317
遠見視力	40
遠視	**69**, 114
――の定義	114
――の頻度	114
遠用アイポイント	104

お

オートトラッキングシステム	94
オートレフラクトメータ	90
オーバーレチノスコピ	88
オカ型	82
オフサルモメータ	20, **96**
オルソケラトロジー	134, **309**
凹面鏡	2
大きさの色収差	11
音速	24

か

カクシマーク	103
カタラクトレンズ	263
ガラスレンズ	260
可変形鏡	229
加齢に伴う視力低下	51
加齢性遠視	253
――の原因	115
過矯正眼鏡	131
回折	**13**, 48
――型レンズ	318
回旋点	28
開散光線	88
外眼軸長	26
外傷性近視	175
外調節作用	233
外部視標	93
角膜屈折力	18, **27**
――形状解析装置	20, **96**
――後面曲率半径	21
――前面曲率半径	20
――前面放射状切開術	336
――頂点間距離	73
――の高次収差	192
――の多焦点効果	241
――乱視	192, **193**
――輪部減張切開術	337
核性近視	175
学童の近視の頻度	119
学校近視	124
干渉	12
完全矯正眼鏡装	130
杆体視	49

き

基準波長	33
基底	16
幾何光学	1
――平均	42
器械近視	97, **176**
偽近視	124
――の診断基準	124, **269**
――の治療	129
偽調節	240
逆行	84
球面収差	**9**, 30, 48
――による光の屈折	3
――様収差	13
――レンズ	**15**, 70
巨大乳頭結膜炎	300
虚像	1
距離分解能	23
共役	4
教育的弱視	51, **210**
強化レンズ	262
強主経線	70, **193**

〔右段〕

観測式レフラクトメータ	89
含水性 SCL	291
眼圧と眼軸長の変化	143
眼位の度数分布	220
眼球壁硬性	143
眼鏡試験枠	73
――処方箋モデル	268
――フレーム	266
――レンズによる網膜像の拡大効果	259
――――――の矯正効果	259
――――――の光心間距離	102
――――――のプリズム効果	259
眼瞼圧	192
眼軸長	18, **24**
眼精疲労	125
眼前手動弁	57
眼底の高低差の測定	123
眼内レンズ	315
――の合併症	324
――の度数の決め方	321
――挿入後の偽調節	241

強度遠視	115
強度近視	122
────家系解析による疾患遺	
伝子	163
────眼の後極部網膜脈絡膜	
萎縮の進展	152
────眼のステロイド反応陽	
性率	155
────眼の網膜剥離	153
────眼の緑内障	154
────の遺伝形式	159
────の頻度	121
強膜コーヌス	126
──伸展バックル法	252
──短縮術	341
──の曲率	22
──補強術	159, 341
矯正視力	40
極度近視	122
近業	124
近見視力	40, 65
──反応	244
近視	69, 118
──眼の乳頭陥凹状態	155
──進行抑制効果	132
──進行抑制法	129
──進行抑制法とその効果	136
──性黄斑症の国際程度分類	
	152
──性視神経症	155
──と眼鏡	269
──と誕生日	163
──の程度と視力との関係	125
──の発生	161
──の発生時期による分類	174
──の病理	159
──の頻度	118
──の分類	122
──の予防	127
近用アイポイント	104
緊張近視	124
──説	235

く

クロスシリンダ	78
グレア	46
空間近視	242
屈折	1
──光学	3
──の法則	3
屈折異常	109
────眼の調節	246
────弱視	211
────の統計のとり方	112

屈折型レンズ	317
屈折性遠視	115
────近視	122
────乱視	195
屈折度の日内変動	245
屈折度数分布	109
屈折要素間の相関	162
屈折率	3
────性乱視	195

け

ケラトメータ	20
ゲノムワイド関連解析	164
経線弱視	212
傾斜乳頭	152
検影器	83
──法	83
健眼遮閉	214
顕性遠視	115
限局性網膜脈絡膜萎縮	144

こ

コーヌス	126
コーワ AS-4F	46
コマ収差	10
コマ様収差	13
コンタクトレンズの屈折力の測	
定	104
コントラスト感度	44
────────（対比）視力	
	44, 64
────────ポラリティ効果	
	52
戸外での活動	128
固視微動	50, 93
固定内斜視	156
光覚	58, 141
光軸	28
光心	284
光線逆進の原理	4
────力学療法	148, 159
交代視型	297
抗 VEGF 抗体	159
──────薬の硝子体内注射	
	149
後焦線	70, 194
後頂点屈折力	71
後天近視	122
後発近視	174
後部ぶどう腫	149
────────の型別分類	149
────────の形態	152
後面トーリック法	296

高解像度超音波生体顕微鏡的検	
査法	22
高屈折率レンズ	261
高次の収差	12
格子状変性	152
号数制	42
合成系	8
混合（雑）性乱視	195

さ

サイクロップスの眼	216
サイズ	301
サル	165
──の種類による瞼々縫合など	
の効果	169
サングラス	262
ザイデルの五収差	9
────────収差と瞳孔径（半径 R）	
との関係	11
最強度遠視	115
────近視	122
最小可視角	39
──可読閾	39
──錯乱円	70, 194
──視認閾	39
──分離閾	39
三重焦点レンズ	103, 264, 275
酸素透過係数	290
────────性ハードコンタクトレ	
ンズ	291
────────率	290
残余調節量	98
──乱視	29, 193, 289

し

シャーニングの楕円	11
シャイネルの原理	90
シャインプルーフカメラ	20
シリコーンハイドロゲルレンズ	
	292
────────眼内レンズ	315
ジオプトリ	71
支持部の形状	316
──の材質	316
弛緩説	234
指数	57
視運動性眼振	66
視覚障害と失明の原因疾患	138
──の感受性	209
──誘発電位	67
視機能の発達	209
視線（視軸）	28
視力	39
──0.01 未満の視機能評価	65

索　引　355

視力比	42	
——表の標準照度	56	
字多数視力表	66	
字づまり視力	44	
字ひとつ視力	44, 61	
耳側あるいは輪状コーヌス	126	
自動視力計	60	
——追尾装置	94	
色覚	141	
色素コーヌス	127	
敷石状変性	153	
軸上色収差	11	
軸性遠視	115	
——近視	122	
疾患感受性遺伝子	124	
実験近視	164	
———での網膜脈絡膜萎縮	172	
実用視力	66	
——調節力	273	
縞視力	45, 63	
社会的弱視	51	
斜位近視	41, 223	
斜乱視	193	
弱主経線	193	
弱視	116	
弱主経線	70	
弱度遠視	115	
弱度近視	122	
————の治療	130	
手術的利用	300	
主点	7	
収差	9	
周辺部遠視	132	
術後正視に矯正したくない場合	323	
准標準検査装置	55	
準盲	51	
小数視力	41	
——測定	57	
——と logMAR との関係	60	
小児の眼鏡	266	
——の眼内レンズ	325	
——の眼内レンズ挿入	208	
——の屈折検査	99	
——の視力検査	61	
——（9歳未満）弱視等の治療用眼鏡	285	
省スペース視力表	59	
焦域	70, 194	
焦点距離	6	
——深度	239	
——ボケ	247	

照準線	29	
照度と立体視	224	
照明との関係	129	
上脈絡膜腔	162	
心取り点間距離	102, 283	
人工水晶体	315	
——瞳孔	98	

す

スタームの間隔	194	
スタイルズ・クロフォード効果	31, 240	
スマイルマーク点状表層角膜症	300	
スラブ・オフ	282	
スリーブ	85	
水晶体局部調節説	195	
——屈折力	18, 27	
——後面曲率半径	22	
——前面曲率半径	22	
——の厚さ	23	
——の調節を快復させる方法	324	
——乱視	195	
水浸法	25	
錐体視	49	
随意遠視	115	

せ

ゼルニケ多項式	12	
正加反減則	306	
正視	109	
——化現象	29	
正収差	30	
正乱視	69, 193	
生理的トーヌス	213, 254	
——不同視	199	
——乱視	193	
成果半減則	306	
成人近視	174	
——の遠視	269	
——の視力検査	55	
青色光による障害	263	
静止視力	46	
——点	242	
静的検影法	88	
赤外線オプトメータ	241	
赤緑テスト	79	
接触法	25	
節（結）点	7	
絶対遠視	116	
先天近視	122	
線状検影器	83, 85	
潜伏遠視	75, 115	

潜伏眼振	41	
全遠視	116	
全屈折力	28	
全盲	58	
全乱視	29, 193	
前焦線	70, 194	
前房深度	23	
前毛様体強膜切開術	252	

そ

ソフトコンタクトレンズ	291	
相対調節	244	
——（比較）遠視	116	
——輻湊	244	
像の跳躍	264, 274	
像側焦点距離	6	
像点	5	
像面彎曲	10	
側抑制	45	

た

タボ型	82	
ダブルスラブ・オフ法	297	
多因子遺伝	124, 164	
多焦点眼内レンズ	317	
他覚的屈折検査の結果を用いる方法	80	
対数視力	41	
——単位	45	
対比視力	44, 64	
黄昏順応	49	
単眼視と両眼視での屈折度の変化	245	
———細胞	218	
単眼視力	41	
単視軌跡	216	
単純遠視	115	
——型黄斑部出血	145	
——近視	123	
——近視の発生	124	
単乱視	194	
短収束光線	88	

ち

チェッカーボードパターン刺激	96	
治療的表層膜切除術	335	
——用眼鏡・コンタクトレンズの医療費控除	285	
着色レンズ	262	
中心窩移動術	159	
——分離症	154	
中心外視力	40	
中心視力	40	

中等度遠視	115	**と**		**は**	
───近視	122	トーリック HCL（Tor-HCL）の処		ハードコート	262
中和	85	方	303	ハードコンタクトレンズ	
注視線	28	───SCL（Tor-SCL）の処			197, 291
長時間の近業	128	方	306	───────による	
長収束光線	88	─────眼内レンズ	317	眼瞼下垂	301
頂角	16	─────コンタクトレンズ		バイオレット光	129
頂点	16		296	パワー	301
超音波振動子の分解能	24	──────レンズ	15	波長 193 nm	331
───による眼軸長測定法	24	トランケーション法	296	波面	12
調光レンズ	263	トレフォイル	13	───光学	12
調節安静位	176, 242, 248	トロイダル面	16	───収差	12, 34
───域	241	トローランド	238	───センサ	14, 229
───眼内レンズ	320	ドパミン合成の減少	170	倍率色収差	11
───痙攣	254	度数調節可能眼鏡	260	白内障	155
───弛緩時間	243	投影確実	58	───レンズ	204, 263
───刺激量	241	───式視力検査装置	60	反射	1
───衰弱	254	套管	85	───光学	1
───性内斜視	99, 116, **222**	倒乱視	193	───防止コート	262
───性輻湊	221, **244**	等価球置換法	270	───率の計算	1
───における定常誤差	242	等像レンズ	226	斑状病変	144
───による乱視度の変化	196	糖尿病性近視	175	斑点状病変	144
───の残効	174	同格角膜屈折率	**21**, 27	**ひ**	
───の神経支配	249	同行	84		
───の定常誤差	131	同時視	217	ヒヨコ	166
───反応量	241	動体視力	46	ビデオケラトスコープ	20, 197
───を起こす手掛かり	236	動的検影法	88	ピレンゼピン	135, 136
調節緊張	242, 254	瞳孔間距離の測定法	283	びまん性病変	143
─────時間	243	───径の問題	98	───────網膜脈絡膜萎縮	143
調節微動	93, **236**	───中心線	29	非球面眼内レンズ	317
───の高周波成分	237	凸面鏡	3	──────レンズ	**15**, 262
調節麻痺	254	**な**		非対応点	217
─────時の屈折度	246			非点収差	10
─────薬	97	内眼筋麻痺	254	被覆コーヌス	127
─────薬を用いた屈折検査		内眼軸長	26	光の平均分散（分散率）	32
	213	内調節作用	233	標準検査装置	55
─────薬点眼後の屈折度の戻		内部視標	93	病的遠視	115
り	246	**に**		病的近視の眼軸長	139
調節ラグ	131, **242**			─────の視野異常	140
─────があるときの網膜像の		二重焦点レンズ	264, **274**	─────の診断基準	139
質	242	─────────の測り方	102	病的（変性）近視	139
調節力	241	入射瞳	49	**ふ**	
───と年齢との関係	250	乳頭周囲網脈絡膜萎縮	127		
直乱視	193	乳幼児の遠視	267	フォトケラトスコープ	20, **96**
て		───の視力	51	フォトスキアスコピ	94
		───の視力検査	62	フォトレフラクション法	94
低矯正眼鏡	130	───の無水晶体眼の屈折矯正		フルオレセインのパターン	302
低次の収差	12		207	フレネル膜プリズム	**263**, 278
低濃度のアトロピン点眼薬	135	**ね**		プッシュアップテスト	307
定屈折近点計	242			プラスチックレンズ	261
点状検影器	**83**, 84, 87	熱可塑性樹脂	261	プラチド	20
点状線状病変	143	熱硬化性樹脂	261	プリズム眼鏡	277
点像強度分布	46	熱伝導角膜形成術	336	───────シニング	282
電気生理学的検査所見	142				

索　引　357

プリズムジオプトリ　16
――――処方に必要な検査　280
――――処方の注意点　280
――――の合成系　17
――――バラスト法　296
――――レンズ　16
プレンティスの公式　17, 284
不正乱視　69, 197
不等像視　224
――――測定装置　226
――――と両眼視　225
不同視眼の調節力　199
――――弱視　210
――――と眼鏡　271
――――の治療　201
――――の調節　199
――――の頻度　199
――――の分類　199
負収差　30
部分調節性内斜視　223
副尺視力　39, 51
複乱視　195
輻湊性調節　221, 244
物側焦点距離　6
物点　5
分数視力　41

【へ】
ベースカーブ　288, 301
平面による光の屈折　3
――鏡　1
変調伝達関数　45
偏角　16
偏光　13
――板を利用する方法　82
――レンズ　263

【ほ】
ホロプテル　216
ボケ視標　248
――信号　236
ポイント制　42
補償光学　229
――――を用いた眼底の撮影　229
方位分解能　23
包帯効果　300

【ま】
マイヤー像　20
マルファン症候群　175
膜プリズムレンズ　263
膜レンズ　263

【み】
ミオピン点眼®　137
ミドリンM®　130, 135
―――P®　97, 124
ミラー法　275, 278
見かけの調節力　130, 157, 248
脈絡膜コーヌス　126
――――新生血管黄斑症　140, 147
――の厚さ　26
脈絡網膜変性　153

【む】
無水晶体眼　203
――――と眼鏡　270
――――の屈折　203
――――の倍率　203
――――の乱視　203
無跳躍二重焦点レンズ　274

【め】
メートル角　243
メタンプラズマコーティング　293
メディカルユース　299
メニスカスレンズ　70, 206, 262
眼の主点屈折力　71
――収差　30
――分解能　47
面状病変　144

【も】
モディファイドモノビジョン　297
盲　51
網膜曲率半径　26
――――照度の単位　238
――――対応点　216
――――内境界膜剥離　154
――の厚さ　26
――の単位面積当たりの視細胞　229
――乱視　195
紋理(豹紋状)眼底　126

【や】
夜間近視　97, 175, 242
――視力　50
薬物放出システム　300

【ゆ】
有水晶体眼内レンズ　326
融像　217

【よ】
予測調節　176
読み分け困難　43, 61

【ら】
ランドルト環　55
裸眼視力　40
乱視　69
――と眼鏡　270
――の軸の表示法　82
――の推移　191
――の統計　113
――の頻度　191
――表　77
――表を用いる方法　75

【り】
立体視　218
――――の感受性　218
両凸両凹レンズ　206
両眼雲霧法　81
――――開放状態での屈折検査　81
――視細胞　218
――視野闘争　218
――視力　41, 64
――単一視　216
――のバランスをとる方法　83
――の屈折度差と両眼視　224
――の視差　218
――の視力差と立体視　223

【る】
涙液レンズ　288
――層　50
累進屈折力眼内レンズ　317
――――レンズ　103, 131, 264, 275
――――レンズの設計　264
累進帯長　275

【れ】
レーザーによる眼軸長測定法　25
――――干渉縞　45
レチノスコープ　83
レフラクトメータ　89
レンズ交換法　70
――――中和法　66
――――の形状　262
――――メータ　99
連続装用に必要な酸素透過性　290
――――レンズ　295

ろ

老視 250
——矯正リング 253
——と眼鏡 273
——に対するコンタクトレンズ
　処方 306
——の手術的療法 252
——用 LASIK 253

わ

ワイス反射線 127

歪曲 10

数字

1.3375 21, 27
1％サイプレジン® 98
1.50 D 337
1-day disposable SCL 294
1 か月または 3 か月定期交換レ
　ンズ 295
1 次的眼屈折要素 20
1 日ディスポーザブルレンズ
　 294

2.4 mm 48
2 次的眼屈折要素 27
2 週間頻回交換レンズ 295
2 乗平均平方根 14
2 色テスト 79
2 枚のプリズムの合成 17
3D MRI を用いた眼球像 151
3D 映像 219
3 次元映像 219

欧文・特殊文字索引

A

A 常数	323
Abbe 数	33
aberration	9
absolute hyperopia	116
AC Master™	21
AC/A 比	222, **244**
accommodation lag	242
accommodative convergence	221, **244**
———— esotropia	222
———— rest position	242
acquired myopia	122
AcuFocus Ring	253
adaptive optics	229
adult-onset myopia	174
against the rule	193
AK	337
ALK	338
alternating vision type	297
ametropia	109
ametropic amblyopia	211
amplitude of accommodation	241
angle of deviation	16
angular vision	44
aniseikonia	224
anisometropic amblyopia	210
apex	16
———— angle	16
aphakic eye	203
apodization	319
apomorphine 点眼群	170
apparent accommodation	240
artificial lens	315
asb	49
aspherical lens	15
astigmatic keratotomy	337
astigmatism	69
auto refractometer	90
automated lamellar keratoplasty	338
Avastin®	159
axial hyperopia	115
———— length	18
———— myopia	122
———— resolution	23

B

back focus	71
Bailey-Lovie 表	43
bandage use	300
base	16
———— curve	301
Bedrossian	134
Binkhorst の式	321
binocular parallax	218
———— rivalry	218
———— vision	41
break up time	301
British standard	103
BUT	301

C

Conductive keratoplasty	253
CAI	97
CASIA®	21
Catford Visual Acuity Apparatus	67
CD	283
cd/m^2	49
center of rotation	28
central vision	40
———— visual acuity	40
centration distance	283
chamfering 法	297
chorioretinal degeneration	153
choroidal neovascularization	145
chromatic aberration	**11**, 32
circle of least confusion	70, **194**
CK	253, 336
classic CNV	148
CNV	145
coma aberration	10
COMET	131
composite prism	281
compound astigmatism	195
conductive keratoplasty	336
congenital myopia	122
conjugate points	4
contrast polarity 効果	52
———— sensitivity function	44
———— visual acuity	44
conus	126
convergent accommodation	221, **244**
corneal asphericity index	97

corneal astigmatism	193
———— topographic analysis system	96
corrected visual acuity	40
cortical vision	44
cross cylinder	78
cross-linking	174
crowding phenomenon	44, 61
CSF	44
curvature astigmatism	195
———— of field	10
cut off 周波数	63
CVAA	67
cycle/degree	51
Cyclopean	216
cylindrical lens	15, **70**

D

D	**6**, 71
d 線	33
dark adaptation	49
———— focus of accommodation	**242**, 248
decimal visual acuity	41
deformable mirror	229
Dell'Osso の方法	281
depth of focus	239
diffraction	12, **48**
diffractive IOL	318
diffuse chorioretinal atrophy	143
diopter	**6**, 71
direct astigmatism, with the rule	193
disparate point	217
distortion	10
Dk/l	290
Dk 値	290
dome-shaped macula	151
Donders 輻湊線	243
dot visual acuity card	65
———— 視力	65
double slab-off 法	297
drug delivery system	300
DVA	**47**, 51
dynamic retinoscopy	88
———— visual acuity	**47**, 51

E

e 線	33
eccentric vision	40

emmetropia　109
empty field myopia　242
EOG ratio　142
EOP　290
epikeratomileusis　338
Epi-LASIK　335
Epipolis laser in situ keratomileusis　335
epithelial splitting　300
equivalent oxygen percentage　290
———— refractive index　27
estimating accommodation　176
ETDRS　43
————（logMAR）チャートでの測定　58
even error signal　247
extended wear SCL　295
external accommodation　233

F

facultative hyperopia　115
far-sightedness　114
— vision　40
FDM　165
first or anterior focal line　70, **194**
fixation line　28
flat　302
FOA　99
focal interval　194
————, Sturm's conoid　70
focus on axis　99
foldable IOL　315
form-deprived myopia　165
fractional visual acuity　41
frequent replacement SCL　295
Fresnel prism　263
fringe acuity　45, **63**
Fuchs 斑　145
Fukala の手術　340
full-field lens　204
functional visual acuity　66
fusion　217

G

giant papillary conjunctivitis　300
glistening　315
grating acuity cards　62
greatest meridian　193
Gullstrand の模型眼　19

H

Hartmann-Shack 波面センサ　14
HCL　291
———— の医学的適応　299
Helmholtz の説　234
———————— の模型眼　20
HEMA　292
hippus　99
Hoffer Q 式　322
Holladay Ⅱ式　322
Holmium YAG laser　336
horopter　216
hydroxy ethyl methacrylate　292
hypermetropia　69, **114**
hyperopia　69, **114**
———— extrema　115
———— gravis　115
———— gravissima　115
———— media　115
———— tenuis　115
hyperopic defocus　172
hysteresis　174

I

iatrogenic keratectasia　334
ICR®　339
image jump　274
index astigmatism　195
infinite on axis　99
instrumental myopia　176
interference　12
internal accommodation　233
———————— ophthalmoplegia　254
interval of Sturm　194
Intra LASIK　334
IntraCOR　253
intraocular lens　315
Intrastromal ablation　336
———————— corneal ring　339
IOA　99
IOL　315
IOL Master™　**25**, 322
————™ 500　25
irregular astigmatism　69, **197**
iseikonic lens　227
ISO　**33**, 55

J

Jack-in-the-box phenomenon　204
Jaeger（J）　40
———— の装置　23

K

keratoconus　174
keratometer　20, **96**
keratomileusis　338
———————— in situ　338
keratophakia　337
kinetic visual acuity　46
Knapp の法則　41, 158, **227**
KVA　46

L

lacquer crack lesion　**143**, 147
Landolt ring　55
LASEK　336
laser-assisted subepithelial keratectomy　336
———— in situ keratomileusis　332
———— interference fringe　45
———— thermal keratoplasty　336
LASIK　332
latent hyperopia　115
———— nystagmus　41
late-onset myopia　174
lateral inhibition　45
———— resolution　23
lattice degeneration　152
least meridian　193
lens-induced myopia　172
Lenstar LS 900®　25
Lenticle　339
lenticonus　175
lenticular astigmatism　195
———————— lens　204
LIM　172
limbal relaxing incisions　337
line of sight　29
living contact lens　339
logarithmic Minimum Angle of Resolution　42
———————— visual acuity　42
logMAR　42
loose　302
LTK　336
Lucentis®　159

M

M$_1$ ムスカリン受容体阻害薬　135
Mach 効果　**31**, 47
macular atrophy　143
manifest hyperopia　115
Marfan syndrome　175
meridional amblyopia　212

索 引 361

mesopic adaptation	49
meter angle	243
methyl methacrylate	291
minimum legible	39
——— separable	39
——— visible	39
——— visual angle	39
Minkwitz の法則	275
Mirror 法	278
Mishima-Hedbys の方法	21
mixed astigmatism	195
MMA	291
MNREAD reading acuity chart	
	66
modified monovision	297
modulation transfer function	45
———————————変	
調伝達関数	63
monocular vision	41
monovision technique	297
MTF	45, 63
multifocal IOL	317
——— LASIK	333
myodisc lens	206
myopia	69, 118
——— extrema	122
——— gravis	122
——— gravissima	122
——— media	122
——— tenuis	122

N

N 式視力表	40
n.c.	75
near-sightedness	118
near reflex	244
—— vision	40
night myopia	175, 242
—— vision	50
nodal point	7
nuclear myopia	175

O

oblique astigmatism	10, 193
observer method	248
occult CNV	148
OCT	20
off-axis	94
office model space eikonometer	
	226
OKN	66
on-axis	94
operant preferential looking	
(OPL) 法	62

ophthalmometer	20, **96**
optic axis	28
optimum	302
optokinetic nystagmus	66
Orbscan® IIz	21, **97**
over corrected type	30
—— retinoscopy	88

P

P	57
Pachymeter II	23
PAK	335
Panum's fusional area	217
Panum 融像圏	217
parallel	302
paralysis of accommodation	
	254
parapapillary atrophy	127
partial	57
partially accommodative	
esotropia	223
patchy atrophy	143
pathological hyperopia	115
————— (degenerative)	
myopia	139
pattern reversal VEP	67
pavingstone degeneration	153
PDT	149
Pelli-Robson チャート	44
Pentacam®	**20**, 21
Petzval 面	34
phacometry	22
Phakic intraocular lens	326
——— IOL	326
phoriamyopia	223
photoastigmatic keratectomy	
	335
photochromic lens	263
photodynamic therapy	148
photokeratoscope	20
Photokeratoscope®	96
photopic vision	49
photorefraction 法	94
photorefractive keratectomy	
	333
Photorefractor PR-1000®	95
Photostress recovery test	65
phototherapeutic keratectomy	
	335
physiological anisometropia	
	199
————— astigmatism	193
Piggy back IOL	317
——— lens	298

pigmented spike	300
placido	20
planned replacement SCL	295
PL 法	62
PMMA	291
point spread function	46
polarized light	12
polymethyl methacrylate	291
posterior pole staphyloma	149
power	302
PPA	127
Pre Vue® レンズ	334
preferential looking 法	62
Prentice's rule	17, **284**
Prentice の公式	284
——— 位置	17
presbyopia	250
principal point	7
prism ballast 法	296
—— diopter	16
PRK	333
progressive power IOL	317
pseudomyopia	124
pseudophakos	315
PSF	46
PTK	335
pupillary line	29
Purkinje-Sanson 像	21, **235**

Q

quick method	62

R

radial keratotomy	336
range of accommodation	241
Raubitschek	77
red-green test	79
reflection	1
refraction	1
refractive error	109
——————— hyperopia	115
——————— index	3
——————— IOL	317
——————— lenticule extraction	
	336
——————— myopia	122
——————— power of the cornea	
	18
——————— power of the lens	18
regular astigmatism	69, **193**
relative accommodation	244
——— convergence	244
——— hyperopia	116
ReLEx	336

residual astigmatism 29, **193**, **289**
resting state of accommodation 176
retinal corresponding point 216
RETINEX 263
retinoscope 83
retinoscopy 83
RGPCL 291
rigid gaspermeable lens 291
RK 336
rlx 49
RMS 14
root mean square 14

S

SAI 97
Schachar の方法 252
―――― 説 236
Scheimpflug カメラ 20
Scheiner の原理 90
school myopia 124
SCL 291
―― の医学的適応 299
―― のフィッティングと処方 303
scotopic ERG 142
―――― vision 49
SEALs 294
second or posterior focal line 70, 194
Seidel の五収差 9
shape factor 260
simple astigmatism 194
―――― hyperopia 115
―――― myopia 123
simultaneous perception 217
size 301
skiascopy **83**, 88
SL™-OCT 21
SM 259
Snellen 方式 41
Snell の法則 3
source method 247
space myopia 175, **242**
spasm of accommodation 253
spectacle accommodation 248
―――― magnification 259
spherical aberration **9**, **30**, 48
―――― lens **15**, 70
SRI 97
SRK 式（第 1 世代） 321

SRK II 式（第 2 世代） 321
――/T 式 322
static retinoscopy 88
―― visual acuity 46
steep 302
Stiles-Crawford effect 31
Sturm's conoid 194
superior epithelial lesions 294
―――――― limbic keratoconjunc- tivitis 300
surface asymmetry index 97
―――― regularity index 97
surgical use 300

T

T（transverse）切開 337
T-PRK 333
Tear Stability Analysis System 50
Teller acuity cards 63
tessellated fundus 126
tight 302
tigroid 126
Titmus stereo test 223
TNS-5® 21
tonic accommodation **242**, 253
Tor-CL 296
toric contact lens 296
―― lens 15
Toroidal surface 16
total astigmatism 193
―― hyperopia 116
―― refractive power 28
transepithelial PRK 333
trefoil 13
trial and error 247
TriIRIS C9000 242
troland 238
truncation 法 296
TSAS 50
Tscherning の説 235
―――― の楕円 11

U

UBM 22
ultrasound biomicroscopy 22
uncorrected visual acuity 40
under corrected type 30

V

vasoactive intestinal polypeptide 169
VEP **67**, **96**

vergence 4
―――― prism 281
vernier acuity 39
version prism 281
verteporfin 148
videokeratoscope 20
VIP 137, **169**
virtual image 1
Visante™ 20, **21**
visual acuity 39
―― axis 28
―― deprivation 165
―― deprivation による近視の発生機序 168
―― evoked potential **67**, **96**
―― hand display 63
―― line 28
Visudyne® 148
vitreo-retino-ciliary barrier 153
vitreous fluorophotometry 153

W

Wallman 165
wavefront 12
―――― -guided LASIK 333
―――― aberration 34
―――― sensor 14
weakness of accommodation 254
Weiss 反射線 127
white without pressure 152
whitening 315
Wiesel 165
WK マルチコントラスト（対比）視力表 45

Z

Zernike polynomial 12

特殊文字

α ゾーン 127
α 角 28
β ゾーン 127
γ ゾーン 127
γ 角 28
Δ 16
κ 角 29
λ 角 29
± flippers 81

屈折異常とその矯正

昭和63年1月20日	第1版発行
平成4年7月20日	第2版発行
平成9年3月20日	第3版発行
平成16年3月31日	第4版発行
平成21年4月8日	第5版発行
平成26年1月20日	第6版発行
平成31年1月20日	第7版第1刷発行
令和5年1月20日	第3刷発行

著　者　所　　　敬（ところ　たかし）

発行者　福　村　直　樹

発行所　金原出版株式会社
〒113-0034　東京都文京区湯島2-31-14
編集部(03)3811-7162　　営業部(03)3811-7184
FAX(03)3813-0288　　振替口座00120-4-151494
http://www.kanehara-shuppan.co.jp/

検印省略
Printed in Japan
© 1988, 2019
●
印刷／製本　永和印刷株式会社

JCOPY ＜出版者著作権管理機構　委託出版物＞
本書の無断複製は著作権法上での例外を除き禁じられています．複製される場合は，そのつど事前に，出版者著作権管理機構（電話 03-5244-5088，FAX 03-5244-5089，e-mail：info@jcopy.or.jp）の許諾を得てください．

小社は捺印または貼付紙をもって定価を変更致しません．
乱丁，落丁のものはお買上げ書店または小社にてお取り替え致します．

ISBN 978-4-307-35170-6

WEBアンケートにご協力ください
読者アンケート（所要時間約3分）にご協力いただいた方の中から
抽選で毎月10名の方に図書カード1,000円分を贈呈いたします．
アンケート回答はこちらから➡
https://forms.gle/U6Pa7JzJGfrvaDof8